《肿瘤微创手术学》

· 编委会 ·

主 编

葛明华	教授	浙江省人民医院
张大宏	教授	浙江省人民医院
牟一平	教授	浙江省人民医院

副主编

Kyung Tae	教授	韩国汉阳大学首尔医院
郑传铭	教授	浙江省人民医院
高 力	教授	浙江大学医学院附属邵逸夫医院
张成武	教授	浙江省人民医院
屠世良	教授	浙江省人民医院

编 委 （按姓氏笔画排序）

王 勇	教授	浙江大学医学院附属第二医院
王佳峰	教授	浙江省人民医院
吕 恬	教授	浙江省人民医院
刘 杰	教授	浙江省人民医院
刘金炜	教授	浙江省人民医院
祁小龙	教授	浙江省人民医院
寿华锋	教授	浙江省人民医院
张李卓	教授	浙江省人民医院
陈鹏程	教授	浙江省人民医院
尚敏杰	教授	浙江省人民医院
郑伯安	教授	浙江省人民医院
袁 航	教授	浙江省人民医院
夏 涛	教授	浙江省人民医院
徐加杰	教授	浙江省人民医院
龚文敬	教授	浙江省人民医院
章德广	教授	浙江大学医学院附属邵逸夫医院
谭 卓	教授	浙江省人民医院

"十四五"时期国家重点出版物出版专项规划项目

国家科学技术学术著作出版基金资助出版

肿瘤微创手术学

Tumor Minimally Invasive Surgery

主 编：葛明华 张大宏 牟一平

副主编：Kyung Tae 郑传铭 高 力 张成武 屠世良

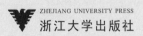

厦门大学出版社 国家一级出版社 全国百佳图书出版单位 XIAMEN UNIVERSITY PRESS

ZHEJIANG UNIVERSITY PRESS 浙江大学出版社

图书在版编目（CIP）数据

肿瘤微创手术学 / 葛明华，张大宏，牟一平主编
. -- 厦门：厦门大学出版社；杭州：浙江大学出版社，
2022.9
　　ISBN 978-7-5615-8601-3

　　Ⅰ．①肿… Ⅱ．①葛… ②张… ③牟… Ⅲ．①肿瘤—
显微外科学 Ⅳ．①R730.56

中国版本图书馆CIP数据核字(2022)第081429号

出 版 人　郑文礼
责任编辑　李峰伟　金　蕾

出版发行　厦门大学出版社　浙江大学出版社
社　　址　厦门市软件园二期望海路 39 号
邮政编码　361008
总　　机　0592-2181111　0592-2181406(传真)
营销中心　0592-2184458　0592-2181365
网　　址　http://www.xmupress.com
邮　　箱　xmup@xmupress.com
印　　刷　厦门市明亮彩印有限公司

开本　787 mm×1 092 mm　1/16
印张　27.25
插页　2
字数　642 千字
版次　2022 年 9 月第 1 版
印次　2022 年 9 月第 1 次印刷
定价　198.00 元

本书如有印装质量问题请直接寄承印厂调换

厦门大学出版社
微信二维码

厦门大学出版社
微博二维码

近年来，恶性肿瘤发病率呈持续高发趋势。我国国家癌症中心数据显示，中国肿瘤发病居前六位的是肺癌、结直肠癌、胃癌、肝癌、乳腺癌和食管癌，而肺癌、甲状腺癌分别居中国男性、女性肿瘤发病的前列，严重威胁我国居民的健康。如何降低发病率、提高早诊率和生存率、促进诊治均质化和改善患者治疗后生活质量是我国肿瘤防控体系的重要责任。

外科手术是恶性肿瘤的重要治疗方法之一，甚至是部分恶性肿瘤的首选方法或唯一能达到根治的治疗手段。随着肿瘤诊治水平的提高，当代医学发展日新月异，腔镜设备、能量器械的发展和机器人在外科手术中的应用，以及国内外对肿瘤整体诊疗理念及技术的更新，肿瘤微创外科与时俱进，成了外科学科的重要发展方向。

我国虽然较高水平的中大型医院常规开展腔镜手术，但也面临不同地域差异、同一地区不同医院差异，以及年轻外科医生培养、微创外科技术推广、临床应用不规范等诸多问题。为提高肿瘤微创外科手术技能、规范手术操作及对肿瘤微创诊治的质控进行全程管理，形成规范化的诊疗技术标准，加强地区间学术交流与人才培养，推动学科向精准化、规范化方向发展，亟需一部肿瘤微创外科学专著，以顺应当代外科需求，适应当前肿瘤诊治理念的更新和变化，与同道共同探讨肿瘤微创外科专业知识、操作技能、诊疗规范以及新理论、新技术。

早在 1991 年 10 月，由浙江省人民医院邹寿椿教授主刀的浙江省首例腹腔镜胆囊切除术大获成功。随后浙江省人民医院开展了一台台"吃螃蟹"的手术，实施多个国内或省内首例腹腔镜手术，包括胃大部切除术、直肠癌根治术、疝修补术、阑尾切除术、肝囊肿切除术等，一些高难度手术被同行奉为"范例"，开拓了一个个崭新的领域。此次，由浙江省人民医院葛明华、张大宏、牟一平教授主编，联合国内外肿瘤外科专业领域具影响力的专家共同撰写一部集系统性、权威性、临床实用性于一体的临床医学高级参考书——《肿瘤微创手术学》。

本书基于肿瘤微创外科的诊疗经验，借鉴国内外的最新进展，梳理微创肿瘤外科开展的现状、技术特点、面临的问题、将来发展的方向等，对甲状腺肿瘤、胸部肿瘤、胃肠胰肿瘤、肝胆肿瘤、泌尿系肿瘤、妇科肿瘤、结直肠肿瘤等的微创外科进行阐述，介绍各系统肿瘤微创外科的发展历程、现状和发展方向，重点阐述腔镜和机器人手术的手术适应证和禁忌证、手术步骤、技术特点、并发症及处理方法，以文字和手术图谱的形式给大家生动、真实地展现手术技能和理念。

葛明华

浙江省人民医院院长

浙江省卫生健康委员会副主任

2021 年 9 月

CONTENTS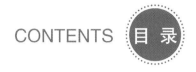

第四部分　肝胆肿瘤微创外科

第五部分　泌尿肿瘤微创外科

第六部分　妇科肿瘤微创外科

第七部分　结直肠肿瘤微创外科

第一部分
甲状腺肿瘤微创外科

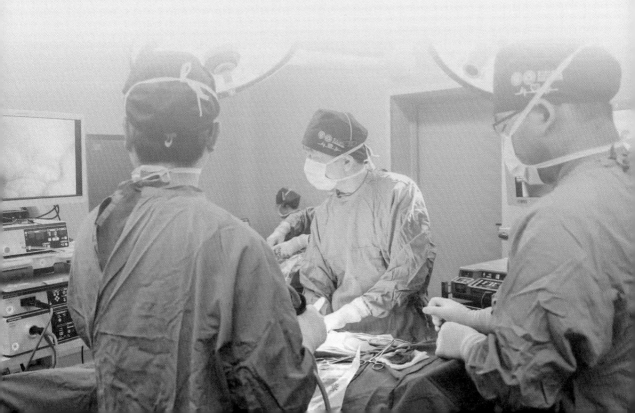

第一章

概　述

◎郑传铭　葛明华

　　近年来，甲状腺癌在全球范围内成为增长最快的恶性肿瘤。我国国家癌症中心数据显示，目前甲状腺癌患病率位列所有恶性肿瘤第 6 位，女性第 4 位，并成为大城市女性风险最高的癌症之一。甲状腺癌增加主要归结于甲状腺乳头状癌（papillary thyroid carcinoma，PTC）的增加，而其中甲状腺微小乳头状癌（papillary thyroid microcarcinoma，PTMC）的增加最为显著。PTMC 的预后良好，20 年的疾病特异性生存率超过 99%，绝大多数患者能长期生存，因此更加注重生活质量。目前，腔镜技术在肿瘤外科中的应用越来越广泛，尤其是对于早期低危恶性肿瘤，既能达到肿瘤治疗的目的，又能达到微创美容的目的，有利于提高患者的生活质量。手术是 PTMC 主要的治疗手段，甚至有学者提出对部分低危 PTMC 可不立即手术，予以积极监测，待肿瘤出现进展后再行手术治疗；但研究显示年轻患者更容易发生疾病进展。因此，未来患有 PTMC 的年轻患者手术比例将会上升，这部分患者对美观以及颈部功能的要求更高，选择腔镜甲状腺手术的比例也会更高。

　　1995 年，Gagner 等首次将腔镜技术运用于甲状旁腺瘤切除术，随后多种腔镜手术被运用于甲状腺及甲状旁腺外科。1996 年，意大利外科医生 Hüscher 首次进行腔镜下右侧甲状腺腺叶切除术。1999 年，意大利人 Miccoli 等首次报道微创腔镜辅助甲状腺手术（minimally invasive video-assisted thyroidectomy，MIVAT）。在中国，MIVAT 也被称为"Miccoli 手术"。随着机器人技术的发展和应用，美国 Lobe 医生在 2005 年首次报道了达芬奇（da Vinci）机器人辅助腔镜甲状腺手术。2009 年，德国 Wilhelm 医生首次开展了经口腔镜甲状腺手术，开创了甲状腺外科的经自然腔道内镜手术（natural orifice transluminal endoscopic surgery，NOTES）。2014 年，韩国 Lee 医生将经口手术和机器人相结合，第一次实现了经口机器人辅助腔镜甲状腺手术。

　　国内开展腔镜甲状腺手术也紧跟国际潮流。2001 年，上海长征医院仇明教授开展了国内首例完全腔镜甲状腺手术。2002 年，浙江大学医学院附属邵逸夫医院高力教授开展了腔镜辅助甲状腺手术（Miccoli 手术）。2005 年，浙江大学医学院附属第二医院王平教授和暨南大学附属第一医院王存川教授等倡导开展了胸前入路（胸乳或全乳晕）完全腔镜甲状腺手术。2011年后，厦门大学附属中山医院吴国洋教授率先开展了经口（舌下入路）腔镜甲状腺手术，王存川教授成功报道了经口腔前庭入路完全腔镜甲状腺手术。2017年，浙江省人民医院葛明华、郑传铭教授团队先后开展了经腋窝入路及经耳后发际入路无充气完全腔镜下甲状腺手术。机器人辅助腔镜甲状腺手术方面，由中国人民解放军总医院田文教授和中国人民解放军联勤保障部队第九六〇医院（济南军区总医院）贺青卿教授于2014年成功开展。中国甲状腺外科医生的不懈努力，让众多患者获益，同时积累了大量的腔镜及机器人甲状腺手术相关的临床数据，为国内乃至世界甲状腺外科做出卓越贡献。

甲状腺腔镜技术经过20余年的发展历程，技术和设备不断改良，理念不断更新，适应证不断扩大，再加上甲状腺癌发病率的上升和患者的需求，加速了腔镜甲状腺手术的发展。腔镜甲状腺手术根据入路不同分为颈前入路（近距离入路）、颈外入路（远距离入路）及经自然腔道入路（如经口腔内镜下甲状腺切除术），后两者属于颈部无瘢痕腔镜甲状腺手术（scarless in the neck endoscopic thyroidectomy，SET），具有更好的美容效果。颈外入路又包括胸前入路、腋窝入路、腋乳入路、耳后枕部入路、颏下入路等，各种入路各有优缺点。根据目前数据，临床应用中机器人辅助腔镜甲状腺手术方式最多的是无充气腋窝入路和充气经胸前入路，经口入路方式也逐渐开展。手术入路方式呈"百花齐放、百家争鸣"的态势，没有最好的手术入路，只有最适合的手术入路。外科医生多掌握一项技术，可以给患者多一个选择机会。

第二章

腔镜辅助甲状腺手术（改良 Miccoli 术式）

◎章德广 高 力

　　自 1999 年意大利人 Miccoli 等首次报道微创腔镜辅助甲状腺手术后，2008 年，Miccoli 等报道了两例腔镜辅助侧颈淋巴结清扫术治疗甲状腺乳头状癌，随后国内外少数中心也相继报道了腔镜辅助侧颈淋巴结清扫术；但由于关键技术和理念未得到有效解决，腔镜辅助侧颈淋巴结清扫术在全球范围内均进展缓慢。2013 年开始，改良 Miccoli 手术拓展运用于甲状腺恶性肿瘤侧颈淋巴结清扫术，获得了良好的手术安全性及肿瘤根治性。一项前瞻性随机对照研究证实，在治疗甲状腺乳头状癌伴侧颈淋巴结转移时，腔镜辅助侧颈淋巴结清扫术和传统开放侧颈淋巴结清扫术获得了相同的手术安全性和肿瘤根治性。对于非疤痕体质患者，腔镜辅助手术提高了术后切口美观效果，获得了较好的 Ⅱ 区重要解剖结构的显露。随后，腔镜辅助术式被进一步拓展运用于上纵隔清扫及咽旁区清扫。目前，改良 Miccoli 腔镜辅助甲状腺手术在中国得到了很好的推广普及，在治疗肿瘤的同时，具有良好的微创及美容优势。本章分别介绍改良 Miccoli 腔镜辅助腺叶切除术、中央区淋巴结清扫术、侧颈淋巴结清扫术、上纵隔淋巴结清扫术及咽旁区淋巴结清扫术手术相关要点。

第一节　甲状腺腺叶切除术及中央区淋巴结清扫术

一、手术适应证和禁忌证

（一）手术适应证
- 良性肿瘤最大径 ≤ 6 cm。
- Ⅰ 度或 Ⅱ 度甲状腺功能亢进症。
- 分化型甲状腺癌或髓样癌癌肿最大径 ≤ 2 cm，且未侵犯邻近重要器官（气管、食管、喉、大血管、喉返神经）。

（二）手术禁忌证

● 明显的甲状腺包膜外侵犯（带状肌侵犯除外）。

● 甲状腺未分化癌。

● 有颈部手术病史或者放射治疗史。

二、手术准备

（一）手术器械

（1）5 mm 或 10 mm 30° 腹腔镜及腔镜机组、23 cm 长度超声刀。

（2）特殊器械：建议有条件的单位使用专用建腔器（包括 L 形支撑架、提吊器）建立手术操作空间；侧颈淋巴结清扫术和上纵隔淋巴结清扫术需要特制全套深长拉钩（图 1-2-1）。

（3）常规开放甲状腺手术器械。

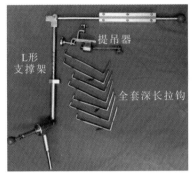

图 1-2-1 改良 Miccoli 腔镜辅助甲状腺手术所需特殊器械

（二）麻醉、手术体位

采用气管插管全身麻醉；患者肩部垫高，枕部放置头圈，颈部轻轻后仰，保持颈部处于正中位。

（三）手术室布局及术者站位

术者包括主刀医生、扶镜助手及拉钩助手。主刀医生位于操作侧对侧，扶镜助手及拉钩助手位于操作侧同侧（图 1-2-2）。

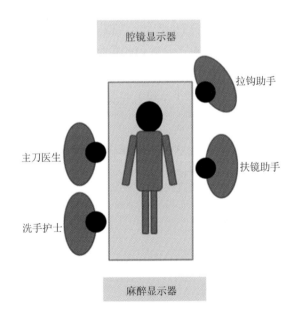

图 1-2-2 甲状腺腺叶切除术及中央区淋巴结清扫术（左）手术室布局及术者站位

三、手术方法与步骤

（一）手术切口的设计与保护

颈部为单一手术切口，位于胸骨切迹上一横指左右，皮纹内横行对称性切口。手术切口过小会明显增加手术操作难度，同时容易造成切口牵拉伤而致术后切口疤痕增生，推荐甲状腺腺叶切除术和中央区淋巴结清扫术手术切口长度为 2 ～ 4 cm，侧颈淋巴结清扫术手术切口长度为 4 ～ 6 cm，可有效避免术中切口牵拉伤。对于初学者、原发肿瘤或颈部转移淋巴结较大时需适当延长切口，以增加手术操作空间便于手术操作。皮下注射 1 ∶ 20 000 肾上腺素生理盐水收缩小血管，减少皮缘出血，用刀片切开（避免用电刀）皮肤表皮层及真皮层，真皮层以下开始用电刀。因手术切口较小，为减少术中牵拉及能量器械的热损伤，切口需常规进行保护。切口保护有两种方法，其一为用裁剪好的敷贴贴在皮缘上，将皮下脂肪组织外翻，可吸收线间断或连续缝合；其二为用大小合适的商品化切口保护套保护切口（图 1-2-3）。

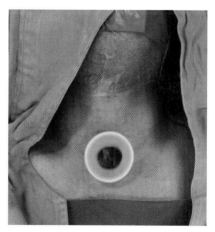

图 1-2-3　切口保护套保护切口

（二）皮瓣范围

主要是针对侧颈淋巴结清扫术。择区性颈淋巴结清扫范围小于或等于Ⅱa/Ⅱb/Ⅲ/Ⅳ/Ⅴb 区时，翻瓣范围上界为舌骨水平，下界为锁骨上缘水平，外侧界稍超过胸锁乳突肌前缘，内侧界为颈中线。清扫范围包括Ⅴa 区时，外侧界翻瓣范围扩大至斜方肌前缘。结合直视和腔镜混合视野分离皮瓣，为精确翻瓣范围，术前或术中需在体表标记出解剖标志，如舌骨水平、胸锁乳突肌前缘等（图 1-2-4）。

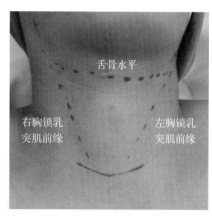

图 1-2-4　双侧侧颈淋巴结清扫翻瓣范围及体表标志线

（三）手术操作空间建立

改良 Miccoli 甲状腺腺叶切除术用两只拉钩维持手术操作空间，一只拉钩将带状肌向上提起，另一只拉钩将带状肌向外侧牵拉；中央区淋巴结清扫术用两只拉钩维持手术操作空间，一只拉钩将带状肌或者颈鞘向外侧牵拉，另一只拉钩将气管向内侧轻轻牵拉（图 1-2-5）。侧颈淋巴结清扫术手术操作空间由 3 只深长拉钩维持，为便于理解，将手术操作空间分解为垂直操作空间和水平操作空间，垂直操作空间由机械提吊设备或人力拉钩在颈阔肌皮瓣下建立，特制的深长拉钩带负压吸引设备接口，可以将手术中超声刀或电刀产生的烟雾及时清除，保证手术操作过程的清晰性和流畅性（运用机械提吊设备比人力拉钩更稳定，避免了人力拉钩易疲劳和不稳定的缺点，可以长时间维持稳定的手术操作空间，同时运用机械提吊设备牵拉可以减轻切口的牵拉伤，提高术后切口美观效果）；水平操作空间在胸锁乳突肌和带状肌之间建立，运用两只特制深长拉钩维持，由助手人力牵拉，根据术中操作需求可自由灵活调节。因此，改良 Miccoli 腔镜辅助侧颈淋巴结清扫术手术操作空间是由高度稳定的垂直操作空间和可灵活调节的水平操作空间构成（图 1-2-6）。整个手术过程需要根据操作部位换用不同长度的特制深长拉钩，保证足够的拮抗性牵引，以提供更好的暴露和更安全的操作。拮抗性牵引贯穿手术全程，维持水平操作空间的两只特制深长拉钩不仅仅是维持手术操作空间，同时也提供足够的拮抗性牵引，以方便超声刀或电刀进行安全的切割操作。上纵隔淋巴结清扫术由两只深长拉钩维持手术操作空间。

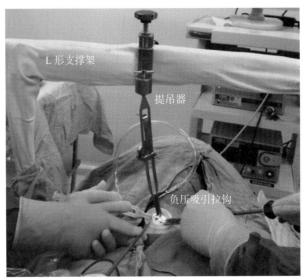

图 1-2-5 改良 Miccoli 甲状腺腺叶切除术及中央区淋巴结清扫术手术操作空间建立

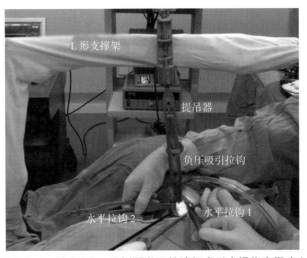

图 1-2-6 改良 Miccoli 侧颈淋巴结清扫术手术操作空间建立

（四）甲状腺腺叶切除术

手术步骤基本同开放手术，但相对于开放手术，腔镜辅助下可以更好地解剖并保护喉上神经及上位甲状旁腺。

（1）分离甲状腺与带状肌间隙至颈鞘表面，切断峡部，分离甲状腺腺体与气管之间的间隙后向上稍做分离，注意保护环甲肌，避免损伤喉上神经支配的"靶器官"。

（2）一只拉钩将带状肌向外侧牵引，另一只拉钩将胸骨甲状肌与胸骨舌骨肌向上牵拉，在带状肌下建立手术操作空间，在腔镜下解剖甲状腺上极，用扁桃体钳钳夹甲状腺上极，向下向外稍牵拉，用神经剥离子钝性分离甲状腺上极与环甲肌之间的间隙，发现神经前尽量避免离断该区域的条索状结构。利用神经监测探头刺激环甲肌，以 2 mA 电流沿环甲肌、咽下缩肌及甲状腺上极血管周围探查，通过观察环甲肌震颤定位神经，在环甲肌震颤最强处将刺激电流降为 1 mA 进一步探查，解剖并显露喉上神经外支（图 1-2-7）。

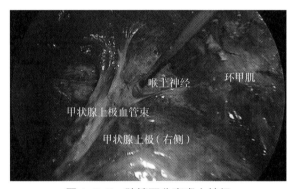

图 1-2-7 腔镜下分离喉上神经

（3）明确甲状腺上极血管、喉上神经外支的关系后，用超声刀离断上极血管。

（4）将甲状腺上极向下牵拉，显露甲状腺上极背侧，在腔镜下解剖上位甲状旁腺。当上位甲状旁腺紧贴甲状腺腺体时，避免使用超声刀和单极电刀，用小钛夹夹闭或双极电凝凝闭进入甲状腺腺体的血管，保留甲状旁腺的血供（图 1-2-8）。

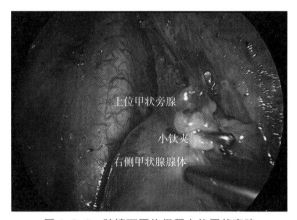

图 1-2-8 腔镜下原位保留上位甲状旁腺

（5）紧贴甲状腺腺体解剖甲状腺下极，保留下位甲状旁腺。

（6）将甲状腺腺体拖出切口，将腺体向内侧牵引，解剖并保护喉返神经和甲状旁腺，切除腺体。仔细检查切除的甲状腺腺体，对于误切的甲状旁腺需冰冻，证实后移植于胸锁乳突肌或前臂肱桡肌内。

（五）中央区淋巴结清扫术

手术范围和步骤同开放手术，清扫胸骨后的淋巴组织时主刀医生和扶镜助手位于头侧，可以更安全彻底地清扫胸骨后区域。仔细检查清扫下的淋巴组织，发现疑似甲状旁腺需冰冻，证实后移植于胸锁乳突肌或前臂肱桡肌内。

第二节　侧颈区淋巴结清扫术

一、手术适应证

改良 Miccoli 腔镜辅助侧颈区清扫术将传统开放手术和腔镜手术的优点融于一体，其适应证广泛。影响改良 Miccoli 腔镜辅助侧颈区清扫术手术适应证有两个因素：其一是术者经验，术者选择病例应遵循先易后难、循序渐进的原则；其二是手术切口大小，手术切口大小需根据医生经验、原发肿瘤及转移灶情况制定，对于原发灶较大（大于 4 cm）、转移灶较大（大于 3 cm）的病例，适度延长手术切口，可明显增加手术操作空间，减少手术操作难度，并可使适应证得到拓展。对于初学者，不必严格限制手术切口大小，可适度延长手术切口，熟练掌握该技术后，再压缩手术切口，此方法可增加术者信心，帮助术者度过早期学习曲线。手术适应证并非一成不变，随着术者经验的积累，手术适应证可以逐渐拓展，但术者必须遵循循序渐进的原则，必须在保证手术安全性和肿瘤根治性原则前提下拓展适应证。甲状腺恶性肿瘤的治疗原则必须同开放手术，不可因技术问题而缩小手术范围。手术适应证包括以下内容：

（1）分化型甲状腺癌。需满足以下所有条件：原发灶及转移灶未广泛侵犯周围组织及器官，如喉、气管、食道、颈动脉或颈内静脉；术前影像学提示转移淋巴结最大直径不大于 3 cm、Ⅱ区转移淋巴结无融合及囊性变、Ⅴa 区或Ⅰ区无淋巴结转移。

（2）甲状腺髓样癌。需满足以下所有条件：原发灶及转移灶未广泛侵犯周围组织及器官，如喉、气管、食道、颈动脉或颈内静脉；预防性侧颈清扫（cN0 或 cN1a）或侧颈淋巴结转移灶局限于Ⅲ、Ⅳ区，转移淋巴结最大直径不大于 3 cm、无包膜外侵犯。

二、手术准备

（一）手术器械

（1）5 mm 或 10 mm 30° 腹腔镜及腔镜机组、23 cm 长度超声刀。

（2）特殊器械：建议有条件的单位使用专用建腔器（包括 L 形支撑架、提吊器）建立手术操作空间；侧颈淋巴结清扫术和上纵隔淋巴结清扫术需要特制全套深长拉钩（同图 1-2-1）。

（3）常规开放甲状腺手术器械。

（二）麻醉、手术体位

采用气管插管全身麻醉；患者肩部垫高，枕部放置头圈，颈部轻轻后仰，同时偏向健侧并将下颌轻微抬起。

（三）手术室布局及术者站位

术者包括主刀医生、扶镜助手及拉钩助手。主刀医生位于操作侧对侧，扶镜助手及拉钩助手位于操作侧同侧（同图 1-2-2）。

三、手术方法与步骤

改良 Miccoli 腔镜辅助侧颈区淋巴结清扫术操作接近传统开放手术，只是手术操作空间有限，但合理安排手术步骤，可最大限度地利用手术操作空间，提高手术效率。手术过程需灵活运用混合视野（腔镜视野或直视视野）进行操作。

（1）由于行侧颈淋巴结清扫术时切口相对较大，大多数病例的甲状腺腺叶切除术均可在直视下完成，当甲状腺腺体上极较高时，建议在腔镜辅助下行甲状腺上极解剖，以便更安全地解剖喉上神经及上位甲状旁腺，其余甲状腺腺叶切除术步骤可在直视下完成；所有中央区清扫术均可在直视下完成。

（2）打开胸锁乳突肌前缘及内侧缘：先在直视下打开胸锁乳突肌下段的前缘及内侧缘，解剖至胸锁乳突肌内侧缘的后缘，胸锁乳突肌上段的前缘及内侧缘需在腔镜下解剖，解剖胸锁乳突肌中上 1/3 处时需防止损伤副神经入胸锁乳突肌处。

（3）上方牵引，显露并解剖二腹肌后腹，解剖二腹肌表面至二腹肌与胸锁乳突肌交界处。此步骤需防止损伤面静脉。

（4）副神经主干解剖：在胸锁乳突肌中上 1/3 处用单极电刀（能级不大于 3 mA）或神经探测仪定位出副神经入胸锁乳突肌处，当胸锁乳突肌肌肉发生抽动时，用分离钳解剖出副神经入胸锁乳突肌处，逆行解剖副神经主干至二腹肌后腹下缘水平。

（5）颈丛神经解剖：在副神经入胸锁乳突肌处下方约 1.5 cm 胸锁乳突肌后缘处解剖颈丛神经，用超声刀打开颈丛神经表面纤维脂肪组织，逆行解剖颈丛神经至神经根处，注意解剖并保护颈丛神经和副神经的吻合支（脊副神经）；颈丛和副神经间淋巴结需清扫彻底。

（6）解剖颈内静脉表面：以肩胛舌骨肌为界，将颈内静脉分为下段及上段，直视下用单极电刀打开下段颈内静脉表面筋膜组织，腔镜下用超声刀打开上段颈内静脉表面，骨骼化颈内静脉上界至颈总动脉分叉处或二腹肌后腹下缘。为防止超声刀损伤颈内静脉侧壁，术中要运用特制深长拉钩保持充分的牵张力显露颈内静脉，同时超声刀工作刀头面远离颈内静脉，超声刀的工作刀头头端位置要在腔镜视野下清晰可见，并采取"小口快切"方法。

（7）颈动脉三角区（颈内静脉内侧区域）清扫：颈动脉三角区是由部分Ⅱa区及部分Ⅲ区组成。术中应尽量保留甲状腺上动静脉及面静脉，但静脉分支间经常有淋巴结，应注意血管分支周围淋巴结需清扫彻底；对于颈动脉三角区转移淋巴结较多时，细小血管分支可以用超声刀凝断，较粗血管需加用钛夹；注意保护副神经、舌下神经及舌下神经袢（图 1-2-9）。

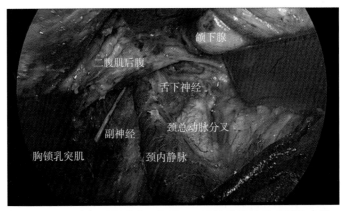

图 1-2-9　清扫后颈动脉三角区，3 只拉钩维持手术操作空间

（8）颈内静脉深面淋巴结清扫：用特制深长拉钩将颈内静脉向内侧牵拉，清扫颈内静脉深面淋巴结，需注意解剖并保护迷走神经、颈总动脉和颈交感神经干。

（9）Ⅱb 区清扫：Ⅱb 区位置较深，要保护好副神经，用超声刀将Ⅱb 区的外侧界分离到胸锁乳突肌后缘，底界是椎前肌（肩胛提肌及头夹肌）。

（10）Ⅲ区、Ⅳ区及部分Ⅴ区在直视或腔镜视野下操作（图 1-2-10）。

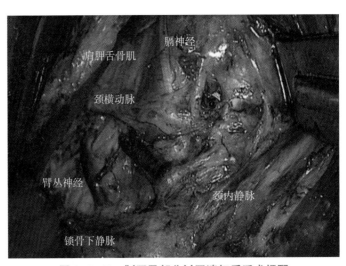

图 1-2-10　Ⅳ区及部分Ⅴ区清扫后手术视野

（11）在腔镜下仔细检查创面，对颈动脉三角区、Ⅱb 区、颈内静脉深面、锁骨深面、颈静脉角区等需要重点检查，防止淋巴结残留。

（12）检查有无出血点及淋巴漏，冲洗创面，放置引流管。

第三节　上纵隔淋巴结清扫术

甲状腺恶性肿瘤上纵隔淋巴结转移并不少见，外科手术仍是治疗甲状腺癌上纵隔淋巴结转移的主要方式，根治性术后患者仍可获得良好的预后。目前临床上并没有专门针对甲状腺癌上纵隔淋巴结转移的分区，根据美国癌症联合委员会（American Joint Committee on Cancer，AJCC）肺癌分期系统中的纵隔淋巴结分区，上纵隔分区包括6组淋巴结。①高位气管旁淋巴结：2R区，气管右侧无名静脉下缘上方淋巴结。②高位气管旁淋巴结：2L区，气管左侧主动脉弓上方淋巴结。③低位气管旁淋巴结：4R区，气管右侧无名静脉下缘下方至隆突水平淋巴结。④低位气管旁淋巴结：4L区，气管左侧主动脉弓上缘至肺动脉上缘淋巴结。⑤前纵隔淋巴结：3a区，纵隔大血管前方淋巴结，其中包括胸腺。⑥后纵隔淋巴结：3p区，气管后方淋巴结。其中2R区无名动脉上方和2L区属于甲状腺癌中央区清扫范围，腔镜辅助手术的主要优势在于上纵隔4R区及4L区清扫，其次为无名动脉下方的2R区和2L区清扫，可避免开胸手术。当转移淋巴结位于前纵隔3a区时，淋巴结未粘连侵犯血管者，可结合胸腔镜进行前纵隔淋巴结清扫术，仍然可以避免胸骨劈开手术。

一、手术适应证

（1）分化型甲状腺癌。需满足以下所有条件：原发灶及转移灶未广泛侵犯周围组织及器官，如喉、气管、食道、颈动脉或颈内静脉；术前影像学提示转移淋巴结最大直径不大于3 cm、上纵隔转移淋巴结无融合及囊性变。

（2）甲状腺髓样癌。需满足以下所有条件：原发灶及转移灶未广泛侵犯周围组织及器官，如喉、气管、食道、颈动脉或颈内静脉；转移淋巴结最大直径不大于3 cm、无包膜外侵犯。

二、手术准备

（一）手术器械

（1）5 mm或10 mm 30°腹腔镜及腔镜机组、23 cm长度超声刀。

（2）特殊器械：建议有条件的单位使用专用建腔器（包括L形支撑架、提吊器）建立手术操作空间；侧颈淋巴结清扫术和上纵隔淋巴结清扫术需要特制全套深长拉钩（同图1-2-1）。

（3）常规开放甲状腺手术器械。

（二）麻醉、手术体位

采用气管插管全身麻醉；患者肩部垫高，枕部放置头圈，颈部轻轻后仰，保持颈部处于正中位。

（三）手术室布局及术者站位

术者包括主刀医生、扶镜助手及拉钩助手。主刀医生和扶镜助手位于患者头侧（图1-2-11）。

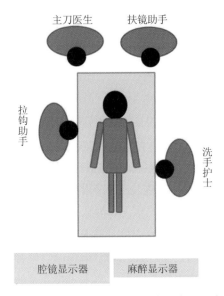

主刀医生　扶镜助手

拉钩助手

洗手护士

腔镜显示器　麻醉显示器

图 1-2-11　上纵隔淋巴结清扫术手术室布局及术者站位

三、手术方法与步骤

（1）打开右侧颈总动脉表面，向下至无名动脉，游离无名动脉主干，用一根血管牵引带将无名动脉向左上方牵引并固定，充分游离无名动脉。

（2）沿右侧颈内静脉向下解剖至右无名静脉，沿右无名静脉向下解剖至上腔静脉；沿无名动脉向下解剖至左无名静脉，沿左无名静脉向下解剖至上腔静脉；显露转移淋巴结。

（3）用长拉钩将上腔静脉向前牵引，显露上腔静脉后方淋巴结；在腔镜视野下于无名动脉分叉处解剖右侧迷走神经主干及喉返神经反折处；沿迷走神经表面打开纤维脂肪组织，防止损伤胸膜及膈神经；清扫下界为奇静脉或气管隆嵴水平（图 1-2-12）。

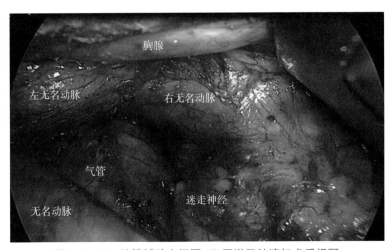

胸腺

左无名动脉　　右无名动脉

气管

无名动脉　　迷走神经

图 1-2-12　腔镜辅助上纵隔 4R 区淋巴结清扫术后视野

（4）冲洗创面，检查出血点，鼓肺检查有无淋巴漏及胸膜破裂，放置引流管，按整形外科要求缝合切口。

第四节　咽旁区淋巴结清扫术

咽旁区自下而上分为喉咽旁区、口咽旁区和鼻咽旁区，甲状腺恶性肿瘤转移至咽旁区少见。手术切除是咽旁区淋巴结主要的治疗手段，由于口咽和鼻咽旁受到颌骨的阻挡，其位置隐秘，结构复杂，暴露难度大，传统手术需要截断下颌骨暴露该区域，手术创伤大，对患者颌面部外观造成永久性毁损。运用腔镜辅助手术清扫咽旁区淋巴结暴露好、手术安全，可避免下颌骨切开。借助内镜的放大、照明和视野拓展功能，相对于传统开放手术，内镜辅助咽旁区淋巴结清扫术具有以下优势：①避免下颌骨切开；②可获得充分显露，提高手术安全性；③直达术区，手术时间大大缩短；④减少翻瓣范围；⑤更小的手术切口；⑥缩短术后住院时间。

一、手术准备

（一）手术器械

（1）5 mm 或 10 mm 30° 腹腔镜及腔镜机组、23 cm 长度超声刀。

（2）特殊器械：建议有条件的单位使用专用建腔器（包括 L 形支撑架、提吊器）建立手术操作空间；侧颈淋巴结清扫术和上纵隔淋巴结清扫术需要特制全套深长拉钩（同图 1-2-1）。

（3）常规开放甲状腺手术器械。

（二）麻醉、手术体位

采用气管插管全身麻醉；患者肩部垫高，枕部放置头圈，颈部轻轻后仰，保持颈部处于正中位。

（三）手术室布局及术者站位

术者包括主刀医生、扶镜助手及拉钩助手。主刀医生位于操作侧对侧，扶镜助手及拉钩助手位于操作侧同侧（同图 1-2-2）。

二、手术方法与步骤

（1）于患侧颌下一横指处做长约 5 cm 切口，将颌下腺向内上方牵引，暴露并切断二腹肌后腹和茎突舌骨肌。

（2）直视下解剖并保护颈总动脉、颈内动脉、颈外动脉、颈内静脉，结扎颈内静脉与颈外动脉分支，解剖并保护迷走神经、舌下神经、副神经及交感神经，显露口咽部及鼻咽旁区肿物（图 1-2-13）。

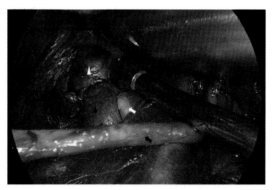

图 1-2-13　显露口咽部及鼻咽旁区肿物

（3）腔镜视野下继续向上解剖颈内动脉至颅底，小心分离颈内动脉与转移灶间隙，用深长拉钩将颈内动脉向外侧牵拉保护，切除肿物（图 1-2-14）。

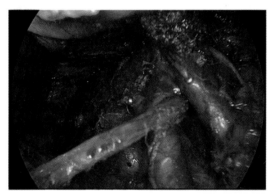

图 1-2-14　用深长拉钩将颈内动脉向外侧牵拉保护

（4）冲洗并放置引流管。

第五节　手术并发症及其处理

改良 Miccoli 腔镜辅助甲状腺手术操作及手术相关并发症与传统开放手术相似，不同点主要有：①术中发现原发灶或转移灶侵犯周围组织及器官，腔镜下无法安全切除时，应立即中转开放手术；②术中或术后出血，若腔镜下止血有困难，需延长手术切口止血。

总之，该术式并发症基本同颈部开放甲状腺手术，手术适应证较广，学习曲线短，同时可以对侧颈区淋巴结进行多区域清扫。与传统开放手术相比，该手术不仅能提高患者术后美容效果和减轻术后疼痛，还能提高喉上神经的解剖保护率、降低甲状旁腺功能减退概率，对侧颈Ⅱ区、上纵隔及咽旁区清扫等方面均具有显著优势，能达到广义的微创效果，减少术后并发症的发生，特别适合甲状腺癌的治疗，是甲状腺外科的适宜技术之一。

第三章

完全腔镜下甲状腺癌手术（充气）

第一节　经胸前入路完全腔镜下甲状腺癌手术

◎王佳峰　谭　卓　葛明华

胸前入路腔镜甲状腺手术由 Ohgami 等于 2000 年报道，其手术切口在双侧乳晕，经胸前皮下和颈阔肌平面下行皮瓣游离，建立人工腔道，持续充入 CO_2 并维持操作空间，应用内镜器械完成甲状腺切除术。胸前入路颈部不留瘢痕，胸前小切口瘢痕易遮盖，可同时行双侧腺叶手术，完成择区性的淋巴结清扫，因此是目前应用最广泛的腔镜甲状腺手术之一。此外，胸前入路与传统开放手术类似，学习曲线短，可以说是初学者首选的 SET 入路方式。本节主要介绍经胸前入路 SET 的技术要点和应用。

一、手术适应证和禁忌证

不同于胸腔和腹腔存在天然的间隙，胸前入路包括其他远距离入路 SET，必须人工建立手术操作空间，尽管由于腔镜的放大和照明功能，腔镜手术在某些功能保护方面可能优于传统开放手术，但远距离入路 SET 尚不能明显减少手术创伤，减轻患者疼痛，缩短住院时间。目前多数研究认为，颈外入路甲状腺手术与开放手术相比，在并发症总发生率方面无明显差异，对发音及吞咽的影响亦无差异，但术后美容效果满意度较高。因此，远距离入路 SET 尚不能称为完全意义上的微创手术，更大程度上应是美容手术，应针对具有美容需求的患者。

胸前入路 SET 仅改变了手术入路，其治疗应与开放手术相同，患者的治疗应基于目前的临床指南。目前关于胸前入路 SET 应用指征的争论主要集中在甲状腺恶性肿瘤上。一般建议胸前入路 SET 主要应用于低危分化型甲状腺癌，但随着腔镜手术器械的不断改进，机器人系统的引进及发展，术者操作水平及对颈部精细解剖的认知提高，目前胸前入路 SET 已在部分高水平中心逐步向部分中危分化型甲状腺癌拓展。但需要强调的是，腔镜甲状腺手术的第一目标仍然是有效地治疗疾病。对于甲状腺癌,根除疾病并维持长期缓解是最重要的目标,在目前缺乏随机临床试验或具有长期随访数据的对比研究的情况下,应杜绝不规范的任意创新和尝试。

胸前入路 SET 是目前国内开展最广泛的腔镜甲状腺手术,2017 年中国医师协会外科医师分会甲状腺外科医师委员会、中国研究型医院学会甲状腺疾病专业委员会、海峡两岸医药卫生交流协会海西甲状腺微创美容外科专家委员会、中国医学装备协会外科装备分会甲状腺外科装备委员会发布了《经胸前入路腔镜甲状腺手术专家共识(2017 版)》。专家共识规定:经胸前入路 SET 适应证主要针对有美容需求的患者,并且符合以下条件:

(1)良性肿瘤最大径≤ 4 cm,囊性为主的良性肿瘤可以适当放宽指征。

(2)需要手术的甲亢患者,甲状腺肿大应不超过Ⅱ度,单侧腺体重量评估 < 60 g。

(3)分化型甲状腺癌(differentiated thyroid cancer,DTC)最大直径≤ 2 cm,且未侵犯邻近器官。

对存在以下情况的患者,不建议或禁忌行胸前入路 SET:

(1)无颈部美容需求的患者。

(2)肌肉发达的男性或过于肥胖,或合并胸部(包括锁骨)有畸形的患者。

(3)术前考虑甲状腺未分化癌或者髓样癌。

(4)存在以下淋巴结特征之一者:颈部Ⅰ、Ⅴ区有淋巴结转移,胸锁关节水平以下有淋巴结转移,锁骨下发现淋巴结转移,上纵隔有淋巴结转移,转移淋巴结发生融合固定,淋巴结直径 > 2 cm,转移淋巴结存在囊性变、坏死。

(5)经术前评估考虑肿瘤浸润食管、气管、颈动静脉或喉返神经(recurrent laryngeal nerve,RLN),或发生全身其他部位远处转移的患者。

(6)甲状腺癌合并桥本甲状腺炎或其他自身免疫性甲状腺炎的患者。

(7)对曾有过颈部放射治疗史、消融治疗史或者颈部已有瘢痕的患者。

二、手术准备

同开放手术一样,术前外科医师、麻醉医师和主管护师应对患者进行全面的评估,了解患者甲状腺疾病情况、全身状况、合并疾病、心理状况以及营养情况等,相应措施可参考《甲状腺外科 ERAS 中国专家共识(2018 版)》。对于甲状腺恶性肿瘤或可疑恶性肿瘤,通过高分辨超声、细针抽吸细胞学检查、计算机断层扫描术(computer tomography,CT)或磁共振成像(magnetic resonance imaging,MRI)等检查仔细评估肿瘤的性质、范围、转移情况以及与周围组织的关系。常规检测行甲状腺功能及相关抗体水平,明确有无甲状腺功能亢进及桥本甲状腺炎,常规行降钙素检查排除甲状腺髓样癌可能。肿瘤的评估主要是排除较晚期或恶性程度高的甲状腺癌,这部分患者并不适合行腔镜甲状腺手术。胸前入路 SET 须同时评估患者的颈部及胸部条件,包括乳房大小、有无胸廓(锁骨)畸形、肥胖程度等情况,严格掌握适应证及禁忌证。

三、手术方法与步骤

以甲状腺腺叶及峡部切除加单侧中央区清扫介绍胸前入路 SET 的手术方法与步骤。

（一）手术体位及消毒

手术体位根据主刀医师习惯一般采取两种体位：一是同开放甲状腺手术相同体位，患者仰卧，肩部垫枕，主刀医师站立患者右侧，第一助手同样位于患者右侧，第二助手根据病变位置选择于患者身体两侧持腔镜拉钩。二是患者取"人"字体位，仰卧，颈部轻度过伸位，双下肢外展成角（45°～60°）妥善固定，主刀医师位于患者双下肢之间，第一助手坐于患者右侧扶镜，第二助手根据病变位置选择于患者身体两侧持腔镜拉钩。消毒范围上达下唇，外至上臂中部及腋中线，下至脐水平，双腿、腹部均须铺满无菌单。

（二）切口选择

胸前入路两操作孔一般选择在两侧乳晕边缘，左侧乳晕为 10～11 点位置，右侧乳晕为 1～2 点位置，长度约 6 mm，观察孔选择在两乳头连线中点偏右约一横指，长度约为 12 mm。如果肿瘤较大，为方便取出标本，切口可适当延长，观察孔避免选择胸骨正前方，此处疤痕往往非常明显；另外应避免观察孔位置过高，影响外观。

将观察孔移至右侧乳晕内侧缘，避免胸部正中切口，称为全乳晕入路。全乳晕入路观察孔位于右乳晕边缘 2～4 点；右侧操作口位于右乳晕边缘右侧 11～12 点处，左侧操作口位于左乳晕边缘 10～11 点处。全乳晕入路美容效果更佳，但相应增加了操作难度。

（三）分离皮瓣建立空间

注射膨胀液有利于寻找手术操作层次，减少出血和减轻术后疼痛。膨胀液的配制采用生理盐水 500 mL 加入 10% 肾上腺素 10 mL，然后取 70 mL 肾上腺素稀释液与 30 mL 罗哌卡因混合。采用专用注水针经操作口向胸壁预分离区皮下注射膨胀液，边注水边进针，注水范围不超过胸骨上缘。膨胀液也可气水混合，有利于减少后续操作产生的烟雾。

注射膨胀液后，于操作孔置入分离棒分离皮下隧道，分离方向指向双侧胸锁关节，层次在胸大肌筋膜表面，避免层次过深和过浅，建立"鼻孔状"皮下隧道。操作孔置入 10 mm Trocar-Trocar 套管针，导入 30° 腹腔镜，充入 CO_2 压力维持在 6～8 mmHg（1 mmHg = 0.133 kPa）。然后，用蚊氏血管钳撑分离操作孔皮下组织，置入 5 mm Trocar，进而导入电凝钩或超声刀。腔镜下分离前胸壁皮瓣，建腔初始由于空间狭小，烟雾较大，此时可通过专用排烟管接负压吸引，左手使用腔镜吸引器撑开皮瓣，也有利于吸引雾气。分离前胸壁皮瓣方向和层次非常重要。前胸壁皮瓣分离需要保持正中甲状腺方向，由于胸壁无特殊解剖标志，初学者空间感较差，容易偏移方向，术前应标记预分离范围，建腔时，经常用手指按压胸、颈部中间处，以确认中线位置。

前胸壁分离层次应该在浅深筋膜间隙，即沿胸大肌筋膜表面将富含血管、淋巴管、脂肪组织的浅筋膜层保持在腔隙的上方，胸大肌筋膜保留在皮瓣下方，达到"天黄地红"的效果。分离层次过浅容易导致皮肤损伤，过深则损伤胸大肌，造成术后疼痛和不适较重。分离皮瓣至胸骨上窝后，显露胸锁乳突肌可作为重要的解剖标志。颈前区建腔范围上至甲状软骨上缘，外至胸锁乳突肌外缘。在颈部，尽可能在颈浅筋膜与颈深筋膜浅层之间分离，初学者也可在颈前肌表面分离，有利于寻找颈白线和避免分离过浅，损伤皮肤。选择甲状腺腔镜手术的患者初衷是为了美观，难以接受皮肤破损，因此初学者建立空间时需非常谨慎，时刻掌握分离层次，坚持"宁深勿浅"的原则。

（四）显露甲状腺及气管

分离皮瓣并建立空间后，寻找颈白线，使用超声刀或电钩切开颈白线，在手术侧胸锁乳突肌外侧缘，环状软骨水平处，紧贴胸锁乳突肌表面，穿入专用拉钩，向外侧牵拉颈前肌，暴露甲状腺峡部。气管是该术式中最重要的解剖标志，先在甲状腺峡部下方分离气管疏松组织显露气管，分离并切断甲状腺峡部。使用超声刀时将功能刀头朝上，防止气管损伤。气管损伤是腔镜手术的严重并发症，一旦发生几乎需要中转开放手术。

（五）显露保护喉神经，甲状旁腺行甲状腺切除

离断峡部后，将甲状腺向内侧牵引，拉钩向外侧牵开带状肌，显露甲状腺中静脉，用超声刀凝闭后予以切断，显露颈总动脉，使用神经监测在甲状腺下极水平，颈总动脉和颈内静脉之间探测 V1 信号。

将甲状腺向下、向外侧牵拉，充分显露胸骨甲状肌 - 喉三角（胸骨甲状肌为外侧界、咽下缩肌及环甲肌为内侧界、甲状腺上极为下界的三角区域），充分利用腔镜高清和放大的优势显露喉上神经外支（external branch of superior laryngeal nerve，EBSLN），可参照《甲状腺及甲状旁腺术中喉上神经外支保护与监测专家共识（2017 版）》建议的 EBSLN 监测四步法进行 EBSLN 保护。如果不能显露 EBSLN，则采用区域保护法，紧贴甲状腺上极被膜操作，骨骼化分支处理甲状腺上极血管。离断甲状腺上极血管时，超声刀的功能刀头朝向甲状腺，避免环甲肌和 EBSLN 的热损伤。

将甲状腺向上方牵引，紧贴甲状腺组织凝闭切断甲状腺下动脉的 2～3 级分支及伴行静脉，将甲状腺逐渐向上翻起，注意保护下极甲状旁腺，游离下 1/3 腺体，显露喉返神经（RLN）前，用探针先在其走行区垂直气管，然后平行气管，进行"十字交叉法"定位获得 R1 信号，显露 RLN。探测显露部最近端获得 R2 信号，置入干纱条带，置于 RLN 表面保护神经，超声刀的功能刀头尽量远离 RLN，以避免超声刀的热灼伤。以 RLN 为中心，游离甲状腺背侧，原位保留上极甲状旁腺；RLN 入喉口是最易损伤的位置，常常为牵拉伤或热损伤，此处操作需保持耐心，动作轻柔，分离出足够空间再行操作，可以使用特制的双极电凝。如甲状腺腺体与RLN 过近，且病灶不在该位置，可采用甲状腺近全切除，保留该位置少量腺体，至此完成甲状腺腺叶及峡部切除。

（六）中央区淋巴结清扫

先清扫气管前方的淋巴结，注意保护气管。再清扫气管旁淋巴结。气管旁的良好暴露需要置入两个甲状腺专用拉钩，其中一个拉钩向外牵拉颈前肌，另一拉钩向对侧推压气管；清扫的外侧界为颈总动脉，内侧界为气管，上界一般为上位甲状旁腺以下，因为上气管旁淋巴结转移率很低，无明显淋巴结此区域可不清扫，保护上位甲状旁腺及其血供，清扫下界为胸骨、锁骨

平面。胸前入路中央区清扫的下界的暴露差于经口入路，因此术前需仔细评估，胸锁关节水平以下有淋巴结转移不适合该术式。清扫过程中全程显露 RLN，右侧注意 RLN 深面淋巴结，是否常规清扫目前仍有争论；对于低危 PTC，如 RLN 浅面淋巴结转移不明显，此处探查无明显异常淋巴结，也可不清扫，因为 RLN 360° 游离，可能影响其血供，增加术后神经麻痹的风险。尽量原位保留甲状旁腺，如意外切除或血供不好行自体移植。最后行喉前淋巴结清扫。

四、手术并发症及其处理

胸前入路 SET 的术后不适或并发症主要包括同开放手术一样的并发症和腔镜手术特有的并发症。

（一）非胸前入路 SET 特有并发症

同开放手术一样的不适或并发症，如甲状旁腺功能低下、喉返神经麻痹、术后出血、术后不适、恶心呕吐等处理可参考《甲状腺外科 ERAS 中国专家共识（2018 版）》。甲状腺手术三大并发症（出血、喉神经损伤、甲状旁腺功能低下）的预防关键在于术中解剖清晰，操作仔细，能量器械的合理应用，并推荐常规使用神经监测，技术要点可参考相应的指南和专家共识。

术后出血是胸前入路 SET 最常见的并发症，腔镜手术术后甲状腺区出血，血液可流向胸壁，一般不会发生气管压迫导致呼吸困难，可首选腔镜下止血；如果出现出血致呼吸困难，建议立即采用传统开放手术止血；如为胸壁隧道内出血，可行局部打包缝扎止血，封闭隧道内口，防止鲜血流入术野。

（二）胸前入路 SET 特有并发症

1. CO_2 充气相关并发症

胸前入路 SET 手术空间的维持主要依靠 CO_2 充气，这可导致高碳酸血症、皮下气肿甚至纵隔气肿。高碳酸血症是因 CO_2 在体内潴留产生的，严重时可导致呼吸性酸中毒，主要原因是 CO_2 灌注压过高或手术时间过长。预防措施是手术前正确设置充气参数，气腹压力控制在 6 ～ 8 mmHg，一般不会发生高碳酸血症。术中麻醉需要密切监测，初学者由于手术时间过长而发生的 CO_2 分压升高，可暂停手术，增加吸氧量、呼吸频率及肺通气量，纠正后再继续手术。术后皮下气肿一般程度较轻，颈部、胸前壁、乳房、腋窝等位置可出现捻发感，无须特殊处理，术后可逐渐吸收。严重皮下气肿罕见，主要原因是充气参数设置错误导致注入压力过高，严重的皮下气肿甚至纵隔气肿，影响呼吸、循环功能需尽快穿刺排气。

2. 皮肤瘀斑及皮肤损伤

皮肤瘀斑及皮肤损伤主要是分离皮瓣层次过浅，热损伤或直接损伤导致。皮下瘀斑可自行恢复，无须特殊处理。皮肤破损需尽量缝合，如果局部皮肤坏死范围大，需换药后延期缝合。皮肤破损或坏死往往不能被患者接受而导致医疗纠纷，因此术中掌握分离层次，掌握"宁深勿浅原则"。

3. 肿瘤种植

肿瘤种植在皮下隧道是腔镜甲状腺手术罕见并发症，主要原因是甲状腺包膜或肿瘤破裂，其他可能的原因包括肿瘤细胞在 CO_2 充气和泄漏中沿套管位移造成肿瘤细胞在端口的播种。因此，术中严格遵循无瘤操作原则，提拉甲状腺时动作应轻柔且避开肿瘤组织，防止肿瘤撕破，标本取出时应装入特制标本袋隔离，手术创面应用蒸馏水反复冲洗。更重要的是，术前应仔细评估患者病情，评估自身的技术。需要强调的是，尽管部分高水平中心已能完成部分中危 DTC 的胸前入路 SET，但主要还是应针对低危 DTC。

第二节 经口入路完全腔镜下甲状腺癌手术

◎王　勇

2009 年，德国 Wilhelm 医生在尸体上首次开展了经口腔镜甲状腺手术，开创了甲状腺外科的经自然腔道内镜手术（NOTES）。自那以后，多种类型的经口入路方式在尸体模型、动物模型及真实的临床环境中进行尝试，Trocar 放置的位置也包括下颌骨舌侧或口腔前庭。起初，由于建立的手术操作空间有限和颈神经损伤等，此术式被认为难以开展。然而，经过临床不断实践和技术发展，通过口腔前庭切口的经口入路手术最近越来越被关注，其可行性和安全性越来越得到认可。

一、手术适应证和禁忌证

（一）手术适应证

● 患者有美容需求。

● 分化型甲状腺癌，肿瘤最大径 ≤ 3 cm，如为上极肿瘤最大径需 ≤ 2 cm。

● Ⅱ度及以下甲状腺肿大。

（二）手术禁忌证

● 口腔急性炎症。

● 既往有下颌面、颈部手术史、消融治疗史或颈部放射史。

● 肿瘤疑累及喉返神经、气管、食管。

● 颈侧区淋巴结转移或全身远处器官转移，中央区转移淋巴结融合固定。

随着经验的积累及手术器械的发展，手术适应证可逐渐放宽。术中发现存在手术禁忌时，应以"治病第一，功能保护第二，美容第三"的原则果断中转。

与其他腔镜甲状腺术式相比，经口入路完全腔镜下甲状腺手术具有以下优点：切口在口腔内，体表完全无疤；皮瓣游离范围与开放手术相近，比胸前入路及腋窝入路均小；可充分清扫Ⅶ区淋巴结，甚至上纵隔淋巴结；与腋窝入路相比，其可同时处理双侧病变。其缺点有：将Ⅰ类手术切口变为Ⅱ类，需要口腔准备及预防性适用抗生素；操作空间小，产生"筷子效应"，对外科医生的腔镜技巧要求较高；解剖视角从头侧至尾侧，与开放手术及大部分腔镜手术视角不同，延长学习曲线；上极暴露有难度，对于上极较高的病例，需切开部分胸骨甲状肌；Ⅱ区淋巴结难以清扫彻底，不适用于需要侧颈清扫的患者。越来越多的临床研究证实，经口甲状腺手术在严格选择适应证、规范开展情况下，治疗甲状腺癌是安全、有效的。

二、手术准备

（一）患者准备

该部分仅强调经口手术相比开放甲状腺手术不同的地方。在常规开放手术准备基础之上，拟行经口手术患者还需行口腔准备：围手术期使用具有杀菌或抑菌功能的漱口液（如浓替硝唑）漱口，同时术前预防性应用对口腔和皮肤定植菌敏感的抗生素（如二代头孢或克林霉素等）。

（二）手术器械

本节所用手术器械包括：显示器、气腹机、光源、腔镜超声刀、无创抓钳、分离钳、吸引器、腔镜甲状腺专用拉钩、腔镜神经监测钳、神经监测仪、皮下可视 Trocar、10 mm Trocar×1、5 mm Trocar×2、10 mm 30° 镜头及常规手术器械。

三、手术方法与步骤

手术体位同开放手术，全麻经口或经鼻气管插管，经口插管气管导管一般固定于左侧口角且不使用牙垫。手术室布局及术者站位如图 1-3-1 所示，主刀站于患者头端。铺巾后行口腔消毒：使用碘伏原液冲洗口腔及碘伏纱布消毒口腔前庭部位。

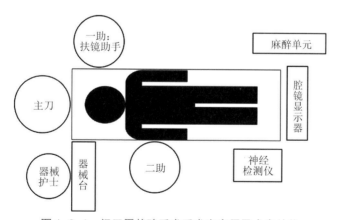

图 1-3-1　经口甲状腺手术手术室布局及术者站位

（一）建立手术空间

经口甲状腺手术有经口底入路及经口腔前庭入路两种。经口腔前庭入路腔镜甲状腺手术（transoral endoscopic thyroidectomy vestibular approach，TOETVA）因为局部解剖较口底入路简单，术后对口底、下颌以及面部肿胀影响小，适合亚洲人下颌骨颏部扁平的特点，推荐其作为经口入路腔镜手术的首选入路。因颈部皮下组织少，组织间隙小，操作空间有限，经口甲状腺手术空间的建立是该手术的难点，也是手术成功的关键步骤。

1. 建立观察孔

TOETVA 的 3 个通道均位于口腔前庭（图 1-3-2）。首先做一中间观察孔：于下唇系带前方远离牙龈根部约 1 cm，做长约 2 cm 屋顶样切口，使用电刀沿下颌骨走行斜向深部游离至下颌骨骨面转折处，游离层次在颏肌与下颌骨骨膜之间的潜在间隙。从该观察孔切口向颈前皮下组织与肌筋膜之间的潜在间隙注入膨胀液（含 1 : 200 000 肾上腺素的生理盐水溶液，取 40 mL 混合后的生理盐水加入 10 mL 罗哌卡因 75 mg）。采用专用注水针连接 50 mL 针筒，边注水边进针，注水范围达胸骨上凹以上即可。从注射膨胀液建立的腔隙中，采用可视皮下分离器在皮下组织与肌筋膜之间进一步分离皮下空间。直视下向胸骨上凹方向推进，到达胸骨上凹以上后，退回至甲状软骨水平，再分别以 30° 角向两侧钝性分离，走行在颈阔肌深面与胸锁乳突肌肌鞘前层之间（图 1-3-3），利用可视优点，实时把握并调整分离层次。皮下分离后，使用纱布挤出膨胀液，减少后续镜头起雾。

2. 建立两侧操作孔及口角保护

于双侧第一前磨牙（或第 4 牙）水平颊黏膜做两处 5 mm 纵行切口，操作孔切口离牙龈根部 5 mm 以上（图 1-3-2）。尖刀片切开黏膜后，蚊式钳钝性分离切口，避免损伤颏神经。随后于操作孔缝置纱布进行切口保护，防止后续操作钳对口角的磨损（图 1-3-4）。

3. 置入 Trocar

从中间切口置入 10 mm Trocar，注入 CO_2 气体，压力 3 mmHg。观察孔置 10 mm 30° 镜头，首先找到三孔隧道作为空间层次的指引。在腔镜直视引导下用 5 mm 带芯 Trocar 经两侧操作孔紧贴下颌骨，朝向同侧胸锁关节方向钝性分离，分离层次为皮下组织与颈深筋膜浅层的潜在间隙。随后左侧置入腔镜吸引器撑开皮瓣，右侧置入电凝钩或超声刀，进一步分离皮下组织，CO_2 气腹压力调整至 6 mmHg，一般不要超过 8 mmHg，以避免高碳酸血症。沿颈阔肌深面胸锁乳突肌表面，进一步游离皮瓣，游离范围为下达胸骨上窝，两侧至胸锁乳突肌外缘（图 1-3-5）。

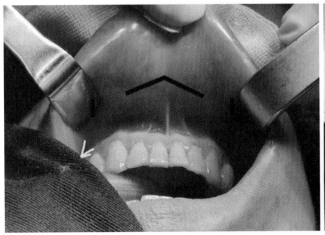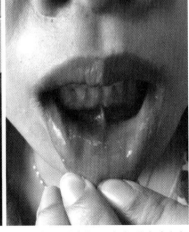

图 1-3-2　手术切口（黑线）及颏神经发出投影（黄线）（左）及术后一年口腔内切口愈合后疤痕（右）

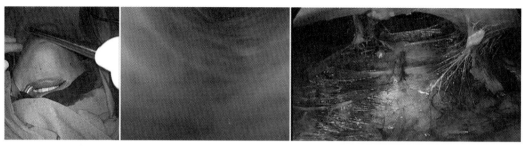

图 1-3-3　Trocar 走行范围体表示意（左）、穿刺时"上白下白"的空间层次（中）及三孔隧道（右）

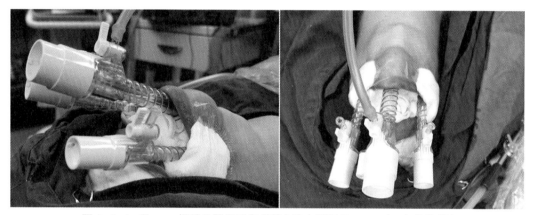

图 1-3-4　Trocar 摆放位置及口角保护（防止两侧 Trocar 对口角的磨损）

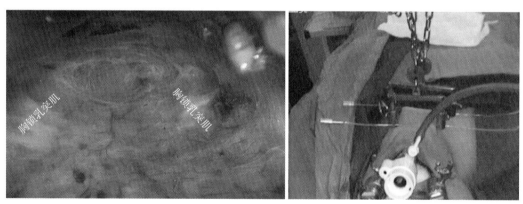

图 1-3-5　空间建立后内（左）、外景（右），充气与悬吊装置混合空间维持法，通常可不采用悬吊

（二）甲状腺及中央区淋巴结 enbloc 切除

经口甲状腺手术可行甲状腺及中央区淋巴结的 enbloc 切除。具体步骤如下所述。

1. 打开白线，显露腺体，注射纳米碳

空间建立后，寻找颈白线，当白线不明显时，可根据双侧胸锁乳突肌内侧缘及胸骨颈静脉切迹辅助定位，使用超声刀和电钩切开颈白线，显露甲状腺，在胸锁乳突肌外缘，环状软骨水平处置入拉钩（图 1-3-6）。显露甲状腺，从中间主 Trocar 放入长约 8 cm 的蓝色纱条带（尽可能选择深色），然后使用 1 mL 针管抽取纳米碳，排气后换用 5 号注射针头，经颈前皮肤无血管区刺入，避开肿瘤，注入正常腺体内（图1-3-6）。注射完后，将针头于纱条带上"擦拭"，一边回抽一边快速拔出针头，防止在皮肤留下永久"黑痣"，如腺体表面针孔有渗血或少量染料外渗，可使用蓝色纱条带压迫；也可于术前一天超声引导下注射纳米碳，此时时间充足，弥散效果较好。

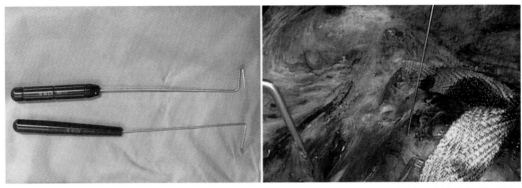

图1-3-6　腔镜甲状腺专用拉钩全貌（左）及拉钩向外侧拉开带状肌显露甲状腺，注射纳米碳，蓝色纱条带压迫纳米碳溢出处（右）

2. 显露气管

在甲状软骨下方找到气管，沿气管表面，自上而下分离并切开峡部。腺叶切除时，靠对侧离断峡部，使峡部与患侧腺叶一起离断。如果是双侧甲状腺切除，在中间离断峡部，便于对侧切除时钳夹牵拉甲状腺组织。峡部特别肿大者，可先切除峡部。

3. 显露颈总动脉，监测V1

将甲状腺向内侧牵拉，拉钩向外牵开带状肌，游离甲状腺外侧缘（图1-3-7左）；分次凝闭、切断中静脉，显露颈血管鞘。利用术中神经监测系统，在颈总动脉和颈内静脉之间用多功能神经监测钳完成V1信号的检测（图1-3-7右）。

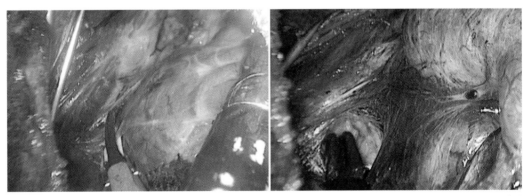

图1-3-7　沿甲状腺真、假被膜之间游离甲状腺腺体（左）及神经监测钳在颈总动脉外侧,检测Ⅴ1信号（右）

4. 离断上极，保护上旁腺及喉上神经外支

无损伤抓钳往外下方牵拉甲状腺，切开甲状腺悬韧带，显露环甲间隙。充分游离腺体外缘及环甲间隙后，将拉钩向外上牵拉，充分暴露上极；有时甲状腺上极较高，显露困难，可切

断部分胸骨甲状肌。直视下解剖或用规避法保护喉上神经外支,紧贴甲状腺分次凝闭并切断上极血管(图 1-3-8 左)。血管较粗时,也可使用钛夹或可吸收夹。规避法即用 3 mA 刺激电流在拟切断位置周围探测有无神经信号(环甲肌收缩或肌电信号),如无信号,可于此处紧贴甲状腺安全离断上极血管。详见喉上神经外支术中监测指南。上位甲状旁腺位置较固定,脱帽法处理上极时,上位甲状旁腺通常能清晰辨认并原位保留(图 1-3-8 右)。

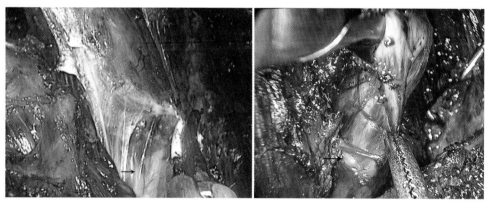

图 1-3-8　箭头所指为上位甲状旁腺(左)及箭头所指为喉上神经外支,钳子所夹处为甲状腺上动脉(右)

5. 解剖喉返神经,游离甲状腺及中央区淋巴脂肪组织

尽可能保留下位甲状旁腺经口手术下喉返神经(RLN)的显露有两种方法:第一种为入喉处寻找 RLN(图 1-3-9),从上而下全程游离 RLN。如入喉处有出血或 Zuckerkandl 结节阻挡,致入喉处寻找困难时,可采用第二种方法,即在甲状腺下极水平寻找 RLN,将腺体外侧叶完全游离,腺体翻向内侧,用直角弯钳沿神经走行自下而上游离,追溯至神经入喉处。随后以颈总动脉和无名动脉为外界及下界,游离并 enbloc 切除甲状腺及中央区淋巴结。经口手术对于下位甲状旁腺的血供保留较为困难,通常 B 型旁腺较易保留;对于 A2、A3 型下位旁腺,当原位保留困难时,予以积极摘除后行自体移植。

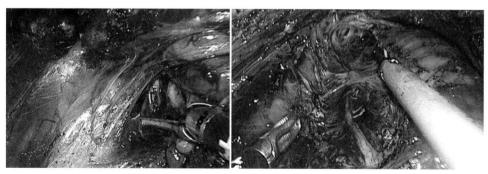

图 1-3-9　于入喉处寻找 RLN(左)及 RLN 全程显露(右)

6. 取出标本,缝合切口

所有标本均应由坚实的标本袋取出,防止甲状腺或肿瘤组织异位种植。标本较大者,可将主操作孔进行适当扩大。于主 Trocar 处置入标本袋,将切除标本置入标本袋内取出。仔

细检查标本中有无误切的旁腺，对可疑旁腺经冰冻确定后自体移植于胸锁乳突肌或上臂三角肌。术野冲洗、鼓肺、充分止血，缝合颈白线，放置引流管，引流管从患侧颈前皮肤引入，对侧引出，腔内置于甲状腺窝。缝合口腔内切口，中间观察孔切口缝合两层，外层采用可吸收线；两侧 5 mm 操作孔直接用可吸收线缝合一层即可。缝合时黏膜不要外翻，防止后续唾液腺分泌形成黏液囊肿。缝合完毕后，再次以碘伏冲洗口腔一次，随后用大量生理盐水冲洗并吸净冲洗液。下颌予加压包扎，8 h 后拆除。

（三）术后处理

与开放手术类似，术后 6 h 可进食水。在此强调特殊处理之处，术后抗生素继续使用 48 h，并加用覆盖厌氧菌药物如奥硝唑。术后继续使用医用漱口液漱口两周。

四、手术并发症及其处理

经口甲状腺手术相关并发症大部分与其他入路甲状腺手术相似，在此强调其特殊并发症。

（一）术后口唇肿胀及麻木

术后口唇肿胀主要为口腔内切口切开颏肌所致，预防方法为正中切口切开黏膜后迅速刀头朝下，走行在颏肌与下颌骨骨膜之间。术后口唇及下颌区域麻木：经口术后大部分患者会出现口唇及下颌区域的麻木，考虑为下颌皮瓣游离有关。术后短期内即可恢复，无须特别处理。

（二）颏神经损伤

颏神经损伤表现为术后损伤侧口唇、牙龈及部分下颌区域的麻木。根据损伤程度，其分为永久性及暂时性。因 Trocar 卡压等暂时性损伤，多于术后 3 ～ 6 个月可恢复。神经离断则为永久性损伤。预防颏神经损伤的方法主要为熟悉其解剖并避开其走行区域，侧切口使用钝性分离法等。也有学者提出常规解剖颏神经，直视下操作。前述皮瓣游离所致麻木与颏神经损伤引起的麻木主要区别为，后者多为一侧麻木显著，且以下唇、牙龈为主。

（三）嗅觉减退或消失

经口手术为了减少感染风险，建议使用碘伏原液进行口腔冲洗，若碘伏未充分吸净，可能倒流至后鼻孔，刺激嗅黏膜，导致术后一侧或两侧嗅觉减退或消失，通常术后 3 个月可逐渐恢复。预防方法在于碘伏冲洗口腔后，使用压舌板彻底吸净口腔深处消毒液；且于手术结束后，使用生理盐水反复冲洗口腔。

（四）感　染

经口手术变Ⅰ类清洁切口为Ⅱ类，增加感染风险，除了围手术期使用漱口水、预防性抗生素，手术时消毒液口腔冲洗等，最重要的预防方法是通畅引流。对于进行淋巴结清扫的患者，建议常规留置颈部引流。另外在建立手术空间过程中，Trocar 穿刺时避免反复更改方向造成假道，导致局部引流不畅；如假道已形成，术中应予以打开，使其与手术空间相通。

第四章
完全腔镜下甲状腺癌手术（无充气）

第一节 经腋窝入路完全腔镜下甲状腺癌手术

◎郑传铭 徐加杰 葛明华

2003 年，由韩国 Chung 教授首先报道开展"无充气腋窝入路完全腔镜甲状腺手术"（gasless axillary approach with anterior port）。2005 年，韩国 Tae 教授改进该术式，发展为无充气单侧腋窝入路（gasless unilateral axillary，GUA）或腋乳入路完全腔镜甲状腺手术（gasless unilateral axillo-breast，GUAB）。目前，该术式已有十余年临床历程，取得良好的临床疗效及美容效果。2007 年，韩国 Chung 教授经腋窝入路运用达芬奇机器人进行甲状腺手术，并令此法成为目前国际上运用达芬奇手术机器人系统进行甲状腺癌手术病例数最多的手术入路方式。

葛明华、郑传铭等于 2017 年在国内开始开展此术式，并进行一系列改良，创新设计腋窝自然皮纹美容切口，提出利用颈部肌肉自然间隙建腔理念，已形成基本成熟的"改良无充气腋窝入路完全腔镜下甲状腺手术"。同时，对建腔设备进行改进和创新，设计出具有自主知识产权的手术空间构建设备。目前该改良术式已在国内多省市逐步推广应用，获得了国内越来越多的甲状腺外科医生及甲状腺患者的认可和接受。

一、手术适应证和禁忌证

（一）手术适应证

在手术适应证的把握上，国内外尚没有统一的标准，根据国内外等公开发表文献及资料，结合笔者团队临床资料，目前认为可进行腋窝入路完全腔镜手术的适应证为：

- 甲状腺结节及腺瘤等良性病灶，直径小于 6 cm。
- 需要手术的甲亢患者，甲状腺肿大应不超过Ⅱ度，单侧腺体质量评估 < 60 g。
- 分化型甲状腺癌：肿瘤最大径小于 4 cm（T1 ～ 2）；突破甲状腺包膜的微小外侵病灶

（T3）；侵犯颈前带状肌如胸骨甲状肌（T3）；较小（小于或等于 3 cm）的无包膜外侵的中央区或颈侧区淋巴结；患者有颈部不留切口疤痕的美容手术要求。

（二）手术禁忌证

1. 相对禁忌证

● 伴格雷夫斯病（Graves disease）和桥本甲状腺炎的巨大甲状腺肿。

● 胸骨后甲状腺肿。

2. 手术禁忌证

● 患者无美容手术要求。

● 患者自身有内科疾病，无法耐受全麻或者手术体位者。

● 良性病灶巨大或较大胸骨后甲状腺肿。

● 分化型甲状腺癌广泛外侵犯，如侵犯气管、喉、喉返神经、食管等。

二、手术准备

（一）体　位

患者采取平卧头后仰体位，头稍偏向对侧，患侧上肢外展。国外多采取上肢上举过头体位（图1-4-1）。由于上肢上举过头，术中可能影响臂丛神经，患者术后肩、颈及上肢不适感显著，故笔者在不影响暴露及操作的基础上改进为患侧上肢外展60°～90°（图1-4-2）。主刀医生及助手坐于患侧上肢两侧。

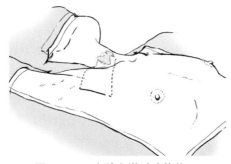 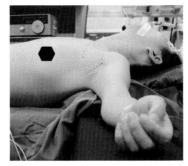

图1-4-1　上肢上举过头体位　　　　　图1-4-2　改进后的体位

（二）无充气完全腔镜下甲状腺手术空间体系构建设备

无充气完全腔镜下甲状腺手术由于不充入 CO_2 气体，因此需要运用特殊设备构建手术空间。葛明华教授、郑传铭教授团队在学习和借鉴国外术式的基础上，经过临床反复实践、改良及创新，设计出整套具有自主知识产权的甲状腺手术空间维持设备（图1-4-3）。此套建腔器共8件，主要由L形支撑架（1）、底座（1）、提吊调节件（1）、手持拉钩（2）、标准提吊拉钩（3）组成。其中，L形支撑架、提吊调节件及标准提吊拉钩为三大关键部件，借助三者相连，机械悬吊，不仅能稳定建腔，而且通过提吊调节件螺纹和位置微调，可灵活调节腔室内空间，从而构建稳定水平空间和垂直空间。另外，其可以通过负压吸引将超声刀等能量器械产生的烟雾及时吸出，保证手术空间的高度清晰，提高手术的连贯性，降低手术风险。图 1-4-4 所示为无充气完全腔镜下甲状腺手术空间体系构建示意。

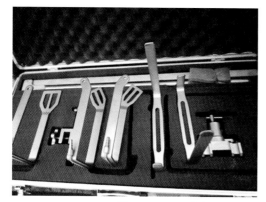
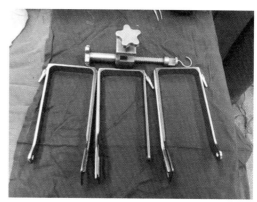

图 1-4-3　无充气完全腔镜下甲状腺手术空间体系构建设备

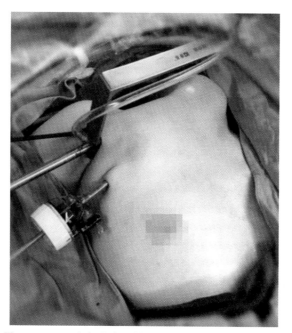

图 1-4-4　无充气完全腔镜下甲状腺手术空间体系构建

三、手术方法与步骤

（一）手术切口及改良

自 Chung 教授首创该术式至今，国外均采用平行于腋前线 5 cm 纵切口（图 1-4-5）。此切口的优点是术腔较大，暴露极佳，可有效避免多把手术器械互相碰撞。故现在国际上机器人辅助甲状腺手术，多采用此切口，推荐初学者选择该切口。

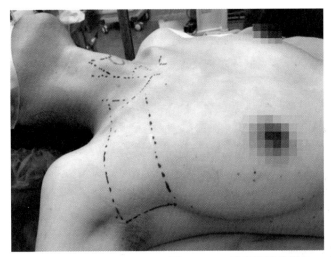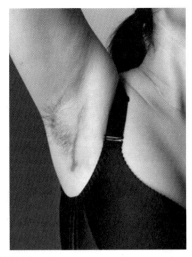

图 1-4-5　平行于腋前线 5 cm 纵切口

葛明华、郑传铭等开展此术式初期亦采用平行于腋前线纵行切口，发现术后仍有部分患者美容效果欠佳，故根据腋窝多皱褶的特点，对手术切口进行改良，利用腋窝自然褶皱作为腋下弧形切口，长约 4 cm，最高点不超过腋前线为宜（图 1-4-6），此切口术后美容效果极佳。

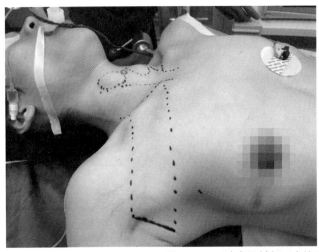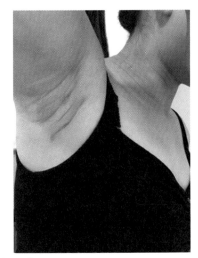

图 1-4-6　腋窝褶皱切口（约为 4 cm）

（二）手术空间构建方法及改良

沿腋窝切口，运用电刀切开皮肤、皮下及脂肪层，达胸大肌表面。助手手持拉钩，沿胸大肌膜表面向甲状腺方向分离皮瓣，建立皮下隧道，隧道的宽度等同于切口长度，4～5 cm。此处有 3 个要点：①保持胸大肌表面筋膜完整，可减少出血风险，并有效缓解术后胸壁疤痕粘连。②以胸锁乳突肌胸骨头及锁骨头间隙为隧道的中点，注意皮下隧道的方向性。③皮瓣分离的内侧界为越过锁骨，能暴露胸锁乳突肌为更佳。

越过锁骨后，用特制的建腔拉钩悬吊皮肤，并自切口下方 2～3 cm 处取一 5 mm 辅助切口，置入 Trocar。自下而上依次置入抓钳或分离钳、镜头和超声刀。仔细识别胸锁乳突肌胸骨头及锁骨头自然间隙，用超声刀向两边及内侧扩大此间隙，注意识别并保护颈丛神经锁骨上皮肤分支。此处有两个要点：①紧贴胸锁乳突肌胸骨头背面分离，可有效避免损伤颈内静脉。②注意识别肩胛舌骨肌，此间隙的上界约为环状软骨水平，分离过大容易损伤颈外静脉及锁骨上皮神经，此间隙的下界为锁骨。调整提吊拉钩的位置，将分离好的胸锁乳突肌胸骨头向上拉起。

　　游离肩胛舌骨肌内侧显露胸骨舌骨肌及胸骨甲状肌，注意识别并重点保护颈内静脉。分离胸骨甲状肌与甲状腺外科包膜间的自然间隙，运用超声刀紧贴胸骨甲状肌充分扩大此间隙，头端至甲状腺上极水平，腹侧至胸骨上窝水平，内侧至甲状腺峡部。调整提吊拉钩的位置，将分离好的胸骨甲状肌向上拉起。通过提吊调节件螺纹和位置微调，保持良好的水平及垂直空间，向上牵拉的张力以手术腔室够用为宜，不宜过分牵拉，避免不必要的皮肤及肌肉损伤。至此建腔完成（图 1-4-7）。

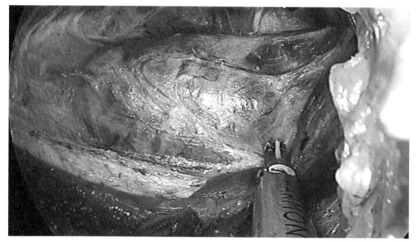

图 1-4-7　运用空间构建体系建立手术空间充分显露甲状腺

（三）甲状腺腺叶切除

　　切除腺体的原则和范围与开放手术基本一致，良性疾病可行腺叶部分切除或者次全切除，恶性肿瘤需行腺叶或甲状腺全切除及中央区淋巴结清扫术。手术步骤如下所述。

　　1.喉上神经、上极血管处理

　　向内下牵拉甲状腺上极，沿颈总动脉向上分离，随后将甲状腺上极向外下牵引，沿环甲间隙分离从而显露甲状腺上极血管。用神经探针探测喉上神经（图 1-4-8），用刺激电流 1～3 mA 查找并确定喉上神经。若喉上神经为 2a、2b 型，应仔细解剖甲状腺上极，也可在用超声刀凝闭前采用规避法，用刺激电流 3 mA 探测准备离断的位置是否有喉上神经刺激信号，如环甲肌收缩或肌电信号，确定无喉上神经信号后，用超声刀多点凝闭离断的方法离断甲状腺上动脉（若血管较粗可加用钛夹或可吸收夹）。

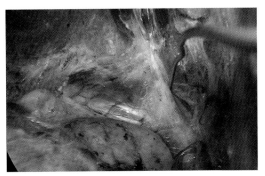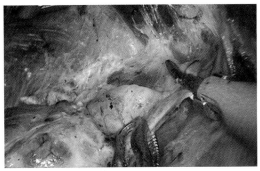

图 1-4-8　保护喉上神经及甲状腺上极血管处理

2. 上、下位甲状旁腺的保留与处理

离断甲状腺上极血管后将甲状腺上极向内下方牵拉，充分游离甲状腺上极腺体与环甲肌之间的间隙，在甲状腺上极背侧（喉返神经入喉口外上方）仔细辨认并原位保留上位甲状旁腺，注意紧贴腺体分离保护其血供（图 1-4-9）。其后，将腔镜聚焦甲状腺下极周围，探查并识别下位甲状旁腺，在明确能保留其血供的前提下可以原位保留，否则行自体移植。由于考虑到需要行中央区淋巴结清扫，对于与胸腺相连的下位甲状旁腺一般可将其连同胸腺保留并置于术腔的顶部。对于保留下来有淤血的旁腺腺体，可以行针头或剪刀打开包膜放出淤血。总之，在高清腔镜镜头及纳米碳的应用下，识别甲状旁腺已非难事，关键在于保护旁腺血供，避免能量器械的热损伤。

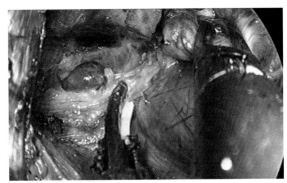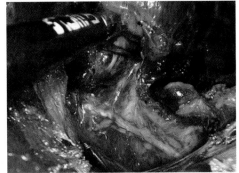

图 1-4-9　识别并保留上、下位甲状旁腺

3. 喉返神经解剖与保护

腋窝入路视角与常规开放手术一致，非常有利于解剖喉返神经。一般先处理甲状腺中静脉，充分游离该静脉，运用超声刀多点凝闭离断的方法确保安全地离断该血管，近心端也可用钛夹或 Hem-o-lok 夹。

将甲状腺中下极腺体推向对侧，显露气管食管沟，在甲状腺下动脉分叉周围寻找喉返神经。神经监测探针用十字探查方法定位喉返神经，明确解剖并保护喉返神经后，用超声刀离断甲状腺下动脉 2 ～ 3 级分支及伴行静脉，沿神经路径至入喉处，由下至上用分离钳仔细分离，用超声刀逐步离断（图 1-4-10）。应特别注意超声刀使用技巧，功能刀头远离神经，为确保神经勿受到损伤，最好能保证 3 ～ 5 mm 或 5 mm 以上的距离。

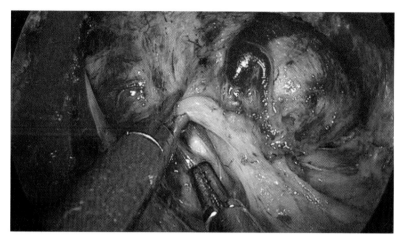

图 1-4-10　解剖并保护喉返神经

4. 离断甲状腺下极并显露气管

在甲状腺下动脉区域解剖并保护喉返神经后，可以与第五步交叉进行操作，即在继续解剖喉返神经前，可先凝闭离断甲状腺下极血管，显露气管，气管作为本术式的第三个标志物（图1-4-11）。此处应注意：①超声刀勿损伤气管，千万不能将功能刀头压着气管壁进行操作；②在处理气管前方血管时应同时注意辨认下位甲状旁腺，同时保留胸腺。

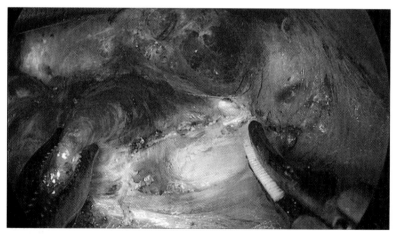

图 1-4-11　处理甲状腺下极显露气管

5. 处理入喉处，离断峡部，完成切除腺叶及峡部

解剖喉返神经至入喉处，部分患者 Zuckerkandl 结节较大，更应发挥从侧路入路的优势——可将甲状腺腺体推向对侧，充分显露入喉处，可用盐水蘸湿的小纱布将神经轻轻向背侧推开，然后用超声刀逐步离断甲状腺悬韧带。注意：①牵拉甲状腺腺体时切勿将喉返神经牵拉成锐角，操作应轻柔。②分离钳操作时勿损伤入喉处的微小血管，若有出血切忌盲目烧灼或夹持，可用小棉片或小纱布压迫，看清楚后，将喉返神经保护确切，然后用超声刀或双极

电凝止血。③在喉返神经入喉口上方，若腺体与气管间隙致密，可考虑使用双极电凝，然后将组织剪开，做到肉眼下无甲状腺腺体残留（图1-4-12）。

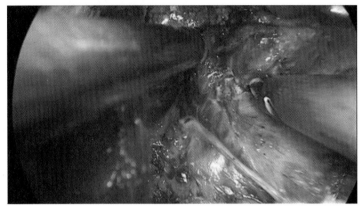

图1-4-12　完整切除甲状腺腺叶

根据手术范围的要求，若腺叶切除，可沿气管正中离断峡部；若行腺叶+峡部切除术，则在靠对侧腺体离断峡部。凝闭离断时注意超声刀功能刀头在上方，或者始终保持与气管之间有间隙。

标本切除后必须用标本袋完整取出，而且腋窝切口用建腔设备牵拉，有较大的取出操作空间，取出标本非常便利。取出后，运用温蒸馏水反复冲洗术腔，严密止血，放置引流管从腋窝引出，撤出建腔拉钩，颈部肌肉自然复位无须缝合，只需缝合腋窝切口。

（四）中央区淋巴结清扫

根据中国《甲状腺结节和分化型甲状腺癌诊治指南》推荐，甲状腺乳头状癌需要常规行中央区淋巴结清扫，经腋窝腔镜甲状腺手术的清扫范围应与开放手术一致（图1-4-13、图1-4-14）。术前应详细评估，对于如上纵隔淋巴结转移、淋巴结包膜外侵等病例，不应推荐该术式。

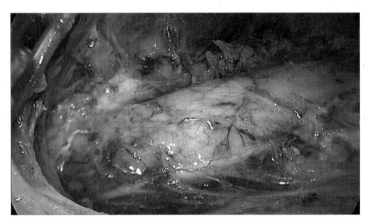

图1-4-13　左侧中央区淋巴结清扫后

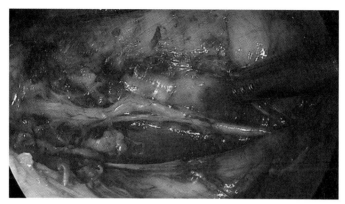

图 1-4-14 右侧中央区淋巴结清扫后

使用淋巴结示踪剂，可同时对甲状旁腺进行负显影，能更好地辨认淋巴结及甲状旁腺，有助于淋巴结的清扫和甲状旁腺的保护。

中央区淋巴结清扫方法与开放手术相似，清扫范围外侧界为颈总动脉，内侧界为气管健侧缘，下界为胸骨上切迹以及喉前淋巴结，右侧包括喉返神经深面淋巴结。

（五）侧颈区淋巴结清扫

完全腔镜下颈侧区淋巴结清扫在经过较长时间的探索后，临床上逐渐开展起来。无充气腋窝入路完全腔镜下甲状腺手术进行颈侧区淋巴结清扫的范围与开放手术一致（图 1-4-15）。临床上根据分化型甲状腺癌淋巴结转移的特点，越来越多学者选择进行区域性淋巴结清扫，根据术前的影像学及其肿瘤的位置，结合术中清扫淋巴结的冰冻病理学检查结果，选择性清扫ⅡA区、Ⅲ区、Ⅳ区及ⅤB区或者加ⅤA区、ⅡB区。不过腔镜下进行颈侧区淋巴结清扫难度较大，对术者技能要求很高，不作为常规推荐。术前评估非常重要，转移淋巴结如位于锁骨上平面 1.5 cm 以下者，淋巴结固定或侵犯重要组织，或者囊性变，不建议行经腋窝腔镜清扫。术中注意保护颈内静脉、副神经，并建议尽量保护胸导管及淋巴导管，如有破损，可使用缝合结扎、一次性可吸收夹或者钛夹夹闭。

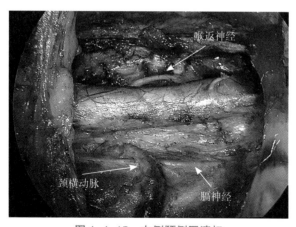

喉返神经

颈横动脉

膈神经

图 1-4-15 左侧颈侧区清扫

（六）标本取出、创面冲洗及切口缝合

用标本袋完整取出标本是防止甲状腺及其肿瘤异位种植的关键。无菌蒸馏水冲洗，是减少术后异位种植的必要步骤，无论是良性还是恶性肿瘤患者，都应常规进行。蒸馏水浸泡只能破坏游离单个细胞，主要通过反复冲洗将组织块带出以减少种植。放置负压引流并撤出建腔设备，颈部肌肉自然复位，无须缝合，仅需缝合腋窝切口。

四、手术并发症及其处理

无充气腋窝入路完全腔镜下甲状腺手术方式与充 CO_2 气体完全腔镜术式（如胸乳入路或双乳晕双腋窝入路、经口入路）比较，充气术式均需要冲入 CO_2 气体来保持手术的操作空间，虽然目前报道在充入 CO_2 气压为 4 ～ 6 mmHg 对患者是安全的，但是 CO_2 的充入仍然增加了不少相关并发症的可能，如皮下气肿、纵隔气肿、气胸及血液中 CO_2 蓄积导致高碳酸血症。此入路无须充入气体，不会出现上述 CO_2 相关并发症，而利用机械拉钩建腔，可以利用传统的方法全程在直视下分离皮瓣，便于控制术中出血，在同时利用大吸力负压吸引器吸烟雾进行手术操作中，全程保证术腔无烟雾困扰，腔镜镜头更易保持清洁和清晰，让术者操作更加流畅，不会因反复擦拭镜头而反复中断手术。

与常规开放手术及其他入路腔镜手术相比较，本术式特有的可能并发症主要有以下几点。

（一）锁骨上下区域皮瓣麻木、疼痛

经腋窝切口沿胸大肌表面分离皮瓣，越过锁骨后进入胸锁乳突肌胸骨头和锁骨头之间的间隙，然后在颈前带状肌与甲状腺之间建立手术操作空间，建腔可能损伤胸大肌、锁骨膜，特别是如果损伤颈丛神经锁骨上分支，将出现该区域的麻木和疼痛。关键在于分离皮瓣时保护胸大肌表面肌膜、锁骨表面的骨膜勿损伤，分离锁骨上皮瓣时注意识别并保护颈丛神经锁骨上分支。

（二）胸锁乳突肌损伤

本术式经颈侧进入关键所在就是分离胸锁乳突肌胸骨头与锁骨头之间的自然间隙，然后由建腔设备将肌肉牵拉悬吊，从而建立手术操作所需要的空间，而金属拉钩刚性、硬度大，若将胸锁乳突肌牵拉过度，将可能出现肌纤维及肌腱损伤甚至拉断裂，出现局部肿胀、僵硬及患侧胸锁乳突肌纤维化，呈现双侧颈部不对称，吞咽动作时明显。所以，术者在建腔时，使用建腔拉钩力度适可而止，手术腔隙够用即可，尽可能避免将肌肉损伤。

（三）颈内静脉损伤

建立手术空间的第三步就是在颈内静脉与颈前带状肌之间分离，此时，如果动作粗暴或者层次不清，超声刀盲目操作均可能导致颈内静脉主干破损。另外，甲状腺中静脉回流至颈内静脉，若超声刀凝闭不全或离断方式不对，都可能出现静脉壁破损出血。避免损伤颈内静脉的关键是术中识别并解剖肩胛舌骨肌，颈内静脉紧贴该肌肉深面，离断甲状腺中静脉时应与颈内静脉主干保留 3 ～ 5 mm 距离。如果术中不慎出现颈内静脉破损出血，切勿慌张，可用吸引器吸除血液看清破损处后用分离钳夹持，也可上 Hem-o-lok 夹，然后用 4 ～ 6 个 0 规格的不可吸收线缝合静脉壁，缝合后可拆除 Hem-o-lok 夹。该操作均可在腔镜下完成，一般无须中转开放手术。

（四）颈前带状肌及舌下神经降支损伤

双侧舌下神经降支分别支配同侧颈前带状肌，从解剖学上：舌下神经袢由第1～3颈神经前支的分支构成，第1颈神经前支的部分纤维随舌下神经走行，在颈动脉三角内离开此神经，称为舌下神经降支，沿颈内动脉及颈总动脉浅面下行，又名颈袢上根；第2、3颈神经前支的纤维，经过颈丛联合，发出降支，称为颈袢下根，沿颈内静脉浅面下行。上、下两根在肩胛舌骨肌中间腱上缘，适平环状软骨弓处，在颈动脉鞘浅面合成颈袢。所以我们经侧路分离颈内静脉与颈前带状肌建腔时，若颈袢汇合位置低于环状软骨，将可能需要将这个合成的颈袢离断。另外，在分离带状肌时也可能将进入该肌肉的舌下神经降支损伤，损伤严重也许可能导致该肌肉萎缩。所以，建腔时应注意识别和保护该神经。

此入路改良后经腋窝自然皱褶皮纹切口，美容效果理想，并利用颈部肌肉自然间隙建腔，游离皮瓣时于胸锁乳突肌胸骨头与锁骨头之间进入，然后在颈前带状肌深面与甲状腺外科包膜之间建腔，颈前区域的颈阔肌深面筋膜及间隙内纤维脂肪组织得到保留，所以能很好地避免术后颈前下段的感觉异常及吞咽时皮肤联动异常，故能让颈前区功能得到更好的保护。

胸乳或全乳晕入路清扫中央区淋巴结（胸骨上窝淋巴结）时，可因胸骨阻挡，或者遇见女性贫乳或者男性患者时，在行中央区清扫时因胸前皮肤无良好的提升活动度，不能给腔镜镜头及手术器械提供便利的角度进行胸骨上窝淋巴结的清扫，容易遗漏淋巴结；而腋窝入路从颈前带状肌侧方进入，不受胸骨及胸部情况影响。

另外，若出现术后颈部出血、血肿，无充气腋窝入路可以直接打开切口利用拉钩在直视下进行急诊清创止血；而胸乳或乳晕及腋窝入路充气手术，在急诊情况下需加颈部切口进行清创止血。

附：经腋窝充气腔镜甲状腺手术

（一）手术概述

2002年Ikeda等首次报道经腋窝CO_2充气下行甲状腺手术，此后这一术式在国际上逐渐被应用，并得到一定的认可。

发展至今这一术式主要分为完全腔镜腋窝单孔入路和多孔入路，手术方式大同小异，现以经腋乳三孔甲状腺手术为例，简要介绍该术式（图1-4-16）。

患者采取平卧头后仰体位，患侧上臂上举或外展90°，使患侧腋窝完全暴露。距患侧腋窝顶4 cm，在腋前线与腋中线中点位置做5 mm切口，患侧乳腺腺体外侧与腋前线相交处做10 mm切口，患侧乳晕处做5 mm切口，

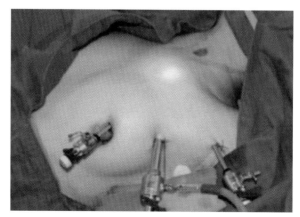

图1-4-16 经腋窝（及乳晕）入路充气腔镜甲状腺手术

分别置入 5 mm、10 mm、5 mm 的 Trocar，以甲状腺分离棒经皮下向患侧甲状腺方向潜行游离，形成皮下隧道。再分别置入无损伤抓持钳、30° 腹腔镜及超声刀，注入 CO_2 维持压力 6～8 mmHg。在直视下用超声刀将胸大肌浅面及颈阔肌间的疏松结缔组织分离，随后分离颈前区皮瓣，显露颈前肌群，多采用胸锁乳突肌间的肌间入路，即胸锁乳突肌胸骨头与锁骨头之间进入，用超声刀顺颈前带状肌的肌纤维方向纵行切开颈前肌，即可显露甲状腺及肿块。对胸锁乳突肌不发达者也可将胸锁乳突肌完全分离后，从其内侧与颈前肌群深面进入。从侧后方将甲状腺向前上方提起，用超声刀切断甲状腺中静脉。用超声刀处理甲状腺上、下极时，应紧贴腺体切断，注意勿损伤喉上神经和喉返神经。对于肿瘤位于下极背侧者，应仔细分离甲状腺周围筋膜，紧贴下极分离显露血管后用超声刀切断，用无损伤分离钳推开下极脂肪组织多可见喉返神经。在保持与喉返神经一定距离的情况下，用超声刀切断甲状腺下动脉，最后切开腺体及峡部，完成包括肿块在内的患侧甲状腺腺叶或次全切除术。将肿物放入取物袋，从正中切口取出。颈前肌无须缝合，创面冲洗干净后，置入负压引流管，从正中切口引出，固定。

（二）两种腋窝入路术式的比较

两种术式均为颈部无疤痕经腋窝完全腔镜下甲状腺手术，手术径路大同小异，区别在于建腔方法是否充气和手术空间的运用。

经腋窝充气腔镜手术需 CO_2 充气维持术腔，随之会带来 CO_2 相关并发症，如皮下气肿、高碳酸血症、气栓等；封闭的空间超声刀产生烟雾容易影响视野；由于 CO_2 气体只能将颈部皮肤鼓起形成手术腔隙，但是甲状腺位于颈鞘内侧及颈前带状肌（胸骨舌骨肌和胸骨甲状肌）深面，腔镜下是双手操作，既要分开颈部肌肉又要夹持甲状腺腺体，诸多肌肉的阻挡难以很好地进行精细化被膜解剖，不利于甲状旁腺、喉上神经、喉返神经的精细保护，也难以按照开放手术的标准清扫中央区淋巴结。

经腋窝无充气甲状腺手术因采用完全机械拉钩建腔，无须 CO_2 充气，术后无 CO_2 相关并发症；且可全程使用最大吸力吸引器清除烟雾，全程保持清晰的术野，在极大缩短手术时间的同时又增加了安全性；无充气术式借助建腔器的灵活调节，可以获得更好的水平及垂直空间，可有效减少器械碰撞；由于无充气腔镜甲状腺手术空间构建设备能够将甲状腺周围肌肉牵拉，维持稳定的手术操作空间，增加了手术的便利性，从而降低了手术风险，有利于精细化外科操作，有利于保护甲状旁腺，特别是在行中央区淋巴结清扫过程中，有利于全程解剖并保护喉返神经；利用颈部自然间隙建腔，颈前无须分离皮瓣，术后不会产生胸骨上窝颈前区不适感，不会导致吞咽时皮肤与气管联动，具有更好的术后生活质量。

正因无充气腋窝入路完全腔镜下甲状腺手术的颇多优势，该术式得到国内外学者的广泛认同。同时，由于机器人辅助甲状腺手术有望越来越广泛运用，该术式也有利于术者灵活便利应用。

第二节　经耳后发际入路完全腔镜下甲状腺癌手术

◎郑传铭　葛明华

无充气腋窝入路完全腔镜下甲状腺手术在国际上受到了广泛欢迎，然而，外科医生在实践过程中发现，若患者为胸大肌较发达、体型偏大的男性或肥胖的女性，则手术过程中会遇到相当难度的技术挑战，从而增加严重并发症，如臂丛神经损伤和气管穿孔的风险。为打破该患者人群腋下入路的局限性，2011 年 Terris 开发了经耳后发际入路腔镜及机器人辅助甲状腺手术。此术式主要由韩国医生进行推广。头颈外科医师对耳后发际切口非常熟悉，此切口广泛应用于腮腺、颌下腺手术或颈部肿块手术。与腋下入路相比，耳后入路甲状腺手术减少了暴露甲状腺所需的解剖量，路径更短，消除了臂丛损伤的风险。同时，对头颈外科医师来说，此术式相比于腋窝入路需要的学习曲线更短。术后美容效果良好，切口隐藏在耳后和发际，对女性患者更佳。基于以上这些因素，经耳后发际入路腔镜或机器人辅助甲状腺手术在美国和亚洲国家得到越来越多的应用。该术式的缺点是手术操作腔隙狭窄和技术上难以达到对侧甲状腺组织，当术中无法很好显露对侧甲状腺组织时往往需要增加一个对侧耳后切口，且可能造成耳大神经支配区域短暂性的感觉麻木，以及可能造成面神经分支的麻痹。

一、手术适应证和禁忌证

本术式为侧方入路路径，其手术适应证和禁忌证与无充气入路完全腔镜下甲状腺手术相同。

二、手术准备

常规插管全麻后，垫肩头后仰卧位，头偏向健侧，患侧外耳道注意用无菌棉球保护，头颈部消毒铺巾，暴露患侧耳郭后及发际。手术空间构建体系所使用的设备同本章第一节。

三、手术方法与步骤

（一）切口与手术空间建立

沿耳郭后皱褶及发际线，如图 1-4-17 所示，作为耳后发际切口，长约 10 cm。分离皮瓣，保护耳大神经和颈外静脉，在颈阔肌深面游离皮瓣至胸锁乳突肌下段（注意勿游离颈前带状肌与颈阔肌之间的间隙），沿胸锁乳突肌内侧缘分离，显露肩胛舌骨肌及颈前带状肌，在胸骨甲状肌深面与甲状腺包膜之间游离，显露甲状腺，分离范围上界至甲状腺上极水平，下界至胸骨上窝，置入悬吊拉钩建立术腔（图 1-4-18），从而获得良好的水平空间和垂直空间（图 1-4-19）。

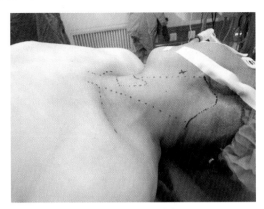

图 1-4-17 切口路径

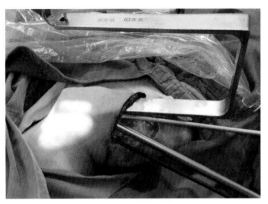

图 1-4-18 置入悬吊拉钩,建立术腔

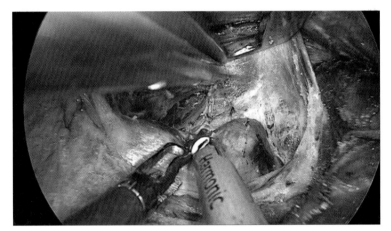

图 1-4-19 良好的水平空间和垂直空间

（二）甲状腺腺叶及峡部切除

建立术腔后,自耳后切口直接置入3个器械,自左往右依次为抓钳或分离钳、镜头以及超声刀。精细化剥离甲状腺背膜,将甲状腺腺体尽量向下牵拉,解剖甲状腺上极血管,分离环甲肌肌膜,尽可能寻找并保护环甲肌肌膜下的喉上神经喉外支,用刺激电流3 mA探测准备离断的位置是否有喉上神经刺激信号,如环甲肌收缩或肌电信号,确定无喉上神经信号后,用超声刀多点凝闭离断的方法离断甲状腺上动脉,也可在用超声刀凝闭前采用规避法,紧贴甲状腺上极,用超声刀多点凝闭甲状腺上动脉、静脉。将腺体稍向腹侧牵拉,自上而下行脱帽操作,识别并原位保留上位甲状旁腺。

自上往下游离甲状腺内侧,注意识别气管,然后沿气管表面离断甲状腺峡部。用神经监测仪定位并识别喉返神经后,自喉返神经入喉处往下用分离钳仔细分离该神经,用超声刀离断中下极血管,注意识别并原位保留下位甲状旁腺,从而完整切除患侧甲状腺腺叶及峡部,待冰冻明确病理后,行中央区淋巴结清扫术（图1-4-20、图1-4-21）。

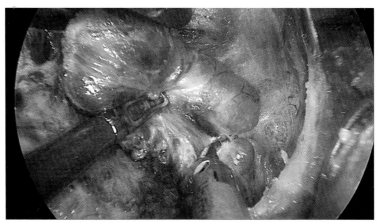

图 1-4-20 行患侧甲状腺腺叶及峡部切除

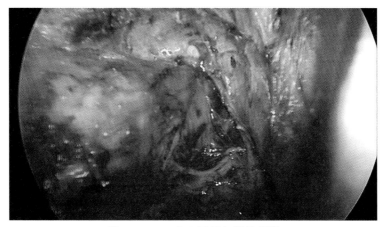

图 1-4-21 中央区清扫后的术野

（三）中央区淋巴结清扫

根据中国《甲状腺结节和分化型甲状腺癌诊治指南》推荐，甲状腺乳头状癌需要常规行中央区淋巴结清扫，经耳后发际入路腔镜甲状腺手术的清扫范围应与开放手术一致。充分发挥"居高临下"，无胸骨、锁骨阻挡的优势，术前应详细评估，对于少部分上纵隔淋巴结转移、无淋巴结包膜外侵的部分病例也可一并清扫，但是有广泛淋巴结转移、纵隔大血管后方淋巴结不应推荐该术式。

使用淋巴结示踪剂，可同时对甲状旁腺进行负显影，能更好地辨认淋巴结及甲状旁腺，有助于淋巴结的清扫和甲状旁腺的保护。

中央区淋巴结清扫方法与开放手术相似，清扫范围外侧界为颈总动脉，内侧界为气管健侧缘，下界为胸骨上切迹以及喉前淋巴结，右侧包括喉返神经深面淋巴结。

手术结束后冲洗止血，神经监测仪再次确认喉返神经电生理数值，甲状腺区放置负压引流管一根，关闭术腔。

（四）标本取出、创面冲洗及切口缝合

用标本袋完整取出标本是防止甲状腺及其肿瘤异位种植的关键。无菌蒸馏水冲洗，是减少术后异位种植的必要步骤，无论是良性还是恶性肿瘤患者，都应常规进行。蒸馏水浸泡只能破坏游离单个细胞，主要通过反复冲洗将组织块带出以减少种植。放置负压引流并撤出建腔设备，颈部肌肉自然复位，无须缝合，仅需缝合耳后发际切口。术后美容效果如图1-4-22和图1-4-23所示。

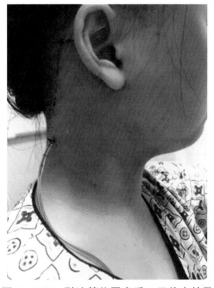

图1-4-22　引流管位置术后3天美容效果

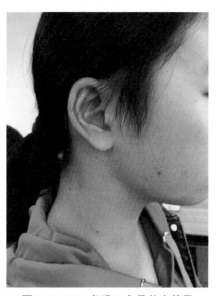

图1-4-23　术后3个月美容效果

四、手术并发症及其处理

除了常见的甲状腺手术相关并发症，该术式的特有相关并发症如下所述。

（一）耳大神经损伤

该术式切口在耳后发际，切开后分离皮瓣时因该区域无明显颈阔肌，组织间隙不明显，过浅则容易皮瓣穿孔或破损，过深则损伤胸锁乳突肌及该肌肉表面的自外下斜行向内上的耳大神经及分支，损伤后出现耳郭区域麻木。故关键是分离皮瓣时注意保护该神经。

（二）颈外静脉损伤

颈外静脉在耳大神经下方伴行，走行方向相同，分离皮瓣时注意保护颈外静脉，尤其是在游离胸锁乳突肌前缘时，若下颌后静脉汇入处偏低，为了更好地将胸锁乳突肌游离，可离断并结扎该属支。

（三）腮腺下极及面神经下颌缘支损伤

游离皮瓣后，术中需要将胸锁乳突肌前缘游离以便将该肌肉向背侧、外侧牵拉，所以该肌肉上端前缘需要在腮腺下极进行操作。该区域操作时需要注意尽可能勿损伤腮腺下极包膜，勿过高到达下颌角区域误伤面神经下颌缘支，避免术后出现涎腺漏、下唇歪斜等。

另外，术中还可能出现颈内静脉损伤，胸锁乳突肌、肩胛舌骨肌和颈前带状肌损伤，与无充气经腋窝入路方式的并发症及其处理方法相同。

　　总的来说，经耳后发际入路腔镜甲状腺手术是安全、可行的，值得推广。此外，从初步研究结果来看，经耳后发际入路与经腋窝入路对甲状腺区域均有理想的清晰视野，也有利于清扫右侧Ⅵb区的淋巴结，对胸骨上区域暴露更加便利，甚至可以达到部分Ⅶ区范围。另外，对于颈侧区的清扫，可以直视下清扫Ⅱ区淋巴结（特别是Ⅱb区），再借助腔镜技术可清扫Ⅲ、Ⅳ、Ⅴ区淋巴结。相信随着腔镜技术的熟练，可以达到和开放颈淋巴结清扫术手术同样的清扫范围，为广大需行颈淋巴结清扫术的患者带来福音，值得期待。

第五章

机器人甲状腺手术

◎ Kyung Tae

机器人甲状腺手术与腔镜手术一样可以根据是否使用 CO_2 气体和切口部位进行分类。充 CO_2 气体的方法包括：颈部入路、腋窝入路、乳晕入路、胸前入路、经口入路和各种腋乳入路[如单侧或双侧腋乳入路、单侧腋窝双侧乳晕入路（ABBA）、双腋窝双乳晕入路（BABA）]。无充气的手术方式包括 MIVAT、胸前入路、腋窝入路、耳后发际入路。当然，还有对这些术式的各种各样的改良和组合。

机器人或腔镜甲状腺手术发展历程如下：

- 1997，Hüscher：Cervical approach with CO_2 gas insufflations。
- 1999，Miccoli：Minimally invasive video-assisted thyroidectomy（MIVAT）。
- 2000，Ikeda：Axillary approach with CO_2 gas insufflations。
- 2000，Ogami：Breast approach with CO_2 gas insufflations。
- 2000，Ikeda：Anterior chest approach with CO_2 gas insufflations。
- 2001，Kitano：Cervical lifting approach without CO_2 gas insufflations。
- 2002，Shimizu：Video-assisted neck surgery（VANS）。
- 2002，Gagner：Cervical approach with CO_2 gas insufflations。
- 2003，Shimazu：Axillo-bilateral breast approach（ABBA）with CO_2 gas insufflations。
- 2003，Chung：Gasless axillary approach with anterior port。
- 2004，Youn：Bilateral axillo-breast approach（BABA）with CO_2 gas insufflations。
- 2005，Tae：Gasless unilateral axillary（GUA）/ axillo-breast（GUAB）approach。
- 2005，Luong：Axillo-breast approach with CO_2 gas insufflations（unilateral/bilateral）。
- 2010，Wilhelm：Transoral approach with CO_2 gas insufflations。
- 2011，Terris：Facelift approach。

第一节　机器人和腔镜甲状腺手术的分类

一、充 CO_2 气体手术方式

充 CO_2 气体手术方式如下：

（1）颈部入路。

（2）腋窝入路。

（3）乳晕及胸骨旁切口入路。

（4）腋-乳入路：单侧腋窝双侧乳晕入路（ABBA）、双腋窝双乳晕入路（BABA）和单侧/双侧腋-乳入路。

（5）胸前入路。

（6）经口入路。

充 CO_2 腋窝入路最早由 Ikeda 开展，而无充气腋窝入路则由韩国 Chung 开展并推广。韩国 Tae 教授对无充气腋窝入路进行改良，开展了如无充气单侧腋窝入路（GUA）或者无充气单侧腋-乳入路（GUAB）腔镜甲状腺手术。无充气腋窝入路腔镜甲状腺手术具有对甲状腺及颈侧区显露良好和手术视野良好的优势，是目前韩国等地开展最多的颈外途径甲状腺手术术式。另外，虽然在行对侧甲状腺切除及解剖对侧喉返神经具有一定困难，但是对于一名经验丰富的外科医师来说，无充气单侧腋窝入路可行双侧甲状腺全切和双侧中央区淋巴结清扫手术。较长时间的胸前区皮肤麻木和疼痛是腋窝入路的缺点，也有些患者主诉术后颈部和胸前区不对称，这可能与术后疤痕纤维化挛缩相关。

充 CO_2 气体的乳晕入路由 Ogami 于 2000 年开始开展，此术式通过两个乳晕切口和一个胸骨旁切口进行。单侧或双侧腋乳入路、单侧腋窝双侧乳晕入路（ABBA）和双腋窝双乳晕入路（BABA）是通过增加一个或两个腋窝切口的改良术式。BABA 术式由 Youn 开展并推广，该术式是在 ABBA 术式的基础上增加了一个腋窝切口。BABA 入路需要四个切口——两个乳晕切口加两个腋窝切口，它的优势是具有传统颈前切口的手术视野，能从颈前方和下方窥视甲状腺腺体；缺点是为建腔分离的区域较大和需要充入 CO_2 气体。

二、非充气手术方式

非充气手术方式如下：

（1）小切口腔镜辅助甲状腺手术（MIVAT）。

（2）胸前入路。

（3）腔镜辅助颈部手术（VANS）。

（4）腋窝入路：腋窝及胸前入路、腋窝单切口入路、非充气单侧腋-乳（GUAB）或单侧腋窝（GUA）入路。

（5）耳后（面部祛皱切口）入路。

（6）经口入路。

2010 年，德国医师在尸体上开创了经口入路甲状腺手术。自那以后，包括无充气方法的多种类型的经口入路方式在尸体模型、动物模型及真实的临床环境中进行尝试，Trocar 放置的位置也包括下颌骨舌侧或口腔前庭。起初，由于建立的手术操作空间有限和颏神经损伤等，此术式被认为难以开展。然而，通过口腔前庭切口的经口入路手术最近越来越受关注，被认为是可行的和安全的。

在各种颈外途径甲状腺手术中，无充气腋窝入路、BABA、耳后发际入路和经口入路等为临床常用的手术方式。这些手术操作方式具有它们各自的优缺点，所以很难说清哪个入路方式是最好的。手术建腔皮瓣分离创伤最小的是经口入路方式。手术操作腔隙最大的是经腋窝入路方式，因而容易放置并操控内镜或机器人手臂。手术视野方面，经腋窝和耳后发际入路无充气方式比充入 CO_2 气体的手术方式更加清晰。BABA 和经口入路具有能够进行双侧甲状腺全切的优势；而经腋窝入路和耳后发际入路的优势在于可以很好地进行颈侧区淋巴结清扫。所有的这些颈外途径入路手术均具有非常良好的术后美容效果。

第二节　手术适应证和禁忌证

腔镜或机器人甲状腺手术的适应证可以根据手术医师的临床经验和手术入路方式的不同进行扩展。适应证包括：甲状腺滤泡性肿瘤或者良性结节直径 5～6 cm，分化型甲状腺癌病灶直径不大于 4 cm，以及分化型甲状腺癌微小包膜外侵病灶，或仅侵犯颈前带状肌如胸骨甲状肌，及中央区或颈侧区转移淋巴结较小（小于或等于 3 cm），且无包膜外侵的淋巴结，患者有颈部不留疤痕的美容手术要求。

腔镜或机器人甲状腺手术的禁忌证包括：明显的甲状腺包膜外侵犯，多发或者较大的中央区或颈侧区转移淋巴结，患者有颈部手术病史或者放射治疗史，或有远处转移病灶。伴毒性弥漫性甲状腺肿（格雷夫斯病）和桥本甲状腺炎的巨大甲状腺肿以及胸骨后甲状腺肿可以作为相对禁忌证。

第三节　机器人甲状腺手术的优缺点

机器人甲状腺手术具有很多优点。它具有良好的美容效果，能提供 10～12 倍放大三维手术视野，有利于辨认甲状旁腺和喉返神经。2007 年，达芬奇手术机器人系统（Intuitive Surgical, Inc., Sunnyvale, CA）应用于甲状腺手术，克服了腔镜甲状腺手术的一些缺点。与腔镜甲状腺手术相比，用机器人甲状腺手术显著的优势是：同时运用 3 个机器人手臂，操作更加精细，不受手臂抖动影响，器械可以非常灵活地转动，以及适合外科技术培训。其中最重要的优势是机器人手术中 3 个机械手臂的协同有效运作。术中使用第三个机械手臂对组织进行反向牵拉在手术切除中非常重要。另外，机器人手术中无须助手扶镜，这样镜头的稳定性得到了提高。

　　然而，机器人手术也存在一些缺点或者说局限性。由于建立手术操作腔隙需要分离皮瓣，因而它不是一个微创手术。当然，它也不是有巨大创伤的手术，只是颈外切口入路的手术，需要更大区域的皮瓣分离来达到甲状腺区域；但是，切除甲状腺组织的方法和过程本身与传统开放手术是一样的。其通过单侧入路方式进行双侧甲状腺全切术也有一定的困难，尤其是通过腋窝入路和耳后发际入路。较高的费用是机器人手术的另一个主要劣势。另外，技术操作的难度决定了需要较长的学习曲线，如何保证患者的安全性也是个问题。

第四节　手术方法与步骤

一、无充气单侧腋窝入路

　　患者取仰卧体位，颈部轻度拉伸后仰，患侧上肢外展暴露腋窝，在腋窝切开 5 ～ 6 cm 皮肤切口（图 1-5-1 左）。从腋窝至颈前正中区域，在直视胸大肌表面、颈阔肌深面下进行皮瓣分离，然后在胸锁乳突肌胸骨头与锁骨头之间进行分离，小心保护颈内静脉勿损伤，进一步分离胸骨甲状肌后显露甲状腺组织。在显露甲状腺组织后，置入拉钩建立足够的手术操作空间，无须充入 CO_2 气体。在该腋窝切口的下方做第二个切口（约 0.5 cm 或 0.8 cm）置入 Trocar。3 个机器人手臂通过腋窝主要切口进入，镜面朝下的 30° 机器人内镜于主切口的中央进入，腔镜抓钳放置在术腔的顶部拉钩下方靠近内镜的位置，Maryland 解剖抓钳（非优势手侧）放置在腋窝主切口的最左侧，超声刀（优势手侧）放置在右侧腋窝切口入路的第二切口（图 1-5-1 右）。

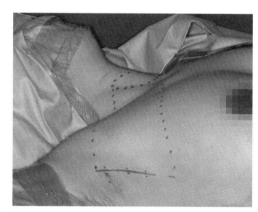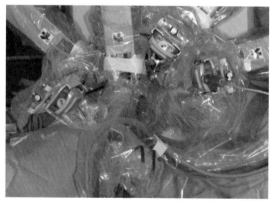

图 1-5-1　无充气单侧腋窝入路

　　甲状腺切除的顺序通常是由下极开始，首先离断甲状腺下极静脉，在气管表面切除气管前和同侧的气管旁淋巴脂肪组织。术中辨认气管非常重要，气管可以作为手术的标志物。接着，紧贴甲状腺上极，用超声刀分别离断甲状腺上极血管，注意保护喉上神经喉外支。仔细辨认上位甲状旁腺并保留其血供。在全程解剖和保护喉返神经的前提下，将甲状腺腺叶连同气管旁淋巴结及甲状腺旁软组织一起切除，最后离断甲状腺峡部，完成单侧甲状腺腺叶及中央区淋巴结清扫手术。放置负压引流，关闭切口。

二、耳后发际入路

沿耳郭后沟做切口，并在耳后上 1/3 处拐弯后沿枕部发际线切开皮肤（图 1-5-2 左）。直视下在颈阔肌深面沿胸锁乳突肌表面游离皮瓣，仔细辨认耳大神经及颈外静脉并予保留，继续分离皮瓣至颈前正中线，后界游离至胸锁乳突肌后缘，上界游离至颌下腺下缘，下界至胸骨切迹。分离肩胛舌骨肌和胸骨甲状肌后，拉钩拉起胸骨甲状肌后建立手术腔隙。镜面朝下的 30° 机器人内镜和 3 个机器人手臂——Maryland 解剖抓钳、腔镜抓钳、超声刀通过耳后发际切口置入（图 1-5-2 右）。通过自固定牵开器或者助手拉钩将胸锁乳突肌及皮瓣拉向侧方以提供更充分的手术操作空间。用超声刀离断甲状腺上极动、静脉，仔细辨认并保留上位甲状旁腺及其血供。将甲状腺腺体拉向内侧，在气管食管沟解剖并保护喉返神经，离断 Berry 韧带和甲状腺峡部，完成甲状腺腺叶及峡部的切除。随后在全程解剖喉返神经并保护下位甲状旁腺前提下，清扫气管前和气管旁淋巴结组织。放置负压引流管，逐层关闭切口。

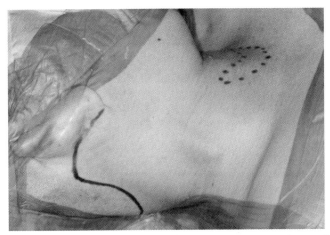 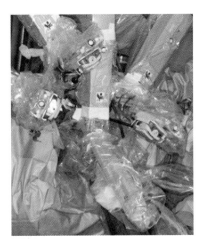

图 1-5-2　耳后发际入路

三、双腋窝双乳晕入路（BABA）

患者取仰卧并垫肩、颈后仰体位，双上肢稍外展以便在腋窝做 5 mm 的切口，在颈前和胸前皮下注射肾上腺素以减少在分离皮瓣过程中的出血。在双侧乳头上方乳晕区域分别做切口，用分离棒在胸前皮下及颈阔肌深面分离皮瓣。手术操作空间分离至甲状软骨上缘水平，两侧至胸锁乳突肌内侧（图 1-5-3）。建立充足的手术空间后，内镜从患侧乳晕的 12 mm 切口进入，对侧 12 mm 乳晕切口用来放置机器人机械臂。双侧腋窝置入 5 mm 或 8 mm 的机器人手术套管。充入 CO_2 气体（压力 5～6 mmHg）建立手术操作空间。切开颈前正中白线，首先离断甲状腺峡部。使用超声刀在直视下离断甲状腺上、下极血管，保留甲状旁腺和喉返神经。手术标本用塑料标本袋从 12 mm 切口取出。严密止血，缝合颈白线，放置负压引流管，缝合皮肤。

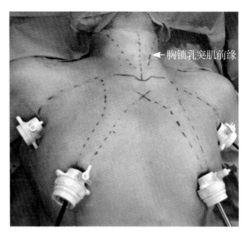

←胸锁乳突肌前缘

图 1-5-3 双腋窝双乳晕入路

四、经口入路

患者取头后仰垫肩体位，气管插管全麻。通常情况下是在腔镜下建腔而不是机器人建腔。在下唇系带上方约 1 cm 处做 2 cm 横切口，在主切口的两侧分别做一个 5 mm 或 8 mm 切口（图 1-5-4 左）。用稀释的肾上腺素注射到颏下及颈前皮下做水分离术。用分离棒对颏下区皮瓣进行分离。30° 内镜放置在中间切口，两个 5 mm 或 8 mm 的 Trocar 放置于内镜两侧，分别置入两个腔镜解剖器或一个电凝钩。充入 CO_2 气体，压力设置为 5 ~ 6 mmHg。使用腔镜解剖器和电凝钩在颈阔肌深面分离皮瓣。皮瓣范围最低位置至胸骨上切迹，两侧至胸锁乳突肌外侧缘。建立手术操作空间后，两个机器人手臂（双极 Maryland 钳和单极电剪刀）分别放置在 30° 机器人内镜两侧（图 1-5-4 右）。切开颈前白线后，分离胸骨舌骨肌、胸骨甲状肌后显露甲状腺。颈部两侧分别用针状拉钩将带状肌拉向两侧。首先分离并离断甲状腺峡部。利用两个腔镜器械行甲状腺切除，同时保留喉返神经和甲状旁腺。辨认并保留所有的甲状旁腺及其血供。分别离断甲状腺动、静脉时应紧贴甲状腺组织，勿损伤喉返神经及喉上神经喉外支。在 Berry 韧带区域切除时应特别注意保护喉返神经。用塑料标本袋将标本从中间切口取出。将带状肌复位缝合，口腔可视切口用可吸收线缝合。通常可不用放置负压引流。

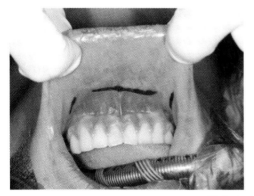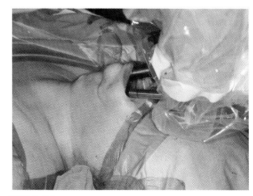

图 1-5-4 经口入路

五、机器人颈淋巴结清扫术

机器人甲状腺外科已经拓展至伴颈侧区淋巴结转移的甲状腺癌根治术，可以由机器人通过经腋窝入路或者经耳后发际入路方式行颈侧区淋巴结清扫术。到目前为止，机器人颈侧区淋巴结清扫仍缺乏长期的随访研究，因此其安全性仍需要更进一步评估。术前利用超声引导对转移淋巴结进行纳米碳注射显影有利于进行机器人颈侧区淋巴结清扫术。

第五节 手术效果评估与并发症

一、手术时间

由于需要分离更大范围的皮瓣和需要额外时间安装机器手臂，因此机器人甲状腺手术时间比传统开放甲状腺手术时间明显延长。这两种不同的手术方式在进行全甲状腺切除时相差大约 30 min。由于分离皮瓣的复杂性和机器人机械手臂操控的熟练度等，机器人甲状腺手术学习曲线时间需要 30 ～ 50 例病例。然而，随着术者手术经验的积累，机器人甲状腺手术的总体时间将缩短。运用经腋窝入路和经耳后发际入路两种方式进行机器人甲状腺手术，两者的手术时间无显著差异。

二、安全性和并发症

Meta 分析显示，机器人甲状腺手术与传统甲状腺手术术后在喉返神经麻痹和甲状旁腺功能低下等并发症方面均无统计学差异。然而，在亚组分析中，术后喉返神经麻痹，机器人甲状腺手术组高于传统手术组。术后皮下积液，机器人组较传统手术组更常见，当然皮下积液可以在门诊通过反复穿刺抽吸得到处理。

另外，颈外途径甲状腺手术还有一些不常见的并发症。有报道称，经腋窝入路机器人甲状腺手术出现一过性臂丛神经损伤，通过调整适当的手臂和肩膀体位可以减少此风险的发生。耳后发际入路可能损伤面神经下颌缘支，其原因可能为机械手臂在狭窄的耳后切口空间操作时对神经有挤压。同样，充入 CO_2 气体建腔时可发生 CO_2 相关并发症，如严重的 CO_2 气栓。

三、甲状腺癌治疗疗效

和传统手术相比，经腋窝入路机器人甲状腺手术的疾病相关生存率和复发率，两者无统计学差异，当然随访时间相对较短。通过促甲状腺素（thyroid stimulating hormone，TSH）刺激后甲状腺球蛋白水平和全身碘扫描显影评估，由经验丰富的外科医师完成的单侧腋窝入路机器人甲状腺全切的彻底性，与传统手术结果相似。

四、术后生活质量和功能效果

经腋窝入路机器人甲状腺癌手术患者术后与健康相关的生活质量，包括生理、心理等方面，均与接受传统甲状腺手术的患者相似。良好的美容效果是患者和医师选择机器人甲状腺手术最重要的原因。与传统手术相比，无论是短期还是长期随访结果，机器人甲状腺手术确切的美容效果均明显好于传统手术。

术后声音效果方面，机器人甲状腺手术术后声音恢复良好，并且在声音音高方面的参数与传统手术相比也有更好的结果。在术后吞咽功能和颈部皮肤感觉方面，机器人手术与传统手术也具有可比性。但是，机器人手术组在胸前皮肤感觉障碍方面需要比开放手术更长的恢复时间，这可以通过术中减少胸前区皮瓣的分离范围来缩短。术后短时间内，机器人甲状腺手术患者做出了较高的胸前区疼痛评分和较低的颈部区疼痛评分，然而，这种差异将在 1 ～ 3 个月内消失。另外有研究显示，术后主观视觉模拟量表评分和术后镇痛药物剂量在机器人组与开放手术组之间无差异。

近 10 年来，机器人手术的技术创新得到了飞速发展。例如，柔性机器人系统将能在更小的空间进行更快的手术。Medrobotics Flex 系统（Medrobotics Corp., Raynham, MA, USA）拥有柔性的内镜和柔性的机器手臂，可提供更好的手术视野，能够在狭窄的手术空间内操作。同样，单臂达芬奇机器人已经由 Intuitive Surgical 公司开发，这套系统有一个 24 mm 孔径的刚性单臂，其内包含 3 个柔性机械臂和一个柔性内镜。

对于高要求的患者来说，机器人或腔镜甲状腺手术是一种安全、可行的手术方式，且与传统甲状腺手术相比，可获得出色的美容效果。但是，不是所有的患者都适合行腔镜或机器人甲状腺手术，患者的选择是一个重要因素。我们需要了解各种腔镜或机器人甲状腺手术方式的优缺点，并为每一例病例选择合适的手术方式。

参考文献

[1]AIDAN P, ARORA A, LORINCZ B, et al. Robotic thyroid surgery: current perspectives and future considerations. ORL J Otorhinolaryngol Relat Spec, 2018(3/4): 186-194.

[2]ANUWONG A. Transoral endoscopic thyroidectomy vestibular approach: a series of the first 60 human cases. World J Surg, 2016, 40(3): 491-497.

[3]BERBER E, BERNET V, FAHEY T R, et al. American Thyroid Association statement on remote-access thyroid surgery. Thyroid, 2016, 26(3): 331-337.

[4]BERTI P, MATERAZZI G, CONTE M, et al. Visualization of the external branch of the superior laryngeal nerve during video-assisted thyroidectomy. J Am Coll Surg, 2002, 195(4): 573-574.

[5]BYEON H K, HOLSINGER F C, TUFANO R P, et al. Robotic total thyroidectomy with modified radical neck dissection via unilateral retroauricular approach. Ann Surg Oncol, 2014, 12: 3872-3875.

[6]BYEON H K, KIM D H, CHANG J W, et al. Comprehensive application of robotic retroauricular thyroidectomy: the evolution of robotic thyroidectomy. Laryngoscope, 2016, 126(8): 1952-1957.

[7]CERNEA C R, FERRAZ A R, NISHIO S, et al. Surgical anatomy of the external branch of the superior laryngeal nerve. Head Neck, 1992, 14: 380-383.

[8]CHAUNG K, DUKE W S, OH S J, et al. Aesthetics in thyroid surgery: the patient perspective. Otolaryngol Head Neck Surg, 2017, 157(3): 409-415.

[9]CHEN W Q, ZHENG R S, BAADE P D, et al. Cancer statistics in China, 2015. CA Cancer J Clin, 2016, 66(2): 115-132.

[10]CHOE J H, KIM S W, CHUNG K W, et al. Endoscopic thyroidectomy using a new bilateral axillo-breast approach. World J Surg, 2007, 31: 601-606.

[11]DIONIGI G, KIM H Y, RANDOLPH G W, et al. Prospective validation study of Cernea classification for predicting EMG alterations of the external branch of the superior laryngeal nerve. Surgery Today, 2015, 46(7): 1-7.

[12]DU L B, WANG Y Q, SUN X H, et al. Thyroid cancer: trends in incidence, mortality and clinical-pathological patterns in Zhejiang Province, Southeast China. BMC Cancer, 2018, 18(1): 291.

[13]EDGE S B, BYRD D R, COMPTON C C, et al. AJCC cancer staging manual. 7th ed. New

York：Springer，2010：261-267.

［14］EREN B，VICTOR B，THOMAS J，et al. American thyroid association statement on remote-access thyroid surgery. Thyroid，2016，26（3）：331-337.

［15］GAGNER M. Endoscopic subtotal parathyroidectomy in patients with primary hyperparathyroidism. Br J Surg，1996，83（6）：875.

［16］GAGNER M，INABNET W B. Endoscopic thyroidectomy for solitary thyroid nodules. Thyroid，2001，11：161-163.

［17］GROVER N，D'SOUZA A. Facelift approach for parotidectomy：an evolving aesthetic technique. Otolaryngol Head Neck Surg，2013，148：548-556.

［18］HAUGEN B R，ALEXANDER E K，BIBLE K C，et al. 2015 American Thyroid Association management guidelines for adult patients with thyroid nodules and differentiated thyroid cancer：the American Thyroid Association guidelines task force on thyroid nodules and differentiated thyroid cancer. Thyroid，2016，26（1）：1-133.

［19］HÜSCHER C S，CHIODINI S，NAPOLITANO C，et al. Endoscopic right thyroid lobectomy. Surg Endosc，1997，11（8）：877.

［20］IKEDA Y，TAKAMI H，NIIMI M，et al. Endoscopic thyroidectomy by the axillary approach. Surg Endosc，2001，15：1362-1364.

［21］IKEDA Y，TAKAMI H，SASAKI Y，et al. Endoscopic neck surgery by the axillary approach. J Am Coll Surg，2000，191：336-340.

［22］IKEDA Y，TAKAMI H，TAJIMA G，et al. Total endoscopic thyroidectomy：axillary or anterior chest approach. Biomed Pharmacother，2002，56：72-78.

［23］ITO Y，MIYAUCHI A，KIHARA M，et al. Patient age is significantly related to the progression of papillary microcarcinoma of the thyroid under observation. Thyroid，2014，24（1）：27-34.

［24］JI Y B，SONG C M，BANG H S，et al. Long-term cosmetic outcomes after robotic/endoscopic thyroidectomy by a gasless unilateral axillo-breast or axillary approach. Laparoendosc Adv Surg Tech A，2014，24（4）：248-253.

［25］JIN X J，LU B Y，CAI X Y，et al. Total endoscopic thyroidectomy via bilateral breast and ipsilateral axillary approach：a clinical feasibility study. J Craniofac Surg，2014，25（3）：738-741.

［26］KANDIL E，HAMMAD A Y，WALVEKAR R R，et al. Robotic thyroidectomy versus non-robotic approaches：a meta-analysis examining surgical outcomes. Surg Innov，2016，23（3）：317-325.

［27］KANDIL E，NOURELDINE S，YAO L，et al. Robotic transaxillary thyroidectomy：an examination of the first one hundred cases. J Am Coll Surg，2012，214：558-566.

［28］KANG S W，LEE S H，RYU H R，et al. Initial experience with robot-assisted modified radical neck dissection for the management of thyroid carcinoma with lateral neck node metastasis. Surgery，2010，148：1214-1221.

［29］KANG S W，JEONG J J，YUN J S，et al. Robot-assisted endoscopic surgery for thyroid cancer：experience with the first 100 patients. Surg Endosc，2009，23（11）：2399-2406.

［30］KHOO M L，FREEMAN J L. Transcervical superior mediastinal lymphadenectomy in the management of papillary thyroid carcinoma. Head Neck，2003，25：10-14.

［31］KIM W S，KOH Y W，BYEON H K，et al. Robot-assisted neck dissection via a transaxillary and retroauricular approach versus a conventional transcervical approach in papillary thyroid cancer with cervical lymph node metastases. J Laparoendosc Adv Surg Tech A，2014，24（6）：367-372.

［32］KITANO H，FUJIMURA M，KINOSHITA T，et al. Endoscopic thyroid resection using cutaneous elevation in lieu of insufflation. Surg Endosc，2002，16（1）：88-91.

［33］KUPPERSMITH R B，HOLSINGER F C. Robotic thyroid surgery：an initial experience with North American patients. Laryngoscope，2011，121：521-526.

［34］LANDRY C S，GRUBBS E G，WARNEKE C L，et al. Robot-assisted transaxillary thyroid surgery in the United States：is it comparable to open thyroid lobectomy?. Ann Surg Oncol，2012，19：1269-1274.

［35］LANG B H，WONG C K，TSANG J S，et al. A systematic review and meta-analysis comparing surgically-related complications between robotic-assisted thyroidectomy and conventional open thyroidectomy. Ann Surg Oncol，2014，21（3）：850-861.

［36］LEE H Y，YOU J Y，WOO S U，et al. Transoral periosteal thyroidectomy：cadaver to human. Surg Endosc，2015，29（4）：898-904.

［37］LEE J，NAH K Y，KIM R M，et al. Differences in postoperative outcomes，function，and cosmesis：open versus robotic thyroidectomy. Surg Endosc，2010，24：3186-3194.

［38］LEE J，YUN J H，NAM K H，et al. The learning curve for robotic thyroidectomy：a multicenter study. Ann Surg Oncol，2011，18：226-232.

［39］LIN H S，FOLBE A J，CARRON M A，et al. Single-incision transaxillary robotic thyroidectomy：challenges and limitations in a North American population. Otolaryngol Head Neck Surg，2012，147（6）：1041-1046.

［40］LOBE T E，WRIGHT S K，IRISH M S. Novel uses of surgical robotics in head and neck surgery. J Laparoendosc Adv Surg Tech A，2005，15（6）：647-652.

［41］MAEDA S，SHIMIZU K，MINAMI S，et al. Video-assisted neck surgery for thyroid and parathyroid diseases. Biomed Pharmacother，2002，56（Suppl 1）：92s-95s.

［42］MANDAPATHIL M，GREENE B，WILHELM T. Transoral surgery using a novel single-port flexible endoscope system. Eur Arch Otorhinolaryngol，2015，272：2451-2456.

［43］MICCOLI P，BERTI P，CONTE M，et al. Minimally invasive surgery for thyroid small nodules：preliminary report. J Endocrinol Invest，1999，22（11）：849-851.

［44］MICCOLI P，BENDINELLI C，CONTE M，et al. Endoscopic parathyroidectomy by a gasless approach. J Laparoendosc Adv Surg Tech A，1998，8（4）：189-194.

［45］MICCOLI P，MATERAZZI G，BERTI P. Minimally invasive video-assisted lateral lympha-denectomy：a proposal. Surg Endosc，2008，22（4）：1131-1134.

［46］OHGAMI M，ISHII S，ARISAWA Y，et al. Scarless endoscopic thyroidectomy：breast app-roach for better cosmesis. Surg Laparosc Endosc Percutan Tech，2000，10（1）：1-4.

［47］SHIMAZU K，SHIBA E，TAMAKI Y，et al. Endoscopic thyroid surgery through the axillo-bilateral-breast approach. Surg Laparosc Endosc Percutan Tech，2003，13：196-201.

［48］SINGER M C，SEYBT M W，TERRIS D J. Robotic facelift thyroidectomy：Ⅰ. Preclinical simu-lation and morphometric assessment. Laryngoscope，2011，121：1631-1635.

［49］SISSON G A，BYTELL D E，BECKER S P. Mediastinal dissection—1976：indications and newer techniques. Laryngoscope，1977，87（5）：751-759.

［50］SONG C M，JI Y B，BANG H S，et al. Quality of life after robotic thyroidectomy by a gasless unilateral axillary approach. Ann Surg Oncol，2014，21：4188-4194.

［51］SONG C M，JI Y B，BANG H S，et al. Long-term sensory disturbance and discomfort after ro-botic thyroidectomy. World J Surg，2014，38：1743-1748.

［52］SONG C M，JI Y B，BANG H S，et al. Postoperative pain after robotic thyroidectomy by a gas-less unilateral axillo-breast or axillary approach. Surg Laparosc Endosc Percutan Tech，2015，25（6）：478-482.

［53］SONG C M，YUN B R，JI Y B，et al. Long-term voice outcomes after robotic thyroidectomy. World J Surg，2016，40：110-116.

［54］SONG C M，JI Y B，SUNG E S，et al. Comparison of robotic versus conventional selective neck dissection and total thyroidectomy for papillary thyroid carcinoma. Otolaryngol Head Neck Surg，2016，154：1005-1013.

［55］SONG C M，JUNG Y H，SUNG M W，et al. Endoscopic resection of the submandibular gland via a hairline incision：a new surgical approach. Laryngoscope，2010，120：970-974.

［56］SONG C M，PARK J S，PARK W，et al. Feasibility of charcoal tattooing for localization of metastatic lymph nodes in robotic selective neck dissection for papillary thyroid carcinoma. Ann Surg Oncol，2015，22（Suppl 3）：669-675.

［57］SUNG E S，JI Y B，SONG C M，et al. Robotic thyroidectomy：comparison of a postauricular facelift approach with a gasless unilateral axillary approach. Otolaryngol Head Neck Surg，2016，154：997-1004.

［58］TAE K，SONG C M，JI Y B，et al. Oncologic outcomes of robotic thyroidectomy：5-year experi-ence with propensity score matching. Surg Endosc，2016，30（11）：4785-4792.

［59］TAE K，JI Y B，CHO S H，et al. Early surgical outcomes of robotic thyroidectomy by a gasless unilateral axillo-breast or axillary approach for papillary thyroid carcinoma：2 years' experience. Head Neck，2012，34：617-625.

［60］TAE K，JI Y B，CHO S H，et al. Initial experience with a gasless unilateral axillo-breast or axillary approach endoscopic thyroidectomy for papillary thyroid microcarcinoma：comparison with conventional open thyroidectomy. Surg Laparosc Endosc Percutan Tech，2011，21（3）：162-169.

［61］TAE K，JI Y B，JEONG J H，et al. Robotic thyroidectomy by a gasless unilateral axillo-breast or axillary approach：our early experiences. Surg Endosc，2011，25：221-228.

［62］TAE K，KIM K Y，YUN B R，et al. Functional voice and swallowing outcomes after robotic thyroidectomy by a gasless unilateral axillo-breast approach：comparison with open thyroidectomy. Surg Endosc，2012，26：1871-1877.

［63］TAE K，KIM S Y，LEE Y S，et al. Gasless endoscopic thyroidectomy by an axillary approach：preliminary report. Korean J Otolaryngol，2007，50：252-256.

［64］TAE K，SONG C M，JI Y B，et al. Comparison of surgical completeness between robotic total thyroidectomy versus open thyroidectomy. Laryngoscope，2014，124：1042-1047.

［65］TERRIS D J，SINGER M C，SEYBT M W. Robotic facelift thyroidectomy：Ⅱ. Clinical feasibility and safety. Laryngoscope，2011，121：1636-1641.

［66］TERRIS D J，SINGER M C. Qualitative and quantitative differences between 2 robotic thyroidectomy techniques. Otolaryngol Head Neck Surg，2012，147：20-25.

［67］TERRIS D J，SINGER M C，SEYBT M W. Robotic facelift thyroidectomy：patient selection and technical considerations. Surg Laparosc Percutan Tech，2011，21（4）：237-242.

［68］TONE C G，ANSALDO G L，BORGONOVO G，et al. Cervico-mediastinal extension of thyroid cancer. Am Surg，2000，66：487-490.

［69］WANG P，ZHAO Q Z. Endoscopic thyroid surgery：the past，the present，and the future. Chinese J Surg，2016，54（11）：815-818.

［70］WILHELM T，HARLAAR J，KERVER A，et al. Transoral endoscopic thyroidectomy. Part 1：rationale and anatomical studies. Chirurg，2010，81（1）：50-55.

［71］WILHELM T，METZIG A. Endoscopic minimally invasive thyroidectomy：first clinical experience. Surg Endosc，2010，24（7）：1757-1758.

［72］YAMASHITA H，MASATSUQU T，UCHINO S，et al. Crank shaped-sternotomy for upper mediastinal lymph node dissectionin patients with differentiated thyroid cancer. Surg Today，2004，34：480-481.

［73］YOON J H，PARK C H，CHUNG W Y. Gasless endoscopic thyroidectomy via an axillary approach：experience of 30 cases. Surg Laparosc Endosc Percutan Tech，2006，16（4）：226-231.

［74］ZHANG D G，LEI X，HE G F，et al. A comparative study of the surgical outcomes between video-assisted and open lateral neck dissection for papillary thyroid carcinoma with lateral neck lymph node metastases. Am J Otolaryng，2017，38（2）：115-120.

［75］ZHANG D，GAO L，HE G，et al. Predictors of graft function after parathyroid autotransplantation during thyroid surgery. Head Neck，2018，40（11）：2476-2481.

［76］ZHANG D，GAO L，XIE L，et al. Comparison between video-assisted and open lateral neck dissection for papillary thyroid carcinoma with lateral neck lymph node metastasis：a prospective randomized study. J Laparoendosc Adv Surg Tech A，2017，27（11）：1151-1157.

［77］ZHENG G B，XU J J，WU G C，et al. Transoral versus gasless transaxillary endoscopic thyroidectomy：a comparative study. Updates in Surgery，2022，74（1）：295-302.

［78］CATO 中国抗癌协会甲状腺癌专业委员会.甲状腺微小乳头状癌诊断与治疗中国专家共识（2016 版）.中国肿瘤临床，2016，43（10）：405-411.

［79］傅锦波，陈清贵，罗晔哲，等.经口入路腔镜下甲状腺切除手术五例经验.中华普通外科杂志，2012（4）：279-281.

［80］高力，谢磊，李华，等.应用高频超声刀实施小切口无气腔室内镜下甲状腺手术.中华外科杂志，2003，41（10）：733-737.

［81］何高飞，章德广，高力，等.改良 Miccoli 腔镜辅助技术结合神经探测技术解剖保护喉上神经外支.中华普通外科杂志，2019，34（3）：255-256.

［82］贺青卿，周鹏，庄大勇，等.经腋窝与胸前径路 da Vinci Si 机器人甲状腺腺叶切除二例.国际外科学杂志，2014，41（2）：104-107，147.

［83］李秀萍，俞红梅，徐志伟，等.改良无充气经腋窝腔镜甲状腺手术治疗甲状腺微小乳头状癌的疗效分析.中华内分泌外科杂志，2021，15（3）：273-277.

［84］刘杰，徐震纲，王晓雷，等.甲状腺癌纵隔淋巴转移的外科治疗.中华耳鼻咽喉头颈外科杂志，2007，42（4）：277-280.

［85］刘绍严，刘杰.甲状腺癌上纵隔淋巴结转移外科治疗策略.中国实用外科杂志，2017，37（9）：959-961.

［86］仇明，丁尔迅，江道振，等.颈部无瘢痕内镜甲状腺腺瘤切除术一例.中华普通外科杂志，2002（2）：62.

［87］孙辉.甲状腺及甲状旁腺手术中神经电生理监测临床指南（中国版）.中国实用外科杂志，2013，33（6）：470-474.

［88］孙辉，刘晓莉.甲状腺及甲状旁腺手术中神经电生理监测临床指南（中国版）：解读与进展.中华内分泌外科杂志，2014，8（1）：1-3，11.

［89］王存川，陈志强，李进义.内镜治疗甲状腺疾病.腹腔镜外科杂志，2011，16（8）：567-571.

［90］王存川，苏超.内镜甲状腺切除术的现状及前景.临床外科杂志，2005（10）：605-606.

［91］王佳峰，徐加杰，蒋烈浩，等.无充气腋窝入路完全腔镜下甲状腺癌根治术对术后颈部功能影响的初步研究.中华内分泌外科杂志，2021，15（1）：10-14.

［92］王平，李志宇，徐少明.微小乳头状甲状腺癌的内镜手术治疗.中华外科杂志，2008（19）：

1480-1482.

[93]王平,燕海潮.腔镜甲状腺手术常见问题及其对策.腹腔镜外科杂志,2018,23(4):245-247.

[94]项洋锋,郑传铭,葛明华.无充气耳后发际入路完全腔镜下甲状腺癌根治术效果初探.中国癌症杂志,2019,29(6):434-438.

[95]徐加杰,张李卓,张启弘,等.无充气经腋窝腔镜甲状腺手术的临床应用.中华耳鼻咽喉头颈外科杂志,2020,55(10):913-920.

[96]张诠,郭朱明,傅剑华,等.胸骨劈开进路甲状腺癌上纵隔淋巴结清扫术12例临床应用.癌症,2004,23(7):842-844.

[97]章德广,陈剑,何高飞,等.腔镜上纵隔淋巴结清扫术在甲状腺乳头状癌治疗中的运用.中国普通外科杂志,2018,27(12):1583-1588.

[98]章德广,高力,谢磊,等.改良Miccoli手术颈侧区淋巴结清扫术治疗甲状腺乳头状癌130例临床分析.中华外科杂志,2016,54(11):864-869.

[99]赵群仔,王超仙,王勇,等.腔镜甲状腺手术专用器械临床应用.中国实用外科杂志,2018,38(6):690-693.

[100]郑传铭,毛晓春,王佳峰,等.无充气腋窝入路完全腔镜下甲状腺癌根治术效果初步评价初期体会.中国肿瘤临床,2018,45(1):27-32.

[101]郑传铭,徐加杰,蒋烈浩,等.无充气腋窝入路完全腔镜下甲状腺叶切除的方法:葛-郑氏七步法.中国普通外科杂志,2019,28(11):1336-1341.

[102]中国抗癌协会头颈肿瘤专业委员会,中国抗癌协会甲状腺癌专业委员会.甲状腺外科ERAS中国专家共识(2018版).中国肿瘤,2019,28(1):26-38.

[103]中国医师协会外科医师分会甲状腺外科医师委员会.甲状腺手术中甲状旁腺保护专家共识.中国实用外科杂志,2015,35(7):731-736.

[104]中国医师协会外科医师分会甲状腺外科医师委员会,中国研究型医院学会甲状腺疾病专业委员会.甲状腺外科能量器械应用专家共识(2017版).中国实用外科杂志,2017,37(9):992-997.

[105]中国医师协会外科医师分会甲状腺外科医师委员会,中国研究型医院学会甲状腺疾病专业委员会,海峡两岸医药卫生交流协会海西甲状腺微创美容外科专家委员会,等.经胸前入路腔镜甲状腺手术专家共识(2017版).中国实用外科杂志,2017,37(12):1369-1373.

[106]中国医师协会外科医师分会甲状腺外科医师委员会,中国研究型医院学会甲状腺疾病专业委员会,海峡两岸医药卫生交流协会台海甲状腺微创美容外科专家委员会,等.经口腔前庭入路腔镜甲状腺手术专家共识(2018版).中国实用外科杂志,2018,38(10):1104-1107.

[107]中国医师协会外科医师分会甲状腺外科医师委员会,中国研究型医院学会甲状腺疾病专业委员会,中国医学装备协会外科装备分会甲状腺外科装备委员会.甲状腺及甲状旁腺术中喉上神经外支保护与监测专家共识(2017版).中国实用外科杂志,2017,37(11):1243-1249.

第二部分
胸部肿瘤微创外科

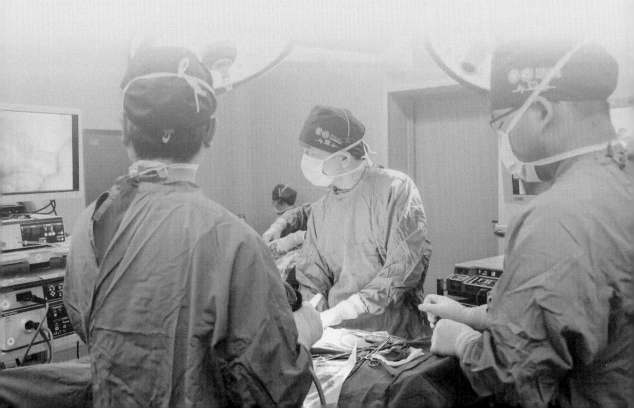

第一章

概　述

◎徐鹤云

　　胸腔手术因其特殊生理特性（胸腔负压），相对其他外科手术发展较晚。外科发展史已近 200 年，而胸腔外科只有 100 多年的历史。

　　1909 年，Meltzer 和 Auer（美国生理和药理学家）首次建议经口插入气管导管进行呼吸控制，为胸腔外科奠定了基础。至 20 世纪 20 年代，Brunn 在 *Archives of Surgery* 上发表 "Surgical principles underlying one-stage lobectomy"（1929 年）一文，报道了 6 例肺叶切除手术，死亡仅一例后，肺部手术技术有了系统发展。

　　100 多年来，在外科医生、麻醉医生、生理学家、药理学家、生物工程学家等的共同努力下，胸部外科手术日臻完美，死亡率、手术并发症已降至极低点。然而胸腔手术时，要将术者的双手及视野放入有限的胸腔中去，切口大、创伤大、功能损失多的缺点是显而易见的。为解决这个难题（矛盾），外科医生在各方协助下，在如何减少创伤、提高疗效上做了不懈努力。

　　微创胸部肿瘤学的发展，包含了几个层面：手术创伤的减小，功能损失的减少以及机体应激的减小。

一、手术创伤的减小

　　微创应用于胸腔外科经历了几个发展阶段：

　　（1）传统的开胸手术（以后外侧切口为代表）。

　　（2）小切口保留肋骨的胸腔手术。

　　（3）Muscle-sparing 切口胸部手术。

　　（4）胸腔镜手术。

　　（5）内镜下手术。

　　（6）机器人胸腔手术。

　　其中以电视辅助胸腔镜手术（video-assisted thoracic surgery，VATS）最具广泛性与实用性。

胸腔镜的发展史：1912 年瑞典斯德哥尔摩（Stockholm）大学内科教授 Jacobaeus 首先报道了胸腔镜（Uber Laparo-und Thorakskopic Beltrage zur Klinik der Tuberkulose，1912），当时为一结核病患者做胸膜粘连索带烧灼，使肺萎陷治疗结核空洞。此后该手术曾广泛应用于结核空洞的治疗。直到 1987 年首例电视腹腔镜胆囊切除报道后，腔镜技术得以迅速发展。胸腔镜手术继腹腔镜手术后，于 1991 年应用于美国临床，我国王俊教授于 1992 年也报道了第一例胸腔镜手术。胸腔镜手术发展经历了 20 多年的演变，创伤越来越小，从传统的 3～4 孔到单操作孔，到现在的单孔胸腔镜手术，技术日臻完美，胸腔镜治疗胸部肿瘤的适应证也越来越广泛。

目前能在胸腔镜下做 R0 切除的所有肿瘤均可在腔镜下完成。

二、功能损失的减少

胸腔手术切口涉及上肢肌群，早期 Muscle-sparing 切口就是为了保护上肢功能而设计。在肺肿瘤切除范围上，早期认为肺的解剖主要是肺叶组成。肺叶切除是主流手术方式。Churchill 和 Belsey 在 1939 年报道了世界第一例肺段切除术（Segmental pneumonectomy in bronchiectasis，*Annals of Surgery*，1939）。我国在 20 世纪 40 年代中期开展肺段切除，此后的 50 年中，因肺癌诊断问题，肺段切除治疗肺部肿瘤一直不占主流地位。近十余年来，因肺肿瘤的早期发现及计算机图像三维重建技术的广泛应用，肺段切除在早期肺癌治疗中占有很重要的地位。

三、机体应激的减小

除手术切口引起创伤外，围手术期的各种刺激都可引起机体的应激反应，从而影响患者的术后恢复、并发症的发生及疗效。自 1997 年丹麦哥本哈根大学 Kehlet 教授提出加速康复外科后，外科医生、麻醉科医生、疼痛科医生、护士、内科医生等对患者的整个围手术期各环节做了系统安排，以减小应激，提高疗效。我国于 2006 年引进这一理论后，现大多数中心均已开展这项工作。

自 2011 年起，以广州医科大学附属第一医院何建行等开展无插管胸腔手术开始至 2015 年，该方法已被多数人认可。该方法大大减轻了患者围手术期的应激反应，尤其是对气道的损伤。除外科医生对胸部肿瘤的微创外科治疗外，内科在胸部早期肿瘤的内镜治疗发展迅速，纤维支气管镜、胃镜对早期肿瘤的治疗，尤其是在早期食管癌的内镜治疗方面取得良效，目前已成为Ⅰa 期的最佳治疗方法，部分Ⅰb 期也为其适应证。

机器人手术（da Vinci）（图 2-1-1、图 2-1-2、图 2-1-3）相对传统胸腔镜手术有其优点，如放大倍数高、操作灵活、精细化远程操作等，但目前其社会经济学价值限制了这项技术在胸部手术中的应用。

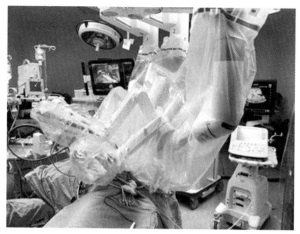

图 2-1-1　机器人手术一

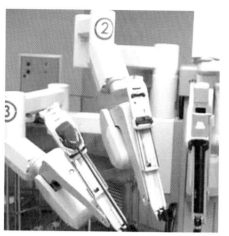

图 2-1-2　机器人手术二

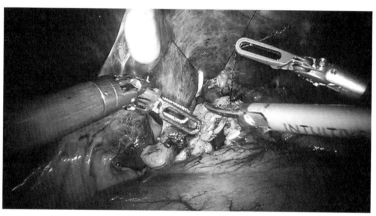

图 2-1-3　机器人手术三

　　胸部肿瘤的治疗将越来越微创，越来越精准。早期肿瘤将会越来越多采用非外科手段治疗，如立体定向放疗、内镜下治疗、磁导航消融等；外科手术对切除的范围更精准，各种显像技术将用于手术中；围手术期的应激将会大大减少。

第二章
食管肿瘤微创外科

◎陈鹏程

第一节 腔镜下食管癌切除术

一、手术适应证和禁忌证

（一）手术适应证

● 病变未侵及重要器官（T0～4a），淋巴结转移未超过6个（N0～2），身体其他器官无转移者（M0），即2009版UICC（Union for International Cancer Control，国际抗癌联盟）食管癌新分期中的0、I、II及III期（T4b和N3的患者除外）。

● 放射治疗未控或复发病例，无局部明显外侵或远处转移征象。

● 年龄一般不超过80岁，少数虽高龄（＞80岁），但身体强健无伴随疾病者也可慎重考虑。

● 无严重心、脑、肝、肺、肾等重要器官功能障碍，无严重伴随疾病，身体状况可耐受开胸术者。

（二）手术禁忌证

● 一般状况和营养状况很差，呈恶病质样。

● 病变严重外侵（T4b），多野和多个淋巴结转移（N3），全身其他器官转移（M1），即2009版UICC新分期中的IIIc～IV期（T4b或N3或M1）。

● 心、肺、肝、脑、肾重要脏器有严重功能不全者，如合并低肺功能、心力衰竭、半年以内的心肌梗死、严重肝硬化、严重肾功能不全等。

相对手术禁忌证：食管癌伴有穿孔至肺内形成肺脓肿，胸段食管癌出现颈部淋巴结转移或颈段食管癌出现腹腔动脉旁淋巴结转移等。因为这类患者病情较晚，且手术范围大、创伤大，但预后不好。

二、手术准备

（一）术前分期

手术前应确认无远处转移。食管癌患者通过各项检查，即可明确食管病变的大小、部位、长度、病理类型、外侵程度、淋巴结转移程度、有无远处转移等情况，从而可以明确食管病变的性质和临床 TNM（T—primary tumor，原发肿瘤；N—regional lymph node，区域淋巴结；M—distant metastasis，远处转移）分期。完成食管吞钡照片、纤维食管胃镜检查、组织病理学诊断及胸部 CT 检查，了解食管外肌层情况和肿瘤的外侵程度，有条件的医疗单位最好术前用食管内镜 B 超了解肿瘤的外侵程度以及周围淋巴结是否有转移。近来已将正电子发射断层成像（positron emission tomography，PET）引入食管癌的诊断，PET 较之CT 更易准确地发现远处转移，因而可避免不必要的手术。

（二）术前风险评估

如果确定患者的病期适合手术治疗（T4aN1 ～ 2M0，2009 版 UICC 食管癌新分期），那么接下来的食管癌患者术前风险评估则是手术前的重要一环，没有好的风险评估，便没有顺利的围手术期康复过程。患者能否耐受手术，需要全面对患者的心、肺、肝、脑、肾等重要器官功能状况和出凝血功能状况进行评价。风险评估从患者的既往病史开始，确定患者是否有以下病史：慢性呼吸道疾病史（老慢支、肺气肿、肺心病、哮喘等）；心脏病史（3 个月内心绞痛，6 个月内心梗既往心力衰竭史，严重心律失常史）；慢性肝炎肝硬化史；肾炎病史，各种原因导致肾功能不全病史等；3 个月脑出血或脑梗死病史；严重高血压；糖尿病史；严重胸部外伤史；胸膜炎病史；开胸手术史；胸部放化疗史等。如患者有上述病史或合并上述疾病，则需更加关注患者的心肺功能评价结果。

（三）术前应积极改善患者的营养状况

所需的消化道准备同传统开胸手术。进手术室前留置胃管。备胸腔窥镜系统及各机械缝合器材，备扇形拉钩、内镜抓钳、电钩或超声刀等器械。同时备传统开胸手术包。

（四）麻　醉

双腔管气管插管或封堵管复合静脉全麻。

三、手术方法与步骤

（一）腔镜下 Ivor-Lewis 食管癌切除术

患者全身麻醉、插双腔气管插管，首先取仰卧位，主刀和扶镜助手站在患者的右侧，而另一助手站在患者的左侧。建立人工气腹，CO_2 压力为 1 215 mmHg。腹部置入 5 个 Trocar 以帮助暴露及腹腔操作。剑突下置入一个 5 mm Trocar 以便牵拉肝脏，腹腔镜腹部手术的步骤与谭黎杰等的方法类似。首先打开胃小网膜囊，沿肝脏边缘向上游离至膈肌裂孔，然后游离胃左动静脉，近心端以两个 Hem-o-lok 夹夹闭，远心端以一个 Hem-o-lok 夹夹闭，以超声刀切断，胃左动脉旁、腹腔干及肝总动脉旁淋巴结也一并清扫，继续沿膈肌脚向上游离至胃底部。再游离胃大弯侧脂肪组织，注意避免损伤胃网膜右血管弓，用超声刀仔细切断胃短血管及脂肪组织，这样就完全游离整个胃体，特别要充分游离幽门附近组织以免幽门成角。然后切断右侧膈肌脚扩大食管裂孔，并尽量向胸腔内游离食管肿瘤。最后用超声刀小心游离胃小弯侧脂肪和淋巴结组织避免损伤胃组织，完成腹腔操作。患者被翻身变为左侧卧位，重新消毒铺单，主刀和扶镜助手站在患者的腹侧，而另一助手站在患者的背侧。3 个切口分别为：右侧腋中线与第 7 肋间交点做 1 cm 切口置入 Trocar；右侧腋前线与第 5 肋间交点做 2 cm 切口置入保护套作为主操作孔；右侧腋后线与第 8 肋间交点做 3 cm 切口置入保护套，作为副操作孔。充分将胸段食管及肿瘤游离后一并清扫纵隔淋巴结，随后在胸顶处，用 25 mm 管型吻合器将食管胃管行机械吻合。在食管靠近胸顶处行手工荷包缝合。在距缝线 2 ～ 3 cm 处切开食管，置入吻合器钉砧，收紧荷包缝线固定钉砧，距缝线 5 ～ 10 mm 处横断食管，食管远心端予以结扎并消毒以减少污染。先用 Echelon 60 腔镜直线切割缝合器加两枚钉仓（Ethicon Endo-Surgery，Cincinnat，Ohi，USA）切除胃底，然后在胃小弯侧切开 3 cm 切口，经此口置入强生 25 mm 普通圆形吻合器（CDH stapler，Ethicon Endo-Surgery，USA），经胃后壁穿出与食管钉砧连接，在右胸顶完成食管 - 胃的端侧吻合，余下的胃小弯组织及切口用 2 ～ 3 个 Echelon 60 钉仓封闭。管胃切缘用 3-0 Prolene 线（Ethicon Somerville）连续全层缝合加固。

（二）腔镜下 McKeown 食管癌切除术

微创食管癌切除 McKeown 术首先进行胸腔镜手术探查胸部，以评估肿瘤的可切除性。胸腔镜游离食管及清扫纵隔淋巴结，腹腔镜游离胃并行管状胃制作，于颈部切口行食管残端与管状胃的吻合。

患者采取全身麻醉，并且行双腔气管插管。患者体位为：左侧卧，同时向前倾斜 45°。主刀和扶镜助手均站在手术患者的腹侧。3 个操作孔分别为：在右侧腋中线第 7 肋间做 1 cm 长切口作为镜孔以便观察；在右侧腋前线第 4 肋间做长约 2 cm 切口，并用切口保护套撑开，作为主操作孔使用；在右侧肩胛线与第 8 肋间交点做长约 1.5 cm 切口作为副操作孔使用。腔镜进胸后，最先清扫右侧喉返神经链旁淋巴结，然后打开纵隔胸膜（于下肺静脉水平），开始充分游离胸段食管。奇静脉弓游离后用 7 号丝线双重结扎，之后用超声刀将其切断。游离食管上至胸顶，下至膈肌裂孔，完成食管游离后进行系统性纵隔淋巴结清扫，如果发现有胸导管损伤迹象或肿瘤周围粘连较紧时，需要在膈肌上方结扎胸导管胸腔镜步骤结束后，将患者翻身变为仰卧位，颈部后仰并向右略偏。腹部手术步骤与 Ivor-Lewis 术相似。首先打开胃小网膜囊，沿肝脏边缘向上游离至膈肌裂孔，然后游离胃左动静脉，近心端以两个 Hem-o-lok 夹夹闭，远心端以一个 Hem-o-lok 夹夹闭，以超声刀切断，胃左动脉旁、腹腔干及肝总动脉旁淋巴结也一并清扫，继续沿膈肌脚向上游离至胃底部。再继续游离胃的大弯侧组织，尤其要避免损伤胃网膜右血管弓，胃短血管及脂肪组织均以超声刀切断，这样就使胃完全游离，最后向下游离胃至幽门附近，向上打开膈肌裂孔使胸腹腔相通，至此完成腹腔操作。沿左颈部胸锁乳突肌前缘做长约 5 cm 手术切口，游离颈部食管，切断后近心端置入吻合器钉砧，远心端丝线连续缝线后结扎，并连接硅胶管作为牵引管。于剑突下、上腹正中做一小切口，长约 6 cm，然后将充分游离的食管、胃及淋巴脂肪组织等全部拉出腹腔，暴露于体外，以直线切割缝合器平行胃大弯制作成直径约 5 cm 的管型胃，同时将胃小弯淋巴结脂肪组织及食管肿瘤一并切除，切缘以 3-0 Prolene 线连续缝合，接着以可吸收薇桥线间断缝合浆肌层包埋切缘。最后用牵引管（可为硅胶引流管）连接管胃，用牵引管经后纵隔拉至左侧颈部。为了方便置入管型吻合器，首先将管胃顶端切除一小块，以扩大切口，然后置入普通管型吻合器，与近端食管行机械端侧吻合，管胃和食管吻合成功后插入胃管及十二指肠营养管，最后用直线切割缝合器将胃残端封闭。（图 2-2-1 至图 2-2-9）

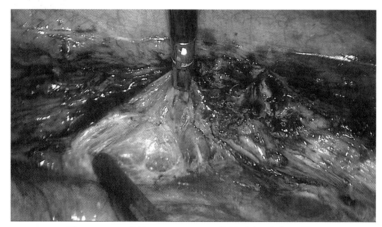

图 2-2-1　腔镜下 McKeown 食管癌切除术场景一

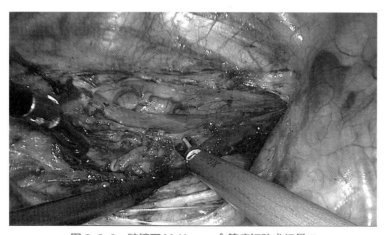

图 2-2-2　腔镜下 McKeown 食管癌切除术场景二

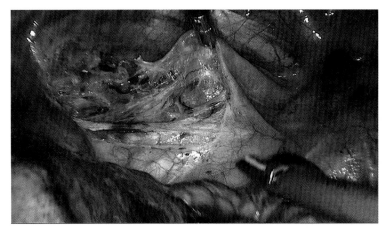

图 2-2-3　腔镜下 McKeown 食管癌切除术场景三

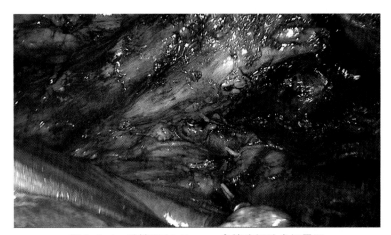

图 2-2-4　腔镜下 McKeown 食管癌切除术场景四

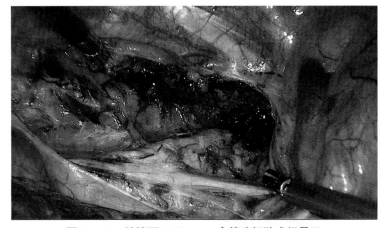

图 2-2-5　腔镜下 McKeown 食管癌切除术场景五

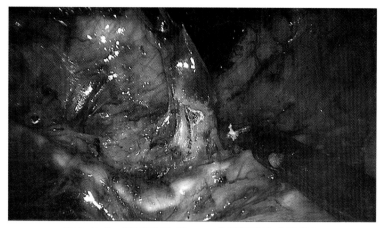

图 2-2-6　腔镜下 McKeown 食管癌切除术场景六

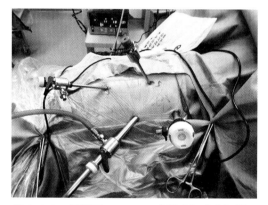

图 2-2-7　腔镜下 McKeown 食管癌切除术场景一

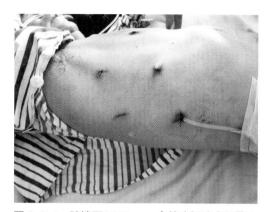

图 2-2-8　腔镜下 McKeown 食管癌切除术场景二

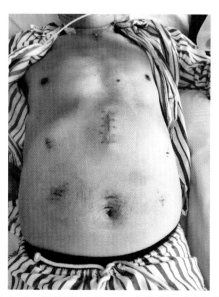

图 2-2-9　腔镜下 McKeown 食管癌切除术场景三

四、手术并发症及其处理

由于食管纵贯颈、胸、腹3区，周围有许多重要器官伴行，手术需要打开胸腔、腹腔及颈部等多个部位进行操作，因此食管癌手术时间长、创伤大，对患者的呼吸、循环及消化功能影响较大。另外，大部分食管癌患者年龄偏大，术前因进食困难常有营养状况不良的情况，而且部分患者还伴有一些其他疾病如冠心病、肺气肿、高血压、糖尿病等，因此食管癌患者术后并发症较多，有些较重的并发症甚至可危及患者生命。国内外文献报道术后并发症发生率为10.3%～38.0%，常见的并发症有术后胸内出血、肺炎、呼吸衰竭、吻合口瘘、脓胸、消化道创面出血、乳糜胸、伤口感染等，其中以肺部并发症最常见。

（一）肺部并发症

呼吸道并发症是最常见的食管癌患者术后并发症，包括肺炎、肺不张及呼吸功能衰竭等。其多因开胸术后切口疼痛，不能进行有效咳嗽排痰，且大部分食管癌患者年龄较大，吸烟及常伴有慢性支气管炎和肺气肿，所以术后肺部并发症发生率高。临床表现为发热、有痰不能咳出、呼吸困难、心率加快、氧饱和度下降，严重时可出现发绀、因二氧化碳蓄积而导致昏迷等。胸部X线片表现肺纹理混乱增粗和密度增高的片影。治疗上应加强呼吸道护理，鼓励并协助患者进行有效咳嗽排痰，必要时气管镜吸痰和呼吸机辅助呼吸，应用有效抗生素和增强机体免疫力药物等。

（二）心血管系统并发症

由于高龄、伴随的心血管疾病（高血压、冠心病等），加上手术操作和麻醉的刺激，疼痛、缺氧等，术后心血管系统并发症发生率较高，最常见为心律失常，包括窦性心动过速（缓）、阵发性室上性心动过速、房颤、室性期前收缩等。治疗上应积极去除诱因，如硬膜外置管镇痛，纠正缺氧，积极预防肺部并发症等以减少心血管并发症的发生，纠正心律失常常用有效药物为维拉帕米、毛花苷C、心律平等。

（三）术后出血

食管癌术后出血的发生原因主要是术中处理血管方法不妥当或有胸膜腔广泛粘连，如术中止血措施不牢靠、术后结扎线脱落、超声刀或电凝形成的结痂脱落；或由于胸腔广泛粘连渗血，闭合器闭合导致胃切缘血管止血不牢等。最常见的出血部位是发自于胸主动脉的食管固有动脉胃周血管断端或支气管动脉出血或多个创面渗血等。主要表现为胸腔引流管引流量较多（≥100 mL/h），常为血性液体，甚至有血凝块。腹腔出血可表现为腹部膨隆。患者常有心慌气短、心率加快、血压下降、尿量减少及意识模糊等休克前期症状，出血多时会出现失血性休克。血常规检查可发现血红蛋白偏低。床旁胸部X线片可见胸部大片密度增高影。一般情况下如果出血量不大，生命体征平稳，胸腔内无明显积存血块时可以考虑应用止血药物、输液输血补充血容量和严密观察病情变化等非手术治疗。经积极补液、输血、止血等措施处理后仍不能好转或出现以下情况需紧急开胸止血：术后胸管引流血性胸腔积液超过200 mL/h，持续3～5 h或以上，或术后短时间内引流量达800～1 000 mL或1 000 mL以上，患者出现心率加快、血压下降等生命体征不稳定迹象，甚至出现失血性休克症状如心率快、血压低、意识模糊等。

（四）吻合口瘘或胸胃坏死穿孔

吻合口瘘或胸胃坏死穿孔是食管癌术后常见和最严重的并发症之一，包括胸内吻合口瘘或胸胃坏死穿孔和颈部吻合口瘘。前者发生率在3%～5%，但死亡率高；后者发生率高于前者，为10%～20%，但预后明显好于胸内吻合口瘘或胸胃坏死穿孔。吻合口瘘或胸胃坏死穿孔发生原因主要有吻合口缝合操作不熟练或方法不当；吻合口部位或胸胃的血液供应不良、局部组织水肿或感染；使用吻合器时食管或胃壁撕裂，食管或胃黏膜回缩，或钉合不严，吻合钉脱落；吻合口处张力过大或胸胃内张力过大导致断面裂开；营养不良、贫血、低蛋白血症等；术中对胃壁的保护不够，过长牵拉和捻搓造成胃壁受损。主要临床表现为：常见于术后3～7天出现发热，若为颈部吻合口瘘则多表现为颈部皮肤红肿、压痛、皮下气肿，切开颈部切口有脓液或唾液流出。口服亚甲蓝后有蓝色液性分泌物流出即可确诊。确诊后通过引流颈部切口和换药及加强肠内外营养促进瘘口愈合。若为胸内吻合口瘘或胸胃坏死穿孔，常有明显的感染中毒症状，早期多有高热、胸痛、呼吸困难、术侧张力性液气胸（常位于吻合口附近），不及时处理可导致感染中毒性休克甚至死亡。胸部X线平片可表现为包裹性液气胸，偶有胸部平片上无明显液气胸表现，仅为密度增高影。口服泛影葡胺或碘油等造影剂可见造影剂从瘘口溢入胸腔或纵隔，对于小的瘘口或胸胃坏死穿孔，有时需反复多次造影才能发现，不可轻易排除吻合口瘘或胸胃坏死穿孔的可能。经胸部X线片检查及口服造影剂吻合口造影未能证实者，可考虑行胸部CT检查，有助于发现胸部包裹性脓胸的位置，便于引流。一旦发现有胸腔包裹性积液或液气胸，应及早进行液气胸胸腔包裹部位的穿刺，必要时在CT或B超引导下穿刺，若能抽得脓液，特别是口服亚甲蓝后抽出蓝色胸液者或由胸管内流出，即可确诊为吻合口瘘或胸胃坏死穿孔。确诊后可以再次开胸清理包裹性液气胸或在包裹性脓胸靠近瘘口或穿孔部位局部放置硅胶引流管引流胸腔和瘘口或胸胃坏死穿孔部位，同时给予持续胃肠减压、抑酸，加强肠内外营养和给予适当抗感染治疗以促进吻合口瘘的愈合。对于高度怀疑的晚期吻合口瘘，经上述检查未能证实者，可考虑行胃镜检查，并于确诊后同时在胃镜引导下放置十二指肠内鼻饲管便于行肠内营养治疗。通常颈部瘘会在15天左右愈合，胸部瘘可能需要1～2个月愈合，偶有引流不畅者会拖延较长时间才能愈合，甚至可以导致反复感染发热而最后死亡。

（五）乳糜胸

食管癌手术时由于肿瘤有明显外侵或因既往放疗导致解剖结构层次不清而误伤胸导管，而术中又很难及时发现，因此造成术后乳糜胸，其发生率为0.4%～2.6%。主要临床表现为：术后3～5天从胸管引出大量黄色清亮液体，每日可达500～2 000 mL，甚至在2 000 mL以上。患者有心慌、气促症状，心率快，血压偏低，患侧呼吸音降低，叩诊呈浊音，胸腔穿刺可抽出大量淡黄色液体或乳白色液体。如果乳糜渗漏严重或持续时间较长，会出现营养不良的表现，患者消瘦、神志淡漠、水和电解质失衡。胸液在苏丹三染色后显微镜下可见大量脂肪滴。若每日胸腔引流量在500～1 000 mL时，可以考虑非手术治疗：包括胸腔闭式引流，禁食，同时给予静脉高营养支持治疗。大部分可经非手术治疗而治愈，但出现以下情况时需手术治疗：胸腔每日引流量在 1 000 mL 以上，或经非手术治疗数天后引流液不见减少，就有手术结扎胸导管的指征。术前 2 h 可口服或鼻饲牛奶 200 mL，以利术中胸导管瘘口的寻找，应尽量找到瘘口，在其下方进行结扎，若实在找不到瘘口，可在膈肌上行低位胸导管结扎（一般在膈肌上 8 ～ 10 cm 水平结扎）。结扎完毕，检查术野无明显渗液，且结扎下方胸导管明显肿胀说明结扎可靠。

（六）吻合口狭窄和胃酸反流

食管癌术后吻合口狭窄发生率为 0.5% ～ 9.5%。常见原因较多，如吻合技术不佳、吻合口包套过紧形成狭窄环、吻合口瘘肉芽增生、患者瘢痕体质等。主要临床表现为：术后又出现进食不畅，多发生于术后 2 ～ 3 个月，并逐渐加重，可出现呕吐、消瘦、贫血等症状。消化道造影和电子胃镜检查可明确诊断，胃镜检查还可区别是良性狭窄还是肿瘤复发引起的狭窄。治疗措施包括：探条或球囊食管扩张术，一般每周一次，连续 2 ～ 3 次，但有时需反复扩张治疗。对于顽固性吻合口狭窄或癌复发导致的狭窄可以考虑支架置入，但会导致再狭窄或疼痛等其他症状。其他治疗包括激光烧灼治疗或再次手术切除重度狭窄吻合口行结肠代食管手术等。术后胸胃内胃酸或内容物反流的原因为吻合口过于宽松或术后进食过量、咳嗽或便秘时胸腹压力增高、平卧时腹腔压力大于胸腔内压力形成压差等，表现为有酸水或胃内容物反流至口腔造成不适甚至呛咳。治疗上应用抑酸药物（奥美拉唑）、胃动力药物（多潘立酮）、少食多餐及采取抬高颈胸部等措施多可缓解症状。

（七）喉返神经损伤

食管癌在其周围淋巴结的转移率较高，术中需清除此区域的淋巴结，容易因牵拉、钳夹或切断等损伤走行于气管食管沟内的左、右侧喉返神经。食管肿瘤或转移的淋巴结直接包裹或侵犯喉返神经，为彻底切除肿瘤而损伤或需切除部分喉返神经。喉返神经损伤分为双侧或单侧喉返神经损伤。单侧喉返神经损伤后的临床表现为患者出现单侧声带麻痹，声音嘶哑，进食流质时易误咽入气管而出现呛咳。间接喉镜或纤维喉镜检查可见损伤侧声带固定。因声门关闭不全，故难以进行有效咳嗽、咳痰，进而导致肺炎。双侧喉返神经损伤可导致窒息，因此麻醉后可能不能拔除气管插管或需行气管切开。术后发现的单侧喉返神经损伤无须特殊处理，观察即可。若为电刀灼伤、组织水肿引起的喉返神经损伤，只要喉返神经未切断，有可能在术后一段时间内恢复；一旦喉返神经被切断，声音嘶哑不易恢复，或较长时间后由于健侧声带的代偿，其声音嘶哑症状可能会有所改善。

（八）胃排空障碍

食管癌切除术后出现胸胃功能性排空障碍的原因可能与手术切断双侧迷走神经后导致术后胃张力下降、蠕动功能衰退等改变有关。另外，由于胃代食管行弓上或颈部吻合时而过度牵拉和幽门附近游离不充分等导致幽门开启困难或痉挛，或因严重胸胃扭转导致幽门开启不畅。临床表现为：术后拔除胃管后或在进食流质改为半流质时，患者出现胸闷、气短、上腹部饱胀不适、恶心、呕吐胃内容物等症状。禁食和胃肠减压后症状可消失，夹闭胃管后症状可重新出现，X 线检查见胸胃明显扩张，胃内存有大量食物呈现高密度影和气液平面。但需要与其他机械性梗阻进行鉴别，机械性者发病早，症状较重，胃液引流量较多，少见胆汁成分。胃镜检查功能性梗阻无胃扭转现象，另外幽门通畅，胃镜可以通过。机械性梗阻常见胃扭转现象，胃镜不能通过幽门。功能性胃排空障碍通过禁食、胃肠减压及营养支持等非手术治疗即能治愈，一般于 2 ~ 4 周后均能恢复，但偶有持续长达数月者。

（九）膈　疝

食管癌术后膈疝发生与下列因素有关：膈肌与胃固定之缝线间距过大，缝线撕脱、断开或结扎不紧；胃体后方膈肌脚处未缝合或间隙过大；当术后剧烈咳嗽、呕吐或便秘导致胸、腹压增加时，导致腹腔脏器通过这些间隙疝入胸腔。其多发生在术后早期，亦可发生于术后较长时间以后。疝内容物多为结肠或小肠。临床表现为：突发术后胸腹部疼痛，可出现胸闷、气短及呼吸困难，有时伴有肠梗阻症状，会出现恶心、呕吐等症状。出现肠管嵌顿或绞窄时，会出现剧烈腹痛或胸痛，严重时可出现休克。X 线检查表现为胸腔内出现肠管影及多个气液平面，这是诊断膈疝的可靠依据。胸部 CT 可清晰地显示胸腔内除胸胃以外的肠道空腔脏器阴影，能更好地了解疝内容物的性质及部位。膈疝一旦确诊，应积极手术治疗，将疝内容物还纳到腹腔，并仔细修补膈肌裂孔；对于因嵌顿或绞窄发生肠管坏死者，则要切除坏死段肠管。

（十）单纯脓胸

单纯脓胸表现症状与吻合口瘘或胸胃坏死穿孔类似，主要依据口服碘油造影、胸部 CT、口服亚甲蓝后穿刺等手段确诊与鉴别，小的瘘与胃壁穿孔与单纯脓胸不易鉴别。治疗上主要为再次开胸清理胸腔及引流。其他措施与治疗吻合口瘘类似。

（十一）切口感染

切口感染为食管癌术后常见并发症。食管手术为污染性手术，术中保护和无菌观念不强、切口缝合有缺陷及术前长时间滥用抗生素为其主要原因。临床表现主要为：发热、切口红肿或有脓性分泌物流出。处理上要及时打开感染部位切口，引流出脓液后换药或放置脓腔引流管。切口感染伤口时要做脓液细菌培养并做药敏试验，必要时要更换敏感的抗生素。一般经过多次换药后即可愈合，但需要时间较长；若经换药后伤口较干净，则可以二期缝合，这样可加速愈合。

第二节　食管剥脱术

一、手术方法与步骤

患者取仰卧位，做颈腹切口。在胃前壁切一小口，将一前端膨大呈球形的牵引胶管送入食管腔达颈部，解剖颈段食管并切断，上断端夹以 Kocher 钳以备吻合之用，下断端用粗丝线结扎在探条头上，或先从颈段食管入手，切一小口将一前端膨大呈球形的牵引胶管送入胃，切断贲门将牵引胶管缝 "8" 字与贲门固定。结扎线系上一长纱布条，向下拉探条，食管残端即翻入食管腔内，并从食管床撕脱下来，系在结扎线上的纱布条被带到食管床压迫止血。若患者没有心血管禁忌证，可在纱布条上放少许用生理盐水稀释后的肾上腺素，更有利于局部止血。纱布上、下两端应分别遗留在颈、腹切口之外。食管拉到腹腔后切除或逆行拉到颈部切除。用胃或结肠代食管，将其牵引线结扎在食管床内的纱布腹侧端，再从颈部上提纱布条，即可将胃或结肠从食管床带到颈部，再与食管吻合。若为贲门癌，将癌切除后胃大弯缝成管状，再从食管床拉到颈部与食管吻合。

经食管裂孔食管切除术步骤：游离食管主要通过食管裂孔从下方进行，先扩大裂孔，缝合结扎跨膈静脉，然后从前方用电刀打开裂孔，小心不要误开心包。有人喜欢通过离断左膈脚来打开裂孔，这也是行之有效的，但有打开左胸膜腔的危险。扩大裂孔之后即行胸腔内游离，提醒麻醉师更仔细地观察血压。食管低位在直视下游离，注意血管和电刀与血管钳的使用。沿食管壁右侧一直游离到上纵隔区，事先放置的鼻胃管可帮助定位以不偏离食管。接着做颈部切口，用手指游离出食管后于颈部食管远端套带，手指再沿着食管外疏松层向下游离上胸段，直至完成食管上部游离。手法上可考虑用双手游离，左颈部切口采用改良左锁骨切口。胸锁乳突肌前缘侧拉，然后进入颈动脉鞘内侧的椎前间隙。颈部食管远端连同鼻胃管用 Babcock 钳夹住，在夹住的食管壁上环绕分离食管，可以减少颈部牵拉，保护喉返神经。到这时完成了食管游离。胃游离腹腔上中线做一切口，切口向头侧方向，越过剑突到达胸骨下部。探查腹腔，使用一种带左、右两叶片的手动向上牵开器，其囊状左叶片可将下胸骨向上向头侧提起抬高，其右叶片具有伸展性，向右牵拉游离好的左肝叶，暴露出食管裂孔和胃食管连接处，再使用牵开器协助暴露。胃游离时只保留胃网膜右动脉弓。事先用胶管把胃套上并悬吊在手动向上牵开器上，在后方通过胃小弯，或者在前方通过离断的肝胃韧带，均可暴露胃左血管。根据个人爱好可使用丝线结扎离断、钉合器或超声刀游离大小网膜和胃短血管。胃一经完全游离，拉直十二指肠，这会有助于将胃提到颈。常常还采用切开幽门并直切横缝的方法加行幽门成形术，然后用网膜补片覆盖切口。建造管型胃，适宜的管型胃可以保证血管功能正常，血运通过食管上纵隔腔流至颈部，以及术后排空正常。大量研究表明，用直线切割器在胃大弯侧建立直径 4～5 cm 的管型胃是很理想的。使用 3～4 枚钉一连击发几次（可使用 3 发 75 cm 直线切割缝合器钉仓）后就形成了管型胃，尖部为原来的胃底（图 2-2-10、图 2-2-11）。多次短钉仓击发比少量长钉仓击发形成管型胃的长度更理想。在钉合线上包埋缝合，预防可能发生的食管胸膜瘘。颈部食管胃吻合，将胸腔内食管和贲门送达胸部，再将食管拉出颈部切口，若肿瘤体积太大可改为从腹腔拉出食管。接下来把做好的管型胃传递到颈部，常常需要从下面将其向上推托，而不能从上面拉扯胃顶部。将 32F 胸管缝系到管型胃顶部以防止胃扭转，而不是用来牵拉胃，因为这样做会造成撕拉伤。一出颈部，可用胸管固定管型胃顶部于体表合适位置，有利于吻合时暴露充分。吻合口可采用双层内翻缝合，4-0 丝线与可吸收线均合适。食管肌层与胃浆肌层后方行外翻连续缝合，食管黏膜与胃黏膜后方行内翻连续缝合。后方连续缝合完成后，切除多余的食管，然后继续内翻连续缝合内膜层，每两针的方向相反，以便线结能打在腔内。接着缝合第二层，将食管肌层覆盖在第一层上。

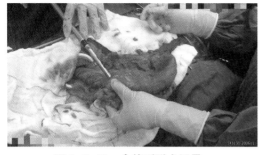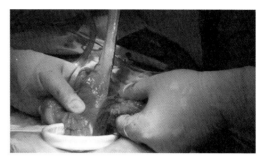

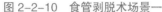

图 2-2-10 食管剥脱术场景一　　　　　　图 2-2-11 食管剥脱术场景二

在吻合最后完成之前，直视下送入鼻胃管和十二指肠营养管并放置妥当。

颈部切口冲洗后依层关闭。腹腔关闭前，放置空肠管。插入一空肠环，用金属止血夹标记，便于日后必要时 X 线定位皮下置换营养管。最后腹腔冲洗依层关腹。

二、手术要点与经验

评估经裂孔食管切除术与食管剥脱术的并发症主要是喉返神经损伤及食管床出血，其优点是不开胸，患者负担小，术后恢复快。

（一）经食管裂孔食管切除术与食管剥脱术的要点

（1）不要吝啬摆放合适体位、全面准备和正确消毒铺巾的时间，这些对手术行程大有裨益。

（2）手术野向下应达胸部两侧，以备必要时放胸管或紧急开胸。

（3）手术开始消毒时放鼻胃管，胃减压有利于胃的活动性。食管留置胃管可为手术提供精确的反馈信息，保证紧贴食管旁平面。

（4）经裂孔分离期间，如果有出血，要小心谨慎处理分离处的出血部位，同时通知麻醉师。大部分情况下填塞纵隔即可止血。

（5）将胃牵拉到颈部有困难，多是由于胸腔入口狭窄或者胃游离长度不足，此时不要用力拉扯，停下来考虑是否可以再向上部分扩大胸骨切开范围。实在不行就切开胸骨柄，从而扩大出口，将吻合口位置降低 1 ～ 3 cm。

（6）术中任何时候如出现血流动力学变化，如低血压、红细胞比容下降或血流指标无法预计，可双侧胸腔插管。

（7）使用维持消化道营养的辅助空肠管更有利于吻合口和切口的愈合。

（二）经食管裂孔食管切除术与食管剥脱术的教训

（1）结扎胃短血管离胃太近，容易出现胃局部缺血穿孔或结扎线滑脱出血。

（2）胃游离不充分或手法不到位都会影响将胃牵拉到颈部。

（3）经裂孔分离食管和剥脱时，只能是食管组织，不能带食管周围组织，特别是胸膜。如果在食管旁平面以外进行，则容易出血，损伤气道或胸导管。

（4）管型胃如太宽或太窄，都有坏死和功能受损的风险。

（5）管型胃是由左手拉胃顶部导引，右手推胃至颈部，而不是拉胃至颈部，否则容易撕破胃。

第三章
肺肿瘤微创外科

◎王海涛

第一节　内镜下气管内肿瘤手术

一、手术适应证和禁忌证

（一）支气管镜介入治疗的适应证

● 根治各种气管良性肿瘤。

● 缓解恶性肿瘤所致的气道梗阻，降低麻醉风险，增加手术耐受性。

● 姑息治疗失去手术机会的恶性肿瘤。

● 选择治疗伴有合并症、无法耐受手术的高龄患者。

（二）支气管镜介入治疗的禁忌证

一般而言，支气管镜介入治疗的禁忌证都是相对的，具体应该进行完善的术前评估。其禁忌证包括：

● 具有重度低氧血症、哮喘发作或慢性阻塞性肺疾病（chronic obstructive pulmonary disease，COPD）发作的患者。虽然重度低氧血症已被视为一种绝对禁忌证，但如果认为支气管镜治疗具有改善意义（如肿物切除），则可在明确告知可能发生呼吸衰竭风险并知情同意之后，紧急行支气管镜操作。

● 目前或近期心肌缺血、心力衰竭控制不佳、显著高血压或低血压的患者。

● 心动过缓或心动过速的患者及存在危及生命的心律失常的患者。

● 妊娠患者。

● 有出血高风险的患者，包括使用抗血小板药物（如阿司匹林、氯吡格雷或噻氯匹定）的患者，或接受口服或胃肠外抗凝治疗的患者。

二、手术准备

（一）术前评估与围手术期处理

（1）常规化验检查：血常规、电解质、凝血功能、血气分析、传染病筛查等血液检查。

（2）肺功能评估：①是否伴重度低氧血症［定义为：在接受的吸入氧分数（fraction of inspired oxygen，FiO_2）≥ 60% 的情况下，动脉血氧分压（PaO_2）< 60 mmHg 或血氧饱和度（SaO_2）< 90%］；②重度肺高压（pulmonary hypertension，PH）患者行支气管镜治疗具有高风险，条件允许应测量平均肺动脉压（mean pulmonary arterial pressure，mPAP），使 mPAP ≤ 25 mmHg。

（3）心脏功能评估：心电图，超声心动图，冠状动脉 CT 扫描等。

（二）麻　醉

支气管软镜（纤支镜）操作可采用气道表面麻醉复合镇静，也可采用全身麻醉。

支气管软镜操作的气道表面麻醉如下：首先用 4% 的利多卡因漱口来麻醉口腔和舌根，然后直接向口咽和喉咽喷洒 1% 或 2% 的利多卡因气雾剂，再经支气管镜开口向声带、气管和气管隆突喷洒 1% ～ 2% 利多卡因，必要时还可向下气道喷洒。若在全麻下行支气管软镜操作，应插入喉罩或气管导管来保护气道。支气管软镜操作的全麻可选择挥发性吸入麻醉或全凭静脉麻醉。

支气管硬镜操作会对气道造成伤害性刺激，引起极度不适，通常需要深全麻。通常优选全静脉麻醉(total intravenous anesthesia, TIVA)，因为支气管硬镜操作需要频繁中断通气，如果采用吸入麻醉则会导致麻醉深度波动。

三、手术方法与步骤

选择个体化支气管镜腔内介入治疗方法十分重要，同时需在多学科团队讨论下，结合拟用技术的设备性能、人员条件等。理想的治疗方式是多种手段联合应用，比如热凝治疗或冻切清除腔内大块病变、冻融治疗清除基底部病变等。

（一）腔内息肉样肿瘤

腔内息肉样肿瘤，可行电切割切除或进行二氧化碳冻切，肿瘤根部则采用 APC 技术。

（1）电切割操作要点：使用环形套圈时，应尽量使切割器接近肿物的基底部，在逐渐收紧套圈的同时切割凝固组织；使用针形切开刀时，对于气道瘢痕狭窄病变的切除应使用带有保护头的器械，以此避免损伤远端气道，但是对于腔内基底病变的切除应采用无保护头的针形切开刀，以便于器械深入病变组织；局麻操作时，应注意关注患者咳嗽、身体扭动等变化，防止电刀意外伤。

（2）冷冻治疗：治疗效果较慢，通常在第一次冷冻治疗后 8 ～ 10 天，需进行气管镜复查，并评估组织的破坏情况，取出坏死组织，必要时再进行第二次冷冻治疗（图 2-3-1）。

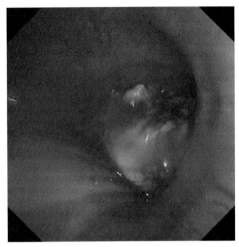
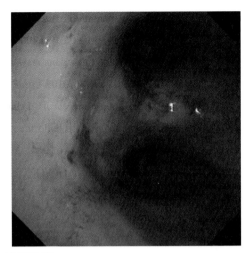

图 2-3-1　冷冻治疗

（二）管壁浸润型

管壁浸润型，一般在切除腔内肿瘤后，可再行光动力治疗，而后有外照射禁忌的情况下可以考虑放射性粒子治疗。

（三）不能手术和拒绝手术的中央型气道狭窄患者

不能手术和拒绝手术的中央型气道狭窄患者，可考虑内镜下腔内介入治疗，包括热消融（高频电刀、射频消融、APC、微波、激光等）、光动力治疗、冷冻、气道支架、黏膜下或瘤体内药物注射等技术。热疗能迅速减小肿瘤、通畅气道、缓解梗阻症状，但必须定期进行清理，防止坏死物阻塞气道。因此，对瘤体较大、呼吸困难较明显者，应首选热疗，先改善管腔阻塞，再配合光动力治疗、放疗和局部化疗等，必要时可配合气管内支架置入（图2-3-2）。

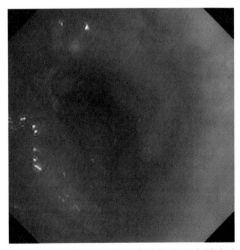
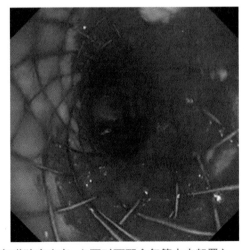

图 2-3-2　对于不能手术和拒绝手术的中央型气道狭窄患者，必要时可配合气管内支架置入

（四）经过常规治疗不能缓解的气道狭窄和气道瘘

经过常规治疗不能缓解的气道狭窄和气道瘘，应采取内支架置入治疗为主的方法（图2-3-3）。

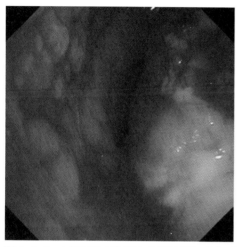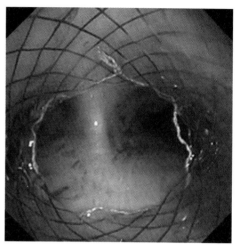

图2-3-3　对于经过常规治疗不能缓解的气道狭窄和气道瘘，应采取内支架置入治疗为主的方法

四、手术并发症及其处理

术后处理除了常规的支气管镜检查后处理，在没有并发症的情况下，支气管镜下治疗患者并不需要任何其他特殊的即刻随访处理。也有许多医生会在操作后数周对患者进行随访支气管镜检查，以仔细查看气道情况。

（一）麻醉相关的并发症

（1）麻醉药物过敏：需要在麻醉之前先用少许药物喷喉，如出现明显的过敏反应，不能再用该药麻醉。对发生严重过敏反应或出现毒副作用者应立即进行对症处理，如使用血管活性药物。对心跳过缓者可应用阿托品，喉水肿阻塞气道者应立即行气管切开，心跳停止者应进行人工心肺复苏等。

（2）麻醉药物不足或过量：局部麻醉不充分会造成咳嗽、呕吐及患者的不适感，并且增加支气管镜操作时损伤的可能性。但是局部麻醉药过量，如最常用的利多卡因，可以通过呼吸道黏膜作用于全身，又会增加心血管系统及中枢神经系统中毒的可能性。因此，在达到预计的麻醉效果时，应尽量减少经支气管镜注入的利多卡因的用量。

（3）麻醉意外：用支气管镜进行治疗时出现的危及生命的并发症中，多与术前用药和局部麻醉有关。对于老人或有严重合并症如心血管疾病、慢性肺疾病、肝肾功能异常、癫痫或其他精神疾病等的患者，风险更会明显增加。

（二）心律失常

较为多见的是心动过速并伴有血压升高，多与气管镜的刺激和缺氧有关，但多为自限性，在停止检查后很快恢复正常。严重的且需要处理的心律失常及心脏骤停，多见于原有严重的器质性心脏病者。麻醉不充分、气管镜过声门及对气管支气管强烈的刺激、缺氧与心律失常密切相关。建议支气管镜检查时常规给予心电、血压及 SaO_2 监测，支气管镜室应备有复苏设备。

（三）喉痉挛或喉头水肿

多见于插镜不顺利或麻醉不充分的患者，大多在拔出支气管镜后病情可缓解；但是操作过程中引起的上气道损伤会导致术中或术后致命性的喉痉挛。对原有基础支气管痉挛性疾病、上腔静脉综合征和血管源性水肿病史的患者，更应引起重视。喉痉挛或喉头水肿严重者应立即吸氧，给予抗组胺药或静脉给予糖皮质激素。

（四）严重的支气管痉挛

多见于支气管哮喘（简称哮喘）急性发作期进行检查的患者，应立即拔出支气管镜，按哮喘严重发作进行处理。

（五）术后发热

支气管镜术后一过性的发热很常见，一般不需特殊处理；但若持续发热，应予以 X 线胸片检查，必要时给予抗生素治疗。对于接受肺泡灌洗的患者，发热的可能性随灌洗液量的增加和灌洗肺段数量的增加而升高。对于有基础心脏瓣膜病和心内膜炎易感因素的患者，美国心脏病学会推荐在硬镜操作时预防性使用抗生素，而在软镜操作时不需要。但对于人工瓣膜置换术后、外科血管分流术后和有心内膜炎病史的患者，必须预防性使用抗生素。

（六）低氧血症

支气管镜检查过程中动脉血氧分压（PaO_2）下降十分常见。进行支气管镜检查时，PaO_2 一般下降约 20 mmHg，故所有进行支气管镜检查的患者均应行持续监测 SaO_2。检查过程中应常规持续吸氧，维持 $SaO_2 > 90\%$。对于肺功能减退和镇静的患者，术后检查仍需要继续给予吸氧。局部麻醉加镇静下进行支气管镜操作会导致血氧饱和度下降或通气不足，并可伴随明显的 PaO_2 增高。对于存在基础性慢性肺疾病的患者，可能会出现严重的低氧血症，引发心律失常，危及生命。

（七）出　血

支气管镜检查中或检查后出血常见，但大出血并不常见，而经支气管肺活检的大出血发生率高于支气管腔内活检。对有潜在出血危险的患者，应在支气管镜检查前，检查血小板计数、凝血酶原时间、部分凝血活酶时间。

长期应用抗血小板药物如氯吡格雷者，应于活检前一周暂停抗血小板药物治疗。口服抗凝剂如华法林钠片者，检查前应至少停用 3 天，或给予小剂量维生素 K_1 拮抗。

（八）气　胸

大部分气胸均与支气管镜下的肿物切除有关，气胸的风险与活检钳的大小无关。多数患者发生气胸，其程度也较轻，一般不需要插管做胸腔闭式引流；对于低氧者和（或）张力性气胸患者，应放置胸腔引流管进行胸腔闭式引流。

第二节 肺癌胸腔镜手术

一、肺癌的分期与肺的解剖

肺癌（lung cancer）又称原发性支气管肺癌（primary bronchopulmonary carcinoma），是指源于支气管黏膜上皮的恶性肿瘤。肺癌是中国和世界范围内发病率和病死率最高的肿瘤，而我国工业化不断发展导致空气污染日益加重，加之烟草流行率全球最高以及老龄化等因素的影响，肺癌的发病率和死亡率越来越高。

（一）病理与 TNM 分期

肺癌的病理首先应分为小细胞与非小细胞肺癌，这与其治疗方案密切相关。而细胞学标本准确分型需结合免疫细胞化学染色，通常建议非小细胞肺癌细胞学标本病理分型不宜过于细化，仅做腺癌、鳞癌、神经内分泌癌或病理类型不确定的非小细胞肺癌（non-small-cell lung cancer not otherwise specific，NSCLC-NOS）等诊断，目前无须在此基础上进一步分型及进行分化判断。

TNM 分期（pTNM 分期 UICC 第 8 版）标准

T 分期（原发肿瘤）

pTX：未发现原发肿瘤，或者通过痰细胞学或支气管灌洗发现癌细胞，但影像学及支气管镜无法发现。

pT0：无原发肿瘤的证据。

pTis：原位癌。

pT1：肿瘤最大径≤ 3 cm，周围包绕肺组织及脏层胸膜，支气管镜见肿瘤侵及叶支气管，未侵及主支气管。

pT1mi：微小浸润性腺癌。

pT1a：肿瘤最大径≤ 1 cm。

pT1b：肿瘤 1 cm <最大径≤ 2 cm。

pT1c：肿瘤 2 cm <最大径≤ 3 cm。

pT2：肿瘤 3 cm <最大径≤ 5 cm；或者肿瘤侵犯主支气管（不常见的表浅扩散型肿瘤，不论体积大小，侵犯限于支气管壁时，虽可能侵犯主支气管，仍为 T1），但未侵及隆突；侵及脏层胸膜；有阻塞性肺炎或者部分或全肺肺不张。符合以上任何一个条件即归为 T2。

pT2a：肿瘤 3 cm <最大径≤ 4 cm。

pT2b：肿瘤 4 cm <最大径≤ 5 cm。

pT3：肿瘤 5 cm <最大径≤ 7 cm。或任何大小肿瘤直接侵犯以下任何一个器官，包括：胸壁（包含肺上沟瘤）、膈神经、心包；同一肺叶出现孤立性癌结节。符合以上任何一个条件

即归为 T3。

pT4：肿瘤最大径＞ 7 cm。无论大小，侵及以下任何一个器官，包括：纵隔、心脏、大血管、隆突、喉返神经、主气管、食管、椎体、膈肌；同侧不同肺叶内孤立癌结节。

N——区域淋巴结

pNX：区域淋巴结无法评估。

pN0：无区域淋巴结转移。

pN1：同侧支气管周围及（或）同侧肺门淋巴结以及肺内淋巴结有转移，包括直接侵犯而累及的。

pN2：同侧纵隔内及（或）隆突下淋巴结转移。

pN3：对侧纵隔、对侧肺门、同侧或对侧前斜角肌及锁骨上淋巴结转移。

M——远处转移

MX：远处转移不能被判定。

pM1a：局限于胸腔内，对侧肺内癌结节；胸膜或心包结节；或恶性胸膜（心包）渗出液。

pM1b：超出胸腔的远处单器官单灶转移（包括单个非区域淋巴结转移）。

pM1c：超出胸腔的远处单器官多灶转移 / 多器官转移。

临床分期

隐匿性癌：TisN0M0

ⅠA1 期：T1a（mis）N0M0，T1aN0M0

ⅠA2 期：T1bN0M0

ⅠA3 期：T1cN0M0

ⅠB：T2aN0M0

ⅡA 期：T2bN0M0

ⅡB：T1a ～ cN1M0，T2aN1M0，T2bN1M0，T3N0M0

ⅢA 期：T1a ～ cN2M0，T2a ～ bN2M0，T3N1M0，T4N0M0，T4N1M0

ⅢB 期：T1a ～ cN3M0，T2a ～ bN3M0，T3N2M0，T4N2M0

ⅢC：T3N3M0，T4N3M0

ⅣA 期：任何 T、任何 N、M1a，任何 T、任何 N、M1b

ⅣB 期：任何 T、任何 N、M1c

肺癌的治疗应当采取多学科综合治疗（multi-disciplinary therapy，MDT）与个体化治疗相结合的原则，即根据患者的机体状况、肿瘤的病理组织学类型和分子分型、侵及范围和发展趋向采取多学科综合治疗的模式，有计划、合理地应用手术、放疗、化疗、分子靶向治疗和免疫治疗等手段，以期最大限度地延长患者的生存时间、提高生存率、控制肿瘤进展和改善患者的生活质量。

其治疗方法主要有外科手术治疗、放射治疗、化学药物治疗、靶向治疗和免疫治疗等。而小细胞肺癌与非小细胞肺癌的治疗原则区别很大，小细胞肺癌远处转移较早，一般除早期（T1～2N0M0）的患者适合手术治疗外，其他主要以非手术治疗为主。

解剖性肺切除术是早中期肺癌的主要治疗手段，也是目前临床治愈肺癌的重要方法。肺癌手术分为完全性切除、不完全性切除和不确定性切除，应力争完全性切除，以期达到完整地切除肿瘤，减少肿瘤转移和复发，并且进行精准的病理TNM分期，力争分子病理分型指导术后综合治疗。

（二）支气管和肺系统的外科解剖

气管在隆突水平分为左、右主支气管。主支气管与气管的夹角，右侧较左侧平直，气管异物误吸较易进入右主支气管，行右侧肺手术时，如肺部萎陷差，应考虑双腔气管插管是否插入右管。右主支气管又分为右上叶支气管和中间段支气管。中间段支气管又向下分为中叶和下叶支气管。右上叶支气管又分为尖、后、前共3个段支气管。中叶支气管又分为内侧和外侧两个段支气管。右下叶支气管发出背段支气管和内、前、外、后共4个基底段支气管。左主支气管的长度是4.5～5.0 cm，向下分为上叶和下叶支气管。左上叶支气管再分为固有上叶支气管和舌状部支气管。前者通常分为前段支气管和尖后段支气管，后者则分为上舌段和下舌段支气管。左下叶支气管发出背段支气管和前、内、外、后共四个基底段支气管。右肺包括水平裂和斜裂，分成3个肺叶和10个肺段，占55%呼吸功能，左肺由斜裂分两个肺叶和8个肺段，占45%呼吸功能（图2-3-4）。

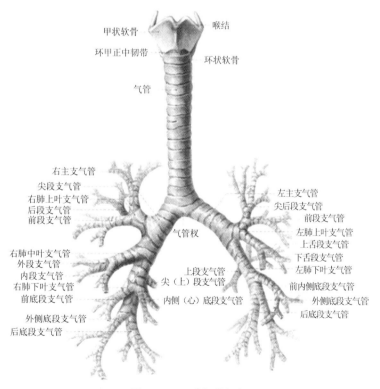

图2-3-4 肺气管解剖

肺的血运包括肺动静脉的肺循环系统和支气管血管的体循环系统。支气管动脉主要由降主动脉或肋间动脉发出，与支气管伴行，最终在支气管外膜和黏膜下形成供应支气管的毛细血管网。静脉血主要汇入肺静脉，少部分汇入支气管静脉，再汇入奇静脉和半奇静脉。肺动脉总干源于右心室，向左上行，至主动脉弓下分为左、右肺动脉干。右侧肺动脉干长于左侧肺动脉干，但其开始分支较左侧早。肺动脉通常与相应的支气管伴行。左、右两侧肺静脉均包括上肺静脉和下肺静脉，分别汇入左心房，右肺中叶静脉通常与右肺上叶静脉共干汇成上肺静脉（图 2-3-5）。

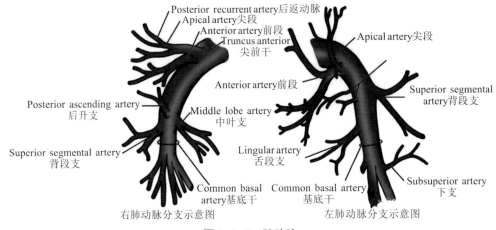

图 2-3-5　肺动脉

二、手术适应证和禁忌证

（一）手术适应证

● 目前比较一致的手术指征是 T1 ～ 3、N0 ～ 1、M0 期的病变。

● 肺癌的相对适应证也即目前为多数人接受的手术指征是部分 T4、N0 ～ 1、M0 期的病变。

● 肺癌争议比较大的手术适应证是 T1 ～ 3、N2、M0 期的病变。

● 肺癌探索性手术适应证包括部分孤立性转移的 T1 ～ 3、N0 ～ 1、M1 期病变。

（二）手术禁忌证

● 肺癌病期超出手术适应证范围。

● 全身状况差，KPS（Kanofsky performance score，卡氏评分）评分低于 60 分者：建议评分标准与国际接轨，结合 ECOG（electrocorticogram，皮层脑电图）评分考虑。

● 6 周之内发生急性心肌梗死。

● 严重的室性心律失常或不能控制的心力衰竭者。

● 心肺功能不能满足预定手术方式者。

● 75 岁以上颈动脉狭窄大于 50%、75 岁以下颈动脉狭窄大于 70% 者。

● 80 岁以上病变需要行全肺切除者。

● 具有严重的不能控制的伴随疾病，持续地损害患者的生理和心理功能者。

● 患者拒绝手术者。

三、手术准备

（一）术前评估

（1）除外远处转移：①常规头颅磁共振。②全身骨显像。③腹部 B 超（应包括肾上腺）。④其他影像学检查：PET-CT，锁骨上淋巴结 B 超。

（2）常规化验检查：血常规、肝肾功能、电解质、凝血功能、血气分析、传染病筛查等血液检查；尿常规、粪常规检查等。

（3）肺功能评估：①肺叶切除术：第一秒用力呼气容积（forced expiratory volume in 1 s，FEV_1）＞ 1.5 L（或 FEV_1 ＞ 80% 预测值）。②全肺切除术：术前 FEV_1 ＞ 2 L（或 FEV_1 ＞ 80% 预测值）。③对于不符合上述肺功能检查指标的患者，需要评估第一秒用力呼气容积占用力肺活量的百分比（percentage of forced expiratory volume in the first second to forced vital capacity，FEV_1/FVC）、弥散功能、静息条件下的血气分析等综合评估手术适应证。

（4）心脏功能评估：心电图、超声心动图、冠状动脉 CT 扫描等。

（二）围手术期处理

（1）呼吸系统：术前训练患者有效地咳嗽、咳痰；术前 CT 示慢阻肺、肺部感染的患者应用敏感的抗生素；术前存在支气管哮喘、慢支的患者，可提前予以解痉平喘治疗，静脉糖皮质激素的应用仍存在争议，必要时可短期使用；术前氧分压较低的患者，需首先排除循环系统疾病，如单纯为呼吸系统问题，可术前予以低流量吸氧，提高氧储备。

（2）循环系统：高血压患者，术前血压应控制在 160 mmHg/95 mmHg；非发绀型心脏病（房缺、室缺等不伴右向左分流的疾病）、风心病等，术前应评估心脏功能，左室射血分数（left ventricular ejection fraction，LVEF）大于 50% 且不伴严重的心律失常，手术是较为安全的；缺血性心脏病患者手术风险会明显增高，轻度冠状动脉供血不足患者，术前可应用硝酸酯类、钙离子通道阻滞剂等扩张冠脉，中重度冠脉狭窄患者，应请心内科会诊评估，必要时应先行冠脉支架植入；严重心律失常患者，应首先判断是否合并其他器质性疾病如房颤，是否合并甲亢、室早，是否合并心肌缺血性疾病，予以积极治疗相关疾病，同时对心律失常予以早期干预。

（3）消化系统：对于既往存在消化性溃疡病史的患者，应术前口服制酸剂，预防术后溃疡穿孔；术前检测患者肝功能，对于肝硬化患者，进行保肝治疗，预防术后肝性脑病的发生。

（4）血液系统：术前仔细评估患者凝血功能；对于长期服用阿司匹林、氯吡格雷等抗血小板药物的患者，术前应停药一周，必要时可改用低分子肝素；对于中重度贫血患者，术前对症予以铁剂、维生素 B_{12} 和叶酸治疗，必要时可输注红细胞。

（5）内分泌系统：糖尿病患者术前应积极控制血糖，纠正体液及酸碱失衡，可术前改为短效胰岛素使术前糖尿病症状得到控制，空腹血糖在 10 mmol/L 以内，尿酮体阴性。

（三）麻　醉

肺癌手术前应进行完善的麻醉前评估，了解患者病史（尤其应包括药物史、过敏史以及手术史），熟悉术前各项检查，进行麻醉术前评级（美国麻醉医师协会分级，即 American

Society of Anesthesiology classification，ASA 分级），从而根据了解的情况，对主管医生提出相应的建议，包括应完善的检查及补充用药。

四、手术方法与步骤

（一）肺癌外科手术标准及原则

肺癌手术应做到完全性切除：

（1）切缘阴性，包括支气管、动脉、静脉、支气管周围、肿瘤附近组织。

（2）淋巴结至少 6 组，其中肺内 3 组、纵隔 3 组（必须包括 7 区）。

（3）切除的最高淋巴结镜下阴性。

（4）淋巴结无结外侵犯。

（二）手术方式的选择

常见的手术方式包括楔形切除术（局部切除术），肺段切除术，肺叶切除术，复合肺叶切除术（切除包含肿瘤的一个以上的肺叶），全肺切除，气管、支气管和（或）肺血管成形术的肺切除术以及合并切除肿瘤受侵器官组织的肺癌扩大切除手术。电视辅助胸腔镜手术（VATS）在肺癌外科中的作用越来越受重视，是肺癌外科今后发展的方向之一；但作为肺癌外科被选术式的前提是符合肺癌外科的原则，即在不影响手术切除完全性的同时保证手术的安全性。选择的指征需要达到上文提及的完全性切除标准。

另外，近几年胸外科机器人手术亦发展迅速，其除具备 VATS 的微创基本优点外，因其硬件系统的优越性（包括三维高清成像、高倍数放大、仿真机械臂的多自由度转腕功能等）也受到很多胸外科医生的接受。同时，机器人肺叶切除术也被证明是安全可行的，术后复发率和死亡率与开胸手术和 VATS 无明显差异。当前机器人手术开展较少的主要原因是其费用较高，不利于广泛推广。

（三）胸腔镜手术基本流程

1. 手术体位

患者在手术台上通常是术侧向上的侧卧体位。需要在患者的受压点放置垫料并对术侧手臂给予充分支撑，通过固定在手术台上的软垫扶手来支撑术侧手臂，并应用腰撑置于患者腰部及下腹部支撑。

2. 手术切口

当前常见的手术切口包括单孔、两孔及三孔操作法 3 种不同术式，多由操作者的操作习惯决定。其中本中心多采用双孔进操作，患侧第 4、5 肋间隙为操作孔约 4 cm，第 7、8 肋间隙为观察孔，该方式操作便利且肺叶切除术后便于标本取出（图 2-3-6）。

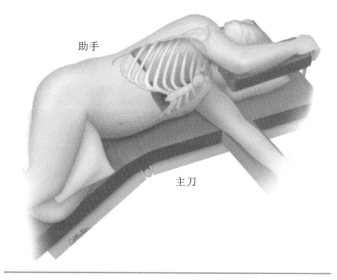

图 2-3-6 双孔进操作

3. 手术步骤

肺叶切除术是胸部手术的最常见术式，根据术者技术培训的经历和掌握技术的熟练程度以及不同地区患者的经济承受能力等因素，现已发展出了各具特色的胸腔镜肺叶切除手术方式，如"单向式"术式、"单操作孔"术式、"王氏手法"等。限于篇幅，下面以右肺下叶切除为例详细说明。

操作孔的选择应较上叶低一肋间，常选择第 5 肋间隙；下叶切除，首先松解下肺韧带可使下肺探查更容易；仔细探查血管走向，防止损伤右肺中叶血管及支气管；处理较大血管时，彻底游离血管后方，同时予以直角钳充分游离（图 2-3-7），必要时予以丝线牵引可更利于切割吻合器植入（图 2-3-8）；钉合下叶支气管时，请麻醉医生鼓肺，避免误伤中叶器官。

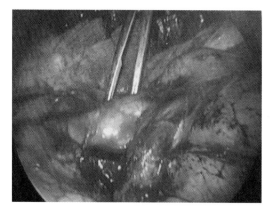
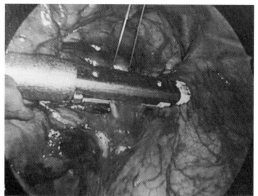

图 2-3-7 予以直角钳充分游离

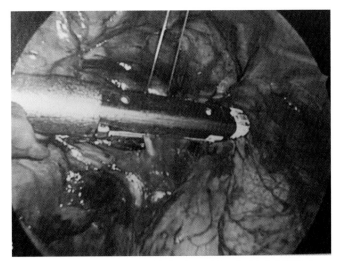

图 2-3-8　必要时予以丝线牵引可更利于切割吻合器植入

具体步骤：

（1）松解下肺韧带，仔细清扫第 9 组淋巴结（图 2-3-9）。

（2）解剖处理叶间裂，如遇叶间裂发育较差者可使用切割吻合器分离，但应仔细分离血管，不应在存在较粗叶间血管时直接离断叶间裂（图 2-3-10）。

（3）解剖右肺下叶动脉，从后肺门打开纵隔胸膜，钝性分离周围组织，带线，暂不离断（图 2-3-11）。

（4）处理右肺下叶静脉，从前肺门处理，注意探查是否存在右肺中叶静脉变异性回流，先后予以切割吻合器离断右肺下叶静脉及右肺下叶动脉。

（5）提起右下肺，清扫第十组淋巴结，显露右肺下叶支气管，如发现支气管动脉较粗，可先处理支气管动脉，离断右肺下叶支气管。

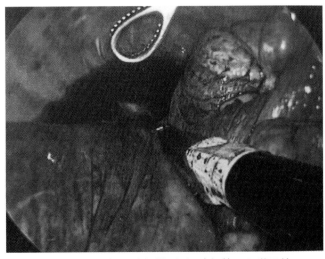

图 2-3-9　松解下肺韧带，仔细清扫第 9 组淋巴结

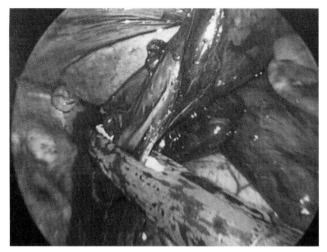

图 2-3-10　解剖处理叶间裂,如遇叶间裂发育较差者可使用切割吻合器分离,但应仔细分离血管,
不应在存在较粗叶间血管时直接离断叶间裂

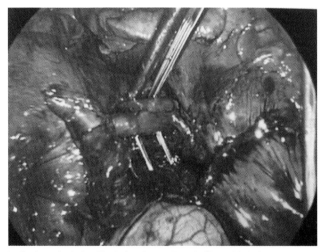

图 2-3-11　解剖右肺下叶动脉,从后肺门打开纵隔胸膜,钝性分离周围组织,带线,暂不离断

五、手术并发症及其处理

(一)术后病情评估

应结合患者病史、术中情况、手术效果以及术后的生化和血气检测结果,予以判断,从而决定术后予以干预性措施的强度。

1. 生理状态监测

内环境稳态监测:动脉血气分析是检测内环境的首选方法,一般手术结束后至少进行3次血气检测:①拔出气管插管之前,用以了解是否具备拔管指征;②回术后监护室应进行血气检测,与上一次血气检测指标比较,了解是否因麻药的蓄积而产生影响;③术后第二天清晨,用以了解患者一整夜调整后的恢复情况。

2. 血流动力学监测

肺癌术后患者应保留桡动脉穿刺，待术后第二天一般情况稳定后再予以拔出，可便于术后血压的监测以及术后血管活性药的使用。定期检测中心静脉压（central venous pressure，CVP）对评级循环血流量及右心功能有重要意义，必要时可予以补液试验辅助判断。

（1）呼吸功能监测：肺癌术后呼吸功能的变化往往都是一系列的表现，应注意观察患者神志变化、肺呼吸音改变、呼吸运动节律及呼吸频率改变，并结合血气分析结果统一判断。

（2）消化系统检测：注意防范术后应激性溃疡的发生，同时因术中操作有可能损伤迷走神经，应积极了解患者术后饮食情况，防止术后出现胃胀而导致误吸，甚至是肠梗阻的发生。

（3）内分泌系统：主要针对术前即存在糖尿病的患者，可予以胰岛素微泵使用，定期检测血糖，一般使血糖保持在 7.8 ～ 10.0 mmol/L，不建议血糖控制过低，可能会出现危及生命的低血糖症状。

（4）胸腔引流管的监测：每日应观测引流量的变化及颜色的变化，且应多嘱患者咳嗽，促进术后肺的张开，同时检测肺复张情况以及肺组织表面漏气情况。

（二）常见并发症的诊治

1. 术后心律失常

心律失常为肺癌术后最常见的并发症。肺癌患者术后常见的心律失常有房颤、房性/室性期前收缩、室性心动过速以及阵发性室上性心动过速，其中以房颤最多见。其发生可能与以下因素有关：高龄、麻醉药物蓄积、术中牵拉肺门、直接刺激心脏大血管、术后疼痛、胸腔积液、术后低钾、酸中毒等。

主要预防措施：①术前积极治疗相关慢性疾病。有心脏疾病患者术前要应用心肌保护药物，术前对心电图异常者采取积极的治疗可明显降低术后心律失常的发生。②手术操作仔细、轻柔，尽量减少对心肺牵拉及挤压，术毕吸净气管内的分泌物，防止肺炎、肺不张等并发症发生；尽可能缩短手术时间。③术后应用镇痛剂，定时帮助患者拍背排痰，行雾化吸入，保持呼吸道通畅，减少肺部并发症；适当应用心肌保护药物；及时纠正水、电解质失调及酸碱平衡紊乱；保持胸腔引流管通畅，胸腔积液持续存在者应积极寻找原因。

2. 肺不张

肺癌术后肺不张常发生于患侧余肺，少数情况下也会发生于健侧肺，若未给予及时处理，可能会造成循环与呼吸系统功能障碍，严重时危及患者生命。常见原因包括：术后咳嗽无力，使支气管内分泌物及小凝血块排出不畅；患者术前合并有肺气肿、气管炎病史，导致肺自身弹性减退；患侧余肺扭转；术后胸腔积气、积液，引流不畅，导致压迫性肺不张。

主要预防措施：①多进行有效咳嗽，给予有效镇痛，鼓励患者主动咳嗽，嘱患者家属协助拍背，同时拍背应与咳痰相配合。对咳嗽不能配合的患者，应及时予以吸痰，并密切检测血氧饱和度。②密切观察胸腔引流情况，必要时放置第二根引流管。③术后雾化吸入，并应用祛痰药。

3. 肺部感染

肺癌术后发生肺部感染发生的原因包括：术后切口疼痛，呼吸受抑制，咳嗽无力，导致肺、支气管内分泌物积聚；术后机体抵抗力低下、预防性抗感染治疗不充分；插管、误吸、肺不张、手术麻醉等。

主要预防措施：①术中、术后应用抗生素预防性抗感染治疗。术后确诊感染，应根据痰细菌培养结果选用敏感抗生素。②术后及时清理呼吸道分泌物，可予吸痰，嘱患者将分泌物吐出或咽下。③结合祛痰药雾化吸入，以稀释痰液，必要时可行纤支镜吸痰。④鼓励患者早日下床活动，增加肺活量，也可予以呼吸锻炼器或气球鼓励患者使用。

4. 胸腔出血

肺癌术后并发胸腔内活动性出血属于术后早期严重并发症之一，如处理不及时可导致术后早期死亡，同时胸腔内出血会增加其他并发症的发生。如术后每小时血性引流液在200 mL 以上并持续 3 h，提示胸腔有活动性出血。出血的原因主要包括：创面渗血，术中止血不彻底；血管结扎不牢，结扎线脱落；凝血功能异常。

主要预防措施：①术前完善凝血功能检查。②术中充分止血，较大的出血点予结扎止血，必要时可局部使用止血纱、明胶海绵或生物蛋白胶。③离断的大血管近心端需结扎加缝扎，确保牢靠。④一旦明确术后胸腔出血，应该积极处理。

5. 支气管胸膜瘘

肺癌术后支气管胸膜瘘的发生主要包括：感染、低蛋白血症、使用机械通气等全身因素和支气管残端感染、残端肿瘤组织残留、残端血供差等局部因素。同时也与术中支气管残端的处理方式有明显关系。

主要预防措施：①术前纠正低蛋白血症、营养不良，加强肺功能锻炼。②术中尽量避免残端有癌肿组织残留，避免残端过长，注意勿损伤支气管动脉。③术后加强营养支持，应用有效抗生素，保持引流管通畅。

6. 急性呼吸窘迫综合征

急性呼吸窘迫综合征（acute respiratory distress syndrome，ARDS）或急性肺损伤其发病因素包括：高龄、呼吸道感染、呼吸功能、肥胖、手术时间、术中输血等。急性呼吸窘迫综合征是肺癌术后常见且死亡率高的严重并发症，一旦出现，应早期干预，必要时应用呼吸机辅助呼吸。

主要预防措施：①术前完善肺功能检查，加强呼吸道准备，戒烟，并常规预防性应用抗生素。②术中尽可能保留正常组织，并合理控制液体输入量以保持体液平衡。③术后加强呼吸功能监测，应用支气管解痉药，并予吸氧、雾化、镇痛等，保持呼吸道通畅，鼓励患者咳痰。

第四章

纵隔肿瘤微创外科

◎ 付绍梓

第一节　纵隔肿瘤的分类与概述

纵隔肿瘤根据解剖位置可分为前纵隔、中纵隔和后纵隔肿瘤。前纵隔肿瘤包含胸腺肿瘤、胸腺囊肿、畸胎瘤、精原细胞瘤、淋巴瘤、胸骨后甲状腺肿、纵隔甲状旁腺腺瘤等。中纵隔肿瘤包含肿大的淋巴结、支气管源性囊肿、肠源性囊肿、心包囊肿等。后纵隔肿瘤包含神经源性肿瘤、食管囊肿、神经管原肠囊肿等。本章节主要介绍前纵隔肿瘤中最常见的胸腺肿瘤以及后纵隔肿瘤中的神经源性肿瘤。

胸腺肿瘤（thymus tumor）是一类具有潜在恶性的肿瘤，即使病理为 A 型，亦存在远处转移可能。对于胸腺肿瘤来说，手术仍是目前最主要的治疗方式，通过根治性切除可能治愈；但即使是根治性切除，胸腺肿瘤仍有复发的风险。

随着近年来胸腺肿瘤外科飞速发展，胸腺肿瘤手术方式也多种多样。目前常见的胸腺肿瘤手术方式主要有传统正中胸骨劈开手术、电视辅助胸腔镜手术（VATS）、机器人辅助手术（robot-assisted thoracoscopic surgery，RATS）等。虽然微创外科技术获得迅速推广，然而临床指南目前并不推荐微创手术作为首选术式，原因是缺乏有力度的临床研究证据支持。

后纵隔内有胸主动脉、胸导管、奇静脉、半奇静脉、食管、神经等结构，神经源性肿瘤是目前最常见的后纵隔肿瘤，占后纵隔肿瘤的 55% ～ 60%，其主要发生于交感神经节、副交感神经细胞、肋间神经或神经鞘细胞。神经源性肿瘤由椎间孔处发生可沿着被侵犯的神经双向生长，呈哑铃状，包括一个较大的后纵隔部分的肿瘤和较小的椎管内部分。这些肿瘤在切除时需要胸外科和神经外科精确地评估并仔细制订手术计划。

第二节　胸腔镜下纵隔肿瘤切除术

一、手术适应证和禁忌证

（一）手术适应证

胸腺切除术的指征包括重症肌无力或胸腺肿物，或者二者皆有。10% ~ 15% 的重症肌无力患者同时有胸腺肿瘤，而 30% 左右的胸腺肿瘤患者同时有重症肌无力。对于年轻患者、药物治疗无效或者药物不耐受的重症肌无力患者推荐行胸腺切除。

后纵隔肿瘤患者若没有椎管内侵犯，且肿瘤边缘规则，同时没有胸壁或者骨骼累犯，可以行 VATS 下后纵隔肿瘤切除。有学者推荐 3 cm 以上的肿瘤应行后外侧开胸手术来切除肿瘤，也有些学者认为肿瘤最大径大于 8 cm 时，不建议使用 VATS。

（二）手术禁忌证

过去 VATS 手术禁忌包括：既往胸部手术史，新辅助放化疗，中央型或气管内病灶，胸壁或血管累犯。而现在 VATS 的唯一绝对禁忌是无法获得充足的胸腔镜下视野，其他相对禁忌证包括：气管成形术式（如袖式切除），胸壁缺损，巨大肿块需要扩大切口且肋骨撑开，致密胸膜粘连，中央型或肺门区肿块需经心包内手术，肺门钙化淋巴结，新辅助放化疗以及广泛的胸壁受累。

随着腔镜技术发展，越来越多的胸外科医师熟练掌握胸腔镜手术技巧，不再受制于以上这些相对禁忌，且发生术中中转开胸的比率也越来越少。

二、手术准备

重症肌无力患者在术前需经神经内科会诊，并行胸部增强 CT 扫描评估胸腺内肿物，同时辅助抗胆碱酯酶药物治疗。术前通常不用抗胆碱类药物，术前麻醉通常只需用少量阿托品及镇静药物。麻醉中尽量不要过多使用肌松药，通过吸入药物及短作用阿片类药物维持深度麻醉。麻醉师术后需仔细评估患者情况，若患者呼吸状态（吸气呼吸压力及潮气量等）和血气分析结果无重大异常，可拔除气管插管，脱机后转入重症监护室（intensive care unit，ICU）或特护病房。对于重症肌无力患者，我们需密切关注患者的呼吸情况。若重症肌无力患者的呼吸功能持续恶化，则需血浆置换，必要时重新气管插管。

对于后纵隔肿瘤患者，术前需关注患者是否存在高血压、出汗、心悸等症状，如伴有上述症状，应进行相应的激素水平检测，明确该功能性肿瘤的来源。无症状的患者无须常规进行激素水平检测。若术前明确为功能性副神经节瘤或嗜铬细胞瘤，同时伴有高血压，那么患者应接受 1 ~ 2 周的 α-肾上腺素能受体拮抗剂治疗。大多数接受后纵隔肿瘤切除手术的患者一般不需转入 ICU 监护，因此术后早期下床活动和积极的呼吸功能锻炼尤为重要。

三、手术方法与步骤

（一）开放手术——正中胸骨劈开

正中胸骨劈开最常用于心脏手术，也是传统的前纵隔肿瘤切除的常用切口。患者取仰卧位，头部轻度后仰，切口沿胸骨上切迹中线直至剑突。逐层分离皮下组织及胸肌筋膜，同时游离胸骨上切迹，用电刀沿胸骨中线表面做一标记。电锯由胸骨上切迹中点沿胸骨表面标记自上而下劈开胸骨（或用粗剪剪开剑突，自下而上劈开胸骨），此时建议暂时停止机械通气。劈开胸骨后可用骨蜡涂抹胸骨切口封闭胸骨骨髓腔，胸撑打开切口，暴露前纵隔。胸腺切除应游离胸腺的上、下极将胸腺完整切除，分离过程中需注意胸腺组织与无名静脉之间的间隙及胸腺静脉，同时应注意保护膈神经。

（二）微创手术

1. 经胸腔镜下胸腺切除术和神经源性肿瘤切除术

自 1995 年 Yim 等首先成功采用胸腔镜经右胸切口行胸腺切除术治疗重症肌无力以来，VATS 胸腺切除术已成为治疗重症肌无力患者的重要手术方法之一，其临床效果已得到公认。对于早期胸腺肿瘤来讲，胸腔镜下也可以完成胸腺切除手术。Luketich 等对比了 40 例早期胸腺肿瘤手术治疗，其中 Masaoka Ⅰ期 14 例，Ⅱ期 26 例。其中 22 例行正中胸骨劈开，而 18 例经胸腔镜微创手术。研究发现所有患者均未出现手术并发症，胸腔镜手术组患者的住院时间显著短于正中胸骨劈开组（$P = 0.001$），两组均无复发，且 5 年生存率无显著差异。Odaka 等学者也进行了相似的研究，他们共统计了 40 例患者，其中 22 例经胸腔镜微创手术，18 例行正中胸骨劈开，结果同样显示所有患者未出现术中及术后并发症，且胸腔镜治疗组住院时间显著短于传统正中开胸组（4.6 天 vs 11.2 天，$P < 0.000\,1$）。胸腔镜手术治疗胸腺肿瘤的有效性及安全性已得到证实，越来越多的中心也开展了胸腔镜下胸腺肿瘤切除手术。

VATS 胸腺肿瘤切除常用三孔法进行操作，患者取半侧卧位，患侧垫高 45°，上肢上举固定。进镜孔位于腋后线第 6 肋间，另外两孔分别位于腋中线第 3 肋间和腋前线第 6 肋间，同时采用 6～8 mmHg 的人工气胸。利用腔镜吸引器和腔镜分离钳暴露胸腺组织后进行超声刀或电凝钩分离，若合并重症肌无力，需同期进行前纵隔脂肪廓清（图 2-4-1）。

VATS 后纵隔神经源性肿瘤切除常采用的是双孔法或三孔法，患者取侧卧位（可稍前倾）。其中观察孔为腋中线第 7 肋间，主操作孔位于腋前线第 4 或第 5 肋间（具体可根据肿瘤位置的高低），如需副操作孔，可置于肩胛下角线第 7 肋间。一般距肿瘤 1～2 cm 处，用腔镜分离钳提起胸膜并用电凝钩切开，同时围绕肿瘤周围 1～2 cm 切开胸膜。游离肿块直至有一束神经或血管与之相连，此时可采用血管夹夹闭后离断，从而完整切除肿块。

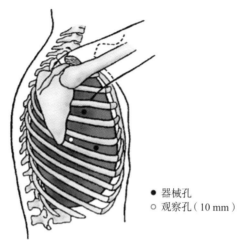

● 器械孔
○ 观察孔（10 mm）

图 2-4-1　三孔操作法

2. 经剑突腔镜下胸腺切除术

经剑突下手术入路是近年来的一种新型手术入路，因其暴露与清扫效果较好且术中中转开胸无须更换体位，受到越来越多胸外科医生的青睐。简单介绍其手术方式：患者取仰卧位，于剑突下 2 cm 行一长约 3 cm 的横行切口，分离皮肤、皮下组织直至剑突，充分游离剑突后方结缔组织至前纵隔胸骨后间隙，手指引导下双侧肋缘下距剑突下切口约 5 cm 各穿刺置入 5 mm Trocar，剑突下切口置入 10 mm Trocar 作为观察孔，采用 6 ～ 8 mmHg 的人工气胸。该手术方式与侧卧位胸腔镜下三孔法胸腺肿瘤切除类似，利用腔镜吸引器和腔镜分离钳暴露胸腺组织后进行超声刀或电凝钩分离，若合并重症肌无力，需同期进行前纵隔脂肪廓清（图 2-4-2）。

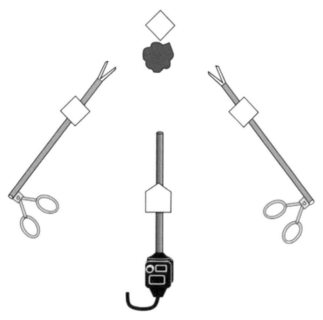

图 2-4-2　剑突下操作法

3. 机器人辅助下胸腺切除术

达芬奇外科系统（da Vinci surgical system）是一种机器人外科系统，该系统是目前最常使用的机器人辅助胸腔镜手术平台（图 2-4-3）。在胸腔镜手术基础上，利用这一系统进一步发挥了胸腔镜的优势，同时去除了劣势，通过整合计算机技术，提高了手术的可操控性、精确性和稳定性。该系统可向术者提供高清三维图像，将手术视野放大 10～15 倍。系统设计可去除主刀医师因手部抖动对手术产生的不利影响，同时与开放手术的视觉一致，到达手眼协调。

对于胸腺手术来说，达芬奇外科系统可以保证通过小切口在狭小的纵隔空间内完成全胸腺切除和周围大片脂肪清扫。Ashton 等首先报道了达芬奇外科系统应用于全胸腺切除治疗重症肌无力。Cakar 等应用达芬奇外科系统为 9 例重症肌无力患者施行全胸腺切除，其中 4 例合并胸腺肿瘤。虽然达芬奇外科系统已改进了触觉压力反馈机制，但其机器及耗材价格昂贵仍是目前患者，特别是发展中国家患者接受机器人辅助手术的阻碍。

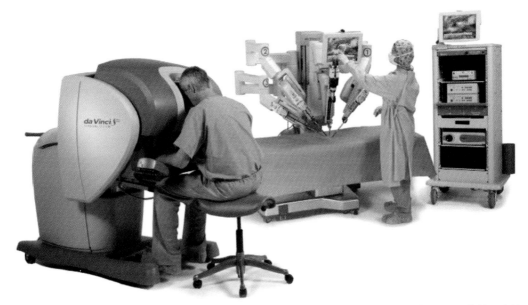

图 2-4-3 达芬奇机器人（Copyright 2009，Intuitive Surgical，Inc.）的三大组成部分——外科医生控制系统、床旁机械臂系统以及立体成像系统

四、手术并发症及其处理

纵隔肿瘤术后处理与其他胸外科手术基本一致。根据 2019 版胸外科围手术期肺保护专家共识，术后需注意保护患者呼吸道通畅、合理镇痛、尽早下床活动、合理的术后补液以及肺功能康复训练。

（一）保护患者呼吸道通畅

对存在高危因素，如长期大量吸烟史、高龄、肥胖、合并 COPD、哮喘等基础性肺病或伴糖尿病等合并症患者，即使无痰液，预防性应用氨溴索也可以减少术后肺部并发症的发生。在预防和治疗术后相关肺部并发症（肺不张、急性肺损伤、低氧血症、ARDS 等）时，氨溴索是有效的药物治疗方法。雾化吸入短效抗胆碱能药物，一方面可以打开并湿化气道，改善患者的肺功能并利于排痰；另一方面可以减少黏液分泌，降低术后发生肺炎的风险。

（二）合理镇痛

术后有效的镇痛措施可促进患者早期的膈肌运动、咳嗽排痰，以此减少对肺功能的损害、减少肺部合并感染的发生。术后镇痛应综合运用各种镇痛方法，并在药物的用量上个体化。同时加强术后麻醉访视，避免过度镇静或呼吸抑制。此外，尽早去除不必要的胸腔引流可减轻患者疼痛。

（三）尽早下床活动

术后早期恢复性运动锻炼是防止术后肺部并发症的重要手段，应增加患者的姿势调整，尽早下床活动。同时，术后早期下床活动可以有效减少下肢静脉血栓形成，降低术后肺栓塞风险。

（四）合理的术后补液

纵隔肿瘤术后一般不需进食，因此术后补液应尽可能采用口服或肠内的方式。关于补液的量，目前研究较倾向于限制性或目标导向性补液方案。过多的液体会加重心脏负担，使肺水增加甚至导致肺水肿。

（五）肺功能康复训练

术后肺功能康复训练的主要措施包括激励式肺量测定法、鼓励患者咳嗽和深呼吸、口腔卫生护理、患者与家属教育、早期且较频繁的床下活动（每天3次以上）以及抬高床头（30°以上）等。研究证实，这种模式的肺保护策略显著降低了术后患者的肺炎发生率和计划外插管发生率。

参考文献

［1］BRUNN H. Surgical principles underlying one-stage lobectomy. Archives of Surgery, 1929, 18（1）: 490-515.

［2］CAKAR F, WERNER P, AUGUSTIN F, et al. A comparison of outcomes after robotic open extended thymectomy for myasthenia gravis. Eur J Cardiothorac Surg, 2007, 31（3）: 501-505.

［3］CHAUHAN V, ACHARYA G. Nasal intubation: a comprehensive review. Indian J Crit Care Med. 2016, 20（11）: 662-667.

［4］CHEN W Q, ZHENG R S, BAADE P D, et al. Cancer statistics in China, 2015. CA Cancer J Clin, 2016, 66（2）: 115-132.

［5］CHURCHILL E D, BELSEY R. Segmental pneumonectomy in bronchiectasis—The lingula segment of the left upper lobe. Annals of Surgery, 1939, 109: 481-499.

［6］GIULIANOTTI P C, BUCHS N C, CARAVAGLIOS G, et al. Robot-assisted lung resection: outcomes and technical details. Interact Cardiovasc Thorac Surg, 2010, 11（4）: 388-392.

［7］HOKSCH B, BIRKEN-BERTSCH H, MÜLLER J M. Thoracoscopy before Jacobaeus. Ann Thorac Surg, 2002, 74（4）: 1288-1290.

［8］JOSHI G P, KEHLET H. Postoperative pain management in the era of ERAS: an overview. Best Pract Res Clin Anaesthesiol, 2019, 33（3）: 259-267.

［9］LI P F, LI J, LAI Y T, et al. Perioperative changes of serum albumin are a predictor of postoperative pulmonary complications in lung cancer patients: a retrospective cohort study. J Thorac Dis, 2018, 10（10）: 5755-5763.

［10］NCCN Clinical Practice Guidelines in Oncology（NCCN Guidelines®）Non-Small Cell Lung Cancer（Version 2, 2018）.

［11］NOURAEI S M, MIDDLETON S E. Management and prognosis of primary tracheal cancer: a national analysis. Laryngoscope, 2014, 124（1）: 145-150.

［12］ODAKA M, SHIBASAKI T, KATO D, et al. Comparison of oncological results for early- and advanced-stage thymomas: thoracoscopic thymectomy versus open thymectomy. Surg Endosc, 2017, 31（2）: 734-742.

［13］OKI M, SAKA H, ANDO M, et al. Ultrathin bronchoscopy with multimodal devices for peripheral pulmonary lesions：a randomized trial. Am J Respir Crit Care Med，2015，192（4）：468-476.

［14］PENNATHUR A，QURESHI I，SCHUCHERT M J，et al. Comparison of surgical techniques for early-stage thymoma：feasibility of minimally invasive thymectomy and comparison with open resection. J Thorac Cardiovasc Surg，2011，141（3）：694-701.

［15］RAMI-PORTA R，WITTEKIND C，GOLDSTRAW P. International association for the study of lung cancer（IASLC）staging committee：complete resection in lung cancer surgery：proposed definition. Lung Cancer，2005，49（1）：25-33.

［16］RAMI-PORTA R，CALL S，DOOMS C，et al. Lung cancer staging：a concise update. Eur Respir J，2018，51（5）：1800190.

［17］RO C Y，DEROSE J J，CONNERY C P，et al. Three-year experience with totally endoscopic robotic thymectomy. Innovations（Phila），2006，1（3）：111-114.

［18］SEELY A J E，IVANOVIC J，TREADER J，et al. Systematic classification of morbidity and mortality after thoracic surgery. Ann Thorac Surg，2010，90（3）：936-942.

［19］SHEPHERD R W，RADCHENKO C. Bronchoscopic ablation techniques in the management of lung cancer. Ann Transl Med，2019，7（15）：362.

［20］SHERANI K，VAKIL A. Malignant tracheal tumors：a review of current diagnostic and management strategies. Curr Opin Pulm Med，2015，21（4）：322-326.

［21］TRAVIS W D，BRAMBILLA E，NICHOLSON A G，et al. The 2015 World Health Organization classification of lung tumors：impact of genetic，clinical and radiologic advances since the 2004 classification. J Thorac Oncol，2015，10（9）：1243-1260.

［22］YIM A P，KAY R L，HO J K. Video-assisted thoracoscopic thymectomy for myasthenia gravis. Chest，1995，108（5）：1440-1443.

［23］蔡开灿，王向东，叶靖，等 . 喉罩全麻与气管插管全麻胸腔镜手术治疗肺大疱的临床对照研究 . 南方医科大学学报，2013，33（5）：756-760.

［24］陈力 . 原发性气管及主支气管恶性肿瘤的临床诊治 . 中国临床医学，2017，24（4）：591-594.

［25］陈贤超，唐小军 . 非小细胞肺癌的外科治疗进展 . 中国胸心血管外科临床杂志，2015，23（5）：501-505.

［26］程颖，吴一龙，陆舜，等 . 中国临床肿瘤学会（CSCO）原发性肺癌诊疗指南 2018 版 . 北京：人民卫生出版社，2018.

［27］蒋晓侠，林治，谭黎杰，等 . 腹腔镜在微创三切口食管癌根治手术中的应用 . 中国微创外科杂志，2011，11（9）：4.

［28］李玉萍，谢冬，杨健，等 . 普胸外科重返重症监护室患者术后并发症分析 . 中华胸心血管外科杂志，2015，31（9）：545-548.

［29］王天佑，李单青，崔永，等 . 胸外科围手术期肺保护中国专家共识（2019 版）. 中国胸心血管外科临床杂志，2019，26（9）：835-840.

［30］赵珩，高文．胸外科手术学．北京：人民卫生出版社，2017．

［31］赵辉，姜冠潮，刘军，等．电视胸腔镜手术治疗食管平滑肌瘤∥世界华人胸腔镜手术论坛．中华医学会胸心血管外科学分会，2008．

［32］中华医学会呼吸病学分会．支气管镜诊疗操作相关大出血的预防和救治专家共识．中华结核和呼吸杂志，2019，39（8）：588-591．

第三部分
胃肠胰肿瘤微创外科

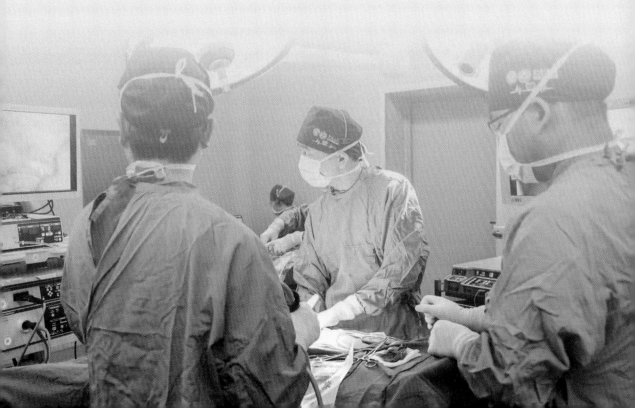

第一章

概 述

◎夏 涛 牟一平

我国胃、结直肠和胰腺肿瘤致死率均位居前十，胃肠胰疾病很常见。外科手术切除是其最主要的治疗手段。传统开腹手术切口大，疼痛明显，并可能发生切口感染、切口裂开、切口疝等切口相关并发症。腹腔镜手术切口小，视野清，患者出血少，恢复快，避免了切口疼痛、感染等并发症，相对于传统手术，具有微创优势。微创外科成为21世纪外科学发展的主旋律。机器人，特别是达芬奇手术机器人系统，放大倍数更高，操作器械两个关节可720°转动，具有三维视野等优势，机器人辅助的腹腔镜手术质量更高。随着设备的迭代更新，手术经验的积累和技术的进步，目前几乎所有的手术都可以在腹腔镜或机器人下完成，微创是胃肠胰外科的必然趋势。

机器人辅助腹腔镜手术并没有改变腹腔镜手术的适应证、手术流程，仍然属于腹腔镜手术范畴，下面统一介绍腹腔镜胃肠胰手术。

第一节 腹腔镜技术在胃肿瘤外科中的应用

根据国际癌症研究机构（International Agency for Research on Cancer，IARC）发布的Globocan 2020的数据，胃恶性肿瘤占肿瘤发病谱的第6位，新发病例及占比分别为1 089 103例和5.6%，居恶性肿瘤死亡的第4位，死亡病例数及占比分别为768 793例和7.7%。我国人口多，所占比例大。胃恶性肿瘤发病数多，死亡人数为478 508例（43.94%）。外科手术是胃癌治疗的关键环节，腹腔镜手术所代表的微创外科已经被广泛应用于胃癌治疗。1994年Kitano首先报道腹腔镜远端胃切除手术，1996年Azagra开展腹腔镜根治性全胃切除术，此后，腹腔镜手术逐渐应用于胃癌的外科治疗。

胃癌根治性手术包含胃癌病灶扩大切除和区域淋巴结清扫两个重要步骤。多项研究证明，相对于开腹手术，腹腔镜手术治疗胃癌是安全的，并有很多优势。Huscher等进行了微创与开放远端胃切除术的随机对照试验，结果表明微创手术有围手术期出血较少，术后恢复较快的优点；在淋巴结清扫个数、术后并发症发生率、死亡率及 5 年生存率并无区别。韩国一项针对临床Ⅰ期胃癌（KLASS-01）的随机对照试验，结果表明微创远端胃癌根治术总体并发症明显降低，特别是伤口感染率有显著性差异。日本的多中心Ⅲ期临床研究（JCOG0912 研究）结果显示：ⅠA 期和ⅠB 期胃癌患者，行腹腔镜远端胃癌根治术无瘤生存率不低于开腹手术。

我国进展期胃癌比例高。中国腹腔镜胃癌外科研究组（CLASS 研究组）开展的 CLASS-01 研究显示：由经验丰富的外科医生完成局部进展期远端胃癌手术安全性、肿瘤疗效，及 3 年无瘤生存率均不劣于开放手术。韩国的 KLASS-02 随机对照研究纳入 T2 ～ 4a 期进展期胃癌患者，其研究结果显示：腹腔镜手术组和开腹手术组术后生存率、3 年无瘤生存率无显著性差异，且腹腔镜手术组术中出血量、术后住院时间和术后并发症发生率均低于开腹手术组。腹腔镜远端胃癌根治术在早期胃癌治疗中已被认为安全、可行，并逐渐在进展期中开展。针对早期胃上部肿瘤，韩国的 KLASS-03 多中心Ⅱ期研究结果显示：腹腔镜全胃切除术，手术并发症发生率与既往文献报道的开腹全胃切除术并发症发生率比较，差异无统计学意义。这些研究证明微创手术在进展期胃癌也是安全可行的，并列入了相关指南，得到学术界认可。

第二节　腹腔镜技术在胰腺肿瘤外科中的应用

由于胰腺解剖位置特殊、周围毗邻大血管结构复杂、术后并发症发生率高且危害严重等，腹腔镜在胰腺癌手术治疗中的应用相对落后。腹腔镜胰十二指肠切除术（laparoscopic pancreaticoduodenectomy，LPD）和腹腔镜远端胰腺切除术（laparoscopic distal pancreatectomy，LDP）分别于 1994 年和 1996 年被首次报道，标志着腹腔镜技术开始应用于胰腺外科。

相对于 LPD，LDP 手术仅涉及解剖及切除，不涉及消化道重建，操作难度相对低，更易被热衷于微创的胰腺外科医师学习并掌握。本团队对 LDP（17 例）和开腹胰十二指肠切除术（open pancreaticoduodenectomy，OPD）（34 例）行配对分析，表明两组手术时间、术后并发症发生率、术后胰漏率无统计学意义，并且淋巴结清扫率及术后总生存期亦无统计学意义。DIPLOMA 研究联合 11 个国家 34 个医疗中心对 1 212 名胰腺癌患者进行回顾性研究，针对 340 例微创远端胰腺切除术（minimally invasive distal pancreatectomy，MIDP）与 ODP 行匹配分析，研究显示相比于 ODP 组，MIDP 平均术中失血量低，平均术后住院时间短，R0 切除率高，且术后Ⅲ级以上并发症发生率及术后 90 天病死率无显著性差异；中位生存时间 MIDP 与 ODP 无显著性差异（31 个月 vs 28 个月）。目前，LDP 因其微创优势明显且安全可行，已成为治疗良性及低度恶性胰腺肿瘤的首选术式，并逐渐应用于胰腺恶性肿瘤的治疗。

目前主张对胰腺体尾部良性或交界性肿瘤，应争取施行腹腔镜保留脾脏远端胰腺切除术。而对胰腺体恶性肿瘤或较大的肿瘤，主张行腹腔镜远端胰腺联合脾脏切除术，甚至行根治性顺行性模块化胰脾切除术（radical antegrade modular pancreatosplenectomy，RAMPS）。

腹腔镜胰腺中段切除术（laparoscopic central pancreatectomy，LCP）仅切除肿瘤及左、右

两侧各 1～2 cm 胰腺组织,胰腺近侧残端封闭或与消化道吻合重建,胰腺远侧残端与空肠或胃行消化道吻合重建。其优点是保留了更多的正常胰腺组织、胃肠道、胆道结构及脾脏,降低了患者术后胰腺内外分泌功能不足、感染、免疫和凝血功能等异常发生的风险。但由于同时存在胰头和胰体尾两个残端,因此胰腺节段切除术后胰瘘发生率高于胰十二指肠切除术和远端胰腺切除术。当然对于胰头的肿瘤,腹腔镜功能保留手术自本团队全球首例报道后,也逐渐成熟起来。

胰头十二指肠切除术(pancreaticoduodenectomy,PD)是治疗壶腹周围肿瘤的标准术式,其切除范围包括胰头(含钩突)、胆囊和胆管中下段、胃窦部、十二指肠和部分空肠,以及相应区域淋巴结和神经,并行胆管、胰管和胃的吻合重建。手术操作复杂,风险高,是腹部外科最复杂的手术之一。LPD 更是胰腺外科和腹腔镜外科医生心目中的"珠峰"。自卢榜裕教授于 2003 年开展全国首例 LPD 以来,仅有零星报道。

笔者团队自 2012 年 9 月从美国梅奥学习归来,结合原有腹腔镜远端胰腺切除和完全腹腔镜胃癌手术经验,建立了适合中国人体型的"五孔法"腹腔镜胰头十二指肠切除术手术流程。手术时间大大缩短,使之成为安全可行的常规术式。手术适应证已从十二指肠乳头肿瘤,到胆总管中下段肿瘤、胰头和钩突良性肿瘤,再到胰头和钩突恶性肿瘤,甚至 LPD 联合右半肝切除。

此后,成都、广州和武汉等胰腺中心相继发表 LPD 大宗病例报道,均表明其具有出血少、住院时间短、恢复快等微创优势,而其并发症发生率和死亡率与开腹手术无明显差异。Kondo 等研究表明,LPD 在围手术期炎症反应及生活质量方面也颇具优势。

至于 LPD 可否用于恶性肿瘤?文献报道表明,LPD 在切缘、淋巴结清扫的数目方面与传统开放手术相当,甚至更好,并因术后恢复快而更早接受放化疗,可望提高其远期生存率等。本团队与复旦大学中山医院联合开展的 LPD 对比 OPD 配对研究表明,LPD 总体并发症发生率显著低于 OPD,总生存率 LPD 高于 OPD(20.0 个月 vs 18.7 个月),但无统计学意义。本团队的 Meta 分析总结在 3～5 年的总生存率上,LPD 优于 OPD。最近国内一项 14 个中心随机对照研究 LPD 对比 OPD 效果,结果显示 LPD 术后住院时间明显缩短,过学习曲线后,LPD 术后并发症发生率和死亡率明显下降。LPD 已经安全可行,它不单切口小,患者术后疼痛轻,恢复快,更主要的是视野更清,解剖更精细,术中出血更少,可以获得更高的手术质量;但对于恶性肿瘤是否获益需要更高级别的证据支撑。2019 年,微创胰腺切除国际指南(International Guidelines Minimally Invasive Pancreas Resection,IGMIPR)的制定,为微创在胰腺手术中的应用提供更有力的证明。我们认为 LPD 今后的主要发展方向是建立监测体系,进行多中心随机对照试验研究或真实世界研究;建立常规术式时代新生代 LPD 术者的培训体系。

总之,在技术成熟的中心,腹腔镜用于胰腺癌治疗是可行的、安全的,肿瘤学效果等同于开放手术,但仍需要更多前瞻性比较研究提供更有力的证据。相信,随着手术经验的积累、器械及设备的更新以及相关研究的深入,腹腔镜手术应用于胰腺癌患者的治疗将愈加成熟,将会为更多的胰腺癌患者带来益处。

第三节　腹腔镜技术在小肠肿瘤外科中的应用

　　腹腔镜技术逐渐被应用于小肠疾病诊治中，包括良恶性肿瘤，如平滑肌瘤、腺瘤、错构瘤、血管瘤、脂肪瘤、小肠间质肿瘤、类癌、神经内分泌肿瘤等，目前腹腔镜手术主要为完全腹腔镜下小肠切除和腹腔镜辅助小肠切除术。腹腔镜下小肠切除完全在腹腔内完成肠段切除和消化道重建，手术操作相对复杂，增加手术时长，因此多数倾向于借助 5 cm 开放切口在腹腔外完成重建或切除，特别是对于直径较大的肿瘤，需要扩大切口后切除。与开放手术相比，腹腔镜下小肠切除在术中失血、切口长度、术后疼痛、术后恢复时间、术后并发症等方面均有明显优势。其主要在良性肿瘤和早期恶性肿瘤开展，目前尚缺乏大样本随机对照试验来评估恶性肿瘤远期疗效。

第四节　展　望

　　腹腔镜手术切口小，视野清，患者出血少，恢复快，微创优势明显。随着设备的更新和手术技术的进步，目前几乎所有的手术都可以在腹腔镜下完成。达芬奇手术机器人系统，放大倍数更高，操作更加灵活，缝合质量更高。微创是胃肠胰外科的必然趋势。微创手术占比已经成为医院质量考核的关键指标。

　　当然，微创只是外科手术技术和入路方面的突破，精准外科和加速康复外科也是近年外科学的热点。新辅助化疗的进展，许多肿瘤的治疗原则，已经从"手术优先"转变为"新辅助化疗优先"。术前必须进行多学科讨论。为此，我们进一步提出"以微创为核心"的 MDT 新模式，即以同时掌握传统开放手术、腹腔镜和机器人微创手术技能的外科医生为主导，在重视新辅助放化疗、免疫和靶向治疗的基础上，不仅讨论是否可以手术，而且重点讨论是否可以用微创的手段去诊断、分期和治疗，以获得更精准的评估，最合理的治疗，用好、用够腹腔镜和机器人的微创优势，促进胃肠胰肿瘤微创诊治的健康发展。

第二章

胃肿瘤微创外科

◎夏　涛　牟一平

第一节　腹腔镜远端胃癌根治术

一、手术适应证和禁忌证

（一）手术适应证

● 胃癌，位于胃窦或胃角，临床分期 T2N0 和 T1N1 是绝对适应证；对于分期更晚的患者可结合新辅助化疗等进一步适合开展。

● 胃肠道间质瘤，一般不需要淋巴结清扫。

（二）手术禁忌证

● 全身情况差，心、肺、肝、肾功能不全，不能耐受长时间气腹及全身麻醉者。

● 肿瘤已经远处转移。

● 广泛肠管扩张，肠瘘，广泛腹腔炎症、粘连，无法分清解剖结构。

二、手术准备

原则上，微创手术围手术期管理应和开放手术一样，但因微创手术自身的特点，需要有所区别。

（1）常规化验检查：血常规、尿常规、大便常规＋潜血；肝功能、肾功能、血电解质、凝血功能、肿瘤标记物检查（含 CA19-9、CEA、CA125）、感染性疾病筛查（乙肝、丙肝、HIV、梅毒），血气分析。

（2）心电图、胸片正侧位：对于老年人，可增加超声心动图、肺功能评估心肺功能，以确保患者能够经历长时间手术。

（3）腹部 CT：能够明确胃周围淋巴结转移情况。

（4）MRI：对于有肝脏转移的患者，MRI 可以更好地鉴别诊断。

（5）胃镜检查：胃镜可明确肿瘤的大小，并取活检，明确病理诊断。在对病灶较小者，可以术前钛夹定位。

（6）PET-CT 检查：对强烈怀疑肿瘤或者其他地方有转移的患者，可行 PET-CT。

三、手术方法与步骤

（一）手术操作平台建立

（1）麻醉体位：一般选择平卧位，两腿可分开或不分开。气管插管全麻，常规消毒铺巾。

（2）术者站位：主刀站于患者右侧，第一助手站于患者左侧，两者位置固定。扶镜助手在患者两腿中间，易于扶镜。

（3）建立气腹与套管分布：先于脐下做一小切口，气腹针穿刺，建立气腹。再置入内径 10 mm 套管作为观察孔，置入腹腔镜。确定进腹且没有粘连，在腹腔镜明视下再做四个 Trocar 穿刺，分别位于两侧腋前线肋缘下 2 cm 及平脐腹直肌外缘。以上 5 个套管呈 V 形分布。右侧分别为 12 mm（平脐腹直肌外缘）及 5 mm 套管，其中 12 mm 套管为主操作孔，左侧两个均为 5 mm 套管，由第一助手操作（图 3-2-1）。

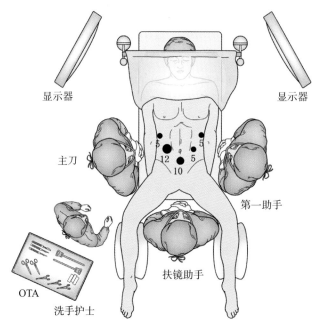

图 3-2-1　手术室布局及术者站位、Trocar 分布

（二）腹腔镜探查、分期

依顺序检查肝脏等腹腔脏器表面及壁层腹膜，包括盆腔。可疑结节就取活检，冷冻切片检查，排除腹膜转移和脏器表面转移。腹腔镜探查分期是腹腔镜手术必做的一个步骤，也是腹腔镜手术的优势，它可发现细小的腹膜或肝脏转移，弥补影像学分期的不足，并可埋输液装置进行腹腔化疗，避免不必要的剖腹。

（三）病灶切除及淋巴结清扫

（1）切除大网膜：紧贴沿横结肠上缘从中间向左游离，至脾结肠韧带，向右侧游离至结肠肝曲，完整切除大网膜（图 3-2-2）。

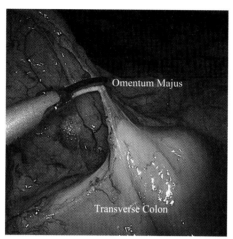

图 3-2-2　大网膜切除
（Transverse Colon，横结肠；Omentum Majus，大网膜）

（2）剥脱横结肠系膜前叶，打开胰胃间隙：自横结肠上缘向上剥离系膜前叶，将系膜后叶向下分离。提起胃壁，打开胰胃间隙，将结肠系膜向下剥离，显露胰腺。

（3）清扫第 6 组淋巴结：从胰十二指肠上前静脉（ASPDV）和胃网膜右静脉（RGEV）交界处向上清扫，沿此向上分离至胰头上缘，充分显露 RGEV（图 3-2-3）。在胰胃间隙间显露胃十二指肠动脉（GDA），沿 GDA 向远心端分离，暴露胃网膜右动脉（RGEA）（图 3-2-4）。分别离断 RGEA/V，并沿胰腺上缘向右侧暴露十二指肠。

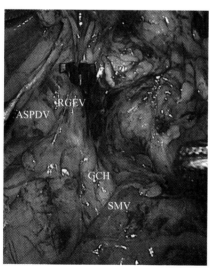

图 3-2-3　清扫第 6 组淋巴结，显露胃网膜右静脉
（RGEV，胃网膜右静脉；ASPDV，胰十二指肠上前静脉；GCH，胃结肠干；SMV，肠系膜上静脉）

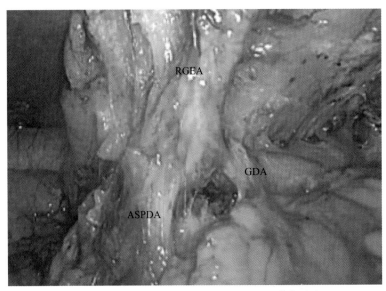

图 3-2-4　清扫第 6 组淋巴结，显露胃网膜右动脉
（RGEA，胃网膜右动脉；ASPDA，胰十二指肠上前动脉；GDA，胃十二指肠动脉）

（4）清扫第 5、12 组淋巴结：沿 GDA 向近心端分离，显露肝总动脉（CHA）及肝固有动脉（PHA）。沿 PHA 起始部向上游离，显露胃右动脉（RGA）根部，予以裸化，并在根部离断，清扫第 5 组淋巴结。继续沿 PHA 向上游离，清扫第 12 组淋巴结（图 3-2-5）。

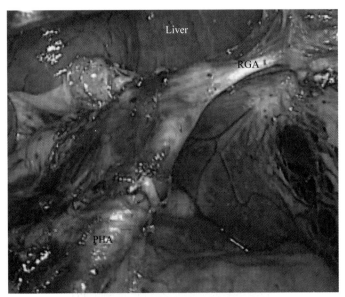

图 3-2-5　清扫第 5、12 组淋巴结
（PHA，肝固有动脉；RGA，胃右动脉；Liver，肝脏）

（5）离断十二指肠：将胃提起，明确十二指肠与胆管的位置，腹腔镜直线切割闭合器（GIA）离断十二指肠（图 3-2-6）。若采用 Billroth-Ⅰ 方式吻合，则采用腔镜血管阻断夹（哈巴狗）阻断后剪刀离断十二指肠（图 3-2-7）。

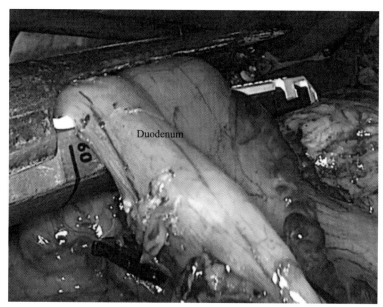

图 3-2-6　离断十二指肠（直线切割闭合器）

（Duodenum，十二指肠）

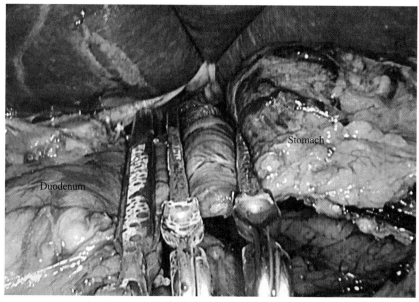

图 3-2-7　离断十二指肠（哈巴狗阻断）

（Duodenum，十二指肠；Stomach，胃）

（6）清扫第 7、8、9、11 组淋巴结：将切除胃向左侧翻，打开胰腺上缘，暴露肝总动脉（CHA），在 CHA 上缘，切除第 8 组淋巴结，注意显露并保护门静脉（PV）。沿 CHA 向左分离，显露胃左静脉（LGV）及胃左动脉（LGA）根部，并显露脾动脉（SA）及腹腔干（CA），裸化 LGV/A，并予以离断，向上清扫第 7 组淋巴结，并游离 CA 周围组织，清扫第 9 组淋巴结。继续向左游离，打开胰腺上缘，沿脾动脉（SA），清扫第 11 组淋巴结（图 3-2-8、图 3-2-9）。

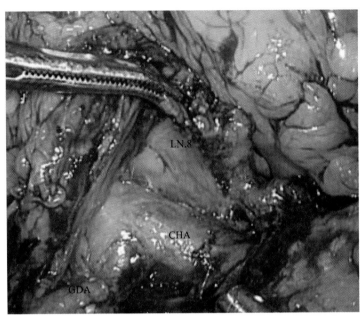

图 3-2-8　清扫第 8 组淋巴结

（CHA，肝总动脉；GDA，胃十二指肠动脉；LN.8，第 8 组淋巴结）

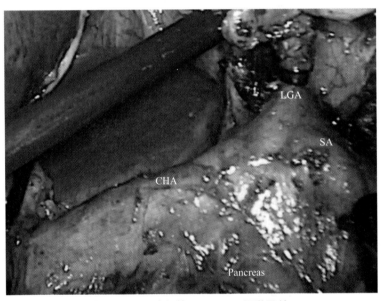

图 3-2-9　清扫第 7、9、11 组淋巴结

（CHA，肝总动脉；LGA，胃左动脉；SA，脾动脉；Pancreas，胰腺）

　　（7）清扫第 4d、4sb 组淋巴结：将胃向右侧、肝脏方向翻起，沿胰尾上方，游离胃网膜左动脉（LGEA）及胃网膜左静脉（LGEV），并予以离断（图 3-2-10）。

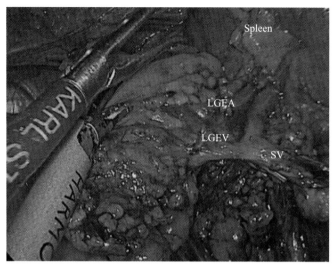

图 3-2-10　清扫第 4 组淋巴结

（LGEV，胃网膜左静脉；LGEA，胃网膜左动脉；SV，脾静脉；Spleen，脾脏）

（8）清扫第 1、3 组淋巴结：充分游离小网膜囊，将胃小弯侧网膜扇形展开，沿贲门右侧向下游离胃壁，清扫第 1 组淋巴结及部分第 3 组淋巴结（图 3-2-11）。

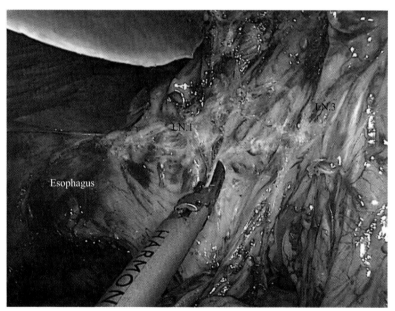

图 3-2-11　清扫第 1、3 组淋巴结

（Esophagus，食管；LN.1，第 1 组淋巴结；LN.3，第 3 组淋巴结）

（9）在保证切缘足够的情况下，选择远端胃切除平面，腹腔镜直线切割闭合器离断胃体，完整切除（图 3-2-12）。

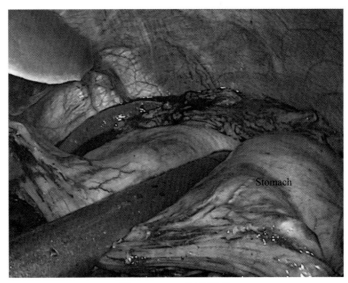

图 3-2-12　离断胃体

（Stomach，胃）

（10）取出标本：置入取物袋，将脐部 Trocar 孔扩大成绕脐半周切口，取出标本。标本立即进行剖检，明确肿瘤大小、部位、标记切缘，送快速病理检测。

（四）消化道重建

消化道重建可采用毕Ⅱ或毕Ⅰ式，甚至 Roux-en-Y 吻合。

1. 毕Ⅱ式吻合

于横结肠前方距 Treitz 韧带 20～25 cm 处空肠上提。

分别在空肠对系膜缘及胃后壁做小切口，用直线切割闭合器（蓝钉）钉合胃和空肠（图3-2-13）。

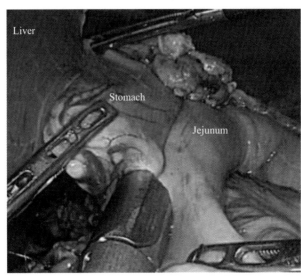

图 3-2-13　胃空肠吻合（直线切割闭合器）

（Stomach，胃；Jejunum，空肠；Liver，肝）

胃肠共同开口以 3-0 倒刺线缝合关闭（图 3-2-14）。

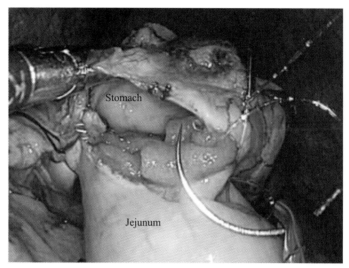

图 3-2-14　关闭胃肠共同开口
（Stomach，胃；Jejunum，空肠）

用 3-0 可吸收线间断加固吻合口，检查确认吻合口无张力及血供良好。

2. 毕 I 式吻合

将残胃与十二指肠残端靠近，将二者浆肌层间断缝合 3 针。

根据十二指肠残端大小，于胃残端对应位置，打开相应小口（图 3-2-15）。

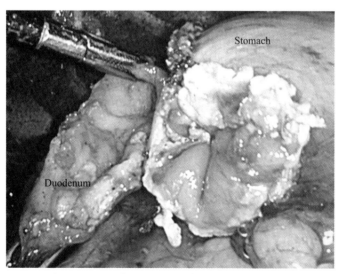

图 3-2-15　打开胃开口（参照十二指肠位置）
（Stomach，胃；Duodenum，十二指肠）

用两根免打结缝线，自吻合口后壁中点起针，分别向两个方向做连续缝合后壁（图 3-2-16）。

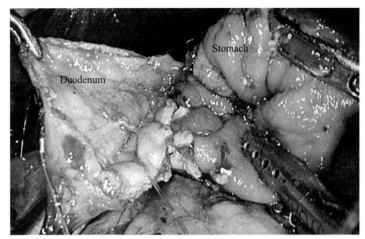

图 3-2-16　缝合胃十二指肠开口

（Stomach，胃；Duodenum，十二指肠）

于吻合口前壁汇合，完成吻合口缝合。检查确认吻合口无张力及血供良好。

（五）冲洗引流

冲洗腹盆腔，于肝十二指肠韧带后方，网膜孔处放置引流管一根，自右侧腹部引出。

四、手术并发症及其处理

（一）胃腔内出血

胃腔内出血常见于术后，严重持续出血常见于吻合口缝合部。若出血少量，可采用肾上腺素、冰生理盐水等对症处理；若出血较难处理，可以由有经验的内镜医师行内镜检查和止血；若出血经内科治疗无效，则用外科手术治疗。

（二）腹腔内出血

术后腹腔出血要根据引流管颜色及引流量等准确判断，及时外科手术干预。

（三）十二指肠残端瘘

胃切除术后十二指肠残端瘘是严重的并发症，如诊断不及时会危及生命，主要与残端血供不良、局部感染、胰腺炎、输入袢梗阻等有关。十二指肠残端瘘是难以再缝合成功的，除非是发生在术后 24 ～ 48 h。处理是保持引流管通畅，并建立肠内营养通道（鼻肠管 / 空肠营养造瘘），保证营养，也可以使用生长抑素辅助。

（四）胃肠吻合口瘘

发生瘘是会有腹腔感染症状的，因此主要手术指征是腹膜炎、脓毒症、难以控制的腹腔内液体潴留。手术中必须仔细检查吻合口，小的瘘口缝合后可以行大网膜敷贴并充分引流；大的瘘口，若评估难以生长，可能需要切除后重建。

（五）梗　阻

远端胃梗阻分为输入袢梗阻、吻合口梗阻、输出袢梗阻。早期多与吻合口水肿有关，通过胃肠减压等方式，梗阻可自行缓解。若通过有效内科治疗无效，则需要内镜治疗、手术消化道重建等方式解决。

（六）胃排空障碍

胃排空障碍术后早期常见，多发生于最初两周，发病原因不明，表现为上腹部饱胀压迫感、恶心、呕吐，呕吐物为含有胆汁的胃液。治疗主要为胃肠减压，维持营养，维持电解质平衡。多数患者 3 ～ 4 周后会缓解。

（七）碱性反流性胃炎

碱性反流性胃炎是最常见的长期并发症，胆汁的清洁剂样作用能引起胃黏膜损伤，内科治疗并不是很有效，可以使用如结合胆盐的药物考来烯胺等，促胃动力药莫沙必利、吗丁啉等。若患者症状持续并失去工作能力，影响正常生活，可更改消化道重建方式。

（八）倾倒综合征

毕Ⅱ式吻合术后 6 个月有类似症状，基于进食和症状发生时间不同，分为早期和后期形式。早期倾倒综合征发生于餐后 20 min，症状包括腹痛、胀满、恶心、呕吐和爆发性腹泻，还包括心血管症状如出汗、头晕、无力、心悸和面色潮红。内科治疗主要是饮食的调整：减少每餐的量，避免高浓度碳水化合物。若症状严重，内科治疗无效，可考虑手术。后期倾倒综合征症状包括早期倾倒的血管运动症状，但没有胃肠道症状，主要机制为小肠内高碳水化合物负荷导致肠胰高血糖素的释放，引起低血糖和血管运动症状。

第二节　腹腔镜根治性全胃切除术

一、手术适应证和禁忌证

（一）手术适应证
- 胃癌，位于胃体上 1/3 及胃食管结合部。
- T1 是绝对适应证。
- 对于分期更晚的患者可结合新辅助化疗等进一步适合开展。

（二）手术禁忌证
- 全身情况差。
- 远处转移。
- 广泛肠管扩张，肠瘘，广泛腹腔炎症、粘连，无法分清解剖结构。

二、手术准备

（1）常规化验检查：血常规、尿常规、大便常规＋潜血；肝功能、肾功能、血电解质、凝血功能、肿瘤标记物检查（含 CA19-9、CEA、CA242）、感染性疾病筛查（乙肝、丙肝、HIV、梅毒），血气分析。

（2）心电图、胸片正侧位：对于老年人，可增加超声心动图、肺功能评估心肺功能，以确保患者能够经历长时间手术。

（3）腹部 CT：能够明确食管胃结合部病灶中心位置及周围淋巴结转移情况。

（4）MRI：对于有肝脏转移的患者，MRI 可以更好地鉴别诊断。

（5）胃镜检查：胃镜可明确肿瘤的大小，并取活检，明确病理诊断。术前定位非常重要，可以术前预估上切缘，及是否需要胸腹联合切除。

（6）PET-CT 检查：对强烈怀疑肿瘤或者其他地方有转移的患者，可行 PET-CT。

三、手术方法与步骤

手术操作平台建立及腹腔镜探查、分期同腹腔镜下远端胃癌根治术。

（一）病灶切除及淋巴结清扫

（1）切除大网膜：紧贴沿横结肠上缘从中间向左游离，至脾结肠韧带，向右侧游离至结肠肝曲，完整切除大网膜（图 3-2-2）。

（2）剥脱横结肠系膜前叶，打开胰胃间隙：自横结肠上缘向上剥离系膜前叶，将系膜后叶向下分离。提起胃壁，打开胰胃间隙，将结肠系膜向下剥离，显露胰腺。

（3）清扫第 6 组淋巴结：从胰十二指肠上前静脉（ASPDV）和胃网膜右静脉（RGEV）交界处向上清扫，沿此向上分离至胰头上缘，充分显露 RGEV（图 3-2-3）。在胰胃间隙间显露胃十二指肠动脉（GDA），沿 GDA 向远心端分离，暴露胃网膜右动脉（RGEA）（图 3-2-4）。分别离断 RGEV/A，并沿胰腺上缘向右侧暴露十二指肠。

（4）清扫第 5、12 组淋巴结：沿 GDA 向近心端分离，显露肝总动脉（CHA）及肝固有动脉（PHA）。沿 PHA 起始部向上游离，显露胃右动脉（RGA）根部，予以裸化，并在根部离断，清扫第 5 组淋巴结。继续沿 PHA 向上游离，清扫第 12 组淋巴结（图 3-2-5）。

（5）离断十二指肠：将胃提起，明确十二指肠与胆管的位置，腹腔镜直线切割闭合器离断十二指肠（图 3-2-6）。

（6）清扫第 7、8、9、11 组淋巴结：将切除胃向左侧翻，打开胰腺上缘，暴露肝总动脉（CHA），在 CHA 上缘，切除第 8 组淋巴结，注意显露并保护门静脉（PV）。沿 CHA 向左分离，显露胃左静脉（LGV）及胃左动脉（LGA）根部，并显露脾动脉（SA）及腹腔干（CA），裸化 LGV/A，并予以离断，向上清扫第 7 组淋巴结，并游离 CA 周围组织，清扫第 9 组淋巴结。继续向左游离，打开胰腺上缘，沿脾动脉（SA），清扫第 11 组淋巴结（图 3-2-8、图 3-2-9）。

（7）清扫第 4d、4sb、4sa 组淋巴结：将胃向右侧、肝脏方向翻起，沿胰尾上方，游离胃网膜左动脉（LGEA）及胃网膜左静脉（LGEV），并予以离断（图 3-2-10）。向上游离离断胃短动/静脉（SGA/V）。

（8）清扫第 10 组淋巴结：沿脾动脉向脾门不分离，显露脾动脉分支及脾静脉属支，注意保护，清扫周围组织（图 3-2-17）。

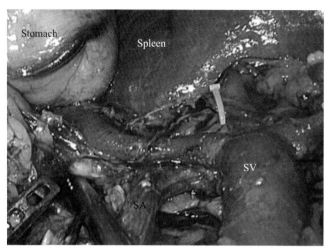

图 3-2-17　清扫第 10 组淋巴结
（SA，脾动脉；SV，脾静脉；Spleen，脾脏；Stomach，胃）

（9）清扫第 1、2 组淋巴结：游离贲门右侧向上分离，暴露右侧食管，清扫第 1 组淋巴结；沿贲门左侧游离胃底，向上显露左侧食道，清扫第 2 组淋巴结，并将食道前后贯通。

（10）离断食道：用直线切割闭合器，或置入哈巴狗，在拟定切线处离断食道，完整切除全胃（图 3-2-18）。

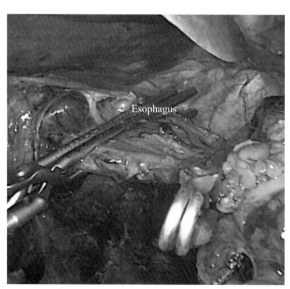

图 3-2-18　离断食道（哈巴狗离断）
（Esophagus，食管）

（11）取出标本：置入取物袋，将脐部 Trocar 孔扩大成绕脐半周切口，取出标本。标本立即进行剖检，明确肿瘤大小、部位、标记切缘，送快速病理检测。

（二）消化道重建

可用端端吻合器（EEA），或直线切割闭合器（GIA）行端侧或侧侧吻合。下面介绍本中心的手工缝合法食管空肠 Roux-en-Y 吻合术。

（1）距 Treitz 韧带 20～25 cm 用直线切割闭合器离断空肠。

（2）将远端空肠经横结肠后上提，用 3-0 可吸收线将食管与空肠浆肌层间断缝合 3～4 针（图 3-2-19）。

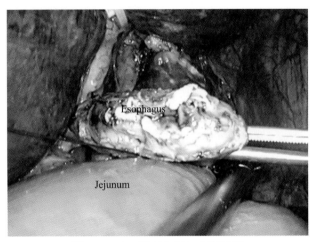

图 3-2-19　固定食管与空肠后壁
（Esophagus，食管；Jejunum，空肠）

（3）食管残端对应的空肠袢对系膜缘做相应大小的切口。

（4）以 3-0 倒刺线从左至右将食管与空肠后壁做全层连续缝合（图 3-2-20）。完成后壁后不剪断缝线，再以相同方法完成前壁缝合。两根缝线于吻合口的右侧打结，完成食管空肠端侧吻合（图 3-2-21）。

（5）于食管 - 空肠吻合口远端 35～45 cm 处，做空肠 - 空肠侧侧吻合术。一般用直线切割闭合器先做侧侧吻合，再缝合关闭共同开口。最后关闭系膜（方法参照胃空肠吻合）。

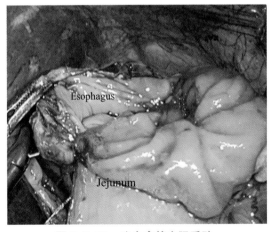

图 3-2-20　吻合食管空肠后壁
（Esophagus，食管；Jejunum，空肠）

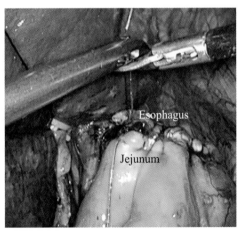

图 3-2-21　吻合食管空肠前壁
（Esophagus，食管；Jejunum，空肠）

（三）腹腔冲洗放置引流管

冲洗腹盆腔，分别于吻合口后方及十二指肠残端各放置引流管一根，分别于左、右侧腹壁引出。

四、手术并发症及其处理

（一）吻合口出血

严重持续出血常见于吻合口缝合部。若出血少量，可采用肾上腺素、冰生理盐水等对症处理；若出血较难处理，可以由有经验的内镜医师行内镜检查和止血；若出血经内科治疗无效，则采用外科手术治疗。

（二）腹腔内出血

术后腹腔出血要根据引流管颜色及引流量等准确判断，及时数字减影血管造影（digital subtraction angiography，DSA），必要时外科手术干预。

（三）十二指肠残端瘘

胃切除术后十二指肠残端瘘是严重的并发症，如诊断不及时会危及生命，主要与残端血供不良、局部感染、胰腺炎、输入袢梗阻等有关。十二指肠残端瘘是难以再缝合成功的，除非是发生在术后 24 ～ 48 h。处理是保持引流管通畅，并建立肠内营养通道（鼻肠管 / 空肠营养造瘘），保证营养，也可以使用生长抑素辅助。

（四）吻合口瘘

发生瘘是会有腹腔感染症状的，因此主要手术指征是腹膜炎、脓毒症、难以控制的腹腔内液体潴留。手术中必须仔细检查吻合口，小的瘘口缝合后可以行大网膜敷贴并充分引流；大的瘘口，若评估难以生长，可能需要切除后重建。

（五）梗　阻

全胃梗阻分为吻合口梗阻、输出袢梗阻。早期多与吻合口水肿有关，通过胃肠减压等方式，梗阻可自行缓解。若通过有效内科治疗无效，则需要内镜治疗、手术消化道重建等方式解决。

（六）反流性食管炎

反流性食管炎是最常见的长期并发症，胆汁的清洁剂样作用能引起食管黏膜损伤，内科治疗并不是很有效，可以使用如结合胆盐的药物考来烯胺等，促胃动力药莫沙必利、吗丁啉等。

（七）特殊的营养障碍和营养不良

特殊的营养障碍和营养不良包括碳水化合物、脂肪、蛋白质消化不良；铁、维生素 B_{12} 和叶酸缺乏；骨软化症。要长期随访，定期补充维生素 B_{12}。

第三章

胰腺肿瘤微创外科

◎夏　涛　牟一平

第一节　腹腔镜胰十二指肠切除术

一、手术适应证和禁忌证

（一）手术适应证

主要是可切除的壶腹周围肿瘤。

1. 胰头或钩突恶性肿瘤

其邻近门静脉 - 肠系膜上静脉干，易侵犯血管，切除难度大，切除率低；淋巴和神经转移率高，淋巴结清扫要求高；加以术前定性诊断困难，应在熟练掌握胰腺全系膜切除技术，甚至联合大静脉切除重建的技术的条件下，才可以谨慎开展。

2. 壶腹 / 十二指肠乳头恶性肿瘤

其距门静脉 - 肠系膜上静脉干较远，钩突切除相对容易。同时，其造成胆管和胰管扩张，使胆肠吻合和胰肠吻合也相对容易。

3. 胆总管中下段肿瘤

常合并梗阻性黄疸，其造成胆管扩张，胆肠重建较容易。

4. 十二指肠恶性肿瘤

切除容易，但其胆管和胰管均不扩张，重建难度大，胰腺质软，胰漏风险高。

5. 胰头或钩突部良性较大或低度恶性肿瘤

此处较小良性肿瘤可以考虑保留十二指肠胰头 / 钩突切除术，但其胆管和胰管均不扩张，重建难度大，胰腺质软，胰漏风险高。

（二）手术禁忌证

● 全身情况差。

● 远处转移。

● 广泛腹腔炎症、粘连,无法分清解剖结构。

二、手术准备

（一）术前检查

（1）常规化验检查:血常规、尿常规、大便常规+潜血;肝功能、肾功能、血电解质、凝血功能、肿瘤标记物检查（含 CA19-9、CEA、CA242）、感染性疾病筛查（乙肝、丙肝、HIV、梅毒）,血淀粉酶。

（2）心电图、胸片正侧位:对于老年人,可增加超声心动图、肺功能评估心肺功能,以确保患者能够经历长时间手术。

（3）腹部增强 CT 检查:此检查为必做项目。增强 CT 可较清楚显示肿瘤与周围器官、组织的关系,尤其是肿瘤与血管的关系。目前,美国国立综合癌症网络（National Comprehensive Cancer Network, NCCN）等指南强调根据增强 CT 检查评估肿瘤为可切除、可能切除还是不可切除。对于肿瘤包绕或侵犯肠系膜上动静脉/门静脉,且小于 180° 者,即交界可切除者,增强 CT 尤为重要,可进一步行血管三维重建,评估所需切除血管的范围,以及评估有无异位的肝动脉等血管变异。

（4）MRI 或磁共振胆胰管成像（magnetic resonance cholangiopancreatography,MRCP）:MRI 的空间分辨率较 CT 低,但对某些肿瘤,有时能更有效和更早地发现病变,如一些神经内分泌肿瘤。对一些胰头部肿瘤,尤其是恶性肿瘤,可同时行 CT 和 MRI,更多证据判断肿瘤的性质、位置及其与周围组织的关系。对胆管下段肿瘤或十二指肠乳头肿瘤,行 MRCP 检查,可判断胆管和胰管的情况。

（5）胃镜、超声内镜:对于十二指肠乳头肿瘤而言,胃镜检查基本上可明确肿瘤的大小,并取活检,明确病理诊断。若胃镜检查没取到病理,或胆管、胰管扩张,但未见明确肿瘤者,可行超声内镜检查,明确是否存在肿瘤,并穿刺活检。

（6）内镜逆行胰胆管造影术（endoscopic retrograde cholangiopancreatography,ERCP）、经皮肝穿刺胆道引流术（percutaneous transhepatic cholangial drainage,PTCD）为有创检查,其诊断价值已被 MRCP 和 CT 等无创检查取代,目前主要用于术前减黄,或高度怀疑为胆总管下段结石者。

（7）PET-CT 检查:对强烈怀疑其他地方有转移的患者,可行 PET-CT。

（8）其他:对于患者的既往病史或一些异常检查,可行相关检查,目的在于判断患者能否手术,及其对手术的影响。由于胰十二指肠切除手术操作复杂,手术风险大、并发症高,且随着新辅助化疗的进展,交界可切除胰腺癌,甚至可切除胰腺癌的治疗原则,已经从"手术优先"转变为"新辅助化疗优先",术前必须进行多学科讨论。为此,我们进一步提出"以微创为核心"的 MDT 新模式,不仅讨论是否可以手术,在重视新辅助放化疗、免疫和靶向治疗的基础上,更重点讨论是否可以用微创的手段去诊断、分期和治疗,以获得更精准的评估,最合理的治疗。

（二）术前治疗

（1）合并症的治疗：中老年患者常合并有高血压、糖尿病、肺部疾病等，对于上述疾病，需请相应专科医师会诊，积极治疗。对于吸烟患者，要求其术前戒烟，并进行呼吸锻炼，减少术后呼吸系统并发症。

（2）黄疸：对于合并梗阻性黄疸，是否减黄、如何减黄尚有争议。因黄疸患者腹腔内组织常有水肿表现，操作过程中易渗血，从而影响视野，增加手术难度。建议对总胆红素高于300 μmol/L 的患者，尽量先术前减黄至总胆红素达 200 μmol/L 以下。一般主张采用 PTCD 减黄，PTCD 管术后可继续留置，起减压作用。ERCP 操作难度高，可能并发出血、穿孔、急性化脓性胆管炎，且支架植入可能会加重胰头部水肿粘连，对于切除可能性较大者，一般不推荐。

（3）出血：若肿瘤出血，是较强的手术指征。但有时为了术前准备更充分些，需要先止血治疗。除了常规的止血药物，可根据需要及患者情况选择胃镜止血或 DSA 止血。

（4）术前应评估营养不良程度，术前适当使用肠内营养液，必要时加用肠外营养，改善患者营养情况后再手术。

三、手术方法与步骤

本团队采用"五孔法"手术流程。该流程根据中国人的体型特点、以门静脉和肠系膜上静脉为轴心胰头十二指肠切除和腹腔镜手术的视野特点，手术步骤原则上从患者足端到头端，从前腹壁到后腹壁，从左侧到右侧进行。其切除顺序依次离断空肠、断胃、断胰颈，最后断胰腺钩突。这样的手术步骤，每一步均为下一步提供了充分的视野，使手术更流畅，可缩短手术时间。下面将重点介绍本团队开展 LPD 一般的手术步骤。当然，对于一些特殊情况，如交界可切除肿瘤，或肿瘤较大而影响手术视野时，会根据术中情况做改变。

（一）气腹建立及套管分布

（1）麻醉体位：一般选择平卧位，两腿分开。气管插管全麻，常规消毒铺巾。

（2）术者站位：主刀站于患者右侧，第一助手站于患者左侧，两者位置固定。扶镜助手在患者两腿中间，易于扶镜（图 3-2-1）。

（3）建立气腹：于脐下做小切口，气腹针穿刺建立人工气腹，压力 12 ～ 15 mmHg。

（4）腹腔镜检查：腹腔镜探查及分期是腹腔镜手术的优势。它可发现细小的腹膜或肝脏转移，避免不必要的手术解剖性探查，可降低 R2 切除率。

（5）套管分布：腹腔镜明视下再做四个 Trocar 穿刺，分别位于两侧腋前线肋缘下 2 cm 及平脐腹直肌外缘；5 个套管呈 V 形分布。右侧分别为 12 mm（平脐腹直肌外缘）及 5 mm 套管，其中 12 mm 套管为主操作孔，左侧两个均为 5 mm 套管，由助手操作（图 3-2-1）。

（二）解剖性探查

贯通胰后隧道：用超声刀切开胃结肠韧带，暴露胰腺。沿胰腺上缘解剖并显露肝总动脉、肝固有动脉、胃十二指肠动脉，显露门静脉（图 3-3-1）。再在胰腺下缘解剖并显露肠系膜上静脉，并尽可能向头端分离，贯通胰后隧道置入吊带。如门静脉 - 肠系膜上静脉难以显露，表明门静脉前方胰后隧道难以贯通，应判断为肿瘤切除困难（图 3-3-2）。若可以切除，采用 1-0# 丝线结扎 GDA，近远端分别上血管夹后离断。

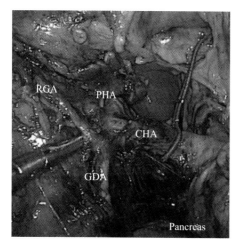

图 3-3-1　分离胰腺上缘

（CHA，肝总动脉；PHA，肝固有动脉；
RGA，胃右动脉；GDA，胃十二指肠动脉；
Pancreas，胰腺）

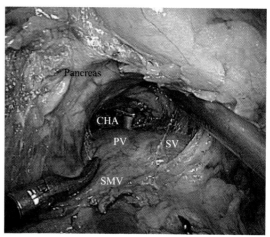

图 3-3-2　贯通胰后隧道

（CHA，肝总动脉；PV，门静脉；SMV，肠系膜上静
脉；SV，脾静脉；Pancreas，胰腺）

（三）标本切除

根据腹腔镜视野特点，应该以从足端到头端、从前腹壁到后腹壁、从左到右的原则进行，其手术流程如下所述。

1. 离断空肠

在离 Treitz 韧带约 15 cm 处应用腹腔镜直线切割闭合器（白钉）离断空肠（图 3-3-3），用超声刀离断近端空肠系膜及十二指肠系膜。该过程中尤其要注意十二指肠系膜，其内含丰富的血管。另需保护肠系膜下静脉。分离解剖该处系膜时，可一直游离至显露下腔静脉（图 3-3-4）。本处游离越多，在右侧打开 Kocher 切口时需分离得越少。然后，将已离断的近端空肠经肠系膜上血管后方推向右侧。可用小纱布填塞离断的近端空肠，防止其滑出。

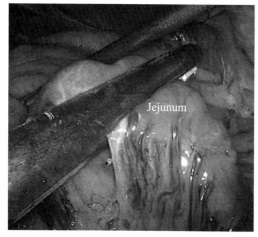

图 3-3-3　离断空肠（直线切割闭合器）

（Jejunum，空肠）

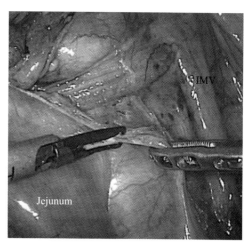

图 3-3-4　空肠与 IMV 间隙

（Jejunum，空肠；IMV，肠系膜下静脉）

2. 离断胃

应用直线切割闭合器（金钉）横断胃窦体交界处，切除远端胃（约占整体 1/3）。如果行保留幽门的胰十二指肠术，可用直线切割闭合器（蓝钉）离断十二指肠球部（图 3-3-5）。

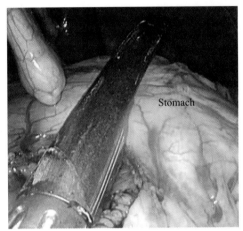

图 3-3-5 离断胃（直线切割闭合器）

（Stomach，胃）

3. 离断胰腺

在门静脉左侧胰腺预定离断处，用超声刀逐步切断胰腺，胰腺断面用电凝确切止血（图 3-3-6）。若见到胰管，可使用剪刀离断胰管，以易于胰肠吻合。此处有时会遇到门静脉两侧环胰腺下缘的血管，可用夹子夹闭或超声刀直接离断。

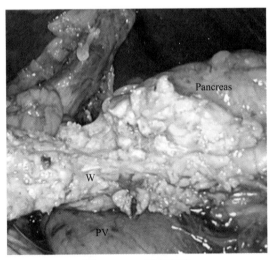

图 3-3-6 离断胰腺

（PV，门静脉；W，主胰管；Pancreas，胰腺）

4. 剥离胆囊、游离胆总管

解剖胆囊三角，夹闭并离断胆囊动脉。将胆囊从胆囊窝中剥离，夹闭胆囊管，暂不离断。解剖肝门部，充分游离胆总管，暂不离断（图 3-3-7）。

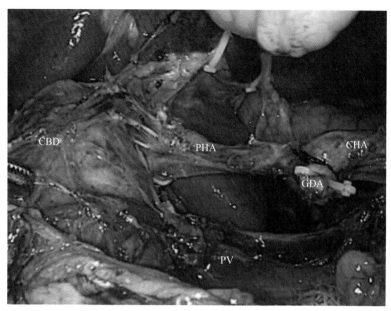

图 3-3-7　游离胆总管

（CBD，胆总管；PHA，肝固有动脉；CHA，肝总动脉；PV，门静脉；GDA，胃十二指肠动脉）

5. 做 Kocher 切口

将结肠充分下降，游离十二指肠降部及胰头部至肠系膜上动脉水平，避免损伤下腔静脉、左肾静脉。此时可将已离断的空肠段从右侧提出。（图 3-3-8）

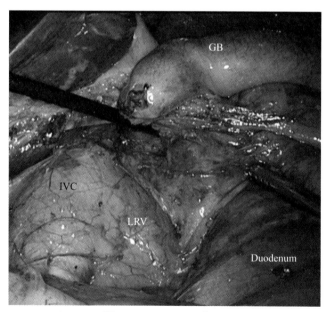

图 3-3-8　Kocher 切口

（GB，胆囊；IVC，下腔静脉；LRV，左肾静脉；Duodenum，十二指肠）

6. 离断钩突

提起已经离断的近端空肠，用超声刀沿肠系膜上动脉鞘右侧完整逐步离断胰腺钩突系

膜。对肠系膜上动脉至胰腺钩突的分支（胰十二指肠下动脉）及钩突至门静脉的属支，分别夹闭后离断。（图 3-3-9）

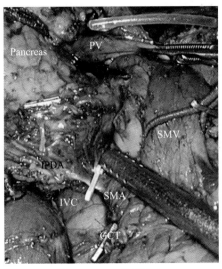

图 3-3-9　离断钩突

[IVC, 下腔静脉；PV, 门静脉；SMV, 肠系膜上静脉；SMA, 肠系膜上动脉；IPDA, 胰十二指肠下动脉；GCT, 胃结肠干（残端）；Pancreas, 胰腺]

7. 离断胆管

近端上哈巴狗，减少胆汁污染，在胆囊管与胆总管汇合部下方切断胆总管。一般采用剪刀，并使前壁稍高于后壁，右侧稍低于左侧，有利于腹腔镜下胆肠吻合。对于胆管偏小者，在确保切缘阴性的情况下，可在胆囊管和肝胆管汇合处离断胆管。这样可将胆囊管残端剖开，与肝总管残端成型，可使胆管 - 空肠吻合口增大，减少胆肠吻合的技术难度，并避免术后胆肠吻合口狭窄。（图 3-3-10）

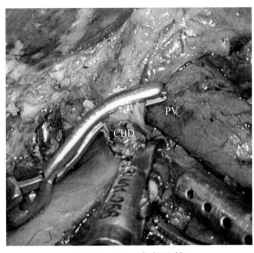

图 3-3-10　离断胆管
（CBD, 胆总管；PV, 门静脉）

8. 标本取出及处理

标本完全游离后，将制作好的标本袋放入腹腔，将标本装入袋中。采用绕脐扩大切口或上腹正中切口，取出标本。标本应立即进行剖检，明确肿瘤大小、部位、与胆管和胰管的关系，还要求标记切缘，送冷冻切片，确保肝总管、胰颈切缘阴性。创面如图 3-3-11 所示。

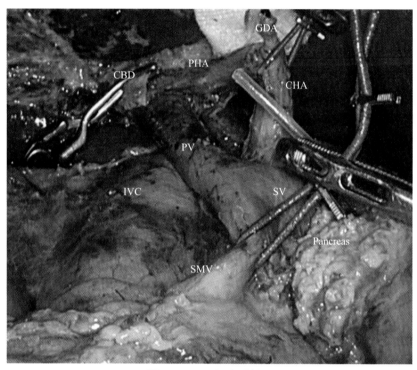

图 3-3-11 切除后创面

［CBD，胆总管；IVC，下腔静脉；PV，门静脉；SMV，肠系膜上静脉；SV，脾静脉；CHA，肝总动脉；PHA，肝固有动脉；GDA，胃十二指肠动脉（残端）；Pancreas，胰腺（残端）］

（四）消化道重建

消化道重建一般采用 Child 式。吻合质量是手术安全性的重要保证。腹腔镜缝合技术难度高，对于不同直径的胆管或胰管，可选择不同方式，即消化道重建个体化策略，这有助于在保证手术质量的前提下缩短手术时间。

1. 胰肠吻合（Blumgart 吻合）

首先将远端空肠上提，3-0 Prolene 线（36 mm 针）采用 U 形缝合法贯穿胰腺与空肠后浆肌层间断缝合 2～3 针，留置腹腔暂不剪断；再用电刀在胰管对应的空肠对系膜缘打开一个与胰管直径相似的孔，需确保黏膜层打开；用 4-0 PDS 线将胰管与空肠进行缝合。一般对于胰管直径 2～5 mm 的患者，6 点方向缝合后打结，并将胰管支撑管固定，3 点方向和 9 点方向各缝合一针，然后将胰管支架管置入空肠，9 点方向打结，3 点方向逆时针连续缝合至9 点方向，出针时需确保位于胰管内。对胰管直径大于 5 mm 者，不必置入支架管，可以直接连续缝合。最后再行 3-0 Prolene 线（36 mm 针）将胰腺腹侧包膜与空肠前壁浆肌层连续缝合,使空肠浆肌层覆盖整个胰腺残端(图 3-3-12)。

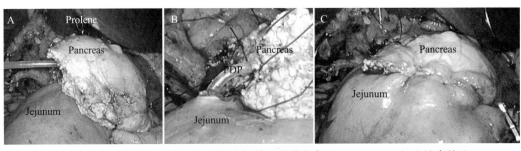

(A)缝合后壁　　　　　　　(B)导管对黏膜吻合　　　　　　(C)缝合前壁

图 3-3-12　胰肠吻合

[Jejunum,空肠;Pancreas,胰腺(残端);PDP,胰管支撑管]

2.胆肠吻合

一般在距胰肠吻合口 10 cm 处行胆肠吻合。对于直径小于 8 mm 的胆管,采用间断缝合;对于直径大于 8 mm 的胆管,可采用连续缝合。首先将空肠浆膜层与胆管周围组织缝合一针,使两者靠近。在空肠对系膜缘切开一个与胆管口直径类似的小孔,将胆管-空肠进行黏膜对黏膜吻合。再将肠管浆肌层与肝门板组织间断缝合,以减少张力。若行连续缝合,在前壁的最后几针,可先缝,再一起拉线,这有利于避免最后几针误缝胆管后壁。对于胆管壁较厚者,考虑行连续缝合的胆肠吻合,可采用有倒刺的免打结缝线,以连续缝合取得间断缝合的效果(图 3-3-13)。但对于管壁较薄者,不推荐使用,其因造成的针孔较大,可能会增加胆漏的风险。

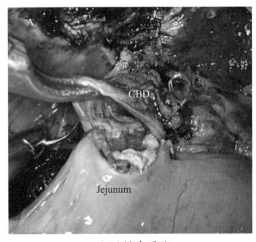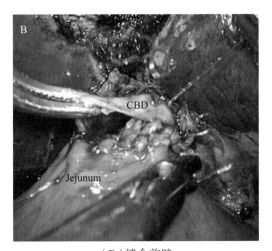

(A)缝合后壁　　　　　　　　　　　　　(B)缝合前壁

图 3-3-13　胆肠吻合(连续方法)

(Jejunum,空肠;CBD,胆总管)

3.胃肠吻合

胃肠吻合采用侧侧吻合(同远端胃毕Ⅱ式吻合方式)。于横结肠前方将胆肠吻合下方约

45 cm 处空肠上提，分别在空肠对系膜缘及胃后壁做小切口，用直线切割闭合器（蓝钉）钉合胃和空肠。其共同开口以 3-0 可吸收倒刺线全手工缝合。

（五）冲洗引流

彻底冲洗腹腔，检查无活动性出血后，在胰肠吻合口和胆肠吻合口后方各置一根引流管，分别经左、右原腋前线 Trocar 孔引出。

四、手术并发症及其处理

（一）术后腹腔出血

当腹腔引流管在短时间内有大量新鲜血液被引出即可判断患者发生腹腔内出血。引发腹腔内出血主要是技术上的原因造成原发性出血以及因感染、胰瘘引发血管破溃而导致继发性出血。若明确腹腔出血，可考虑先行 DSA 明确出血部位，并行止血治疗；若出血不能治疗，必要时腹腔探查；若生命体征稳定，可考虑腹腔镜再次探查。

（二）吻合口出血

较为常见的就是胃肠吻合口出血，也会发生胰肠、胆肠吻合口出血。胃肠吻合口出血或应激性溃疡可考虑急诊胃镜止血治疗；对于胰肠或胆肠吻合口出血，保持充分引流，必要时手术探查。

（三）胰　瘘

患者术后因消化液的作用将胰酶激活，可引发周围组织器官坏死、继发炎症甚至导致全身炎症反应综合征。胰瘘与感染、出血很容易形成恶性循环，所以对于胰瘘的处理是重中之重。对于生化漏可不予以处理，保持引流通畅；若积液较多，及时穿刺治疗，保持引流通畅至关重要。

（四）胆　瘘

胆瘘也是胰十二指肠切除术后常见的并发症，但与胰瘘相比，胆瘘的发生率相对较低。腹部引流管引流液中含有大量的黄色胆汁样液体，经检测血胆红素指标较高则需警惕是否发生胆瘘。通常情况下，胆瘘会发生于术后 3 ～ 5 d。重要治疗措施是保持引流通畅，必要时 PTCD 减压引流。

（五）胃排空延迟

胃排空延迟也被称作胃瘫，是一种功能性疾病，多以胃肠道手术之后发生胃肠道非机械性梗阻为特征。对于胃排空延迟的患者通常采用非手术方式治疗，首先为患者解释病症发生的原因，持续胃肠减压，纠正水电解质以及酸碱失衡状态，加强营养支持（最好使用肠内营养），可使用红霉素、甲氧氯普胺（胃复安）等胃动力药物以促进胃肠道蠕动。

（六）输入袢梗阻

输入袢梗阻可出现腹痛腹胀，并有客观证据提示其扩张。肠袢扭转，输入袢压力增加，胰液和胆汁在肠腔的积聚，增加肠内压和肠袢质量，直接或间接加大吻合口张力，导致吻合口漏，吻合口漏会诱发腹腔感染、出血。治疗主要目的是将输入袢减压，可以通过内镜置管、穿刺等方法。

第二节　腹腔镜胰腺中段切除术

一、手术适应证和禁忌证

（一）手术适应证

胰腺颈部（未超过胃十二指肠动脉右侧）或胰体近端（估计切除后远端胰腺长度不小于5 cm）、边界清、脾动静脉未受累的良性或低度恶性病变，尤其是为保证切缘需切断胰管（距离主胰管不大于3 mm）者，包括胰腺囊性病变（囊肿、囊性肿瘤）、神经内分泌肿瘤、慢性胰腺炎（局限性胰管狭窄）等。

（二）手术禁忌证

● 全身情况差，无法耐受手术。

● 肿瘤巨大，估计切除后远端胰腺长度小于5 cm者。

● 胰腺恶性肿瘤，尤其是胰腺导管腺癌。

二、手术准备

（1）常规化验检查：血常规、尿常规、大便常规＋潜血；生化，凝血功能、肿瘤标记物检查（含CA19-9、CEA、CA125），血淀粉酶；免疫蛋白G4。

（2）心电图、胸片正侧位：对于老年人，可增加超声心动图、心超、肺功能检查评估心肺功能，以确保患者能够经历长时间手术。

（3）考虑胰腺神经内分泌肿瘤者，应检测胰岛素、胃泌素、胰高血糖素、肠血管活性肽等。

（4）营养状况和血栓形成风险评估。

（5）胰腺薄层CT、MRI/MRCP、超声内镜：仔细评估病变性质、位置、大小以及与胰管、胆管和主要血管毗邻关系。

三、手术方法与步骤

（一）气腹建立及套管分布

（1）麻醉体位：一般选择平卧位，两腿分开。气管插管全麻，常规消毒铺巾。

（2）术者站位：主刀站于患者右侧，第一助手站于患者左侧，两者位置固定。扶镜助手在患者两腿中间，易于扶镜（图3-2-1）。

（3）建立气腹：于脐下做小切口，气腹针穿刺建立人工气腹，压力12～15 mmHg。

（4）套管分布：腹腔镜明视下再做4个Trocar穿刺，分别位于两侧腋前线肋缘下2 cm及平脐腹直肌外缘；5个套管呈V形分布。右侧分别为12 mm（平脐腹直肌外缘）及5 mm套管，其中12 mm套管为主操作孔，左侧两个均为5 mm套管，由助手操作（图3-2-1）。

（二）标本切除

（1）腹腔探查：明确腹腔情况。

（2）显露胰腺：用超声刀切开胃结肠韧带，进入小网膜囊。将胃向上翻起，显露胰颈体尾部，确定胰腺病灶的位置、大小及毗邻关系。必要时术中用腹腔镜超声引导，确定病灶位置及其与主胰管、主要血管的关系。

（3）**游离中段胰腺**：在胰腺上缘游离肝总动脉、胃十二指肠动脉及脾动脉的起始段（图3-3-14）；游离胰腺下缘，显露肠系膜上静脉和脾静脉及门静脉（图3-3-15），在门静脉前钝性游离，直至其上、下缘贯通后，使用吊带提拉悬吊胰腺，以避免损伤门静脉、脾静脉。

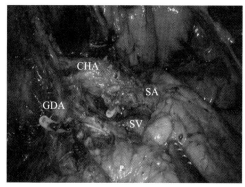

图 3-3-14　游离胰腺上缘

（CHA，肝总动脉；GDA，胃十二指肠动脉；
SA，脾动脉；SV，脾静脉）

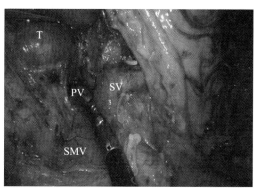

图 3-3-15　游离胰腺下缘

（PV，门静脉；SMV，肠系膜上静脉；SV，脾静脉；
T，肿瘤）

（4）切除中段胰腺：一般先离断近端，于拟定胰腺切线处（肿块的右侧2 cm）用腹腔镜直线切割闭合器离断胰腺（图3-3-16）。轻轻提起胰腺远端，用超声刀沿脾动静脉与胰腺之间的疏松组织向左游离，逐步将脾动静脉从胰腺实质内分离出来，其间有横行小血管分支，大多用超声刀凝闭即可，遇较粗分支需用钛夹暂时夹闭，最好5-0 Prolene线缝合。于肿块的左侧2 cm处离断远端时，先用超声刀，发现管道结构后换用剪刀切断，胰管断端最好多留1～2 mm，胰管周围胰腺断面出血可用电凝钩或4-0 Prolene线止血。切除创面如图3-3-17所示。

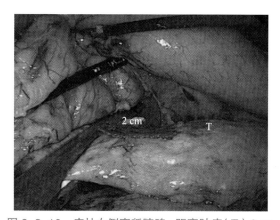

图 3-3-16　病灶右侧离断胰腺：距离肿瘤（T）2 cm

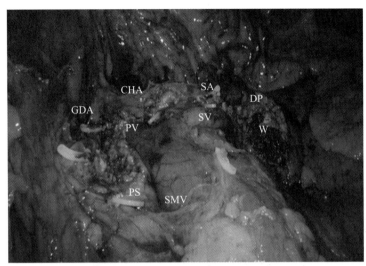

图 3-3-17　胰腺中段切除后视野

（CHA，肝总动脉；PS，胰腺残端；DP，远端胰腺；GDA，胃十二指肠动脉；PV，门静脉；

SA，脾动脉；SMV，肠系膜上静脉；SV，脾静脉；W，胰管）

（5）取出标本：标本装袋后，经扩大脐下方 Trocar 孔，取出标本。肿块及切缘进行冰冻病理检查，确定肿瘤性质，并确保切缘阴性。

（三）消化道重建

消化重建采用胰肠吻合（Blumgart 吻合）。

胰腺空肠 Roux-en-Y 吻合：距 Treitz 韧带 15 cm 处离断空肠，远端上提行胰肠吻合，距胰肠吻合口 40 cm 采用直线切割闭合器行空肠侧侧吻合，4-0 倒刺线连续缝合共同开口。胰腺空肠端侧吻合的方法：3-0 Prolene 线（36 cm 针）采用 U 形缝合法贯穿胰腺与空肠后浆肌层间断缝合 2～3 针，留置腹腔暂不剪断；再用电刀在胰管对应的空肠对系膜缘打开一个与胰管直径相似的孔，需确保黏膜层打开；用 4-0 PDS 线将胰管与空肠进行缝合。一般对于胰管直径 2～5 mm 的患者，6 点方向缝合后打结，并将胰管支撑管固定，3 点方向和 9 点方向各缝合一针，然后将胰管支架管置入空肠，9 点方向打结，3 点方向逆时针连续缝合至 9 点方向，出针时需确保位于胰管内。

（四）冲洗引流

冲洗腹腔，检查无活动性出血后，于胰肠吻合口、近端胰腺残端附近各放一根引流管，关腹。

四、手术并发症及其处理

（一）术后腹腔出血

当腹腔引流管在短时间内有大量新鲜血液被引出即可判断患者发生腹腔内出血。引发腹腔内出血主要是技术上的原因造成原发性出血以及因感染、胰瘘引发血管破溃而导致继发性出血。若明确腹腔出血，可考虑先行 DSA 明确出血部位，并行止血治疗；若出血不能治疗，必要时腹腔探查；若生命体征稳定，可考虑腹腔镜再次探查。

（二）胰　瘘

患者术后因消化液的作用将胰酶激活，可引发周围组织器官坏死、继发炎症甚至导致全身炎症反应综合征。胰瘘与感染、出血很容易形成恶性循环，所以对于胰瘘的处理是重中之重。对于生化漏可不予以处理，保持引流通畅；若积液较多，及时穿刺治疗，保持引流通畅至关重要。

第三节　腹腔镜远端胰腺切除术

一、手术适应证和禁忌证

（一）手术适应证

● 胰体尾联合脾脏切除术适应证主要为胰体尾病变邻近胰管、肠系膜血管、脾血管，无法保留脾脏血管，胰腺体尾部恶性肿瘤。

● 腹腔镜保留脾脏胰体尾切除术适应证主要为胰腺体尾部良性、交界性或低度恶性病变（未侵及脾动静脉及脾脏，且不适合行剜除者）。

（二）手术禁忌证

肿瘤远处转移，严重合并疾病无法耐受手术。

二、术前准备

（1）常规化验检查：血常规、尿常规、大便常规＋潜血；肝功能、肾功能、血电解质、凝血功能、肿瘤标记物检查（含 CA19-9、CEA、CA125）、感染性疾病筛查（乙肝、丙肝、HIV、梅毒），血淀粉酶。

（2）心电图、胸片正侧位：了解心肺功能状况，排除肺部转移性病灶。对于老年人，可增加超声心动图、肺功能评估心肺功能，以确保患者能够经历长时间手术。

（3）术前薄层 CT、MRI 或超声内镜检查：以评估病变性质、位置、大小、毗邻关系（尤其是与脾动静脉走行关系），脾血管通畅性。

（4）以 CT、MRI 为基础的三维可视化评估：通过三维重建系统绘制胰腺轮廓、肿瘤位置与大小、门静脉系统、肝脾动脉系统等的三维影像，特别是对于胰腺恶性肿瘤，三维重建可以显示肿瘤与周围组织及血管之间的关系。

（5）考虑胰腺神经内分泌肿瘤者，应检测胰岛素、胃泌素、胰高血糖素、肠血管活性肽等。

三、手术步骤与方法

（一）气腹建立及套管分布

（1）麻醉体位：一般选择平卧位，两腿分开。气管插管全麻，常规消毒铺巾。

（2）术者站位：主刀站于患者右侧，第一助手站于患者左侧，两者位置固定。扶镜助手在患者两腿中间，易于扶镜（图3-2-1），当病变位于胰尾、靠近脾脏时，可采用右侧30°～45°倾斜位。

（3）建立气腹：于脐下做小切口，气腹针穿刺建立人工气腹，压力12～15 mmHg。

（4）套管分布：腹腔镜明视下再做四个Trocar穿刺，分别位于两侧腋前线肋缘下2 cm及平脐腹直肌外缘；5个套管呈V形分布。右侧分别为12 mm（平脐腹直肌外缘）及5 mm套管，其中12 mm套管为主操作孔，左侧两个均为5 mm套管，由助手操作（图3-2-1）。

（二）标本切除

1. 腹腔镜远端胰腺联合脾脏切除术

（1）腹腔探查：明确是否腹膜转移、脏器表面转移。

（2）显露胰腺：使用超声刀切开胃结肠韧带，进入小网膜囊；然后逐步切断左半胃结肠韧带和胃脾韧带（包括胃短血管）。将胃向上翻起，显露胰体尾部，确定胰体尾病灶的位置、大小及毗邻关系。

（3）显露胰腺上缘：在胰腺上缘找到肝总动脉，予以悬吊，并寻至脾动脉的起始段，显露门静脉，注意保护（图3-3-18）。

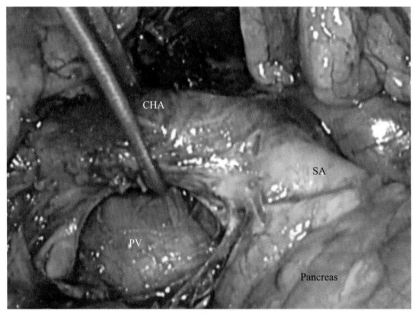

图3-3-18　显露胰腺上缘

（CHA，肝总动脉；SA，脾动脉；PV，门静脉；Pancreas，胰腺）

（4）游离胰腺（颈部）：游离胰腺下缘，显露肠系膜上静脉和脾静脉及门静脉，在门静脉前钝性游离，直至其上、下缘贯通，以避免损伤门静脉。于拟定胰腺切线处用内镜直线切割闭合器离断胰腺（图3-3-19）。

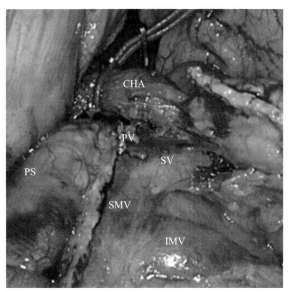

图 3-3-19 显露胰腺下缘并离断胰腺

（CHA，肝总动脉；SV，脾静脉；PV，门静脉；IMV，肠系膜下静脉；SMV，肠系膜上静脉；PS，胰腺断端）

（5）离断脾动脉：脾动脉予以 1-0# 丝线结扎后，近远端分别上夹子，离断。

（6）处理脾静脉：显露脾静脉与门静脉主干，游离足够长度脾静脉后，夹闭切断脾静脉〔使用夹子或者直线切割闭合器（白钉）〕（图 3-3-20）。

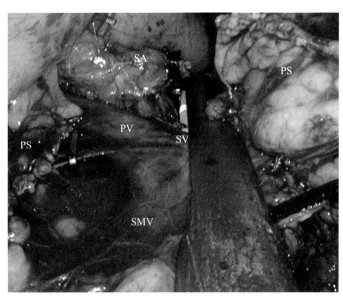

图 3-3-20 离断脾静脉

〔SA，脾动脉（断端）；PV，门静脉；SMV，肠系膜上静脉；SV，脾静脉；PS，胰腺断端〕

（7）切除胰体尾及脾脏：将"去除血供"的胰体尾部和脾脏整块自右向左分离，切断脾膈韧带、脾肾韧带及脾结肠韧带，完全游离胰体尾部和脾脏。若行腹膜后组织清扫，自肠系膜上动脉左侧开始向左清扫，显露左肾肾门，并切除左侧肾上腺。切除后创面如图 3-3-21 所示。

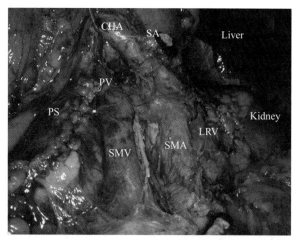

图 3-3-21　标本切除后创面

[CHA，肝总动脉；SA，脾动脉（断端）；PV，门静脉；SMV，肠系膜上静脉；SMA，肠系膜上动脉；
LRV，左肾静脉；Kidney，肾脏；Liver，肝脏；PS，胰腺断端]

（8）取出标本：标本装袋后，将脐下方 Trocar 孔绕脐扩大成半周切口，取出标本。肿块及切缘行冰冻病理检查。

（9）冲洗腹腔，检查无活动性出血后，于胰腺残端旁及脾窝处各放置一根引流管。

2. 腹腔镜远端胰腺保留脾脏切除术（Kimura 法、Warshaw 法）

（1）腹腔探查、显露胰腺：明确是否腹膜转移、脏器表面转移。使用超声刀切开胃结肠韧带，进入小网膜囊；然后逐步切断左半胃结肠韧带，行 Kimura 法时应注意保留胃网膜左血管及胃脾韧带中的胃短血管、胃网膜左血管，以备不时之需（为 Warshaw 法准备）。将胃向上翻起，显露胰体尾部，确定胰体尾病灶的位置、大小及毗邻关系。必要时可用腹腔镜超声扫描胰腺，作为胰腺病灶及脾血管定位。

（2）处理脾动脉：在胰腺上缘找到脾动脉的起始段，仔细游离并保护脾动脉，将脾动脉分离一段长度后，放置血管吊带提拉悬吊，以备必要时阻断脾动脉（图 3-3-22）。

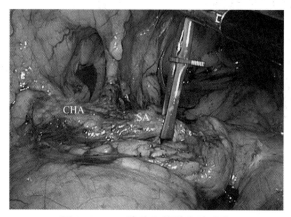

图 3-3-22　胰腺上缘游离脾动脉
（CHA，肝总动脉；SA，脾动脉）

（3）游离胰腺（颈部）：游离胰腺下缘，显露肠系膜上静脉和脾静脉及门静脉（图3-3-23），在门静脉前钝性游离，直至其上、下缘贯通。

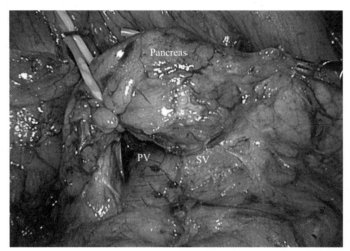

图3-3-23　游离胰腺下缘

（PV，门静脉；SV，脾静脉；Pancreas，胰腺）

（4）离断胰腺：于胰腺近端距病灶2 cm处用内镜直线切割闭合器或超声刀离断胰腺，在保证切缘的前提下尽量多地保留胰腺实质。

（5）切除胰体尾（游离脾动静脉）：轻轻提起胰腺远端，用超声刀沿脾动静脉与胰腺之间的疏松组织向左游离，逐步将脾动静脉从胰腺实质内分离出来。脾静脉走行于胰腺实质内，较难显露，盲目解剖极易损伤，引起无法控制的大出血而导致手术失败。在胰腺与脾静脉间有横行小血管分支，大多用超声刀凝闭即可，遇较粗分支需用钛夹（或可吸收夹）夹闭，必要时在明视下缝合止血（图3-3-24）。标本切除创面如图3-3-25所示。

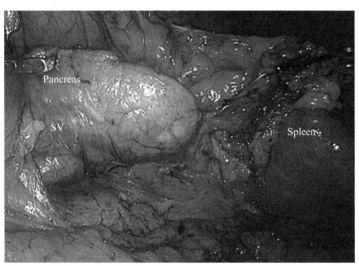

图3-3-24　胰尾位置（沿脾动脉及脾静脉与胰腺间隙切除，注意保护血管，分支可缝合或夹闭）

（SA，脾动脉；SV，脾静脉；Pancreas，胰腺；Spleen，脾脏）

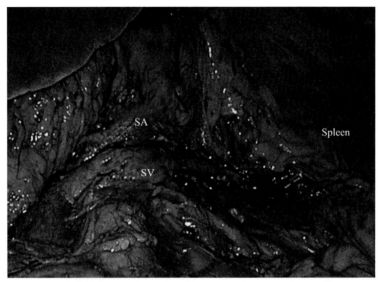

图 3-3-25　胰体尾切除后创面（Kimura 法）

（Spleen，脾脏；SA，脾动脉；SV，脾静脉）

（6）离断脾血管保脾胰体尾切除术（Warshaw 法）：Warshaw 法保脾胰体尾切除术与 Kimura 法手术操作大致相同。不同之处在于胰腺颈部分离脾动、静脉后予以离断，在脾动、静脉入脾门处再次离断，同时注意保留胃网膜左血管、胃短血管。该手术一般用于保留脾脏胰体尾切除手术时出现血管损伤、出血及肿瘤与血管粘连致密情况。切除创面如图 3-3-26 所示。

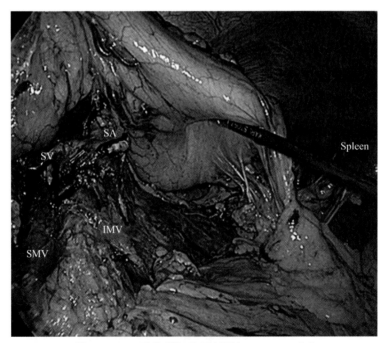

图 3-3-26　胰体尾切除后创面（Warshaw 法）

（IMV，肠系膜下静脉；Spleen，脾脏；SA，脾动脉；SMV，肠系膜上静脉；SV，脾静脉）

（7）取出标本：标本装袋后，将脐下方 Trocar 孔绕脐扩大成半周切口，取出标本。肿块及切缘行冰冻病理检查。

（8）冲洗腹腔，检查无活动性出血后，于胰腺残端旁放置一根引流管。

四、手术并发症及其处理

（一）术后腹腔出血

当腹腔引流管在短时间内有大量新鲜血液被引出即可判断患者发生腹腔内出血。引发腹腔内出血主要是技术上的原因造成原发性出血以及因感染、胰瘘引发血管破溃而导致继发性出血。若明确腹腔出血，可考虑先行 DSA 明确出血部位，并行止血治疗；若出血不能治疗，必要时腹腔探查；若生命体征稳定，可考虑腹腔镜再次探查。

（二）胰 瘘

患者术后因消化液的作用将胰酶激活，可引发周围组织器官坏死、继发炎症甚至导致全身炎症反应综合征。胰瘘与感染、出血很容易形成恶性循环，所以对于胰瘘的处理是重中之重。对于生化漏可不予以处理，保持引流通畅；若积液较多，及时穿刺治疗，保持引流通畅至关重要。

第四章

小肠肿瘤（完全腹腔镜小肠手术）微创外科

◎夏　涛　牟一平

第一节　手术适应证和禁忌证

一、手术适应证

平滑肌瘤、腺瘤、错构瘤、血管瘤、脂肪瘤、小肠间质瘤（gastrointestinal stromal tumor, GIST）、类癌、神经内分泌肿瘤以及恶性肿瘤等均可。初步腹腔镜检查便于更准确地判断实际切口，可以提高辅助性能。

二、手术禁忌证

广泛肠管扩张，肠瘘，广泛腹腔炎症、粘连，无法分清解剖结构。

第二节　术前准备

（1）常规化验检查：血常规、尿常规、大便常规＋潜血；肝功能、肾功能、血电解质、凝血功能、肿瘤标记物检查（含 CA19-9、CEA）、感染性疾病筛查（乙肝、丙肝、HIV、梅毒），血气分析。

（2）心电图、胸片正侧位：对于老年人，可增加超声心动图、肺功能评估心肺功能，以确保患者能够经历长时间手术。

（3）腹部平片、腹部 CT：此项检查能够明确疾病，为实施手术提供一个清晰的解剖路线图。

（4）MRI 或 MRCP：MRI 的空间分辨率较 CT 低，但对某些肿瘤，有时能更有效和更早地发现病变。

（5）小肠镜、胶囊内镜：小肠镜可明确肿瘤的大小，并取活检，明确病理诊断；但小肠镜操作技术要求较高。胶囊内镜利用了图像的采集优点和无线传输的数据,通过胃肠道生理蠕动收缩,捕获信息存储在数据记录器上,这种技术是可以查看整个小肠的非侵入性检查。

（6）PET-CT 检查:对强烈怀疑肿瘤或者其他地方有转移的患者,可行 PET-CT。

（7）DSA:对于消化道出血,DSA 明确出血位置后,指导手术定位。

第三节 手术方法与步骤

一、麻醉体位

一般选择平卧位,气管插管全麻,常规消毒铺巾。

二、合适的 Trocar 位置

合适的 Trocar 位置是非常重要的,这是完成腹腔镜手术的重要保障,一般把镜头放置于脐下 2 cm,这样可以为完整探查小肠提供好的视野。患者肠系膜长度取决于肥胖、手术史、小肠炎性疾病等。Trocar 孔的位置取决于疾病的位置、自身的经验及手术史。

三、腹腔镜检查

初步探查应该从 Treitz 韧带至回盲部,然后反向探查,确保可以初步发现病灶。进一步探查是必要的触诊,以明确肠腔内病灶,但注意无瘤原则。若采用腹腔镜辅助,一般寻找至原发肿瘤后,采用腹部正中切口,将小肠提出后切除,采用端端吻合法完成重建(后壁锁边连续缝合,前壁连续缝合)。以下介绍完全腹腔镜小肠手术。

四、游离、离断小肠

确定好病灶,保证恶性肿瘤的切缘及淋巴结清扫范围(恶性肿瘤切缘 10 cm,良性肿瘤切缘 5 cm),游离小肠。离断小肠可以采用腹腔镜直线切割闭合器,离断近远端小肠后,重点关注小肠系膜,可以确保小肠吻合无张力(图 3-4-1)。若不使用闭合器,可以用哈巴狗暂时夹闭小肠。

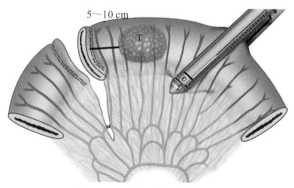

图 3-4-1 小肠肿瘤切除模拟
[T:肿瘤;5 ~ 10 cm 为切缘(根据肿瘤性质决定)]

五、吻 合

保证小肠不要扭曲、吻合口不狭窄是小肠吻合的原则。若采用哈巴狗封闭小肠，可以采用小肠端端手工吻合（前后壁连续缝合）。若采用闭合器离断小肠，可将两残端对靠，在小肠各开 0.3 cm 小口，直线切割闭合器行小肠侧侧吻合（图 3-4-2），4-0 倒刺线手工缝合关闭共同开放口。

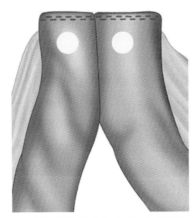

图 3-4-2　直线闭合器吻合小肠（白色圆为开孔处）

六、取出标本

标本装袋后，根据术中情况扩大切口，取出标本。肿块及切缘行冰冻病理检查。

七、冲洗腹腔

检查无活动性出血后，于吻合口附近或盆腔放置引流管一根。

第四节　手术并发症及其处理

一、吻合口瘘

发生瘘是会有腹腔感染症状的，会出现腹膜炎、脓毒症、难以控制的腹腔内液体潴留。手术中必须仔细检查吻合口，保持引流通畅，大的瘘口，若评估难以生长，可能需要切除后重建或者造口。

二、腹腔内出血

术后腹腔出血要根据引流管颜色及引流量等准确判断，可行 DSA 明确出血部位并治疗，若无法控制及时外科手术干预。

三、炎性肠梗阻

炎性肠梗阻多出现于术后两周内,肠蠕动曾一度恢复,后出现弥漫性腹胀,治疗上主要是禁食、胃肠减压、全肠外营养,维持水、电解质及酸碱平衡,促进肠蠕动。

参考文献

［1］ASBUN H J，MOEKOTTE A L，VISSERS F L，et al. The miami international evidence-based guidelines on minimally invasive pancreas resection. Ann Surg，2020，271（1）：1-14.

［2］AZAGRA J S，GOERGEN M，SIMONE P，et al. Minimally invasive surgery for gastric cancer. Surg Endosc，1999，13（4）：351-357.

［3］CHEN K，ZHOU Y，JIN W，et al. Laparoscopic pancreaticoduodenectomy versus open pancreaticoduodenectomy for pancreatic ductal adenocarcinoma：oncologic outcomes and long-term survival. Surg Endosc，2019，21（1）：382.

［4］GAGNER M，POMPE A. Laparoscopic pylorus-preserving pancreatoduodenectomy. Surg Endosc，1994，8：408-410.

［5］GAGNER M，POMP A，HERRERA M F. Early experience with laparoscopic resections of islet cell tumors. Surgery，1996，120（6）：1051-1054.

［6］HUSCHER C G S，MINGOLI A，SGARZINI G，et al. Laparoscopic versus open subtotal gastrectomy for distal gastric cancer. Five year results of a randomized prospective trial. Ann Surg，2005，241（1）：232-237.

［7］HYUNA S，JACQUES F，REBECCA L S，et al. Global cancer statistics 2020：GLOBOCAN estimates of incidence and mortality worldwide for 36 cancers in 185 countries. CA Cancer J Clin，2021，71（3）：209-249.

［8］HYUNG W J，YANG H K，PARK Y K，et al. Long-term outcomes of laparoscopic distal gastrectomy for locally advanced gastric cancer：the klass-02-rct randomized clinical trial. J Clin Oncol，2020，38（28）：3304-3313.

［9］JIN W，CHEUNG T T T，MOU Y. Laparoscopic pancreaticoduodenectomy for pancreatic cancer：a hope or hype? Hepatobiliary Surg Nutr，2020，9（3）：388-390.

［10］KATAI H，MIZUSSWA J，KATAYAMA H，et al. Survival outcomes after laparoscopy-assisted distal gastrectomy versus open distal gastrectomy with nodal dissection for clinical stage I A or I B gastric cancer（JCOG0912）：a multicenter，non-inferiority，phase 3 randomized controlled trial. Lancet Gastroenterol Hepatol，2020，5（2）：142-151.

［11］KIM W，KIM H H，HAN S U，et al. Decreased morbidity of laparoscopic distal gastrectomy compared with open distal gastrectomy for Stage I gastric cancer：short-term outcomes from a multicenter randomized controlled trial（KLASS-01）. Ann Surg，2016，263（1）：28-35.

［12］KITANO S，ISO Y，MORIYAMA M，et al. Laparoscopy-assisted billroth Ⅰ gastrectomy. Surg Laparosc Endosc，1994，4（2）：146-148.

［13］MATSUO S，ETO T，TSUNODA T，et al. Small bowel tumors：an analysis of tumor-like lesions，benign and malignant neoplasms. Eur J Surg Oncol，1994，20：47-51．

［14］VAN HILST J，DE ROOIJ T，KLOMPMAKER S，et al. Minimally Invasive versus Open Distal Pancreatectomy for Ductal Adenocarcinoma（DIPLOMA）：a Pan-European propensity score matched study. Ann Surg，2019，269（1）：10-17.

［15］WANG M，LI D，CHEN R，et al. Laparoscopic versus open pancreatoduodenectomy for pancreatic or periampullary tumours：a multicentre，open-label，randomised controlled trial. Lancet Gastroenterol Hepatol，2021，6（6）：438-447.

［16］YU J，HUANG C M，SUN Y H，et al. Effect of laparoscopic vs open distal gastrectomy on 3-year disease-free survival in patients with locally advanced gastric cancer：the class-01 randomized clinical trial. JAMA，2019，321（20）：1983-1992.

［17］ZHANG M Z，FANG R，MOU Y P，et al. LDP vs ODP for pancreatic adenocarcinoma：a case matched study from a single-institution. BMC Gastro，2015，15：182-185.

［18］ZHANG R C，ZHANG B，MOU Y P，et al. Comparison of clinical outcomes and quality of life between laparoscopic and open central pancreatectomy with pancreaticojejunostomy. Surg Endosc，2017，31（11）：4756-4763.

［19］ZHANG S W，SUN K X，ZHENG R S，et al. Cancer incidence and mortality in China. JNCC，2020，1（1）：2-11.

［20］ZHOU J Y，ZHOU Y C，MOU Y P，et al. Laparoscopic duodenum-preserving pancreatic head resection：a case report. Medicine（Baltimore），2016，95（32）：e4442.

［21］ZHOU W T，JIN W W，WANG D S，et al. Laparoscopic versus open pancreaticoduodenectomy for pancreatic ductal adenocarcinoma：a propensity score matching analysis. Cancer Commun，2019，39（1）：66-77.

［22］金巍巍，陈科，牟一平．再谈腹腔镜胰十二指肠切除术的现状与展望．中华外科杂志，2020，58（1）：42-47.

［23］金巍巍，夏涛，牟一平，等．壶腹周围恶性肿瘤"微创为核心 MDT 模式"诊治经验．中华外科杂志，2020，58（9）：E015.

［24］金巍巍，徐晓武，牟一平，等．腹腔镜胰十二指肠切除术 66 例初步经验总结．中华外科杂志，2016，54（2）：84-88.

［25］金巍巍，徐晓武，牟一平，等．腹腔镜胰十二指肠切除术单中心 233 例临床经验总结．中华外科杂志，2017，55（5）：354-358.

［26］卢榜裕，陆文奇，蔡小勇，等．腹腔镜胰十二指肠切除治疗十二指肠乳头癌一例报告．中国微创外科杂志，2003（3）：197-198.

［27］鲁超，金巍巍，牟一平，等．腹腔镜胰头十二指肠切除术可以成为常规术式．肝胆外科杂志，2015，3：233-234.

［28］牟一平，金巍巍 . 腹腔镜胰十二指肠切除术的现状与展望 . 中华外科杂志，2013，51（4）：301-303.

［29］邵红亮，马君，牟一平 . 以微创为核心的胰腺恶性肿瘤 MDT 新模式的临床应用 . 浙江医学，2019，41（22）：2424-2426.

［30］徐晓武，张人超，牟一平，等 . 腹腔镜根治性顺行模块化胰脾切除术治疗胰腺体尾部腺癌 12 例分析 . 中华外科杂志，2018，56（3）：212-216.

第四部分
肝胆肿瘤微创外科

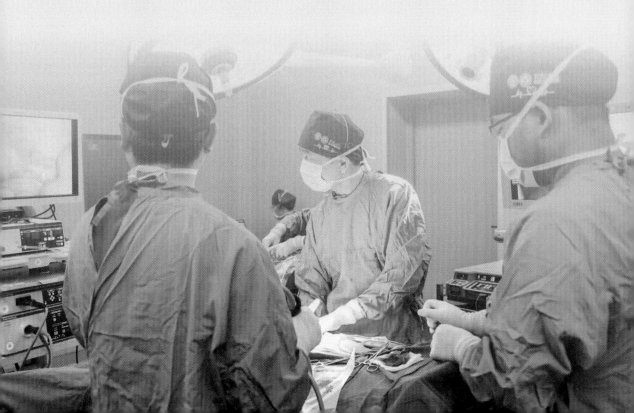

第一章

概　述

◎刘　杰　张成武

第一节　腹腔镜技术在肝脏肿瘤外科中的应用

　　自 1991 年 Reich 等报道世界首例腹腔镜肝切除术以来，腹腔镜肝切除术的发展已经历
30 余年。起初，腹腔镜肝切除术主要应用于肝脏边缘良性肿瘤的切除，随着手术器械的不断
更新、手术经验的不断积累以及外科理念的更新，腹腔镜肝切除术已日趋成熟，并在临床上
得到广泛应用，近年来手术例数呈指数增长。与开腹肝切除术相比较，腹腔镜肝切除术具有
术中出血少、术后并发症发生率低、疼痛轻、恢复快、住院时间短等优势，并具有良好的美容
效果。2008 年第一届国际腹腔镜肝切除术专家共识会议肯定了腹腔镜肝切除术在治疗直径
小于 5 cm、位于肝外周部位肿瘤上的安全性、可行性，并指出该手术不影响肿瘤预后。2014
年第二届国际腹腔镜肝切除术的共识会议在日本举行，提出了腹腔镜下小范围肝切除术可成
为一种标准术式，腹腔镜下大范围肝切除的可行性及安全性值得探索。而我国在 2013 年制
定了《中国腹腔镜肝切除专家共识及手术操作指南》，对于腹腔镜肝切除的适应证和手术操
作做了详细阐述。

　　虽然早期关于腹腔镜肝切除术治疗肝脏恶性肿瘤的手术安全性及肿瘤学效果曾存在争
议，但越来越多的文献显示，腹腔镜肝切除术治疗原发性肝癌具有良好的围手术期优势，且
肿瘤手术切缘、术后复发率、总体生存率及无瘤生存率均与开腹手术相近甚至优于开腹手
术。2016 年的一项含 9 000 多例腹腔镜肝切除术的全球研究显示，腹腔镜肝切除术治疗肝脏
恶性肿瘤的患者占总例数的 65% 左右；近期一项病例数超过 5 000 的倾向评分研究，进一步
肯定了腹腔镜肝切除术在治疗原发性肝癌方面具有更优的近期和远期疗效。

　　近 10 年是腹腔镜肝切除术蓬勃发展的黄金时期，精准切除和规则性切除成为腹腔镜肝

切除术的主流。2017年董家鸿教授等组织制定了我国第一部《精准肝切除术专家共识》，自此精准肝切除术正式成为体系。近来，一大批先进技术的出现推动了腹腔镜精准肝切除术的快速开展：数字化三维可视化技术相对成熟，它借助CT或MRI图像数据，利用计算机图像处理技术，精准评估肝脏的解剖结构脉管系统的支配区域、肝脏体积、肝段边界、病灶精准定位及毗邻关系，更准确、直观地显示肝脏及管道系统、病灶的全方位立体信息，更好地避免了术中误伤管道，减少了术中出血、术后残留肝脏缺血或坏死的可能，更利于达到精准肝切除、缩短手术时间。术前吲哚菁绿15 min滞留率（indocyanine green retention-15，ICG-R15）能很好地评估肝脏储备功能，是目前最常用的围手术期肝功能动态评估方法，可表明肝细胞癌、肝硬化患者肝切除上限，为个性化手术方案的制订提供指导，避免术后肝功能衰竭。位于肝脏表面的浅表病灶可结合术前检查在腹腔镜下直接观测到，但随着患者体位的改变、术中牵拉，位于肝实质深层的病灶及其位置、范围的识别极为困难，此时需借助术中超声（intraoperative ultrasonography，IOUS）和（或）荧光成像系统明确病灶位置、范围、深度及病灶与周围管道系统的关系，并且发现微小病灶、转移灶。IOUS可清晰显示肝脏背膜下肿瘤的大小、深度、边界，肿瘤与血管的解剖关系，辨析血管分支，标记预切除线，最大限度地完整切除病灶，降低血管损伤风险，达到精准肝切除的目的；荧光成像系统是利用荧光标记物与原发肿瘤、血流、微小病灶等结合，经特殊设备捕捉荧光信号，再数字化成像在屏幕上。2009年Ishizawa等首次将此技术应用于肝切除术中，随后该技术在肝脏肿瘤诊断与术中导航中的应用越来越广泛。肝脏实质离断器械种类繁多，包括钳夹、超声刀、超声吸引刀（又称CUSA刀，CUSA为cavitron ultrasonic surgical aspirator的缩写，即超声吸引装置）、LigaSure水刀、内镜切割器、双极电凝等，各有优缺点。

微创和精准是肝脏外科发展的主要方向，腹腔镜肝切除术近30年来已得到快速发展，技术日趋成熟并越来越多地应用于原发性肝癌的治疗，其安全性、可行性及较好的近期疗效也已被广泛认可；但肿瘤学疗效尚待更多的大样本、多中心和更高循证医学证据水平的临床研究。腹腔镜肝切除术的普及推广有赖于建立良好的手术培训系统和有效的手术难度评估系统。随着腹腔镜肝切除术经验的不断积累，外科理念的更新和高科技腹腔镜器械设备如可弯曲3D腹腔镜、4K腹腔镜及术中影像融合实时导航技术等的应用，腹腔镜肝切除术治疗原发性肝癌的手术指征将有可能进一步扩展，手术更加精准且安全。

第二节　腹腔镜技术在胆道肿瘤外科中的应用

虽然腹腔镜手术已广泛应用于治疗胆道系统良性疾病，但相对于其在其他消化道恶性肿瘤，如肝癌、胃癌、结直肠癌等治疗方面的蓬勃发展而言，腹腔镜外科在胆道恶性肿瘤，特别是胆囊癌和肝门部胆管癌根治性切除中的应用进展相对滞后，其主要原因不外是胆道恶性肿瘤所处部位在腹腔镜下手术的难度以及对于能否做到根治性切除（R0切除）的疑虑。近年来，部分国内外学者对不同部位的胆道恶性肿瘤的微创化治疗不断进行尝试和探索，全腹腔镜下胆道恶性肿瘤根治术的概念已被逐渐关注和接受。笔者就国内外最新相关研究进展，结合自己的临床工作和体会，对于腹腔镜技术在不同部位胆道恶性肿瘤根治性切除手术中的应用进行概述。

一、腹腔镜胆囊癌根治术

胆囊癌恶性程度高，易发生局部浸润和淋巴结转移，放化疗效果不佳，预后差，术后 5 年生存率小于 5%。胆囊癌根治性切除术是提高患者术后长期生存率的关键。最初腹腔镜主要用于胆囊癌的腹腔探查以明确有无转移、术中超声检查进一步分期以及晚期胆囊癌的姑息性短路手术。国内外既往的指南也不推荐将腹腔镜应用于胆囊癌的治疗，其中一个主要原因在于腹腔镜手术能否做到 R0 切除，淋巴结清扫是否彻底。就纯技术层次而言，随着腹腔镜肝切除、腹腔镜胰十二指肠切除以及腹腔镜下胃癌根治等手术技术的不断完善和广泛拓展，腹腔镜胆囊癌根治术中需涉及的联合部分肝脏切除、区域性淋巴结清扫和切除后的消化道重建等技术瓶颈已完全被克服。越来越多的相关研究肯定了腹腔镜在胆囊癌切除术中的优势。与传统开腹胆囊癌根治术相比，腹腔镜胆囊癌根治性切除术在手术时间、术中出血量以及术后住院时间上具有明显优势，手术相关并发症无明显增加，且在肿瘤学获益上无差别。笔者近年来完成腹腔镜胆囊癌根治术 80 余例，术中超声刀配合 CUSA 精细化离断肝实质，术中出血量和术后胆瘘等并发症发生率明显减少，且在淋巴结清扫上，腹腔镜因其放大、多角度变换和平行视野等特点，较传统开放手术的单一垂直视野更具优势，平均淋巴结清扫数目更多，达到 9 ～ 10 个，完全符合微创和根治的理念。

另一个制约腹腔镜胆囊癌切除术的因素是早期的一些失败尝试认为腹腔镜手术容易引起胆囊破裂，以及气腹的烟囱效应更易造成肿瘤切口种植和腹腔转移，有报道显示其术后切口种植和腹腔转移概率高达 3% ～ 16%。近期越来越多的研究结果显示，造成此结果的原因主要与术中胆囊破裂引起胆汁渗漏有关，而与采用何种手术方式无关。因此，如何保证术中胆囊完整性就成为降低胆囊癌术后复发转移率和提高术后生存率的关键。Ome 等分别采用腹腔镜胆囊全层切除（whole-layer cholecystectomy，LCWL）和腹腔镜胆囊床切除（gallbladder bed resection，LCGB）治疗 T1a 期和 T1b/T2 期胆囊癌患者，其胆囊破裂风险分别为 2% 和 0%。因此，只要术中遵循无瘤原则，行胆囊壁全层切除或联合肝脏整块切除，可以最大程度避免胆囊破裂导致的切口和腹腔转移。

关于腹腔镜胆囊癌根治术的适应证，普遍观点为：对于 T1a 期胆囊癌，单纯腹腔镜胆囊切除已能达到根治目的；而对于 T1b 和 T2 期胆囊癌，虽然有少数学者认为在行腹腔镜胆囊切除的基础上扩大手术范围并不能改善其预后，但基于胆囊癌早期即存在淋巴结转移的特点，绝大多数学者赞成扩大手术范围。目前美国、德国以及日本的胆囊癌治疗指南中均明确提出针对 T1b 和 T2 期胆囊癌需行根治性切除术，包括胆囊切除、距胆囊床 1 ～ 2 cm 肝组织或 S4b+S5 肝段切除、区域淋巴结清扫。术中需行胆囊管切缘病理检查，如为阳性则需行肝外胆管切除、胆肠内引流术。越来越多的学者认为 T1 和 T2 期的胆囊癌患者行腹腔镜胆囊癌根治术是可行和安全的，与传统开腹手术比较，其中远期生存率差异无统计学意义。而对于 T2 期以上的胆囊癌患者是否能行腹腔镜手术仍然存在争议,部分学者认为需要根据肿瘤浸润程度、淋巴结转移范围以及其他脏器转移情况而定,到目前为止仍缺少大样本的随机对照前瞻性研究,因此普遍的观点是其仍不适宜常规列为腹腔镜手术的适应证。

二、腹腔镜肝门部胆管癌根治术

肝门部胆管癌因其固有的手术操作难度和风险一直被认为是肝胆外科领域最具挑战性的手术之一,国内外相关的腹腔镜肝门部胆管癌手术报道非常少见,既往腹腔镜技术主要局限于肿瘤的探查和分期。受益于微创技术的飞速发展和手术器械的不断更新进步,腹腔镜肝门部胆管癌根治术的报道逐渐增多,且取得了较好的治疗效果和生存预期,但仍以 Ⅰ 型和 Ⅱ 型为主。腹腔镜下 Ⅲ 型和 Ⅳ 型肝门部胆管癌根治术的主要操作步骤,包括大范围的肝脏切除、中肝叶切除、全尾状叶切除、肝十二指肠韧带及周围区域淋巴结清扫、高位肝管和空肠Roux-en-Y 吻合、血管重建,甚至联合胰十二指肠切除等。该术式目前虽已基本成熟,但仍限于国内外较大规模的肝胆临床中心开展。国内外有学者通过腹腔镜和开腹肝门部胆管癌根治术的对比研究,发现两者在术中出血量、淋巴结清扫数量、术后进食时间以及住院费用方面的差异无统计学意义,但前者在住院时间上明显短于后者。

笔者在积累大量腹腔镜复杂肝胆胰手术的基础上,近年来完成腹腔镜 Ⅰ～Ⅳ 型肝门部胆管癌根治术 30 余例,总结初步经验并认为完全腹腔镜下肝门部胆管癌根治性切除术手术复杂、风险大,手术前必须进行细致周密的患者全身情况、影像学和肝脏储备功能评估,术者需要具备腹腔镜复杂肝脏切除及各种消化道重建手术的技术和经验,初期开展时应选择Bismuth 分型 Ⅰ、Ⅱ 型或者 Ⅲb 型患者,然后过渡至 Ⅲa 型患者,以术前影像学检查胆管癌病变局限、瘤体小、无肝门部重要血管特别是门静脉侵犯,无明显区域淋巴结转移的患者为佳,从而保证手术的成功率和有效的 R0 切缘。Trocar 布孔位置和数量需要合理安排,统筹兼顾。我们采用双主操作孔,先以左上腹 10 mm Trocar 为主操作孔,利用超高清腹腔镜放大清晰的视野,利用超声刀由左向右、上下结合沿肝总动脉、肝固有动脉鞘和门静脉主干,清扫肝十二指肠韧带及肝总动脉旁淋巴结,而胰头后方的区域淋巴结清扫则需要打开 Kocher 切口实施,同时笔者习惯在肝外结扎离断肝右动脉、门静脉右支,完成右侧入肝血流阻断。在肝切除术环节,以剑突下 12 mm Trocar 为主操作孔,利用 30° 腹腔镜灵活多变视角的优势,方便而清晰地显露尾状叶及各肝短静脉,并自下而上沿肝后下腔静脉妥善逐一处理离断,使得随后的半肝联合全尾状叶切除术安全而顺利地进行。至于 Ⅳ 型肝门部胆管癌需行中肝叶联合尾状叶切除或围肝门部切除(即 4b 段＋ 5 段＋尾状叶切除),术中出血多,易损伤保留侧重要管道,切除后创面大,胆管细小、繁多,将给腹腔镜下的胆管塑形重建和胆肠吻合带来困难,因此不推荐常规行腹腔镜手术。

肝门部血管受侵将增加腹腔镜术式实施的难度,尤其是肝动脉受侵犯的患者更需谨慎。虽然笔者也曾经成功实施腹腔镜下的肝动脉重建,但目前而言该技术仍然存在难度大、风险高、吻合质量不确定等因素,且重建失败的后果是灾难性的,故原则上不推荐常规行腔镜下的肝动脉切除重建,尤其是肝右动脉的切除重建更需慎重。门静脉侵犯切除重建相比肝动脉较为容易,有了腹腔镜胰十二指肠切除联合门脉切除重建的经验,无论是门脉主干还是左、右支的重建在腔镜下都是安全和可行的。另外,肝门部或十二指肠、胰头后方存在融合肿大淋巴结,可能导致腔镜下淋巴结清扫困难,难以行整块切除,或医源性肿瘤播散,此类患者的腹腔镜下根治术也应谨慎实施。

虽然国内外学者的小样本研究报道已显露出腹腔镜肝门部胆管癌根治术的安全性和可行性,以及可能存在的短期肿瘤学获益,但仍缺少和开腹手术的大样本前瞻性随机对照研究以及长期随访结果,包括患者长期生存率和肿瘤复发转移率。期待有更多的研究结果会为我们提供进一步的技术和肿瘤学疗效证据支持。

三、腹腔镜肝内胆管癌根治术

肝内胆管癌行腹腔镜手术切除已被逐渐认可,多数学者认为肝内胆管癌行腹腔镜手术的适应证与腹腔镜肝切除适应证相似,即肿瘤不超过 5 cm、位于肝脏简单部位(Ⅱ~Ⅵ段)、集中在单侧叶或者两叶分布但能彻底切除、无肝外转移以及未侵犯肝门重要血管等。随着腹腔镜肝脏切除技术的不断完善成熟,大范围肝切除比例也在逐步上升,肝内胆管癌行腹腔镜规则肝段切除、半肝切除、扩大半肝切除、联合尾状叶切除等早已不是手术禁忌,因此其适应证也应有所扩大。笔者已经证实位于复杂困难部位的肝内胆管癌以及平均直径 8 cm(6~12 cm)的巨大肝内胆管癌行腹腔镜手术切除从技术层面是安全可行的,与开放手术相比,两者无论是在并发症发生率和围手术期死亡率方面,还是在无瘤生存率和总生存率方面无显著差异。Ratti 等对照研究分析了 20 例腹腔镜和 60 例开放手术用于治疗肝内胆管癌患者,其中腹腔镜组 85% 的患者实施了大范围切肝,在手术切缘、手术时间、输血量、并发症和围手术期死亡率等方面无差异;前者术中出血量明显小于后者,而在淋巴结清扫数量上多于后者。其中腹腔镜手术的亚组分析认为,无论术中是否清扫淋巴结对于术后并发症发生率、围手术期死亡率以及术后无瘤生存率都无影响。尽管目前仍缺乏与系统性淋巴结清扫有关的生存优势的证据,但大多数专家建议对肝十二指肠韧带淋巴结进行常规评估,如果术前影像学或临床怀疑存在淋巴结转移,则至少需对肝十二指肠韧带进行完整的解剖清扫,以准确地进行 N 分期,这反过来可能有助于下一步辅助治疗的决定。

另一类较为特殊的肝内胆管癌,即肿瘤累及一级肝管或侵犯肝门部动静脉,目前未见国内外对于此类肝内胆管癌的腹腔镜手术切除报道,笔者认为可参照肝门部胆管癌的腹腔镜治疗原则处理。

四、腹腔镜远端胆管癌根治术

胰十二指肠切除术是治疗远端胆管癌的根治性手术方式。近 20 年来,腹腔镜胰十二指肠切除(LPD)技术逐步成熟,腔镜下区域淋巴结清扫和消化道重建等已非制约因素,到目前为止关于腹腔镜治疗远端胆管癌的单独报道较为罕见,绝大多数包含在腹腔镜胰十二指肠切除相关文献报道中。国内牟一平等报道了最大数量——233 例的 LPD,其中远端胆管癌 17 例;虽然绝大多数学者肯定了 LPD 治疗远端胆管癌的可行性和安全性,认为腹腔镜下能做到 R0 切除，且与开放手术相比，在并发症和近期治疗效果方面无显著差异，而在术中出血、住院时间等方面腔镜则更有优势，但远期治疗效果评价和肿瘤学获益仍不明确。笔者所在中心近 5 年将 LPD 常规应用于远端胆管癌治疗的病例已达数十例，包括腔镜下完成受肿瘤侵犯的门静脉或肠系膜上静脉切除重建，均能做到 R0 切除，与开放手术相比在远期生存率上并无劣势，但仍需要更大样本的随机对照研究和长期随访以进一步证实。

另外，基于胆管癌沿纵轴浸润生长的特点，少数患者在确诊时肿瘤已累及肝门部胆管，此时联合半肝切除就成为唯一的选择。国内外也有腹腔镜下半肝切除联合胰十二指肠切除的相关报道，结合自身腹腔镜下半肝切除联合胰十二指肠切除经验，笔者认为只要患者一般情况良好，肝脏储备功能佳，以精确的影像学检查评估和主刀医师丰富的腹腔镜手术经验为基础，行腹腔镜下半肝切除联合胰十二指肠切除是完全可行和安全的。

总之，腹腔镜技术在胆道恶性肿瘤中的应用正处于黎明阶段。尽管仍需要多中心、大样本的临床随机对照研究进行更客观全面的评价，但已经成功的一些尝试在一定程度上证实了腹腔镜技术应用于胆道恶性肿瘤根治性切除术是安全和可行的，胆道恶性肿瘤的规范化微创治疗序幕正在徐徐拉开。

第二章
肝脏肿瘤微创外科

◎ 刘　杰　张成武

第一节　腹腔镜肝肿瘤局部切除术

一、手术适应证和禁忌证

（一）手术适应证

● 良性肿瘤较局限，位于肝脏浅表处。

● 恶性肿瘤伴有严重肝硬化、肝脏体积不足、需要保留较多肝实质等各种原因导致无法行解剖性肝切除或大范围肝切除的。

● 肝功能 Child-Pugh 分级 A 级，ICG-R15 ＜ 40%。

● 其他脏器无严重器质性病变，营养状况可，ECOG 评分 ＜ 2 分。

（二）手术禁忌证

● 患者一般情况较差，无法耐受手术。

● 患者存在腹腔镜手术及麻醉禁忌。

二、手术准备

（一）术前评估

1. 患者一般情况评估

全身营养状况良好，ECOG 评分 2 分以内；无明显心、肺、脑、肾等重要脏器功能障碍；无凝血功能障碍；无手术禁忌。

2. 肝功能评估

目前最为被认可和广泛应用的肝切除术前肝功能评估方法是 Child-Pugh 评分，5 ～ 6 分为 A 级，7 ～ 9 分为 B 级，10 分及以上为 C 级，C 级无法耐受任何术式的肝切除。但因其评分只包括了胆红素、腹水、人血白蛋白、凝血功能以及肝性脑病五个主客观指标，较为粗略且并不全面，因此需要进一步的客观评价，包括血清肝功能、ICG（ICG-R15、ICGK、ICG-Rmax）、半乳糖耐量试验、胰高血糖素负荷试验、安替比林、GSA/SPECT、Gd-EOB-GDTA/MRI、肝脏毁损程度评估（日本肝癌研究会）、肝切除范围适用标准（幕内雅敏）等。

肝切除容许量的评价方法中最好的也是目前应用较多的是 ICG-R15。ICG-15 和其他检查方法比较有以下几个特点：①和实际的肝功能具有相关性；②简便；③可重复；④安全。本中心采用的是日本幕内雅敏教授依托 ICG 所建立的肝脏切除范围标准（图 4-2-1）。

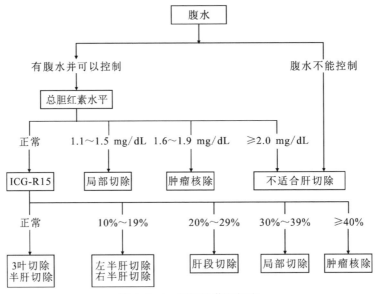

图 4-2-1　肝切除范围标准

3. 肝脏肿瘤本身评估

一般选择腹部超声、肝脏增强 CT/ 增强 MRI、全身 PET-CT 来评估肝脏肿瘤情况，特别强调肝脏增强 MRI 的应用，其对于肝脏微小肿瘤的敏感性和特异性远远高于 CT。而对于肝硬化严重伴有较多肝硬化结节的患者，必要时可行普美显造影的 MRI，其胆道显影期能更好鉴别小肝癌和肝硬化结节。PET-CT 在肝脏转移肿瘤的定性和数目确定上意义较大，而对于原发性肝癌的诊断价值并不高。影像学评估肿瘤处于可切除状态，无肝外其他脏器转移，无下腔静脉、门静脉主干癌栓等情况。而对于需要行较大范围肝切除的患者，术前肝脏剩余体积的测定和评估显得尤其重要：正常肝脏要求 FLR（future liver remnant，剩余肝体积）≥ 30%；化疗后或者肝硬化则要求 FLR ≥ 40%，否则极易出现术后肝功能衰竭并发症，危及患者生命。

另外，三维肝脏影像技术的应用也越来越广泛，在有条件的中心建议常规开展。三维影像能够更加直观地显示肿瘤的三维状态、与周围重要管道的关系、需要切除的肝脏范围、切除断面上的大血管等信息，能让术者在术前做好肝脏手术规划，并对术中可能遇到的问题有充分的准备。

（二）术前准备

1. 器械

器械有腔镜下操作钳、超声刀、腹腔镜等荧光显像系统（图 4-2-2）、术中超声设备（图 4-2-3）、超声外科吸引装置（CUSA）（图 4-2-4）等。

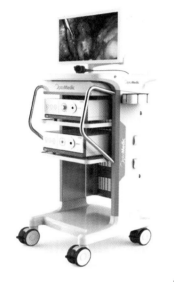

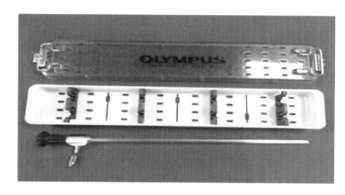

图 4-2-2　腹腔镜荧光显像系统

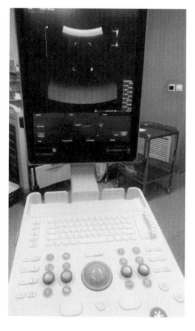

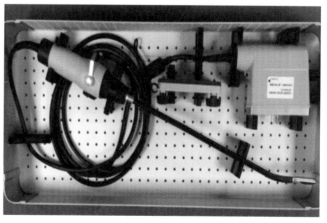

图 4-2-3　术中超声设备

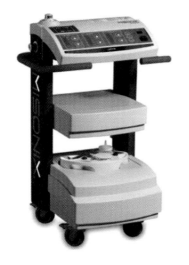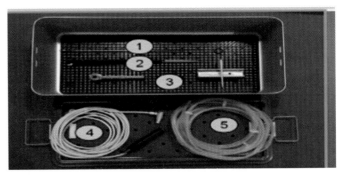

图 4-2-4　超声外科吸引装置

2. 体位、手术室布局及术者站位

（1）良好的视野显露是腹腔镜下肝切除术的首要前提。手术时患者体位、手术入路以及 Trocar 分布位置和数目对手术视野的暴露十分重要。一般采取头高足低仰卧位，位于Ⅵ、Ⅶ、Ⅷ段肿瘤患者可采取头高脚低左侧 45° 仰卧位，术中充分游离右肝周围韧带，并通过重力效应，可将右肝向前下翻转，以便更好地显露肿瘤所在肝段位置。CO_2 气腹压力建议维持在 12 ～ 14 mmHg（若为小儿或高龄患者，建议维持在 9 ～ 10 mmHg），术中应避免较大幅度的气腹压力变化。关于患者双下肢是否需要分开、术者站位，可根据自身经验和习惯决定。而对于手术入路和 Trocar 位置，较早有学者报道利用胸腔镜经胸腔途径行Ⅶ / Ⅷ肿瘤切除，或者肋间布置 Trocar 孔经右后途径行Ⅶ / Ⅷ段规则性切除；最近有学者报道在右上腹部常规布孔的基础上，在右侧肋间经膈肌附加两个带气囊 Trocar，即腹部和外周双途径技术切除Ⅶ、Ⅷ段肝癌，效果较佳。但上述入路和 Trocar 布孔的临床应用规模仍极少，仅可作为参考。通常建议采用四孔法或五孔法切肝。观察孔一般位于脐上或脐下，Ⅶ段的患者可将观察孔平移至脐右侧 3 ～ 4 cm 处，操作孔位置依待切除的肝脏病灶所处位置而定，一般情况下病灶与左、右手操作孔位置间遵循等腰三角形原则，且主操作杆要与肝断面成一定夹角。主操作孔应尽可能接近病变部位。笔者在处理右肝病变时 12 mm 主操作孔取剑突下（图 4-2-5），病变在左肝者则取左锁骨中线肋缘下（图 4-2-6），另按需要取 2 ～ 3 个 5 mm 副操作孔，总的原则是利于术中操作。

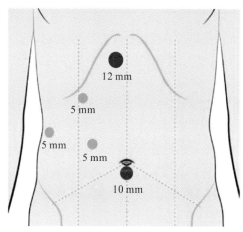

图 4-2-5 右肝肿瘤常规 Trocar 布孔

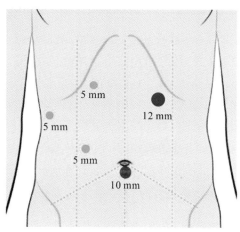

图 4-2-6 左肝肿瘤常规 Trocar 布孔

（2）手术室布局及术者站位：术者包括主刀医生、第一助手以及扶镜助手。手术室布局及术者站位根据主刀医生习惯自行决定，笔者所在中心主刀医生习惯站于患者左侧，扶镜助手位于主刀医生同侧，而第一助手及洗手护士位于主刀医生对侧（图 4-2-7）。

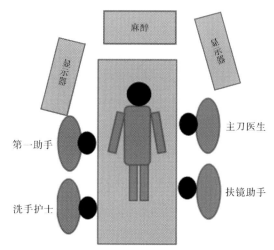

图 4-2-7 手术室布局及术者站位

（三）围手术期处理

1. 术前管理

术前快速康复理念宣教；适当增加体育锻炼；术前评估并通过呼吸功能锻炼器、腹带加压锻炼胸式呼吸、咳嗽咳痰训练等改善心肺功能；通过护肝利胆、输注血浆白蛋白、利尿等改善肝功能；戒烟禁酒；积极控制高血糖、高血压等合并症；术前一周停用阿司匹林、波立维、华法林等抗凝药物，改用低分子肝素维持；术前心理评估及干预，减少患者术前紧张情绪；术前不常规行肠道准备。

2. 手术当日

术前禁食 6 h，禁水及清流食物 2 h；诱导麻醉前 2 h 予以 10% 葡萄糖（糖尿病患者予生理盐水）200 mL；术前 30 min 使用预防性抗菌药物一次，若手术时间超过 3 h，则术中追加一次；采用静吸复合全身麻醉，老年患者可联合应用硬膜外麻醉，以减少静脉麻醉用药；不常规留置胃管；术中使用保温毯，双下肢气压泵治疗；术中控制性输液，维持低中心静脉压（0 ~ 3 cmH_2O，1 cm H_2O = 0.098 kPa）；缝皮前应用局麻药（罗哌卡因）。

三、手术方法与步骤

（一）游离肝脏

根据实际情况决定是否需要离断肝圆韧带、镰状韧带，然后游离病灶所在部位肝脏。病灶位于肝脏第 II 段、尾状叶 Spiegel 叶者，需要离断左三角韧带和冠状韧带。病灶位于肝脏第 IVa、VI ~ VIII 段者，需离断肝肾韧带、右三角韧带及部分右冠状韧带。

（二）术中超声和荧光导航应用

术中首先超声扫描整个肝脏以确认没有术前遗漏的病灶，然后扫描目标肿瘤，明确肿瘤的位置、形态、边缘，以及与周围血管的位置关系（图 4-2-8），并用电刀在肝脏表面做简单标记。值得注意的是，需把握拟要离断的肝静脉、Glisson 鞘及其分支走行和位置、肿瘤基底部的深浅度问题。部分突出于肝脏表面或肝包膜下 1 cm 内的恶性肿瘤，术中可以用荧光导航系统，更直观、更直接地实时监测肿瘤的位置和切缘。

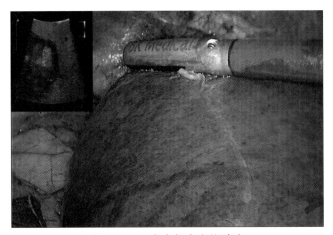

图 4-2-8　术中超声定位肿瘤

（三）预置第一肝门阻断带

为预防术中意外大出血，通常习惯在左侧尾状叶前方的小网膜内用超声刀打开一个小口子，利用长无损伤钳经 Winslow 孔由右向左伸至打开的口子处，将 8 号导尿管牵拉至右侧，然后在肝十二指肠韧带前方松散打结作为第一肝门阻断的预置带（图 4-2-9），也有术者利用塑料套管、手套边，效果类似。

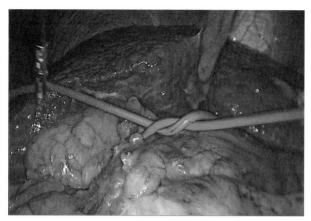

图 4-2-9 8 号导尿管预置第一肝门阻断带

（四）离断肝实质

距病灶边缘 1～2 cm 标出肝切除线（图 4-2-10），由前向后，由浅入深采用超声刀、CUSA 等断肝器械离断肝实质，遇直径大于 3 mm 的管状组织，用 Hem-o-lok 夹夹闭远近端后再予超声刀或剪刀离断（图 4-2-11），术中需要不断利用超声或荧光导航明确肿瘤与断面的关系，以便调整切除的方向，保证足够的切缘，直至完整切除病灶（图 4-2-12）。

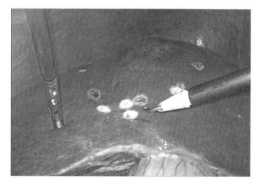

图 4-2-10 用电钩在距肿块边缘 1～2 cm 处标出预切线

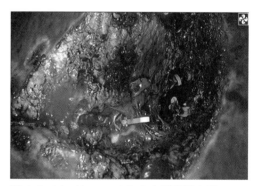

图 4-2-11 Hem-o-lok 夹夹闭直径大于 3 mm 的管状组织

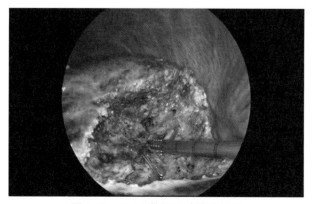

图 4-2-12 完整切除肿块后创面

（五）处理肝断面

肝断面彻底止血，渗血可用氩气刀或双极电凝止血，活动性出血宜采用高频电钩或3-0 ～ 4-0 Prolene 缝线缝合止血。肝断面覆盖止血材料，放置腹腔引流管。

（六）取出标本

标本装入一次性取物袋中，小的标本直接扩大脐部切口取出，大的标本可从右侧肋缘下的 2 个 Trocar 孔连线做切口或脐下另做正中竖切口取出（图 4-2-13）。

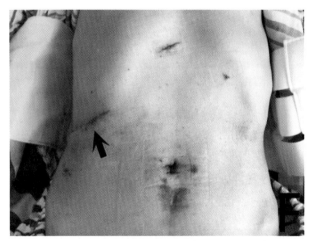

图 4-2-13　Trocar 孔连线切口取出标本（黑色箭头处）

（七）术后处理

术后限制性补液，定期监测血常规、肝肾功能及电解质，加强护肝利胆、利尿、营养支持治疗；静脉镇痛泵联合 COX 抑制剂多模式镇痛；术后首日进食流质或半流质，后可进食高蛋白食物；鼓励床上或下床活动；继续呼吸锻炼，鼓励咳嗽咳痰，做深呼吸运动；评估患者情况，拔除尿管；减少液体应用；留取标本细菌培养［痰、腹水、胸水（胸腔积液）、尿液、粪便等］，早期停用抗生素；术后 2 ～ 3 天复查胸腹部 CT，评估胸膜腔积液情况，必要时行胸腹腔置管引流，早期拔除腹腔引流管。

四、手术并发症及其处理

（一）出　血

出血是肝脏术后常见的并发症，严重时危及患者生命，因此及时发现、及时处理显得尤为重要。一般术后 24 h 内的出血需考虑术中血管夹子脱落的可能，术后数天后的迟发性出血需考虑肝脏创面渗血或焦痂脱落。出血量较小时可应用止血类药物，必要时可予以输红细胞、血浆、冷沉淀等成分血，完善腹部 B 超或增强 CT，明确腹腔内积血情况，并决定采用观察、穿刺引流又或是手术探查等不同治疗措施，同时需严密观察生命体征、引流管、腹部体征以及血色素动态变化。如急性失血量较大，造成生命体征变化甚至不稳定，需积极采取急诊手术探查，千万不要存"再等等""再看看"等侥幸心理，以致失去抢救机会，危及患者生命。

（二）胆　瘘

胆瘘占肝切除术后并发症的 1% ～ 9%。其发生与下列因素有关：①肝断面坏死组织残留：腹腔镜肝切除时对于肝脏切面的把握较为困难，在肝脏实质深面常常因为没有明显参照而残留部分甚至大块的肝脏缺血组织，这些组织一旦坏死，创面上毛细胆管开放引起胆瘘。②肝部分切除的部位和疾病相关，如第一肝门区肝肿瘤切除、肝门部胆管癌根治切除等，术中往往需要处理较多较大的胆管及其分支，容易遗漏一些小胆管或处理不到位，对伴有低蛋白肝切除时易发生。肝胆管结石行肝部分切除时，肝断面小胆管因炎症水肿质地较脆，夹闭、缝扎等均易引起撕脱。③肝断面处理不够彻底、仔细，尤其是在合并肝硬化及经导管肝动脉化疗栓塞术（transcatheter arterial chemoembolization，TACE）治疗后，肝创面的小胆管不易闭合。由于手术操作和麻醉等，胆汁分泌受抑制，胆道内压力降低，术后胆汁分泌恢复，胆道内压力增高，胆汁可从肝创面未闭合或结扎坏死脱落的小胆管逆流。④肝断面继发感染引起的继发性胆汁瘘。随着腹腔镜肝切除技术的提高，胆瘘的发生已逐渐减少。减少胆汁瘘发生的关键在于：①切肝过程中仔细解剖，所遇疑似胆管的管道均应上夹牢靠，必要时缝扎；②肝断面缝扎止血彻底、冲洗干净后，用干纱布轻轻擦拭检查，发现胆汁黄染处及时缝扎、修补；③必要时，术中胆道内注射亚甲蓝（美蓝）、胆道造影等有助于及时发现胆瘘。对于术后发生胆瘘风险较高的患者，可在可疑处放置腹腔引流管。

术后发生胆瘘时保持通畅引流是关键，如局部集聚可采用 B 超或 CT 定位下腹腔穿刺置管引流；存在胆道梗阻时，内镜下放置胆道支架或鼻胆管可明显减少胆瘘量；如出现弥漫性腹膜炎，则建议腔镜或开放手术处理；如胆瘘量较多，需要定期复查电解质，警惕水、电解质、酸碱失衡的发生，必要时可口服胆汁或经鼻肠管回输入肠道。另外，加强营养支持治疗，补充白蛋白及血浆等有利于促进胆瘘尽早愈合。

（三）肝功能损害

肝衰竭是肝切除术后最主要的致死性并发症，占所有术后并发症的 1.4% ～ 5.0%。其主要原因包括残肝功能体积不足、处于弥漫性肝细胞病变活动期（最常见的是慢性乙型病毒性肝炎活动期）、术中出血过多、麻醉、严重感染等。易发生在合并严重肝硬化或梗阻性黄疸程度高时行大范围肝切除的患者。因此，进行充分的术前肝功能评估、测定剩余肝体积、严格掌握手术适应证和手术时机、减少术中出血能有效降低腹腔镜肝脏切除术后肝功能衰竭的发生概率。

一旦出现肝功能不全，要积极予以护肝、营养支持、抗感染、输注血浆蛋白等对症处理；必要时可予以血浆置换、人工肝等应急治疗。肝移植是解决肝功能衰竭的最有效手段。

（四）胸腹腔积液

胸腹腔积液是腹腔镜肝脏切除术后的最常见并发症，发生率可达 40% ～ 50%。主要原因是手术反应性的、术后蛋白水平低、营养状况差、引流不通畅、出血胆瘘等。对于胸腹腔积液量较少且无症状者，无须特殊处理，可自行吸收；对于胸腹腔积液量较大且有胸闷、呼吸困难、腹胀、发热等症状者，应在超声引导下行胸腹腔穿刺置管引流。对于伴有低蛋白血症者应予积极纠正并进行适当利尿，同时加强营养支持治疗。必要时可留取穿刺液行胸腹水生化及常规检查，找脱落细胞等以排除特异性炎症或肿瘤复发转移可能。

（五）感　染

肺部感染及手术区域感染发生率较高，全身麻醉以及上腹部手术使得患者术后肺功能下降，出现不同程度的肺不张和胸腔积液；肝脏创面渗液或胆瘘未能及时引流等均可导致肺部及腹部感染。预防和治疗措施包括：①术前加强呼吸功能锻炼，评估肺功能及血气检查结果，改善患者营养状况；②缩短手术时间，减少术中出血，进行良好的肝创面处理；③术后早期鼓励咳嗽咳痰、做深呼吸动作，早期下床活动，避免长期卧床；④合理、正确使用抗生素，多次行痰细菌、腹水细菌药敏培养；⑤及时处理胸腹腔积液等。

第二节　腹腔镜左肝外叶切除术

一、手术适应证和禁忌证

（一）手术适应证

● Ⅱ、Ⅲ段的肿瘤需行段以上范围的肝切除，而且肿瘤不累及第一、二肝门及门静脉矢状部。

● 肝功能 Child-Pugh 分级 A 级，ICG-R15 < 30%。

● FLR > 30%（正常肝脏），或 FLR > 40%（肝硬化肝、化疗肝等有基础病变者）。

● 其他脏器无严重器质性病变，营养状况可，ECOG 评分 < 2 分。

（二）手术禁忌证

● 患者一般情况较差，无法耐受手术。

● 患者存在腹腔镜手术及麻醉禁忌。

二、手术准备

参照"腹腔镜肝肿瘤局部切除术"章节。患者取头高脚低仰卧右倾 30° 位，主刀位于患者左侧，Trocar 布局如图 4-2-6 所示，手术室布局及术者站位如图 4-2-7 所示。

三、手术方法与步骤

（一）游离肝脏

用超声刀依次离断肝圆韧带、镰状韧带、左三角韧带和左冠状韧带，左冠状韧带内有时有较大的膈下静脉，需先于近膈肌侧上夹后再离断。将左肝外叶向右侧翻起，切开小网膜肝附着部的腹侧浆膜，用直角钳掏出 Arantius 韧带（静脉韧带）后离断以增加左肝外叶活动性（图 4-2-14）。

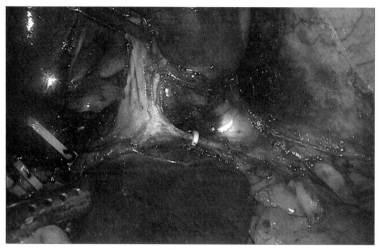

图 4-2-14　夹闭离断 Arantius 韧带

（二）显露肝左静脉

　　肝左静脉的显露以左膈下静脉、小网膜的肝附着处为分离标志。通常沿镰状韧带切开至肝静脉前面的浆膜，然后沿左冠状韧带分离至静脉韧带根部，用电钩慢慢打开肝静脉前的疏松结缔组织，显露肝左静脉（图 4-2-15）。鉴于肝中静脉和肝左静脉合干较常见，因此并不推荐在肝外完整游离出肝左静脉，避免造成不必要的出血甚至气栓。

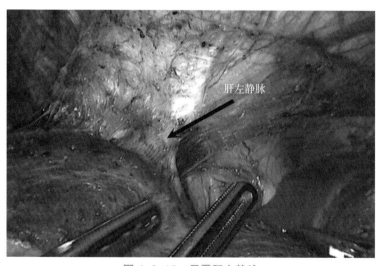

肝左静脉

图 4-2-15　显露肝左静脉

（三）处理左肝外叶 Glisson 鞘

　　笔者习惯首先打开肝十二指肠韧带左侧浆膜，用超声刀游离出肝左动脉后用 Hem-o-lok 夹夹闭离断，再显露其后方的门脉左支，在左侧尾状叶门脉分支水平以上打开门脉血管鞘，予以两枚钛夹暂时夹闭门脉左支（图 4-2-16）。同时预置第一肝门阻断带。

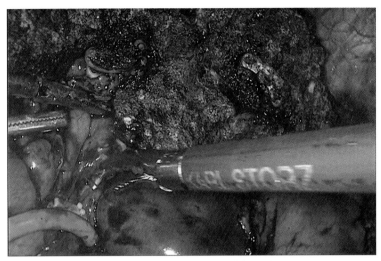

图 4-2-16　门脉左支以钛夹暂时夹闭

（四）离断肝实质

　　术中超声定位门脉矢状部以及其发出的Ⅱ/Ⅲ段属支位置，在肝脏表面做相应标记（图 4-2-17）。于定位的矢状部左侧缘，即肝圆韧带及镰状韧带左侧 1 cm 处肝缘开始，用超声刀或 CUSA 离断肝实质，由浅入深，由前向后进行。遇直径大于 3 mm 的管状组织，用 Hem-o-lok 夹夹闭远近端后再予超声刀或剪刀离断。分离肝实质接近Ⅱ、Ⅲ段 Glisson 鞘时，只需将其前方及上、下肝组织稍加分离，然后直接采用血管切割闭合器或 Hem-o-lok 夹或可吸收夹夹闭离断（图 4-2-18）。

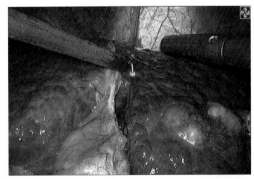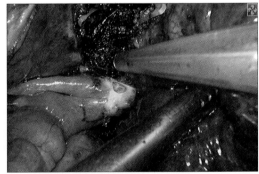

图 4-2-17　术中超声定位Ⅱ/Ⅲ段 Glisson 鞘并标记　　图 4-2-18　游离出Ⅲ段 Glisson 鞘后夹闭离断

　　继续向肝实质深部分离，至接近肝左静脉时，沿肝脏膈面切开肝实质 1～2 cm，用 CUSA 或超声刀显露肝左静脉（图 4-2-19）。如遇静脉较细或有数支分支，可分别予以 Hem-o-lok 夹夹闭离断，肝静脉较粗或显露困难时可采用血管切割闭合器一并离断肝左静脉及肝实质。至此左肝外叶完全切除。

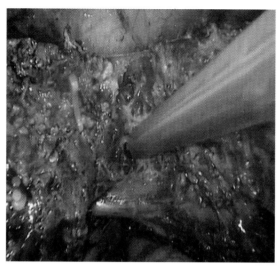

图 4-2-19 肝内显露肝左静脉

（五）取出标本及放置引流管

参照"腹腔镜肝肿瘤局部切除术"章节。

（六）术后处理

参照"腹腔镜肝肿瘤局部切除术"章节。

第三节 腹腔镜左半肝切除术

一、手术适应证和禁忌证

（一）手术适应证

● 病灶位于左侧半肝，累及大部分肝实质或左侧主要管道需行左半肝切除。

● 病变大小以不影响第一和第二肝门的解剖为准。

● FLR > 30%（正常肝脏），或 FLR > 40%（肝硬化、化疗肝等有基础病变者）。

● 其他脏器无严重器质性病变，营养状况可，ECOG 评分 < 2 分。

（二）手术禁忌证

● 有右肝转移或肝外转移而无法根治。

● 肿瘤侵犯肝中静脉。

● 合并门脉主干或对侧一级分支癌栓。

● 患者存在腹腔镜手术及麻醉禁忌。

二、手术准备

参照"腹腔镜肝肿瘤局部切除术"章节。患者取头高脚低仰卧位，主刀位于患者左侧，

Trocar 布局如图 4-2-6 所示，手术室布局及术者站位如图 4-2-7 所示。

三、手术方法与步骤

（一）游离肝脏

首先离断肝圆韧带和镰状韧带，切断肝脏周围韧带，游离肝左叶，具体参见"腹腔镜左肝外叶切除术"章节。

（二）处理左肝叶 Glisson 鞘

首先打开肝十二指肠韧带左侧浆膜，用超声刀游离出肝左动脉后以 Hem-o-lok 夹夹闭离断，部分患者合并存在肝中动脉，同样予以 Hem-o-lok 夹夹闭离断。再显露其后方的门脉左支，在左侧尾状叶门脉分支水平以上打开门脉血管鞘，用直角钳掏出门脉左支后近端，予以 4-0 Vicryl 线结扎一道，再予以 Hem-o-lok 夹或可吸收夹夹闭，远端以 Hem-o-lok 夹夹闭离断（图 4-2-20）。沿肝门板显露左肝管上缘，在门静脉左支的右上后方仔细解剖并确认左肝管下缘，如左肝管较容易游离可予以夹闭离断，如游离困难可暂时不予处理，待肝实质离断至左肝管完全显露时再予以离断。也有术者习惯从降低肝门板开始，在左侧肝蒂的左、右两边肝实质游离后，直接用血管闭合器鞘外离断左侧肝蒂。此时，可见左、右半肝缺血分界线。同时预置第一肝门阻断带。第二肝门的处理同"腹腔镜左肝外叶切除术"章节。

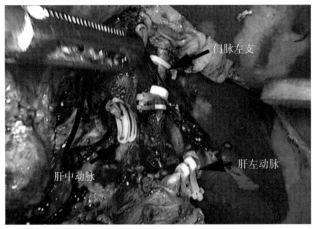

图 4-2-20　夹闭离断肝左动脉、肝中动脉及门脉左支

（三）定位及阻断肝门

术中超声明确肝中静脉位置和走行（图 4-2-21），并在肝脏膈面标记作为膈面的预定切线，以胆囊床中点至左肝管根部连线作为脏面的预切线（图 4-2-22）。有荧光导航的中心可在术中行外周静脉注射 ICG 反染，沿荧光显示的界线进行切肝标记。常用阻断方法有：手套边、8 号导尿管、腔镜血管阻断夹（哈巴狗）、腔镜套管腹腔外阻断法等。肝实质离断过程中，遵循"精准肝切除"理念，对于复杂肿瘤、脉管变异的需结合术前三维重建。应用 CUSA 等工具精细离断肝组织或超声刀"小口蚕食，薄层切割，逐层推进"的技巧，分离出重要管道结构。如切肝平面选择精准，一般不会有太大的脉管属支，特别是肝静脉属支。

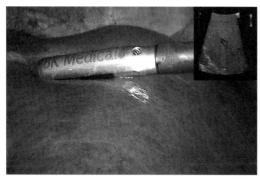

图 4-2-21　术中超声定位肝中静脉走行

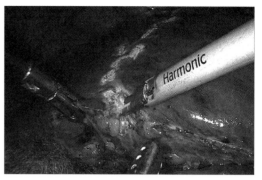

图 4-2-22　沿肝中静脉或缺血带标记切肝

（四）离断肝实质

沿肝脏膈面切开肝实质约 1 cm，术中超声实时定位肝中静脉位置，沿肝中静脉左缘离断肝实质，在切缘上全程显露肝中静脉，继续向肝实质深部分离，至接近肝左静脉时，沿肝脏膈面切开肝实质 1 ～ 2 cm，用 CUSA 或超声刀显露肝左静脉（图 4-2-15）。如遇静脉较细或分数支，可分别予以 Hem-o-lok 夹夹闭离断，肝静脉较粗或显露困难时可采用血管切割闭合器一并离断肝左静脉及肝实质。

（五）处理肝断面及取出标本

同"腹腔镜肝肿瘤局部切除术"章节。

（六）术后处理

参照"腹腔镜肝肿瘤局部切除术"章节。

第四节　腹腔镜右半肝切除术

一、手术适应证和禁忌证

（一）手术适应证

● 病变位于右半肝内，累及大部分肝实质或右侧主要管道需行右半肝切除。

● 病灶直径以不影响操作为限。

● 肝功能 Child-Pugh 分级 A 级，ICG-R15 ＜ 10%；且 FLR ＞ 40%（伴有肝硬化）或 FLR ＞ 30%（不伴有肝硬化）。

● 其他脏器无严重器质性病变，营养状况可，ECOG 评分＜ 2 分。

（二）手术禁忌证

● 有左肝转移或肝外转移无法根治。

● 合并门脉主干或对侧一级分支或肝中静脉、下腔静脉癌栓。

● 患者存在腹腔镜手术及麻醉禁忌。

二、手术准备

参照"腹腔镜肝肿瘤局部切除术"章节。患者取头高脚低仰卧位,主刀位于患者左侧,Trocar 布局如图 4-2-5 所示,手术室布局及术者站位如图 4-2-7 所示。

三、手术方法与步骤

(一)游离肝脏

右半肝切除需要切断肝圆韧带、镰状韧带、右三角韧带、右冠状韧带、右肝肾韧带,使整个右肝完全游离;有时为方便旋转,还需要切断腔静脉左侧的部分左冠状韧带。离断肝肾韧带时注意勿损伤粘连的结肠和十二指肠,勿损伤右肾上腺。

(二)解剖第一肝门

先解剖胆囊三角,夹闭、切断胆囊动脉及胆囊管,顺行切除胆囊。在肝十二指肠韧带右侧打开浆膜,切开 Glisson 鞘,解剖出肝右动脉后夹闭离断(图 4-2-23),显露门静脉右支。笔者习惯用直角钳掏出门静脉右支后近端 4-0 Vicryl 线结扎一道,然后近端上可吸收夹,远端上 Hem-o-lok 夹夹闭离断(图 4-2-24)。分离过程中需小心门脉右支背侧进入右侧尾状叶的分支,以免引起出血(图 4-2-25)。至于右肝管,如游离方便可于肝外直角钳掏出后夹闭离断,如解剖困难也可在离断周围肝实质后在肝内处理。也有学者习惯降低肝门板后,在肝门板中间与门脉右支后方肝实质内分别打孔,鞘外利用金手指完整掏出右侧叶肝蒂后直接使用直线切割闭合器离断。第一肝门常规预置阻断带。

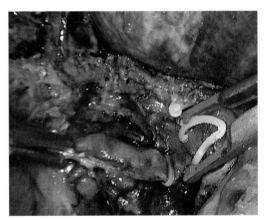

图 4-2-23　夹闭离断肝右动脉

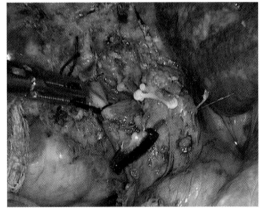

图 4-2-24　夹闭离断门静脉右支

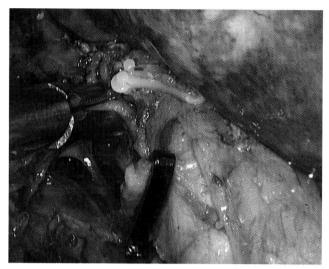

图 4-2-25 门脉右支背侧进入右侧尾状叶的分支

（三）解剖第二肝门

笔者采用肝上途径，在离断镰状韧带后就顺势打开肝静脉前方疏松结缔组织，显露肝中静脉前壁，然后向右侧离断冠状韧带，以右侧膈下静脉汇入下腔静脉为标志，显露肝右静脉前壁。再采用肝下途径，由下而上分离解剖出右侧数支肝短静脉，4-0 Vicryl 线近端结扎一道后上 Hem-o-lok 夹夹闭，远端以 Hem-o-lok 夹夹闭离断（图 4-2-26），完全游离右肝至下腔静脉右侧前壁，打开下腔静脉韧带显露出肝后下腔静脉、肝右静脉右侧壁。一般不推荐在肝外完全解剖出肝右静脉，这样极易造成术中大出血而被迫中转开腹，甚至出现气栓等严重并发症。可在离断肝实质直至完全显露肝右静脉后在肝内用直线切割闭合器切断（图 4-2-27），此种方法相对比较安全。

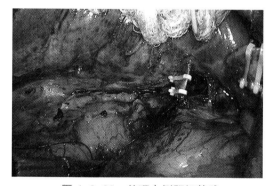

图 4-2-26 处理右侧肝短静脉

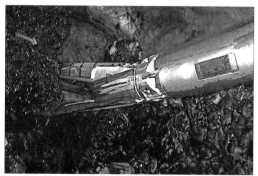

图 4-2-27 切割闭合器离断肝右静脉

（四）离断肝实质

根据以下方法确定肝脏膈面切肝中线：①根据肝脏表面的标志，以胆囊窝中部和腔静脉连线为中线；②根据门静脉支配的范围，即观察阻断或切断右肝蒂后肝脏表面的颜色改变来确定中线；③腹腔镜超声探查确定肝中静脉的走行；④术中外周静脉注射 ICG 反染确定左、右肝交界线。肝脏脏面切线即为沿下腔静脉右前侧壁从下往上直至肝右静脉处。多种断肝器械离断肝实质，遇直径大于 3 mm 的管状组织，用 Hem-o-lok 夹夹闭远近端后再予超声刀离断。肝静脉主干以及不能完全游离的肝静脉主要分支的离断可采用血管切割闭合器完成。

（五）处理肝断面及取出标本

同"腹腔镜肝肿瘤局部切除术"章节。

（六）术后处理

参照"腹腔镜肝肿瘤局部切除术"章节。

第五节　腹腔镜右肝后叶切除术

一、手术适应证和禁忌证

（一）手术适应证

● 肿瘤位于 Couinaud 分段的 Ⅵ、Ⅶ 段内或累及右肝后叶肝蒂，未累及肝右静脉。

● 肿瘤大小以不影响操作为限，良性肿瘤可适当放宽。

● 肝功能 Child-Pugh 分级 A 级，ICG-R15 ＜ 20%。

● FLR ＞ 30%（正常肝脏），或 FLR ＞ 40%（肝硬化、化疗肝等有基础病变者）。

● 其他脏器无严重器质性病变，营养状况可，ECOG 评分 ＜ 2 分。

（二）手术禁忌证

● 患者一般情况较差，无法耐受手术。

● 患者存在腹腔镜手术及麻醉禁忌。

● 有其他肝段或肝外转移无法根治切除。

● 合并门脉主干 / 一级分支或下腔静脉癌栓。

二、手术准备

（一）体　位

患者采用头高脚低左侧倾斜 45° 体位。

（二）Trocar 分布位置和数目

采用 30° 腹腔镜，10 mm 观察孔位于脐水平线右侧 2 ～ 4 cm（根据患者体型调整），12 mm 主操作孔位于剑突下或偏右侧肋缘下，另在右肋缘下锁骨中线、腋中线以及右锁骨中线与脐水平线交叉处分别置 5 mm 副操作孔 3 个（图 4-2-28）。手术室布局及术者站位如图 4-2-7 所示。

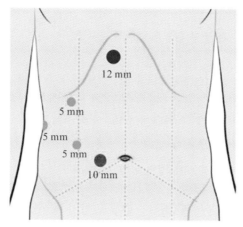

图 4-2-28　右肝后叶切除 Trocar 布孔

三、手术方法与步骤

（一）游离肝脏

右肝后叶切除时所需游离的肝周韧带及步骤同"腹腔镜右半肝切除术"章节。

（二）解剖第一肝门

先解剖胆囊三角，夹闭、切断胆囊动脉及胆囊管，顺行切除胆囊。沿 Rouverse 沟打开浆膜，切开 Glisson 鞘，解剖出肝右动脉后夹闭离断，显露出后方的门静脉右后支，用直角钳掏出门静脉右后支，近端以 4-0 Vicryl 线结扎一道，然后近端上可吸收夹，远端上 Hem-o-lok 夹夹闭离断（图 4-2-29）。分离过程中需小心鉴别门脉右支主干和右后支，可以通过显露门脉右前支或者分离出右后支血管后阻断钳试夹闭，观察右后叶缺血带的位置来判断。右后叶胆管可在肝内离断。有学者采用"减法"规则来游离右后叶肝蒂，即先游离出右肝肝蒂后套带，然后游离出右前叶肝蒂，将原先套带从右前肝蒂左侧牵拉至右侧，完成右肝后叶肝蒂套带并用血管切割闭合器离断。第一肝门常规预置阻断带。

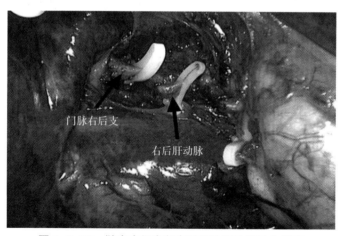

图 4-2-29　鞘内夹闭离断右后肝动脉及门脉右后支

（三）解剖第二肝门

显露肝右静脉过程同"腹腔镜右半肝切除术"章节。

（四）离断肝实质

右肝后叶切除最重要的就是确定切肝平面，根据以下方法确定肝脏膈面切肝平面：①根据门静脉支配的范围，即观察阻断或切断右肝后叶肝蒂后肝脏表面的颜色改变来确定（图4-2-30）；②腹腔镜超声探查确定肝右静脉的走行；③术中外周静脉注射ICG反染确定右肝前、后叶交界线（图4-2-31）。肝脏脏面切线即为沿右肝前叶肝蒂下方从左下往右上直至膈面标记线处。脏面和膈面的断肝线并不在同一直线上，而是相互成一定角度。多种断肝器械离断肝实质，遇直径大于3 mm的管状组织，用Hem-o-lok夹夹闭远近端后再予超声刀离断。术中循肝右静脉末梢或较大的静脉分支找到肝右静脉主干，用超声刀或CUSA沿肝右静脉右侧壁离断肝实质，全程显露肝右静脉（图4-2-32），直至完全切除右肝后叶。

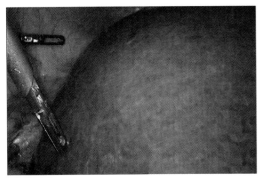

图4-2-30　右肝后叶缺血带

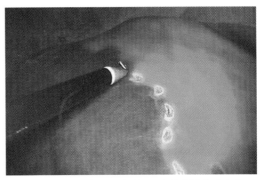

图4-2-31　荧光显像右肝后叶分界线并标记

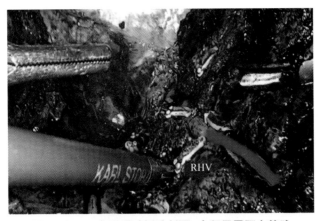

图4-2-32　右肝后叶切除创面，全程显露肝右静脉
（RHV，肝右静脉）

（五）处理肝断面及取出标本

同"腹腔镜肝肿瘤局部切除术"章节。

（六）术后处理

参照"腹腔镜肝肿瘤局部切除术"章节。

第六节　腹腔镜右肝前叶切除术

一、手术适应证和禁忌证

（一）手术适应证

● 肿瘤占据 Couinaud 分段的 V、Ⅷ 段或累及右肝前叶肝蒂，未累及肝中静脉及肝右静脉。

● 肿瘤大小以不影响操作为限，良性肿瘤可适当放宽。

● 肝功能 Child-Pugh 分级 A 级，ICG-R15 ＜ 20%。

● FLR ＞ 30%（正常肝脏），或 FLR ＞ 40%（肝硬化、化疗肝等有基础病变者）。

● 其他脏器无严重器质性病变，营养状况可，ECOG 评分 ＜ 2 分。

（二）手术禁忌证

● 患者一般情况较差，无法耐受手术。

● 患者存在腹腔镜手术及麻醉禁忌。

● 有其他肝段或肝外转移无法行根治。

● 合并门脉主干或一级分支或下腔静脉癌栓。

二、手术准备

参照"腹腔镜肝肿瘤局部切除术"章节。患者为头高脚低仰卧位，Trocar 分布位置如图 4-2-5 所示，手术室布局及术者站位如图 4-2-7 所示。

三、手术方法与步骤

（一）游离肝脏

右肝前叶切除时所需要游离的肝周韧带同"腹腔镜右半肝切除术"章节。

（二）解剖第一肝门

先解剖胆囊三角，夹闭、切断胆囊动脉及胆囊管，顺行切除胆囊。降低肝门板，助手用左手牵拉肝圆韧带将肝脏向上提起，右手牵拉肝十二指肠韧带向下，保持一定张力，可见右肝前叶肝蒂的腹侧面，确认其进入肝实质内的形态。降低肝门板，打开部分肝实质即可见右肝前叶肝蒂的左侧缘，然后从左向右沿右肝前叶肝蒂腹侧面分离肝实质直至显露其右侧缘，利用金手指或大直角钳掏出右肝前叶肝蒂后套带牵拉（图 4-2-33），打开周围部分肝实质后利用切割闭合器离断右肝前叶肝蒂。分离过程中还需小心鉴别门脉右支主干和右前支，可以通过显露门脉右后肝蒂或者分离出右前肝蒂后以血管阻断钳试夹闭，观察右前叶缺血带的位置来判断。第一肝门常规预置阻断带。

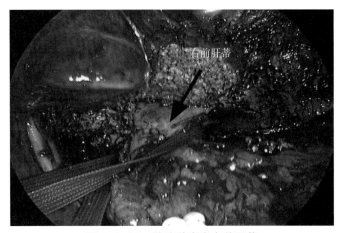

图 4-2-33　鞘外游离出右前肝蒂

（三）解剖第二肝门

显露肝右静脉过程同"腹腔镜右半肝切除术"章节。

（四）离断肝实质

根据以下方法确定两侧切肝平面：①根据门静脉支配的范围，即观察阻断或切断右肝前叶肝蒂后肝脏表面的缺血带来确定；②腹腔镜超声探查确定肝右静脉及肝中静脉的走行；③术中外周静脉注射 ICG 反染确定右肝前叶交界线。首先沿右肝前叶和左肝的缺血线，即 Cantlie 线，或荧光导航分界线，由肝脏足侧向头侧逐步离断肝实质，在肝实质深面切开线是右肝前叶肝蒂结扎处与缺血分界线形成的"面"，或根据实时荧光导航确定切面，在切开面上显露的是肝中静脉主干及其分支，如果在切面上出现了 Glisson 鞘分支，说明偏离了正确方向，需予以修正。在左侧切面到达肝中静脉根部后，转换至右侧切面，同理循肝右静脉左侧缘逐步离断肝实质，然后将右肝前、后叶间的断面和右肝前叶与左肝之间的断面融合成一体，形成汇合的面（图 4-2-34）。最后将右肝前叶向上翻起，沿肝静脉表面所在层面整体推进直至完整切除右肝前叶。

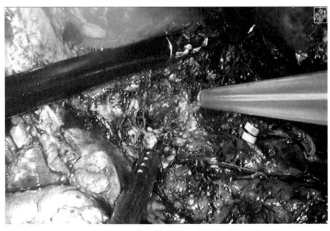

图 4-2-34　左侧切面与右侧切面汇合

（五）处理肝断面及取出标本

同"腹腔镜肝肿瘤局部切除术"章节。

（六）术后处理

参照"腹腔镜肝肿瘤局部切除术"章节。

第七节　腹腔镜中肝叶切除术

一、手术适应证和禁忌证

（一）手术适应证

● 肿瘤占据 Couinaud 分段的Ⅳ、Ⅴ、Ⅷ段或累及肝中静脉，未累及肝左静脉及肝右静脉。

● 肿瘤大小以不影响操作为限，良性肿瘤可适当放宽。

● 肝功能 Child-Pugh 分级 A 级，ICG-R15 ＜ 10%。

● FLR ＞ 30%（正常肝脏），或 FLR ＞ 40%（肝硬化、化疗肝等有基础病变者）。

● 其他脏器无严重器质性病变，营养状况可，ECOG 评分＜ 2 分。

（二）手术禁忌证

● 患者一般情况较差，无法耐受手术。

● 患者存在腹腔镜手术及麻醉禁忌。

● 有其他肝段或肝外转移而无法行根治。

● 合并门脉主干或一级分支或下腔静脉癌栓。

二、手术准备

参照"腹腔镜肝肿瘤局部切除术"章节。患者为头高脚低仰卧位，Trocar 分布位置如图 4-2-6 所示，手术室布局及术者站位如图 4-2-7 所示。

三、手术方法与步骤

（一）游离肝脏

游离基本操作参照"腹腔镜右肝前叶切除术"章节

（二）离断肝实质

根据以下方法确定左侧切肝平面：①如无术中超声，可沿肝圆韧带右侧入路；②腹腔镜超声探查确定矢状部以及其发出的肝Ⅳ段分支位置和走行（图 4-2-35）。由肝脏足侧向头侧逐步离断肝实质，逐步分离离断矢状部发出至Ⅳ段的 Glisson 属支（图 4-2-36、图 4-2-37）。切开Ⅳ段后能更好地展开肝门部，此时处理右肝前叶肝蒂就显得较为容易。离断右前肝蒂同"腹腔镜右肝前叶切除术"章节。然后进行右侧平面切肝，要领参照"腹腔镜右肝前叶切除术"章节。离断肝实质至第二肝门处，最后分离离断肝中静脉，完整切除中肝叶。

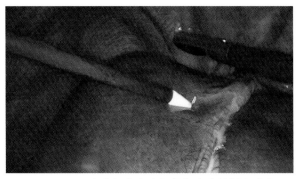

图 4-2-35　术中超声定位矢状部发出的Ⅳ段分支

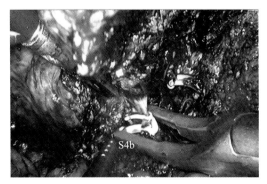

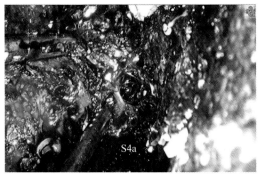

图 4-2-36　夹闭离断进入 S4b 段的 Glisson 属支　　　图 4-2-37　夹闭离断进入 S4a 段的 Glisson 属支

（三）处理肝断面及取出标本

同"腹腔镜肝肿瘤局部切除术"章节。

（四）术后处理

参照"腹腔镜肝肿瘤局部切除术"章节。

第八节　腹腔镜肝切除术要点

一、术中超声和荧光导航的应用

术中超声（IOUS）由 Makuuchi 于 20 世纪 70 年代首先应用于肝脏外科，1981 年 Fukuda 率先将腹腔镜 IOUS 应用于腹腔镜肝切除术中。腹腔镜 IOUS 具有明确病变部位、大小，发现肝内转移病灶，了解病灶与周围重要管道的关系，确定手术切除的范围和深度以及减少术中意外损伤和出血的优点，目前在腹腔镜肝切除尤其是困难部位肝切除术中已作为常规应用。另外，IOUS 可在术中实时监测确定病变的位置，判断切面的准确性，以保证足够的切缘，尤其能避免恶性肿瘤的局部残留。针对普通 IOUS 在腔镜下由于位置和角度的关系难以到达肝脏困难部位的问题，更加小型、灵活、可弯曲的 IOUS 探头，如 BK 的达芬奇机器人的配套 IOUS 已开始应用于腹腔镜困难部位肝切除中并取得满意效果。当然，IOUS 也并非毫无缺点，日本学者认为单纯依靠 IOUS 只能确定肝脏表面切线和肝内的肝静脉与 Glisson 系统的主干和较大分支，而对于已经进入肝实质内的切面无法准确判定，常常出现肝内切面偏离的情况，不能做到完全精准的解剖性肝切除。荧光导航的出现弥补了 IOUS 的缺陷，其可以在镜下显示肿瘤位置、警示危险切缘以及甄别 IOUS 较难分辨的微小病灶，同时可以即时动态显示正确的切肝平面（图 4-2-38），降低断肝平面走偏风险，保障剩余肝体积（FLR）的出入肝血流供应，降低术后肝坏死发生率和肝功能衰竭可能，也能观察有无肝创面、胆瘘和胆道损伤，做到真正意义上的生理解剖性切肝。

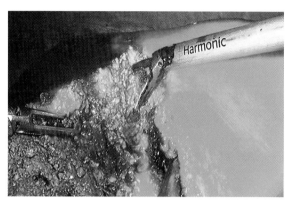

图 4-2-38　荧光实时导航引导肝脏深部切面

二、入肝血流的控制

镜下如何更好地控制和减少出血是肝切除术中的重点和难点之一。肝脏肿瘤所在部位或显露不佳，或邻近重要大血管，易造成术中出血，失去手术视野，出血后腹腔镜下盲目地钳夹、电凝则可能会造成损伤加剧，出现大出血、气栓等而难以控制，被迫中转开腹。同时，有些肝脏部位在肋骨深面，笔直的腔镜器械影响术者对诸如肝脏顶部等困难位置的操作，因此更好地控制入肝血流显得尤为重要。对于腹腔镜下肝脏局部切除，术中入肝血流控制多采用 Pringle 法，遵循阻断 15 min、开放 5 min，重复多次阻断的原则，可有效减少术中出血，保持视野清晰，保证手术流畅进行。但对于腹腔镜大范围肝切除而言，手术断肝时间通常较长，行第一肝门阻断时间太长或反复多次间歇性阻断易造成残肝缺血再灌注损伤，针对此类手术行肝外 Glisson 鞘内分离半肝血流阻断技术相对较合适，包括分别游离结扎左或肝右动脉、门静脉，甚至采用具有更高选择性的肝段 Glisson 鞘阻断，以尽量减少对剩余肝脏的影响。

三、肝实质的离断

肝实质离断器械种类繁多，包括钳夹、超声刀、超声外科吸引装置（CUSA）、LigaSure、水刀、内镜切割器、双极电凝等，各有优缺点。Hibi 等调查研究了全球 42 个国家 412 名腹腔镜肝切除术者，其中 66% 的术者习惯使用 CUSA 离断肝实质。在腔镜下肝实质解离时往往联合采用多种工具，超声刀是最为普遍的。一般认为距离肝脏表面 1 ~ 2 cm 的肝实质内无重要血管及胆管，超声刀可快速切开表面肝实质——小步快跑，迅速推进；而在肝实质深面则采用"考古"理论和手法，慢工细活，层层揭开，步步为营。超声刀的使用技巧包括：血管钳化，即反复轻轻夹放，挤压推移管道旁肝组织，打薄以便上夹夹闭；分离钳化——非工作面可推扒管道周围肝组织，钝性游离管道；止血——单用超声刀工作面可有效止住肝脏创面渗血。笔者习惯用超声刀联合 CUSA 断肝，深部利用 CUSA 进一步精细解剖，粉碎管道周围的肝组织，360° 清晰显露肝内管道，3 mm 以下血管可予以超声刀直接凝闭，其余管道均以 Hem-o-lok 夹夹闭后离断，尤其对于胆管而言，能显著减少术后胆漏的发生。

　　肝实质离断的另一个重要方面视如何判断肝脏切面，一般利用解剖学投影标志，或根据肝蒂阻断后的缺血线，以及 IOUS 或荧光导航的定位。目前最普遍的是循肝静脉途径，即显露肝静脉的末梢或分支后寻到静脉主干，沿静脉主干离断肝实质。国内李建伟等报道了"逆肝静脉"途径：首先于第二肝门处显露肝静脉主干，再从主干向末梢反向离断肝实质；而在行肝局部切除时，需特别注意行"U"形而不是"V"形切除，前者能更好地暴露肝段底部，避免因视野不佳导致的不必要出血，也能得到更加满意的切缘。

四、肝静脉出血的处理

　　肝静脉壁薄且布满筛孔，其细小分支众多，极易出血，是肝脏术中出血的主要原因。肝静脉出血在腔镜下的止血较为困难，盲目地钳夹或烧灼极易造成更大的出血，甚至引起气栓，危及患者生命。发生肝静脉出血时，首先需要麻醉医生配合降低中心静脉压力，一般维持在 0～3 mmH$_2$O，同时可适当增加气腹压力，升高头位，以有效减少出血量；如为筛孔出血，可覆盖速即纱等止血材料后用纱布轻轻按压数秒至数分钟即可有效止血；如为细小分支出血，可直接予以单极电凝或双极电凝凝闭；如为较大分支出血，先予以无损伤钳或分离钳钳夹静脉，超声刀或 CUSA 解离血管周围的肝脏组织，待管道走向基本显露后再上夹夹闭离断；而针对肝静脉主干较大的破裂口出血，可由助手用无损伤钳或钛夹暂时夹闭控制，然后用 Prolene 线缝合止血。

五、其他手术小技巧

　　行右半肝切除时，可在左肝缝置橡皮圈牵引肝脏形成一定张力，以更好地显露肝断面（图 4-2-39）；行右后上肝脏切除时，右膈下放置水囊，以更好地显露右后上肝段。要学会更好地使用吸引器，吸——点吸，既清洁手术面，又不影响气腹压力；挑——轻挑，控制肝静脉出血，或有效地显露肝创面；压——顶压，压迫门静脉或肝动脉近端以有效减少出血；刮——柔刮，清除管道或脏器表面软组织或薄层筋膜；扒——推扒，有效扩大疏松间隙，显露管道。

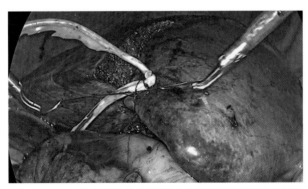

图 4-2-39　橡皮圈体外牵引肝脏获得更好的肝断面显露

第三章

胆道肿瘤微创外科

◎刘　杰　张成武

第一节　腹腔镜胆囊癌根治术

一、手术适应证和禁忌证

（一）手术适应证

针对不同分期的胆囊癌，根治术所包含的意义和范围并不相同。标准的胆囊癌根治术包括行完整的全胆囊切除，适当地切除胆囊床肝组织（距肿瘤 2 cm 以上，或 Ⅳa、Ⅴ段切除），以及清扫胆囊三角区、肝十二指肠韧带淋巴结、肝总动脉旁十二指肠周围、胰头后方淋巴结及肠系膜上动脉周围淋巴结。Tis 期、T1a 期胆囊癌行单纯胆囊切除术即可达到根治的目的。对于 T1b 期患者，行单纯腹腔镜胆囊切除术是不够的，需加行淋巴结清扫，包括肝十二指肠韧带（12 组）、肝总动脉旁（8 组）及胰头后上方（13a 组）淋巴结清扫。第 8 版 AJCC 癌症分期系统主要更新内容为对 T2 期胆囊癌进行细分，将腹腔侧肿瘤分期为 T2a 期，肝脏侧为 T2b 期。T2a 期患者需联合距胆囊床周边 2 ～ 4 cm 的肝脏楔形切除；T2b 期患者，仅行肝楔形切除是不够的，需要切除与胆囊相邻的肝段（S4b+S5 段），甚至切除更大范围的肝以达到 R0 根治。T3 期患者在行标准的胆囊癌根治术的基础上，可联合半肝切除以及肝外胆道切除重建。T4 期患者，肿瘤已属中晚期，对于此期，腹腔镜技术虽不是禁忌，但难以保证肿瘤达到 R0 切除，因此手术需慎行。

（二）手术禁忌证

- 心肺功能障碍及不能耐受气腹的患者。
- 术前肝功能 Child-Pugh 分级 C 级。
- 对于已经发生远处转移的患者，除了探查活检目的，否则不适合行腹腔镜手术。

● 凝血功能障碍者。

二、手术准备

（一）术前评估

1. 患者一般状况评估

对患者全身情况和心、肺、肝等重要脏器功能的评估可以提高腹腔镜胆囊癌手术的安全性。对于高龄（＞80岁）、心肺功能障碍的患者除了查动脉血气及测定心肺功能，术前应组织多学科讨论，全面评估患者对腔镜手术的耐受性。

肝脏储备功能评估可以判断患者能否耐受肝段、半肝或半肝以上切除，比较常用的肝脏储备功能评估手段包括 Child-Pugh 评分、ICG-R15，以及肝脏体积测量。一般认为，正常肝脏可耐受肝实质切除率为 70% 左右的肝切除，所以对于肝功能正常的患者来说，腹腔镜胆囊癌根治术即使联合半肝切除一般也不会超出肝脏切除安全限量，手术的安全性是可以保证的。对于合并有肝功能不全的患者，应联合多种方法进行综合评定，准确评估患者的肝脏储备功能。

2. 肿瘤分期的评估

术前明确肿瘤的 TNM 分期，对于胆囊癌手术方式的选择以及判断是否适宜进行腹腔镜胆囊癌根治术十分重要。但术前要正确评估肿瘤侵犯胆囊壁的深度和淋巴结转移情况，做出正确的胆囊癌 TNM 分期。对于 T 分期，可以采用超声内镜检查术（endoscopic ultrasonography，EUS）、CT、MRI 和腔镜下超声进行综合评估。EUS 能比较准确地判断肿瘤侵犯胆囊壁的组织学层次，通过细针穿刺可以对区域肿大淋巴结进行活检，明确有无淋巴结转移。在肿瘤较大、突破浆膜或侵犯肝脏等周围脏器以及存在明显肿大淋巴结时，CT 与 MRI 能做出较准确的 T 分期和 N 分期。PET-CT 虽然昂贵，但有助于判断肿大淋巴结的性质、腹膜转移和远处脏器转移。

3. 肿瘤可切除性的评估

肿瘤的可切除性主要取决于肿瘤是否侵犯门静脉、肝动脉以及肿瘤累及肝门的位置，随着手术的发展，如果肿瘤累及门静脉、肝动脉和左、右肝管，只要能做到 R0 切除，仍可以行血管切除重建、半肝切除、围肝门切除等扩大根治术。但受目前腔镜技术水平的限制，此类情况应作为腔镜手术的相对禁忌证。因此，术前判断肿瘤与门静脉、肝动脉以及肝门胆管的关系是判断腔镜下肿瘤可切除性的重要依据。

（二）围手术期处理

1. 术前管理

术前评估并通过呼吸功能锻炼器、腹带加压锻炼胸式呼吸、咳嗽咳痰训练等改善心肺功能；通过护肝利胆、输注血浆白蛋白、利尿等改善肝功能；戒烟禁酒；积极控制高血糖、高血压等合并症；术前一周停用阿司匹林、波立维、华法林等抗凝药物，改用低分子肝素维持；术前心理评估及干预，减少患者术前紧张情绪；术前不常规行肠道准备。

2. 手术当日

手术前 6 h 禁食，前 2 h 禁饮，睡前及入手术室前 2 h 口服 10% 葡萄糖溶液 300 ～ 500 mL，不常规留置鼻胃管，麻醉后留置导尿管，术前 30 min 使用预防性抗生素，手术超过 3 h 或出血大于 1 500 mL 追用一次。

3. 术中管理

避免手术室温度过低，用保温毯保温，双下肢气压泵防止血栓形成，手术全程使用温蒸馏水冲洗腹腔。目标导向为基础的限制性液体治疗。引流管的放置：个体化策略，对止血确切的可不放置引流管。

4. 麻醉

常采用气管内插管静吸复合全身麻醉，老年患者可联合应用硬膜外麻醉，以减少静脉麻醉用药。

三、手术方法与步骤

（一）体位及 Trocar 孔布局

患者取平卧位，气管插管全身麻醉后，脐部小切口进腹探查是否存在腹腔其他部位转移。Trocar 位置可根据手术需要进行相应的布孔，一般对于无胆囊床肝脏组织受累的可采取五孔法布局——脐下置入 10 mm Trocar 作为观察孔，右锁骨中线右肋缘交界、右锁骨中线腋前线交界、左锁骨中线右肋缘交界、左锁骨中线腋前线交界处分别置入 5 mm、5 mm、12 mm、5 mm 的 Trocar（图 4-3-1）；而对于 T2b 期以及胆囊床肝脏受累的患者，则最好采用六孔法（图 4-3-2），即五孔基础上在剑突下再增加 12 mm Trocar 孔用于 S4b 联合 S5 段的切除。

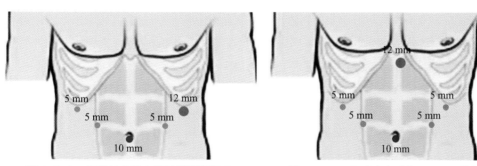

图 4-3-1　五孔法布孔（肝脏楔形切除）　　　图 4-3-2　六孔法布孔（S4b+S5 段切除）

（二）胆囊切除

无损伤钳分别夹持胆囊底部与壶腹部，将胆囊前三角展平，用超声刀或电刀打开胆囊前三角表面浆膜；显露胆囊后三角，打开其浆膜。用分离钳分离出胆囊管及胆囊动脉，以 Hem-o-lok 夹夹闭后离断胆囊动脉（近端一个，离体部分一个），Hem-o-lok 夹夹闭后离断胆囊管（近端两个，离体部分一个）（图 4-3-3），离体部分胆囊管剪取完整一圈切缘送冰冻（图 4-3-4）。如肿瘤位于肝脏侧，则建议将胆囊联合部分肝实质一并切除（图 4-3-5），以防止胆囊破裂造成肿瘤腹腔种植转移。如有胆囊床附近肝组织侵犯，则不建议行胆囊单独切除，需与 S4b 联合 S5 段肝脏一并切除。

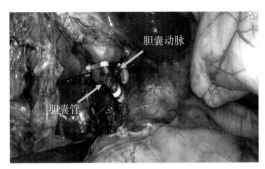

图 4-3-3　夹闭胆囊管及胆囊动脉

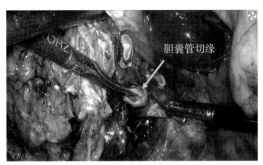

图 4-3-4　胆囊管切缘（术中病理检查）

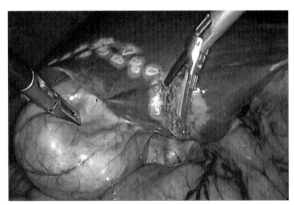

图 4-3-5　胆囊连同部分肝组织一并切除

（三）断　肝

对于 T2a 期胆囊癌可行肝脏楔形切除。距离胆囊床旁开 2～4 cm 肝脏予以电刀做预切割线，用超声刀配合 CUSA 断肝（图 4-3-6）。断肝过程中使用 Hem-o-lok 夹夹闭肝中静脉分支和细小胆管。对于 T2b 期胆囊癌，需联合 S4b、S5 段肝切除，术中超声定位矢状部，一般在肝脏表面的投影线为镰状韧带右侧，超声刀沿此投影线逐步离断肝实质，CUSA 显露矢状部发出的 S4b 段肝蒂（图 4-3-7），用 Hem-o-lok 夹夹闭离断，此时可见 S4b 与 S4a 以及 S5 肝段之间的缺血线（图 4-3-8），继续沿此缺血线离断肝实质，将 S4b 段向右侧翻起，沿肝门板游离至右肝前叶肝蒂过程中，有时可见数支进入 S4b 段的 Glisson 细小分支，均需要小心处理。找到右肝前叶肝蒂后以 CUSA 沿肝蒂解离周围肝实质（图 4-3-9），显露进入 S5 段的分支肝蒂，有时可见数支，均予以夹闭离断（图 4-3-10、图 4-3-11）。至此，S4b 以及 S5 段主要血供均被截断，可见 S5 段缺血线（图 4-3-12）。或外周静脉注射吲哚菁绿 1 mL，可见正常肝脏荧光绿染，沿绿染切面继续行肝实质离断，直至完整切除 S4b 及 S5 段（图 4-3-13）。肝创面充分止血，自剑突下孔扩大取出标本。

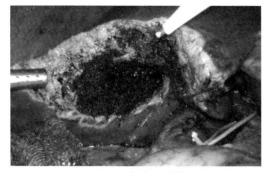

图 4-3-6　胆囊床肝脏楔形切除

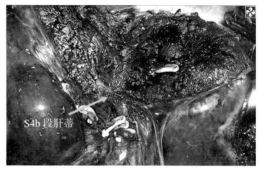

图 4-3-7　显露 S4b 段肝蒂

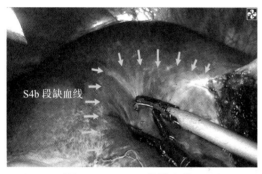

图 4-3-8　S4b 段缺血线

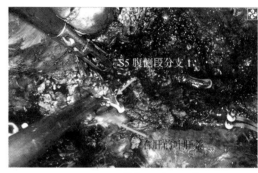

图 4-3-9　显露右肝前叶肝蒂

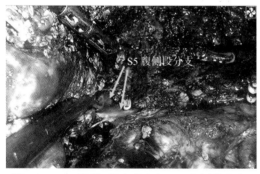

图 4-3-10　显露、游离并离断 S5 腹侧段分支

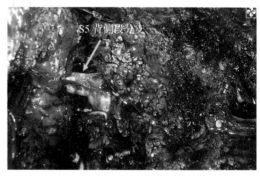

图 4-3-11　显露、游离并离断 S5 背侧段分支

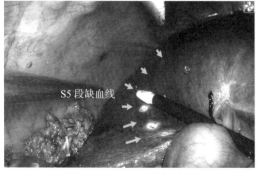

图 4-3-12　S5 段缺血线

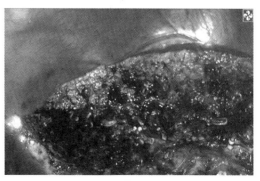

图 4-3-13　S4b 联合 S5 段切除后创面

（四）淋巴结清扫

术者一般先将小网膜囊打开，沿胃左动脉右侧缘下行清扫第 3 组淋巴结（图 4-3-14），直至胃小弯缘，沿胃壁向幽门侧清扫第 5 组淋巴结直至十二指肠球部（图 4-3-15），于胰腺上缘打开肝总动脉鞘，向左清扫显露胃左动脉以及脾动脉周围淋巴结，直至显露腹腔干，清扫腹腔干周围淋巴结（图 4-3-16），向右显露肝固有动脉以及胃十二指肠动脉，在两者分叉处显露胃右动脉后夹闭离断（图 4-3-17）。血管带悬吊肝固有动脉后沿左、肝右动脉清扫第 12a 组淋巴结，至此将肝十二指肠韧带一分为二，将左侧脂肪组织以及淋巴结牵拉至左侧，显露门静脉主干，沿门静脉左侧缘清扫淋巴结（图 4-3-18）。注意汇入门脉主干的冠状静脉，需将其夹闭离断（图 4-3-19），然后继续清扫下腔静脉前方淋巴结直至右侧膈肌脚。将右侧的肝十二指肠韧带脂肪组织和淋巴结牵向右侧，悬吊胆总管，清扫第 12b 组淋巴结（图 4-3-20）。将左侧的淋巴结及脂肪组织通过门静脉后方牵拉至右侧，同时打开 Kocher 切口，显露胰头后方第 13 组淋巴结（图 4-3-21），清扫此处时需注意汇入门静脉主干的胰十二指肠上后静脉分支（图 4-3-22）。将前面清扫的淋巴结连同胰头后方淋巴结整块完整切除（图 4-3-23）。

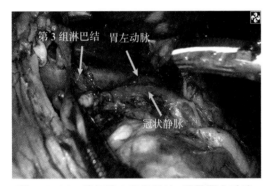

图 4-3-14　清扫第 3 组淋巴结，显露胃左动脉

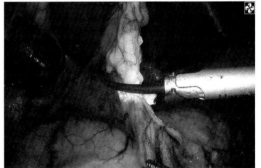

图 4-3-15　清扫第 5 组淋巴结

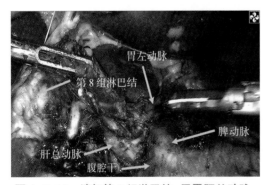

图 4-3-16　清扫第 8 组淋巴结，显露肝总动脉、
　　　　　　胃左动脉、脾动脉

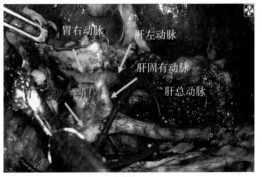

图 4-3-17　沿肝动脉打开肝十二指肠韧带，夹闭
　　　　　　离断胃右动脉

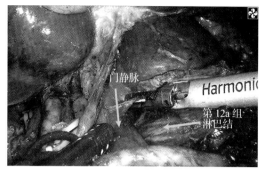

图 4-3-18　清扫门脉左侧第 12a 组淋巴结

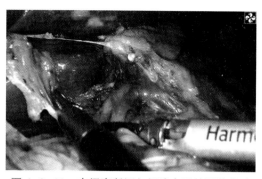

图 4-3-19　夹闭离断汇入门脉主干的冠状静脉

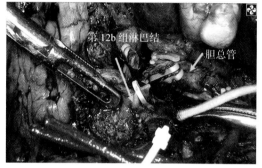

图 4-3-20　清扫第 12b 组淋巴结

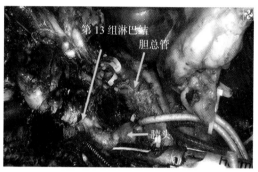

图 4-3-21　清扫第 13 组淋巴结

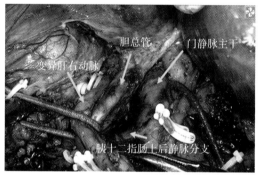

图 4-3-22　汇入门静脉的胰十二指肠上后静脉分支

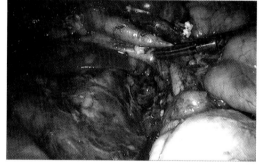

图 4-3-23　胆囊癌淋巴结清扫术后

荧光显像术后整个创面如图 4-3-24 所示。

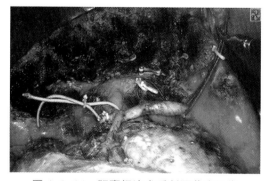

图 4-3-24　胆囊根治术后创面荧光显像

冲洗腹腔,放置肝下引流管一根,关闭各切口。

针对 T2b 期以上胆囊癌,根据实际情况在胆囊癌根治术基础上加行肝外胆管(必要时左、右一级肝管)切除重建、半肝切除、胰头十二指肠切除及右半结肠切除术等。操作要领具体可详见半肝切除章节。

（五）术后处理

术后动态查血常规、凝血功能、血生化,术后 1～3 天查腹水淀粉酶,腹水细菌培养,术后 3～5 天查腹腔增强 CT。如无术后腹腔出血、胆漏,于术后 1～3 天拔除腹腔引流管;术后 12 h 拔除尿管;术后一天进水和流质,逐渐过渡到半流质和普食。术后目标导向为基础,控制输液量。术后个体化、多模式镇痛治疗(镇痛泵联合选择性 COX_2 抑制剂),鼓励早期活动。术后关注胆漏、腹腔出血和腹腔感染情况。

四、手术并发症及其处理

（一）胆管损伤

胆管损伤是腹腔镜胆囊癌根治术最常见、最严重的并发症之一,常因胆囊肿瘤或周围组织炎症粘连导致三角解剖不清引起,故掌握胆囊三角的正确解剖及其变异是预防的关键。胆囊三角分为以胆囊颈为中心的相对安全区和以胆囊管、胆总管汇合区为中心的危险区,术中只能在安全区进行分离。处理胆囊三角区结构应遵循以下原则:首先辨认胆囊三角区内三管交界区及胆囊壶腹部位置。若术后患者黄疸持续升高,首先考虑胆道损伤,可行 MRCP 明确;如胆管狭窄可考虑 ERCP 下放置胆道支架,必要时及时手术行胆肠内引流。

（二）胆　瘘

胆瘘与下列因素有关:①肝断面遗漏一些小胆管或处理不到位。对于伴有低蛋白肝切除者易发生。肝断面小胆管因炎症水肿质地较脆,夹闭、缝扎等均易引起撕脱。②肝断面继发感染引起的继发性胆汁瘘。

随着腹腔镜肝切除技术的发展,胆瘘的发生已逐渐减少。减少胆汁瘘发生的关键在于:①切肝过程中仔细解剖,所遇疑似胆管管道均应上夹牢靠,必要时缝扎;②肝断面缝扎止血彻底、冲洗干净后,用干纱布轻轻擦拭检查,发现胆汁黄染处及时缝扎、修补;③必要时,术中胆道内注射美蓝、胆道造影等有助于及时发现胆瘘。对于术后胆瘘风险较高的患者,可在可疑处放置腹腔引流管。

术后发生胆瘘时保持通畅引流是关键,如局部集聚可采用 B 超或 CT 定位下腹腔穿刺置管引流;存在胆道梗阻时,内镜下放置胆道支架或鼻胆管可明显减少胆瘘量;如出现弥漫性腹膜炎,则建议腔镜或开放手术处理;如胆瘘量较多,需要定期复查电解质,警惕水、电解质、酸碱失衡的发生,必要时可将胆汁口服或经鼻肠管回输入肠道。另外,加强营养支持治疗,补充白蛋白及血浆等有利于促进胆瘘尽早愈合。

（三）腹腔出血

腹腔出血多由术中操作粗暴、血管解剖变异、肝创面渗血等导致。因此,在处理胆囊三角时应暴露充分,发生动脉出血时,应冷静处理,必要时中转开腹,应仔细检查肝创面有无明显渗血。出血量少时可给予止血药对症处理,出血量大时需及时行介入治疗或急诊手术止血。

（四）胃肠道损伤

胃肠道损伤多为术者操作失误等导致,尤其是以能量器械对周围脏器的副损伤为主。术中操作应始终在腹腔镜监视下进行。若怀疑术后出现胃肠道损伤,可行胃肠造影明确诊断,一旦证实一般均需行二次手术。

第二节 腹腔镜肝门部胆管癌根治术

一、手术适应证和禁忌证

（一）手术适应证

- 肝门部胆管癌 Bismuth-Corlette Ⅰ 型、Ⅱ 型、Ⅲ 型和部分Ⅳ 型的患者。
- 需保留侧肝脏的肝动脉、门脉支未受肿瘤累犯,无其他部位转移。
- FLR ≥ 40%。

（二）手术禁忌证

- 肝门部胆管癌伴远隔脏器转移。
- 腹腔动脉、腹主动脉旁及腹膜后多发淋巴结转移。
- 不能耐受气腹或无法建立气腹者。
- 腹腔广泛粘连或难以显露、分离病灶者。
- 肝门存在区域性门静脉高压等无法安全行肿瘤根治性切除者。

二、手术准备

（一）术前评估

1.患者一般状况评估

全身营养状况良好,ECOG 评分 2 分以内;无明显心、肺、脑、肾等重要脏器功能障碍;无凝血功能障碍;无手术禁忌。

2.肿瘤可切除性评估

肿瘤的可切除性主要取决于肿瘤是否侵犯门静脉、肝动脉、肿瘤累及肝门的位置以及累及胆总管下缘的位置等。随着手术技术的提高,对于肿瘤累及门静脉、肝动脉和左右肝管又或者累及胆管下端甚至胰腺,只要能做到 R0 切除,仍可以行血管切除重建、半肝切除、围肝门切除,联合胰十二指肠切除等扩大根治术。但受目前腔镜技术水平的限制,此类情况应作为腔镜手术的相对禁忌证。因此,术前判断肿瘤与门静脉、肝动脉以及肝门胆管的关系是判断腔镜可切除性的重要依据。

3. 术前肝功能评估

肝门部胆管癌患者往往伴有较高的黄疸，因此 ICG-R15 对于此类患者在减黄前的肝脏储备功能评估是不准确的。目前学界对于肝门部胆管癌术前是否需要减黄仍有较大争议。反对者认为术前减黄会延误肝门部胆管癌患者的最佳治疗时机。同时，胆道引流 / 减黄本身也存在潜在的并发症，会影响患者的手术效果。支持减黄治疗的学者认为，术前减黄可有效降低胆红素水平，改善患者的肝功能，提高患者对手术的耐受性，减少术后并发症和降低死亡率。因术中需要行大范围肝切除，目前一般认为患者术前总胆红素水平大于 200 mmol/L 均需进行术前减黄，根据东京大学的标准，建议将总胆红素水平降至 85 mmol/L 以下再实施手术。术前减黄可采取 PTCD 和 ERCP 两种方式，ERCP 放置鼻胆管或胆道支架，可能导致肝门部炎症粘连而影响手术，因此如患者凝血功能无明显异常，无明显腹腔积液，则以 PTCD 为首选。

（二）围手术期处理

1. 术前管理

术前快速康复理念宣教；适当增加体育锻炼；术前评估并通过呼吸功能锻炼器、腹带加压锻炼胸式呼吸、咳嗽咳痰训练等改善心肺功能；通过利胆、输注血浆白蛋白、营养支持等改善患者全身情况；戒烟禁酒；积极控制高血糖、高血压等合并症；术前一周停用阿司匹林、波立维、华法林等抗凝药物，改用低分子肝素维持；术前心理评估及干预，减少患者术前紧张情绪；术前不常规行肠道准备。

对于术前存在较高黄疸甚至合并胆道感染的患者，要先予以减黄并积极抗感染治疗，一般术前总胆红素水平大于 200 mmol/L 的，建议可先行 PTCD 减黄，待黄疸下降至 85 mmol/L 以下可行手术治疗。

2. 手术当日

术前禁食 6 h，禁水及清流食物 2 h；诱导麻醉前 2 h 予以 10% 葡萄糖（糖尿病患者予生理盐水）200 mL；术前 30 min 使用预防性抗菌药物一次，若手术时间超过 3 h 术中追加一次；不常规留置胃管；术中使用保温毯，双下肢气压泵治疗；划皮缝皮前切口应用局麻药（罗哌卡因）。

3. 麻醉

常采用气管内插管静吸复合全身麻醉，老年患者可联合应用硬膜外麻醉，以减少静脉麻醉用药。

三、手术方法与步骤

本章节以 Bismuth Ⅲb 型肝门部胆管癌为例，行腹腔镜左半肝联合尾状叶切除，胆管空肠吻合。

（一）体 位

头高脚低平卧位。

（二）气腹建立、探查和布孔

根据患者剑突与脐孔的距离，决定腔镜观察孔，一般放置于脐下与脐下 3 cm 间。腔镜操作孔布置参考图 4-3-1。置入腹腔镜后探查腹腔，未见明显转移灶。

（三）后腹膜处理

打开 Kocher 切口，游离十二指肠降部，显露下腔静脉及左肾静脉，切除第 16a2 组和第 16b1 组淋巴结送活检。如果淋巴结转移，根据患者情况及肿瘤情况决定是否进一步手术。

（四）处理胰腺上缘及肝十二指肠韧带下区

打开 Kocher 切口后顺势清扫第 13 组淋巴结，并在十二指肠和胃窦上缘切开腹膜，紧贴胰腺实质，显露并离断胆总管，胆管下端送冰冻（图 4-3-25）。将离断的胆管下端向头侧牵引，显露胃十二指肠动脉，沿胃十二指肠动脉显露并悬吊肝总动脉，沿胰腺上缘，切开腹膜，清扫第 8a 组淋巴结，至胃左动脉右侧（图 4-3-26）。分离并悬吊肝固有动脉及门静脉，在门静脉后方脾静脉头侧，清扫第 8p 组淋巴结（图 4-3-27），并与前面清扫的第 8a 组淋巴结连成一片。

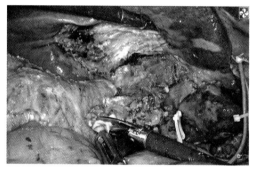

图 4-3-25　切取胆总管下切缘（术中病理检查）

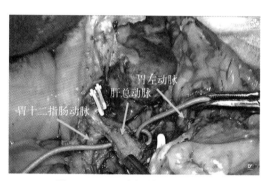

图 4-3-26　清扫第 8a 组淋巴结

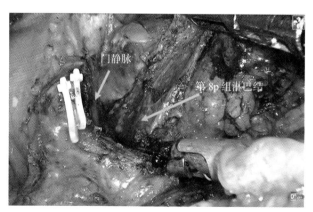

图 4-3-27　清扫第 8p 组淋巴结

（五）肝十二指肠韧带上区及肝门部处理

游离并离断胆囊动脉，逆行切除胆囊。沿肝总动脉，纵行切开肝十二指肠韧带，在胃右动脉根部离断胃右动脉（图 4-3-28）。将胆管向上牵引，向肝门部沿动脉外膜，分别游离至左、肝右动脉各分支入肝处，部分患者存在肝中动脉。需要注意的是，肝右动脉一般经胆管后方转至胆管右侧上行进入肝脏，但部分变异的肝右动脉可发自肠系膜上动脉直接经胆管右侧上行，需警惕损伤可能。在肝左动脉起始部，离断肝左动脉（图4-3-29），如合并有肝中动脉也需一并离断（图4-3-30）。显露门静脉分叉处，在门脉左支起始部，用2号丝线于根部结扎一道（图4-3-31），近、远端各上可吸收夹后离断门脉左支（图4-3-32）。牵引门脉右支，显露向右侧尾状叶的分支，逐一离断。将肝十二指肠韧带左侧的淋巴脂肪组织从门脉后方牵拉至右侧，从尾侧至头侧，从门静脉后方及右侧完全游离（图4-3-33），至此肝动脉及门静脉骨骼化完成（图4-3-34）。

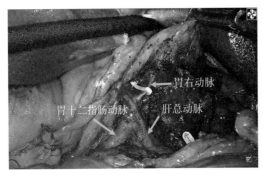

图 4-3-28 打开肝十二指肠韧带，显露并离断胃右动脉

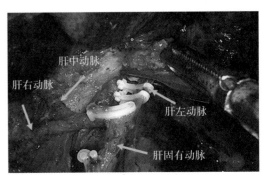

图 4-3-29 游离并离断肝左动脉

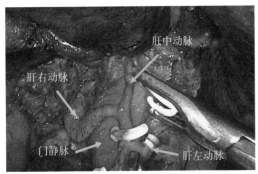

图 4-3-30 游离并离断肝中动脉

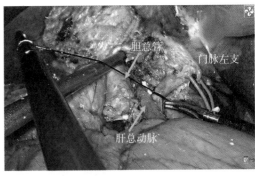

图 4-3-31 游离出门脉左支后用2号线结扎

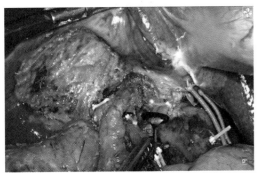

图 4-3-32 可吸收夹夹闭门脉左支并离断

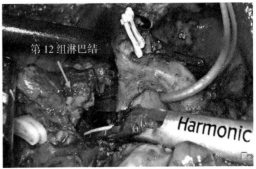

图 4-3-33 将肝十二指肠韧带左侧淋巴结通过门脉后方牵拉至右侧

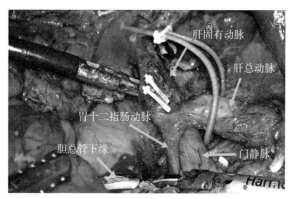

图 4-3-34　完全骨骼化肝动脉及门静脉

（六）肝脏游离

　　游离肝圆韧带及镰状韧带，至腔静脉前方，显露肝左静脉、腔静脉窝。患者左侧抬高，将肝脏向右、向上抬起，游离左三角韧带、左冠状韧带。在肝后下腔静脉左侧壁，自尾侧向头侧游离，逐一离断肝短静脉（图 4-3-35），将左半侧尾状叶从下腔静脉前方游离（图 4-3-36）。游离夹闭离断 Arantius 管（图 4-3-37），至肝左静脉根部。游离并处理右侧尾状叶与下腔之间的肝短静脉，和左侧贯通，完全游离尾状叶。

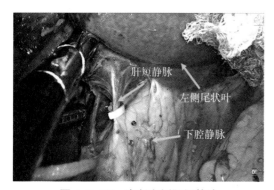

图 4-3-35　离断左侧肝短静脉

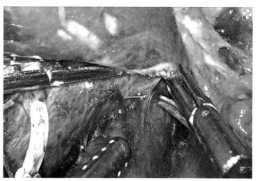

图 4-3-36　将左侧尾状叶从下腔静脉前方游离

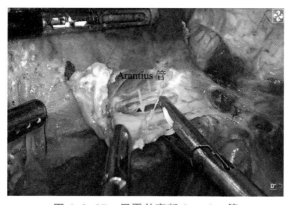

图 4-3-37　显露并离断 Arantius 管

（七）肝切除和胆管离断

可使用术中超声定位肝中静脉（图 4-3-38），也可术中静脉注射吲哚菁绿，可见左、右半肝荧光绿染界线（图 4-3-39），沿缺血线或染色界线切开肝实质，通过Ⅳ段肝静脉小分支，找到肝中静脉主干（图 4-3-40），沿肝中静脉左侧，离断肝实质。离断肝脏采用超声刀或CUSA，大于 3 mm 的管道用夹子夹闭，小于 3 mm 的直接使用超声刀凝闭。至第一肝门预定切线处，锐性离断胆管（图 4-3-41），一般可见右前、右后两支胆管开口（图 4-3-42），切缘分别送术中冰冻。如切缘阳性，可考虑切除部分Ⅴ段肝脏组织，将肝管继续向上切除至切缘阴性，此时可能出现更多的右侧胆管分支。将尾状叶牵向左侧，沿肝中静脉左缘继续向上离断肝实质，遇到Ⅳ段肝静脉分支均予以夹闭离断（图 4-3-43）。近第二肝门可显露肝左静脉（图 4-3-44），如肝左静脉较粗可使用腔镜下切割闭合器离断肝静脉，静脉较细时也可用Hem-o-lok 夹夹闭离断。完整切除左半肝和尾状叶（图 4-3-45），标本装袋后，自下腹部另做切口取出。

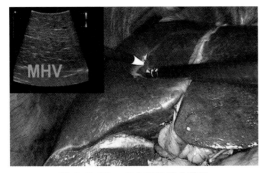

图 4-3-38　术中定位肝中静脉

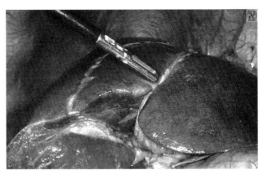

图 4-3-39　吲哚菁绿染色后荧光显现左、右半肝分界线

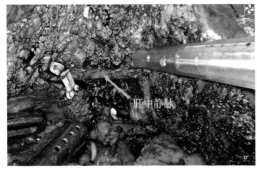

图 4-3-40　离断肝实质，循肝中静脉小分支显露肝中静脉主干

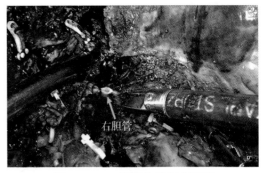

图 4-3-41　显露并离断右胆管

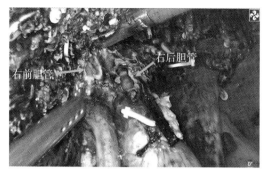

图 4-3-42 可见右前、右后两个胆管开口

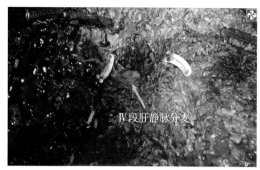

图 4-3-43 显露多支Ⅳ段肝静脉分支并离断

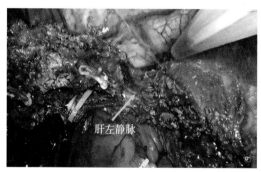

图 4-3-44 显露肝左静脉主干后夹闭离断

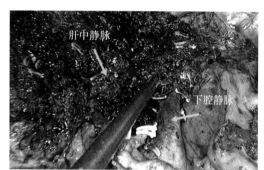

图 4-3-45 左半肝联合尾状叶切除后创面

（八）胆肠及肠肠吻合

确认胆管切缘阴性后，行胆肠 Roux-en-Y 吻合。距离 Treitz 韧带 15 ～ 20 cm 处，用切合闭合器（白钉）离断空肠。上提 Y 襻（结肠前后均可，建议结肠后），确认无张力，空肠对系膜缘开一稍小于胆管开口的开口，切除部分肠黏膜。如有多个胆管开口，使用 5-0 单股可吸收线间断吻合，将胆管开口整形成一个开口（图 4-3-46）。如果多个胆管开口距离远，不能成形，或成形后有张力，建议分别行胆肠吻合。胆肠吻合建议后壁以 4-0 倒刺线连续吻合，线结位于吻合口外。如吻合口大于 8 mm，前壁可采用倒刺线连续吻合（图 4-3-47）；如小于 8 mm，前壁采用 5-0 单股可吸收线间断吻合。缝合边距约 2 mm，针距约 2 mm。距胆肠吻合口约 50 cm 行空肠吻合，可采用腔镜下切割闭合器侧侧吻合，然后以倒刺线关闭共同开口。也可使用 3-0 倒刺线前后壁连续手工缝合（图 4-3-48），关闭空肠系膜裂孔。

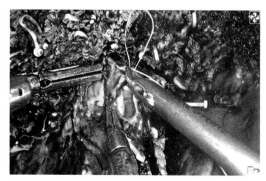

图 4-3-46 右前、右后胆管整形拼合

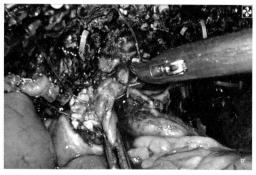

图 4-3-47 用 4-0 倒刺线连续缝合行胆肠吻合

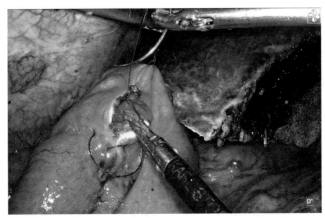

图 4-3-48　用 3-0 倒刺线连续缝合行肠肠吻合

（九）止血，放置引流管

腹腔内仔细止血后，胆肠吻合口周围及肝创面周围各置入腹腔引流管一根。关闭各切口。

（十）术后处理

术后动态查血常规、凝血功能、血生化，术后查腹水细菌培养，术后 3～5 天查腹腔增强 CT。如无术后腹腔出血、胆漏，于术后 2～4 天拔除腹腔引流管；术后 12 h 拔除尿管；术后一天进水和流质，逐渐过渡到半流质和普食，术后目标导向为基础，控制输液量。术后个体化、多模式镇痛治疗（镇痛泵联合选择性 COX_2 抑制剂），鼓励早期活动。术后关注胆漏、肝功能、腹腔出血和腹腔感染情况。

四、手术并发症及其处理

（一）胆　瘘

胆瘘与下列因素有关：①肝断面遗漏一些小胆管或处理不到位。对于伴有低蛋白肝切除者易发生。肝断面小胆管因炎症水肿质地较脆，夹闭、缝扎等均易引起撕脱；②肝断面继发感染引起的继发性胆汁瘘。③胆肠吻合口针眼渗漏，或因血供、张力、缝合技术等未完全愈合。

随着腹腔镜肝切除技术的发展，胆瘘的发生已逐渐减少。减少胆汁瘘发生的关键在于：①切肝过程中仔细解剖，所遇疑似胆管管道均应上夹牢靠，必要时缝扎；②肝断面缝扎止血彻底、冲洗干净后，用干纱布轻轻擦拭检查，发现胆汁黄染处及时缝扎、修补；③对于较细的胆管，建议使用 5-0 甚至更细的可吸收线前后壁间断缝合，而较粗的胆管可予以 4-0 倒刺线；④必要时，术中胆道内注射美蓝、胆道造影等有助于及时发现胆瘘。在胆肠吻合口前、后方以及肝创面妥善放置腹腔引流管是必要的。

术后发生胆瘘时保持通畅引流是关键，如局部集聚可采用 B 超或 CT 定位下腹腔穿刺置管引流；如出现弥漫性腹膜炎，则建议腔镜或开放手术处理；如胆瘘量较多，需要定期复查电解质，警惕水、电解质、酸碱失衡的发生，必要时可将胆汁口服或经鼻肠管回输入肠道。另外，加强营养支持治疗，补充白蛋白及血浆等有利于促进胆瘘尽早愈合。

（二）肝功能损害

肝功能损害的主要原因包括残肝功能体积不足、术中出血过多、麻醉、严重感染等。易发生于合并严重肝硬化或梗阻性黄疸程度的患者。因此，充分的术前减黄、肝功能评估、FLR 测定、严格掌握手术适应证和手术时机、减少术中出血能有效减少腹腔镜肝门部胆管癌切除术后肝功能衰竭的发生概率。

一旦出现肝功能不全，要积极予以护肝、营养支持、抗感染、输注血浆蛋白等对症处理；必要时可予以血浆置换、人工肝等应急治疗。肝移植是解决肝功能衰竭的最有效手段。

（三）胸腹腔积液

胸腹腔积液是腹腔镜肝门部胆管癌切除术后的最常见并发症，主要原因是手术反应性的、术后蛋白水平低、营养状况差、引流不通畅、出血胆瘘等。对于胸腹腔积液量较少且无症状者，无须特殊处理，可自行吸收；对于胸腹腔积液量较大且有胸闷、呼吸困难、腹胀、发热等症状者，应在超声引导下行胸腹腔穿刺置管引流。对于伴有低蛋白血症者应予积极纠正并进行适当利尿，同时加强营养支持治疗。必要时可留取穿刺液行胸腹水生化及常规检查，找脱落细胞等以排除特异性炎症或肿瘤复发转移可能。

（四）感　染

肺部感染及手术区域感染发生率较高，全身麻醉以及上腹部手术使得患者术后肺功能下降，出现不同程度的肺不张和胸腔积液；肝脏创面渗液或胆瘘未能及时引流等均可导致肺部及腹部感染。预防和治疗措施包括：①术前加强呼吸功能锻炼，评估肺功能及血气检查结果，改善患者营养状况；②缩短手术时间，减少术中出血，进行良好的肝创面处理；③术后早期鼓励咳嗽咳痰、做深呼吸动作，早期下床活动，避免长期卧床；④合理、正确使用抗生素，多次行痰细菌、腹水细菌药敏培养；⑤及时处理胸腹腔积液等。

（五）腹腔出血

腹腔出血多由术中肝脏血管处理不到位、血管解剖变异、肝创面渗血等导致。因此，在术前仔细阅片明确有无变异血管、术中对重要的血管如肝动脉及门脉分支仔细游离夹闭，必要时可予以缝扎。术后腹腔出血量少时可给予止血药、输血浆、输凝血因子等对症处理，出血量大时需及时行介入治疗或急诊手术止血。

第三节　腹腔镜肝内胆管癌根治术

一、手术适应证和禁忌证

腹腔镜肝内胆管癌切除术的适应证和禁忌证可参照"腹腔镜肝脏肿瘤局部切除术"。

二、手术方法与步骤

（一）体　位
头高脚低平卧位。

（二）气腹建立、探查和布孔

参照腹腔镜肝脏切除术相关章节，根据肿瘤不同部位采用相应的 Trocar 布孔。

（三）肝脏切除

可参照腹腔镜肝脏切除术相关章节。

鉴于肝内胆管癌恶性程度较肝细胞肝癌更高，预后更差，肝内胆管癌的腹腔镜根治性切除与肝细胞肝癌切除仍有所区别。肝内胆管癌起源于肝内胆管黏膜上皮细胞，因此其根治性手术更倾向于行包括肿瘤所在 Glisson 流域的规则性肝切除，不建议行肿瘤的局部切除，在患者全身情况良好、肝脏功能良好、FLR 足够的条件下，一般要求切除肿瘤所在的肝段、肝叶，甚至扩大的肝叶切除，以保证足够的阴性切缘，减少术后肿瘤复发转移的可能。

（四）淋巴结清扫

参照"腹腔镜胆囊癌根治术"章节。

尽管目前仍缺乏与系统性淋巴结清扫有关的生存优势的证据，但大多数专家仍建议对肝十二指肠韧带淋巴结进行常规评估，如果术前影像学或临床怀疑存在淋巴结转移，则至少需对肝十二指肠韧带进行完整的解剖清扫。至于区域淋巴结清扫的范围仍有争议，笔者的常规操作是，对单纯位于肝内的直径较小的肿瘤，对肝总动脉旁淋巴结以及肝十二指肠韧带淋巴结进行清扫；而对于肿瘤较大，或累及近肝门胆管的患者则行扩大的区域淋巴结清扫，清扫范围与胆囊癌和肝门部胆管癌相似，包括胃小弯周围淋巴结、幽门上淋巴结、胃左动脉旁淋巴结、肝总动脉旁淋巴结、腹腔干周围淋巴结、肝十二指肠韧带淋巴结以及胰头后淋巴结。

第四节　腹腔镜胆总管下端癌根治术

一、手术适应证和禁忌证

（一）手术适应证

● 肿瘤位于胆总管中下段，肠系膜上动静脉未受侵犯或肿瘤包绕不超过 180°。

● 无远处转移。

（二）手术禁忌证

● 伴有全麻禁忌的心、肺、脑等脏器疾病。

● 存在腹腔镜气腹禁忌，如腹茧症等。

● 肿瘤侵犯肠系膜上动脉需要行动脉切除重建的。

二、手术准备

（一）术前评估

1. 患者一般情况评估

全身营养状况良好，ECOG 评分 2 分以内；无明显心、肺、脑、肾等重要脏器功能障碍；

无凝血功能障碍；无手术禁忌。

2. 肿瘤本身评估

一般根据具体病情选择采用腹部超声、肝胆增强 CT、胰腺增强 MRI、超声胃镜、全身 PET-CT 等来评估胆管肿瘤情况，必要时可采用 ERCP 细胞刷或者 SpyGlass 系统（经口胆道子镜光线直视系统）进行病理活检以进一步明确诊断。影像学评估肿瘤有无其他脏器转移、有无肠系膜上动静脉包绕等情况，肿瘤处于可切除状态、交界可切除状态还是不可切除状态。另外，三维重建和模型打印技术的应用也越来越广泛，在有条件的中心建议常规开展。三维模型能够更加直观地显示肿瘤的三维状态、与周围重要管道（包括肠系膜上动静脉）的关系、纵向浸润的范围，有无血管、胆管变异等信息，能让术者在术前做好手术规划，并对术中可能遇到的问题有充分的准备。

（二）围手术期处理

1. 术前管理

术前快速康复理念宣教；适当增加体育锻炼；术前评估并通过呼吸功能锻炼器、腹带加压锻炼胸式呼吸、咳嗽咳痰训练等改善心肺功能；通过利胆、输注血浆白蛋白、营养支持等改善患者全身情况；戒烟禁酒；积极控制高血糖、高血压等合并症；术前一周停用阿司匹林、波立维、华法林等抗凝药物，改用低分子肝素维持；术前心理评估及干预，减少患者术前紧张情绪；术前不常规行肠道准备。

对于术前存在胆道梗阻合并胆道感染的患者，要解除胆道梗阻并进行积极的抗感染治疗，一般术前总胆红素水平大于 250 mmol/L 的，建议可先行 ERCP 放置鼻胆管或者胆道支架进行胆道引流减黄，对于存在 ERCP 禁忌的也可考虑通过 PTCD 减黄，待黄疸下降和感染控制可再行手术治疗。

2. 手术当日

术前禁食 6 h，禁水及清流食物 2 h；诱导麻醉前 2 h 予以 10% 葡萄糖（糖尿病患者予生理盐水）200 mL；术前 30 min 使用预防性抗菌药物一次，如手术时间超过 3 h 术中追加一次；不常规留置胃管；术中使用保温毯，双下肢气压泵治疗；划皮缝皮前切口应用局麻药（罗哌卡因）。

3. 麻醉

常采用气管内插管静吸复合全身麻醉，老年患者可联合应用硬膜外麻醉，以减少静脉麻醉用药。

三、手术方法与步骤

（一）体　位

头高脚低平卧位或分腿位。

（二）气腹建立、探查和布孔

根据患者剑突与脐孔的距离，决定腔镜观察孔，一般放置于脐下与脐下 3 cm 间。腔镜操作孔呈"V"形（图 4-3-49）。置入腹腔镜后探查腹腔，未见明显转移灶。

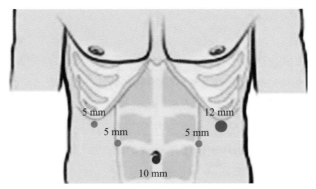

图 4-3-49　腹腔镜胆总管下端癌根治术 Trocar 孔布局

（三）后腹膜处理

患者头高右侧抬高 30°，若因患者体形肥胖或结肠肝曲粘连影响视野，可游离结肠肝曲甚至右半结肠使之下垂（图 4-3-50）。应用超声刀打开十二指肠外后侧的腹膜（图 4-3-51），沿右肾前筋膜、胰头后方路径向左侧游离，显露下腔静脉、左肾静脉以及肠系膜上动脉根部，尽量完全游离 Treitz 韧带。16a2、16b1 淋巴结增大可切取送快速切片行病理检查。将结肠向下牵引，继续游离十二指肠下曲至胰腺沟突下缘（图 4-3-52），至肠系膜上静脉右侧显露。游离过程中，需注意不要损伤通往沟突的小静脉分支。

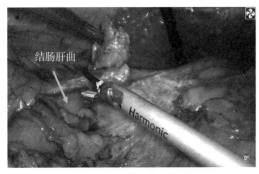

图 4-3-50　游离结肠肝曲

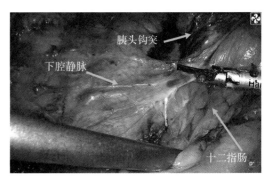

图 4-3-51　打开 Kocher 切口，游离十二指肠

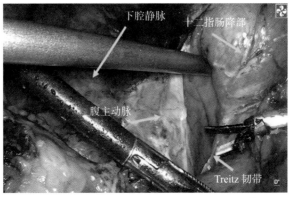

图 4-3-52　继续游离十二指肠至 Treitz 韧带

（四）断胃游离胰颈

如行保留幽门的胰十二指肠切除，则在幽门远端约 3 cm 以直线切割闭合器（蓝钉）离断十二指肠（图 4-3-53）；如不保留幽门，则游离约 1/3 的胃，以直线切割闭合器（蓝钉）离断远端胃，显露胰腺前缘。以前面游离的肠系膜上静脉为标识，沿肠系膜上静脉前间隙，向胰腺颈部游离（图 4-3-54），在胰腺下缘离断胃结肠干（图 4-3-55），显露胰后间隙，探查胰后间隙。

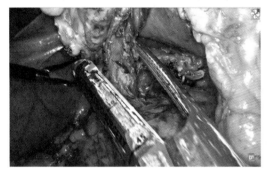

图 4-3-53　切割闭合器离断十二指肠

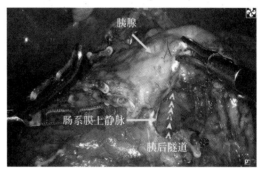

图 4-3-54　建立胰后隧道

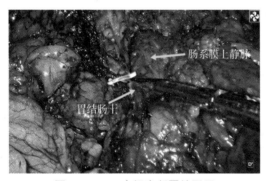

图 4-3-55　夹闭离断胃结肠干

（五）胰腺上缘区域处理

将胰腺颈部向下压，显露胰腺上缘，切除第 8a 组淋巴结，显露肝总动脉（图 4-3-56），游离并悬吊。清扫肝总动脉、肝固有动脉周围软组织和淋巴结，近心端至腹腔干右侧（图 4-3-57），远心端至肝动脉分叉。游离并离断胃右动脉（图 4-3-58），显露胃十二指肠动脉后近端用 2 号丝线结扎一道，近端上可吸收夹，远端上 Hem-o-lok 夹夹闭离断（图 4-3-59），注意避免损伤变异的肝动脉。

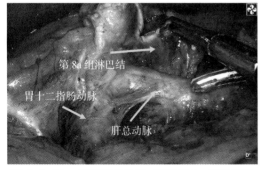

图 4-3-56　显露肝总动脉，清扫第 8a 组淋巴结

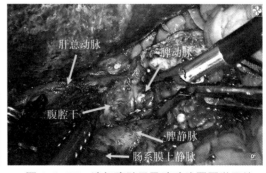

图 4-3-57　清扫腹腔干及脾动脉周围淋巴结

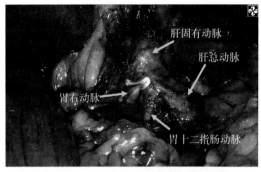

图 4-3-58　显露并夹闭离断胃右动脉

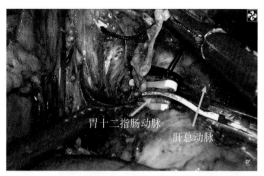

图 4-3-59　显露并夹闭离断胃十二指肠动脉

（六）肝十二指肠韧带区域处理

　　游离胆囊动脉，近端结扎后离断，逆行切除胆囊，游离出肝总管，注意避免损伤变异的动脉。用血管阻断钳夹闭肝总管，锐性离断胆总管（图 4-3-60），切缘送快速切片行病理检查。将胆管下端向下牵引，从上到下，沿门静脉，游离至胰腺上缘，同时清扫第 12b 组淋巴结（图 4-3-61），打开 Kocher 切口，清扫第 13 组淋巴结（图 4-3-62）。

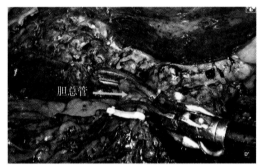

图 4-3-60　游离出胆总管后离断
（下切缘行术中病理检查）

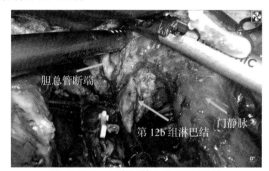

图 4-3-61　清扫第 12b 组淋巴结

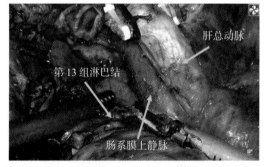

图 4-3-62　打开 Kocher 切口，清扫第 13 组淋巴结

（七）结肠下区域处理

　　完全游离 Treitz 韧带，距 Treitz 韧带 12 ～ 15 cm 处应用直线切割闭合器（蓝钉）离断近端空肠（图 4-3-63）。用超声刀或 LigaSure 紧贴小肠继续离断小肠系膜至胰腺钩突部，将近段空肠牵至右上腹。

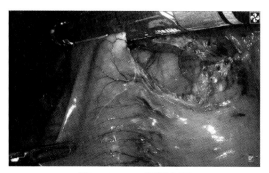

图 4-3-63　离断空肠

（八）断胰颈

应用超声刀离断胰颈（图 4-3-64）。对于术前 CT 或 MRI 提示细小胰管的情况，用超声刀离断至胰管大致位置时，应用超声刀夹碎胰腺组织，显露出胰管后，应用剪刀离断胰管；对于术前 CT 或 MRI 提示胰管明显扩大的情况，可一直应用超声刀离断胰腺；胰腺质地硬的患者可应用电钩离断胰颈。胰腺断面出血点应用电凝钩止血或缝合止血。

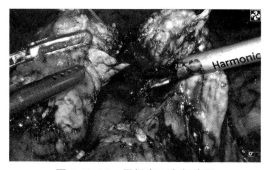

图 4-3-64　用超声刀离断胰颈

（九）断钩突

自下而上游离肠系膜上静脉右侧，近端双重结扎胰十二指肠后下静脉后（图 4-3-65），用超声刀慢档离断远端；将肠系膜上静脉应用吸引器头推向左侧，或用血管带悬吊向左方牵拉肠系膜上静脉，显露肠系膜上动脉，紧贴肠系膜上动脉右侧自下而上应用超声刀离断钩突系膜，注意用血管夹结扎胰十二指肠后下动脉（图 4-3-66），直至腹腔干根部右侧，与前面游离的标本汇合，完整切除钩突及其系膜（图 4-3-67）。标本下腹部另做切口取出送冰冻。

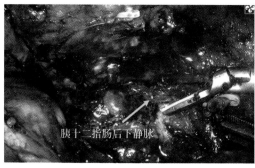

图 4-3-65　显露胰十二指肠后下静脉并夹闭离断

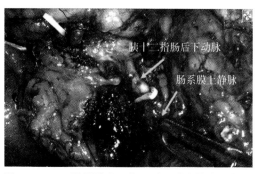

图 4-3-66　显露胰十二指肠后下动脉并夹闭离断

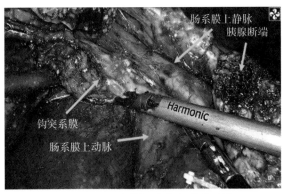

图 4-3-67　完整切除钩突及其系膜

（十）胰肠吻合

采用导管对黏膜吻合法，根据患者胰管的具体情况以及术者习惯采取不同的方式。有术者习惯对胰腺实质 - 空肠浆肌层使用 3-0 倒刺线或不可吸收单股线行连续吻合，首先缝合后壁；然后进行胰管 - 空肠黏膜吻合，采用 5-0 PDS 线，后壁间断吻合 2 ～ 3 针，针距 1 ～ 2 mm（图 4-3-68），后壁完成后，置入胰管，继续以 5-0 PDS 线间断缝合胰管 - 空肠黏膜前壁，同样 2 ～ 3 针；再缝合胰腺实质 - 空肠浆肌层前壁，前后连续缝合完毕后打结。笔者习惯使用 3-0 PDS 线行胰腺实质 - 空肠浆肌层后壁 U 形间断缝合（图 4-3-69），前壁间断缝合数针（图 4-3-70）。而对于较细的胰管，术者习惯在置入胰管支撑管后（图 4-3-71），在对侧空肠以 5-0 PDS 线做荷包（图 4-3-72），将胰管支撑管放入空肠内扎紧荷包（图 4-3-73）。

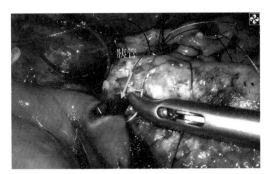

图 4-3-68　胰管空肠黏膜前后壁间断缝合

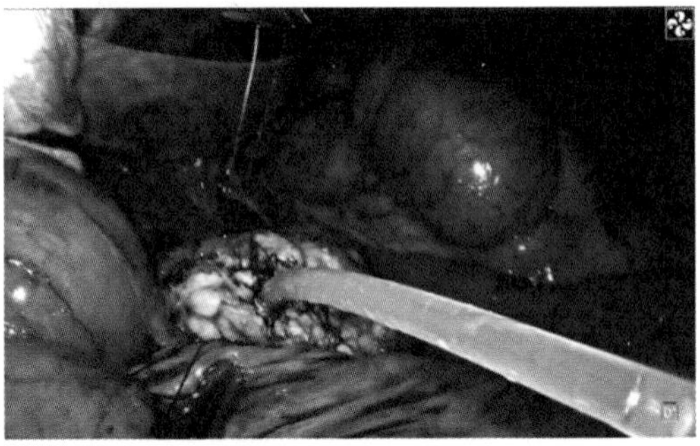

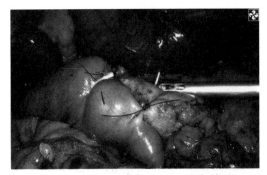

图 4-3-70　胰腺实质与空肠浆肌层间断缝合
作为胰肠吻合口前壁

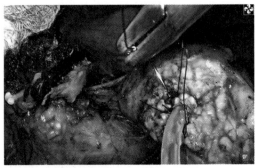

图 4-3-69　胰腺实质–空肠浆肌层后壁 U 形间断缝合

图 4-3-71　胰管内置入支撑管缝合固定

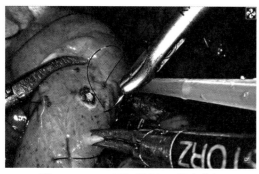

图 4-3-72 系膜对侧空肠做小荷包

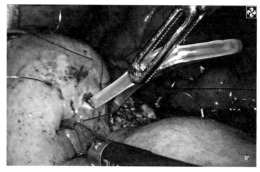

图 4-3-73 将胰管支撑管置入空肠内，扎紧荷包

（十一）胆肠吻合

距胰肠吻合口 10 ～ 15 cm 无张力处行肝总管（胆总管）空肠端侧吻合术。肝总管直径大于 8 mm 的，以 4-0 倒刺线连续缝合（图 4-3-74）；肝总管直径小于 8 mm 的，以 4-0 倒刺线连续缝合后壁，前壁以 4-0 单股可吸收线间断缝合（图 4-3-75）。吻合口完成后反复用纱条挤压，观察是否有胆汁渗漏，若有，可应用可吸收线在渗漏处补针直至无胆汁渗漏。

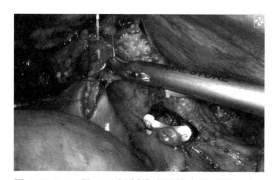

图 4-3-74 用 4-0 倒刺线连续缝合行胆肠吻合

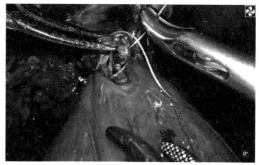

图 4-3-75 用 4-0 Vicryl 线间断缝合行胆肠吻合

（十二）胃肠吻合

将手术床转至平卧位，提起横结肠，距胆肠吻合约 50 cm 的空肠与残胃行端侧吻合，术者习惯以 3-0 倒刺线行前后壁连续缝合（图 4-3-76），前壁以 4-0 Vicryl 线将浆肌层间断加固。也有术者使用切割闭合器（白钉）伸入胃腔和肠腔吻合，观察胃肠吻合口内壁是否有活动性出血，以 3-0 倒刺线连续缝合胃肠吻合口切口，即完成胃肠端侧吻合。

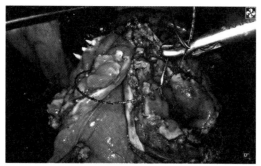

图 4-3-76 用 3-0 倒刺线连续缝合前后壁行胃肠吻合

（十三）止血，放置引流管

腹腔内仔细止血后，胰肠吻合口前方以及胆肠/胰肠吻合口后方各置入腹腔引流管一根。关闭各切口。

（十四）术后处理

术后1、3、5、7天查血常规、凝血功能、血生化；术后1、3、7天查腹水淀粉酶，必要时送细菌培养；术后3～5天查腹腔增强CT，了解腹腔积液以及血管情况。术后两天开始进食水，无明显不适情况下，术后3天开始进食流质，术后4天开始半流质。若无胆漏、胰漏等并发症，在复查腹部增强CT后可拔除腹腔引流管。如有引流不通畅，可考虑在超声或CT定位下穿刺引流。

四、手术并发症及其处理

（一）胆 漏

胆肠吻合口漏发生率在5%～10%，如患者术后出现胆汁样引流液，需警惕有胆漏可能；如患者同时有高胆红素血症，可测定引流液中胆红素，如果引流液中胆红素水平高于血胆红素3倍，可确诊胆漏。大部分胆漏通过保守治疗可自愈，通畅引流是治疗胆漏的关键，可以通过增强CT来判断引流是否通畅；大部分胆漏并不需要负压引流或冲洗，如引流效果欠佳，可使用负压引流或更换为双套管。

（二）腹腔内出血

腹腔内出血是术后最危重的并发症，特别是动脉出血。数字减影血管造影（DSA）检查和栓塞是治疗腹腔内出血的首选，但需要根据每个单位介入科医生的经验决定。特别是距手术时间较长的术后腹腔内出血或已经CT明确有动脉瘤的病例，如患者生命体征不平稳则应放弃DSA检查，果断进行手术探查止血。一般术后24 h内出血，如果保守治疗无效，首选手术治疗；如果其他出血经过DSA不能处理，需果断再次手术。经过DSA或手术处理后，还可能出现反复出血，继发腹腔内脓肿、肝功能衰竭等，所以止血后需要注意保持引流通畅，维持各脏器功能。

（三）胰 漏

根据国际胰腺外科研究组（International Study Group of Pancreatic Surgery, ISGPS）定义，术后3天，引流液淀粉酶水平高于血淀粉酶3倍以上，需诊断为胰漏。胰漏分为生化漏、B级胰漏以及C级胰漏，一般以前两者为主，如术后确诊胰漏，需进行冲洗及负压引流，定期复查腹腔增强CT以明确有无腹腔积液，并及早发现可能的相关并发症。

第四章

肝脏肿瘤的消融术

◎尚敏杰 张成武

原发性肝癌是我国最常见的恶性肿瘤之一。肝脏是继发性肿瘤常见的转移部位,据统计肝脏肿瘤患者仅约30%适合手术,往往合并肝硬化,多发、复发致使手术受限。而局部消融治疗创伤相对小,恢复快,可重复性好,部位良好的小肝癌可获得与外科手术同等的治疗效果,对全身一般状况和肝脏局部条件要求相对更低。消融既可单独施行,也可与化疗、放疗、介入或手术疗法结合,技术成熟,费用适中,性价比高,尤其适合中晚期、不能开刀、术后复发或转移的肿瘤患者。

肝癌消融治疗包括射频消融(radiofrequency ablation,RFA)(图4-4-1)、微波消融(microwave ablation,MWA)、经皮无水酒精注射(percutaneous ethanol injection,PEI)、冷冻、纳米刀等通过物理或化学方式达到毁损肿瘤的目的的多种方法。消融治疗可通过开腹术中直视下、腹腔镜直视下或超声(或CT)引导下经皮肝穿刺3种途径之一进行。临床多数情况是在超声监测指导下行肿瘤消融治疗术,根据肿瘤大小、病灶多少、肿瘤位置及与原发肿瘤的关系确定消融参数,包括穿刺点的选择、范围、次数和持续时间。

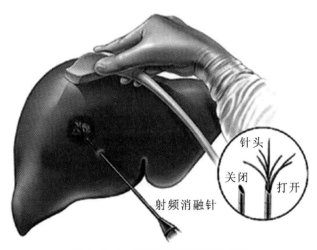

图4-4-1 肝脏肿瘤射频消融示意

第一节　消融手术治疗的适应证和禁忌证

国内外多数研究者将射频消融或微波消融用于治疗肝脏深部小肿瘤以及某些无切除手术适应证肿瘤和不能耐受手术或拒绝手术的患者。我国肝癌临床患者的基本条件较差，存在大量丧失手术机会的患者，其中肿瘤分期偏晚而肝脏储备功能不佳者占多数，故 RFA 适应证范围较国外报道为宽。

对适应证的确定，由于国家不同、医生的专业不同，大体上，初期治疗以肝深部不大于 3 cm 的肝癌为经皮射频消融适应证已基本得到普遍认可。经皮消融治疗适应证仅依据患者全身状况和肿瘤 TNM 分期进行选择是不充分的，还需结合肿瘤有无包膜、血供程度、位置及毗邻关系，以及生物学行为等进行综合分析。据此，在综合文献资料基础上（2008 年 NCCN 肝癌诊治指南、《中华医学会外科学分会肝细胞肝癌外科治疗指南》），归纳肝细胞癌（hepato-cellular cancer，HCC）消融治疗适应证供参考。

一、HCC 适应证

HCC 适应证指通过 RFA 可能获得局部根治性疗效的下列肿瘤：

● ≤ 3 个癌灶，最大灶≤ 3 cm。
● 单发乏血供肝癌直径≤ 5 cm
● 手术切除一年后复发癌，肿瘤大小特征同上。
● 上述肿瘤有包膜或边界清晰，肿瘤外周具足够灭瘤安全范围者。
● 上述肿瘤肝功能 Child-Pugh 分级 A 级或部分 B 级，无肝外转移。

二、HCC 相对适应证

HCC 相对适应证指通过采用辅助技术治疗策略，可能获得较好疗效或减瘤效果的下列肿瘤：

● 肿瘤大小形态及患者肝功能等条件符合适应证，但肿瘤位置进行消融有一定难度及风险，如邻近心膈、胃肠、右肾上腺、胆囊、肝门、大血管。
● 无切除手术适应证、多次 TACE 效果不佳，血供仍较丰富的 5～6 cm 肿瘤。
● 对较大的肿瘤或多发肿瘤联合手术切除治疗，也可择期行分次治疗。
● 肝癌行肝移植待肝期间的术前治疗。
● 手术切除后一年内短期复发不适宜再次手术。
● 肿瘤合并末梢支门静脉小癌栓。
● 部分 Child-Pugh 分级 B 级经保肝治疗有明显改善，肿瘤≤ 3 个，最大灶≤ 3 cm。

图 4-4-2 所示为电极针消融范围示意。

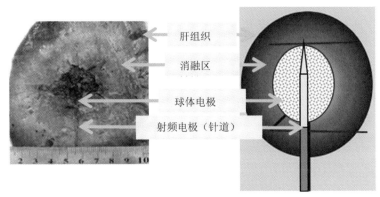

图 4-4-2　电极针消融范围示意

三、HCC 禁忌证及相对禁忌证

可能引起并发症或疗效差的下列患者不宜采用 HCC 消融治疗：

● 肿瘤范围＞ 5 cm、呈多结节浸润状并侵及大血管。

● 肿瘤数目≥ 5 个。

● 位于肝脏脏面的大于 4 cm 且 1/3 以上瘤体突出肝表面、肝尾状叶较大的肿瘤。

● 有门脉主干、一级分支或肝静脉癌栓，严重肝外转移。

● 保肝治疗后仍不能改善的 Child-Pugh 分级 C 级（顽固性大量腹水、黄疸等）。

● 明显的重要脏器功能衰竭。

● 活动性感染，尤其是胆系合并感染者。

● 有多次食管胃底静脉曲张破裂出血史为相对禁忌证，需谨慎。

四、转移性肝癌消融治疗适应证

文献报道结直肠癌肝转移消融治疗适应证为原发瘤控制、肝转移局限、不能手术切除或患者合并其他疾病不能承受手术治疗（含手术切除肝脏残留过少不适宜再手术者）。化疗后病灶数目减少不适宜手术治疗者以及患者不能耐受全身化疗或其他局部治疗或疗效不显著或仍有活性者；原发灶已切除或可以切除，身体一般状况及肝功能、血细胞检查基本符合射频消融条件，即使有脑转移或骨转移者，一般根据临床医生及患者要求也可行经皮消融治疗，从而延长患者的生存期。具体治疗病灶大小、数目适应证为：

● 肝内单发转移癌＜ 5 cm 者。

● 肝内多发转移癌，肿瘤数目≤ 3 个，最大灶≤ 3 cm。

● 多发转移灶数目 4 ～ 6 个、肿瘤最大灶≤ 3 cm 者可酌情分批分期治疗或联合其他方法治疗。

● 肿瘤消融治疗后复发新生灶后的重复治疗。

五、转移性肝癌消融治疗禁忌证

- 不能控制的广泛转移。
- 肿瘤负荷大于全肝的 70%，不能控制原发瘤。
- 其他禁忌证同 HCC 的消融治疗。

六、经腹腔镜应用适应证

主要用于经皮治疗有困难者，包括：
- 肝癌靠近膈顶部，经皮治疗易损伤膈肌。
- 肝癌靠近肝脏面，经皮治疗易损伤邻近的胃肠等脏器。
- 肝癌靠近胆囊，经皮治疗易损伤胆囊。

图 4-4-3 所示为腹腔镜下消融治疗（湿纱布可隔离保护膈肌胃肠道）。图 4-4-4 所示为腹腔镜下超声探头引导穿刺消融。

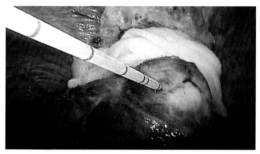

图 4-4-3 腹腔镜下消融治疗（湿纱布可隔离保护膈肌胃肠道）

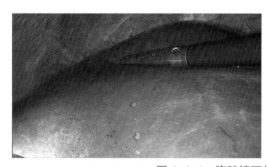 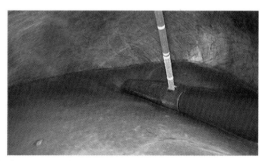

图 4-4-4 腹腔镜下超声探头引导穿刺消融

七、术中应用适应证与禁忌证

主要用于经皮或经腹腔镜治疗有困难者。
- 疑肿瘤切缘有癌细胞残留者，可对残肝断面进行局部消融治疗。
- 主要病灶切除后，对术中 B 超检查发现的肝内残余灶进行局部消融治疗，既减少了癌残留使治疗更彻底，又最大限度地保留了正常肝组织。
- 术中对不可切除的巨块型肝癌行局部消融治疗，达到姑息性治疗的目的，或在经肝动脉化疗栓塞后,再联合应用局部消融治疗。

八、RFA 注意事项

下列患者应慎重:

● 装有心脏起搏器或有严重的大动脉瘤,必要时在专科医生监护下进行。

● 射频消融电流区域、微波消融附近内有金属物者。

● 肝内肝门部及腹腔内装有血管支架者。

上述病例可选用不需要形成闭合回路(即不用贴体外电极板)的双电极针或微波进行治疗。

图 4-4-5 所示为射频消融设备以及不同针型。图 4-4-6 所示为微波消融设备及带深浅刻度指示的消融针。

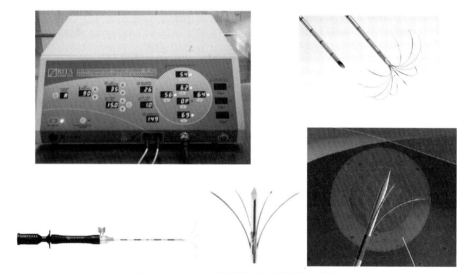

图 4-4-5　射频消融设备以及不同针型

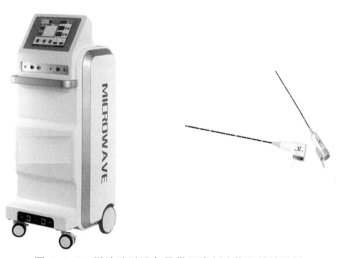

图 4-4-6　微波消融设备及带深浅刻度指示的消融针

第二节 手术准备

一、术前评估及准备

肿瘤消融治疗前应对患者进行全面了解，综合评价患者肝脏储备功能及全身情况，并配合积极的治疗准备以便合理选择局部治疗时机和治疗方案。

（一）患者治疗条件确认

影像检查诊断肝脏肿瘤符合消融适应证者，还应进行血细胞分析和血生化（肝/肾功能、血糖、电解质）等实验室检查，确认患者能承受消融治疗及麻醉。

经临床诊断肝癌，并符合消融适应证条件者，治疗前最好行穿刺活检确诊病理组织类型及分化程度，尤其对无乙肝病史及 AFP（甲胎蛋白）水平小于 200 ng/mL 者必须行穿刺活检确诊病理性质。另需重视肝功能等血生化指标基本条件：

● Child-Pugh 分级 A 级及部分 B 级：T-BL ≤ 3 mg/dL（50 mol/L），Alb（白蛋白）≥ 3 g/dL，ALT（谷丙转氨酶）≤ 3 倍参考值，AST（谷草转氨酶）≤ 3 倍参考值。对 Child-Pugh 分级 A 级及部分 B 级 ≤ 3 cm 的肝癌，100 IU/L ＜ ALT ＜ 200 IU/L 时也可行射频消融，治疗后须加强保肝治疗。

● 血常规及凝血试验检查基本条件：WBC（白细胞）≥ 3×10 个/L，HGB（血红蛋白）≥ 80 g/L，PT（凝血酶原时间）≤ 参考范围上限 + 3 s（如正常 11 ～ 15 s，不能大于 18 s），INR（国际标准化比值）≤ 1.6，PLT（血小板）≥ 50×10 L。

（二）凝血功能及血生化指标调整

患者血小板及凝血功能低于治疗标准，可于手术前 48 h 内输注血小板及凝血因子，或行脾栓塞治疗后再行射频消融。低蛋白血症患者易发生难治性腹水、胸水，ALT 升高提示慢性肝炎存在炎症活动，射频消融前应给予补充白蛋白、保肝降酶治疗改善肝功能。

（三）肝硬化合并症治疗

1. 腹水治疗

美国肝病学会实践指南推荐限钠和利尿作为肝硬化腹水患者的一线治疗。利尿方案为螺内酯 100 mg 和呋塞米 40 mg 晨一次顿服。可视效果而增加剂量，最大剂量分别为 400 mg/d 和 160 mg/d。补充白蛋白或血浆维持胶体渗透压也可起到减轻或消退腹水的作用。如有腹腔感染，排放腹水并控制感染等措施是必需的。

2. 门脉高压治疗

对引起食管胃底静脉曲张破裂出血的防治包括 3 个层次：预防首次出血、控制活动性急性出血、预防再出血。非选择性 β 受体阻滞剂可预防首次出血，其有效性被许多临床试验证实。内镜治疗措施包括套扎治疗和硬化治疗。对肝功能 Child-Pugh 分级 A 级或 B 级者，首选 β 受体阻滞剂和（或）内镜治疗；如效果不理想，可考虑行外科手术。

3. 脾功能亢进治疗

消融前治疗脾功能亢进，主要是为了升高白细胞和血小板水平，以减少术后感染和出血风险，为顺利进行射频治疗做准备。口服利血生、盐酸小檗胺等西药以及一些具有补血作用的中药制剂可能有升白细胞水平和血小板水平的作用，但效果有限。如果消融治疗前白细胞或血小板仍偏低，给予皮下注射粒细胞集落刺激因子或静脉输入血小板，可在短时间内升高外周血中白细胞或血小板的水平，以达到治疗所要求的水平。

（四）全身情况监测与处理

对高血压、糖尿病、心脏病等行相应对症治疗。血压平稳，收缩压控制在 170 mmHg 以下、舒张压低于 100 mmHg；糖尿病患者血糖调节至 8 mmol/L 以下。半年内有急性心肌梗死病史者，建议推迟治疗，行常规心电图及超声心动图检查；心肌功能改善后再行射频消融治疗，并预先通知麻醉医师，必要时请心内科医生协助处理。肾功能不全者，如血钾升高、血肌酐升高，必要时应行术前血液透析，病情控制并稳定后再行肿瘤消融治疗。使用免疫抑制剂或化疗期间的患者，术前注意血细胞分析，必要时术前予以升高血细胞治疗。活动性感染（包括肺结核活动期）经抗感染治疗缓解后可考虑肿瘤消融治疗。贫血、呼吸系统疾病、颅脑疾病等慢性病，应控制处于稳定状态后行肿瘤消融治疗。

二、麻醉方法

肿瘤消融治疗一般在门诊治疗室中进行，要求患者在每次进针和布针时，能够按照医生的指令做适当的"呼气，吸气，屏气"进行配合，结束后患者即刻清醒，生理反射恢复，经过短时间的休息能够离院。因此，麻醉中应当选择起效迅速、效果确切、苏醒期短的麻醉方法。不进行气管插管和使用肌松剂的静脉麻醉基本上能够满足肿瘤消融治疗的需要。

要达到清醒安静又无痛的目的，需选择正确的麻醉药物，仔细滴定恰当的剂量，防止不足和过量。芬太尼具有起效快、作用时间短、镇痛效果强等优点；咪达唑仑（咪唑安定）的最大优点是镇静遗忘作用强，是消除患者术中记忆的理想药物；丙泊酚的显著特点是超短效，停药后几分钟就可以完全清醒，容易控制麻醉深度。上述 3 种药物联合使用，能够满足肿瘤消融治疗的要求，同时还应考虑患者个体差异、肿瘤大小及部位，用药剂量上必须坚持"个体化原则"。

（一）治疗前准备

治疗前禁食水 6 h，详细询问病史。同外科手术一样，治疗前务必向患者及其家属详细交代患者存在的问题、麻醉中的风险（可能出现的不良后果和难以避免的并发症，甚至死亡）及可以采取的抢救措施等，征得患者及家属的理解，签订麻醉同意书。开放静脉，输入 500 ～ 1 000 mL 乳酸钠林格液，持续心电、血压、呼吸、脉搏及血氧饱和度监测，以鼻导管或面罩吸氧。给患者消毒皮肤时，即静脉注射芬太尼 1 ～ 2 g/kg 和咪唑安定 0.03 ～ 0.04 mg/kg，使镇静深度达到Ⅱ～Ⅲ级，保证进针布针时患者能按医生指令做吸气或呼气动作，协助准确定位。布针点用 1% 利多卡因 10 mL 做局部麻醉。

（二）个体化麻醉

小肿瘤治疗时间短，可以采用单次注药法；若治疗时间长或患者一般状况欠佳，须采用分次注药法，缓慢给药，以维持一定的麻醉深度及尽可能减少药物浓度的波动。治疗肝中心部位的小肿瘤，若患者肝功能重度损伤，应以局麻为主，尽量减少静脉用药。消融部位邻近肝膈面、胃肠或消融针刺达肝韧带结构时，追加初始剂量芬太尼，布针后即少量多次静脉注射丙泊酚，镇静深度需达到Ⅴ～Ⅵ级，方能保证治疗顺利进行。治疗肝中心部位的大肿瘤需要多次进针布针，时间长，患者往往疼痛、多汗、烦躁，可先追加芬太尼和咪唑安定，达到初始剂量后，若仍有不适，再少量多次静脉注射丙泊酚。消融近心膈面肿瘤，进针和每次扩针时患者镇静深度不宜超过Ⅲ级，追加不超过初始剂量的芬太尼和咪唑安定，完全打开消融针开始消融前再静脉注射丙泊酚，以保证每次布针位置精确。应严密监视心律和心率的变化，同时，静脉注射丙泊酚加强镇静深度，消除患者的不适感，并视心率的变化，及时静推阿托品 0.5 ～ 1.0 mg。术毕休息 1 h 左右，患者完全清醒，呼吸循环稳定，可送回病房或离院。

第三节　手术方法与步骤

一、不同引导方式的选择及优缺点

经皮 B 超引导下消融、腹腔镜定位下消融、CT 引导下消融，虽然治疗疾病过程相同，但有其不同的优缺点，在临床使用中予以合理选择。经皮 B 超引导下消融治疗具有手术操作方便、无须复杂设备的优点，但由于肺叶的遮挡，膈下肿瘤检查消融困难，对于肝包膜表面的肿瘤存在肿瘤破裂出血播散不容易控制，对于靠近肠管的肿瘤不能很好地躲避，容易热损伤肠管。而腹腔镜定位下消融治疗可以对这些困难部位的消融治疗起到补充作用。同时腹腔镜定位下 B 超探头紧贴肝脏，没有皮肤及肋骨的影响，超声影像的清晰度明显优于体外 B 超显示。部分肿瘤在 B 超引导下成像不清晰，与肝硬化结节区别困难，而在 CT 定位或者是经介入治疗后碘油沉积标记，这部分患者可行 CT 引导下消融。

图 4-4-7 所示为 CT 定位仰卧位（十二指肠旁）。图 4-4-8 所示为 CT 定位俯卧位（下腔静脉旁）。

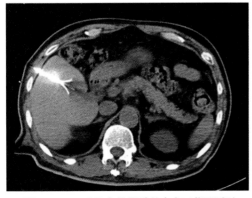
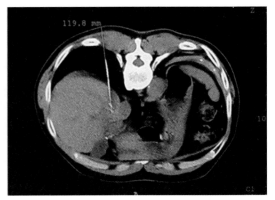

图 4-4-7　CT 定位仰卧位（十二指肠旁）　　　　图 4-4-8　CT 定位俯卧位（下腔静脉旁）

二、经皮消融操作步骤

（一）消毒铺巾

消毒皮肤范围一般为：肝右叶肿瘤自右侧肋间穿刺者消毒范围为右腋后线至正中线，上达乳头、下达平脐水平；肝左叶肿瘤消毒范围自右腋前线达左腋前线；上、下消毒范围同上。较大的消毒范围便于治疗中多方向扫查选择最佳进针入路，同时满足行多点穿刺需要。铺消毒巾一般用3块或4块较大的消毒手术单（无须大手术单），以减少治疗区域内不必要的金属巾钳。在右肋间穿导刺治疗时，先用两块消毒巾重叠相交叉并压在患者体下形成一个小平台，放置器具、针筒，既固定消毒巾又可增加治疗区域的可操作性并防止污染。

图4-4-9所示为超声探头及引导架。

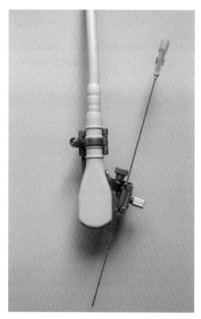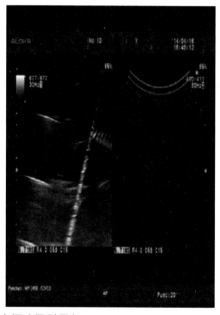

图4-4-9　超声探头及引导架

（二）治疗步骤

超声定位引导（图4-4-10）、局麻，1%利多卡因10 mL，从皮肤至肝被膜充分麻醉，对邻近肝表面肿瘤应在消融区肝被膜行多点局麻；多灶消融注射局麻药可增至30～40 mL（3～5个点）。用三角尖刀做2～3 mm小切口达腹壁层，在超声引导下把针刺入定位点并推开内套针。其他单针无须做腹壁切口，电极针直接刺达肿瘤（图4-4-11）。进针步骤：刺达皮下至腹壁内0.5～1.0 cm深度，勿直接刺达壁腹膜或肝脏表面，以便有充分的余地纠正局麻位置的偏移，重新调节穿刺角度和方向。穿刺针刺达肿瘤后先用探头从多方向、多切面观察电极针在肿瘤内的确切位置，以便纠正单切面引导造成的偏移。同时预测扩针范围及需再次补针的定位方向，再开始通电消融，这样可防止消融所产生的热蒸汽微泡强回声干扰下次定位布针。按预先设定治疗方案行逐个球灶消融（图4-4-12）。达到消融温度和时间后，收回内套多极针,设置针道温度达 80 ℃左右即可缓慢拔针。完成覆盖肿瘤及安全范围的整体消融后(图 4-4-13),常规留观 20 ～ 60 min,离开治疗室前行超声扫查,观察肝周及腹腔内有无积液、积血,以便早期发现并发症。

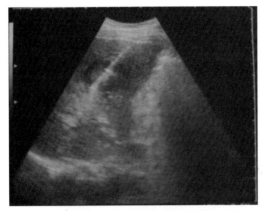

图 4-4-10　B 超定位肿瘤

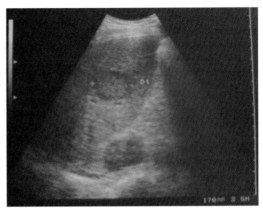

图 4-4-11　消融针穿刺入针

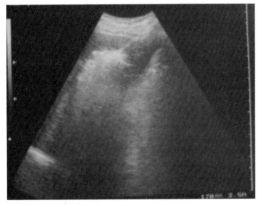

图 4-4-12　消融开始

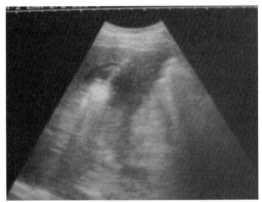

图 4-4-13　消融完全

第四节　术后处理

一、治疗后即刻处置

患者接受射频治疗后需密切观察病情变化,及早发现并发症的预兆,以便及时处理。门诊经皮射频治疗结束后,患者在治疗室留观时间不少于 1 h,监测生命体征并予以吸氧、支持对症治疗。离开治疗室时,患者应神志清醒,生命体征平稳,超声检查腹腔内无活动性出血征象。对高龄,伴心肺疾患、糖尿病等慢性病,肝功能失代偿,肿瘤较大、位置特殊者,射频治疗结束后应在医护人员的陪同下回病室住院观察 3 ～ 5 天。有出血倾向、肿瘤位于肝被膜下患者,若治疗结束后肝周或肝肾之间出现少量积液、积血,或原有积液量增多,应高度怀疑术中出血,立即使用止血药物,在治疗室留观 2 ～ 3 h,积液未继续增多,生命体征平稳,方可离开治疗室,并向家属或随行医生详细交代病情(经腹腔镜、开腹术中射频治疗患者,按常规住院治疗);出血量较大则需请外科或介入科会诊,协助治疗。填写肝脏经皮射频消融治疗术后告知单,向家属逐一说明并交给患者家属。

二、治疗后观察与护理

术后多数患者会出现腹胀、治疗区轻微疼痛、低至中等程度发热等症状,多为治疗后反应,一般一周左右可自行恢复。此期间需对患者进行必要的心理安慰,帮助患者缓解紧张情绪,不必特殊处理。射频治疗对机体创伤小,无并发症者治疗结束适当平卧休息后可下床,在室内进行轻微活动。虚弱的患者应卧床休息,避免大声说笑和剧烈咳嗽,保持大便通畅,必要时服用缓泻剂。监测生命体征及吸氧,按静脉全麻术后常规处理。因肝细胞对缺氧比较敏感,术后可低流量吸氧 24 h,以减少肝细胞损伤,促进肝细胞修复。

肿瘤消融治疗后禁食水 6 h,若病灶邻近胆囊、胃肠等空腔脏器,高温可能造成胆囊壁或胃肠壁的水肿或热损伤,禁食时间应酌情延至 24 ～ 48 h,密切注意腹部情况;对高度怀疑胃肠损伤或腹胀、腹痛明显者,需及时报告经治医生处理。

进行饮食指导,从流质、半流质至软食,应少食多餐,逐渐增加,严禁术后暴食。多食新鲜水果和蔬菜,摄入丰富维生素,提高机体抵抗力,以利于患者恢复。因射频治疗时高温使肿瘤细胞坏死,大量蛋白分解,代谢产物肌红蛋白等被吸收入血,经肾排泄,为防止肌红蛋白堵塞肾小管,鼓励患者多饮水;且术后密切观察尿量、尿液颜色,保证 24 h 尿量不少于 2 000 mL。

三、手术并发症及其处理

近年来,随着肿瘤消融治疗法的广泛应用和治疗病例的增加,有关肿瘤消融治疗并发症的报道逐渐增多,甚至包括死亡。因此,充分了解肿瘤消融治疗并发症的发生原因,掌握正确的处理方法,有利于更安全地开展此项治疗,更好地选择适应证,减少严重并发症的发生,并提高肿瘤消融治疗的疗效。

肿瘤消融治疗的并发症主要有介入性操作引起的机械性损伤、热消融治疗导致的热损伤以及其他原因引起的感染等。轻微并发症也被称为副作用,如术后一过性低热、局部疼痛等自限性症状。此外,治疗后 48 h 内出现的 ALT 轻度异常,多数也会在 1 ～ 2 周恢复至正常或治疗前水平。研究报道肿瘤消融治疗的严重并发症发生率为 2.2% ～ 8.9%,死亡率为0.09% ～ 1.60%,其中出血和肠穿孔是引起死亡的主要原因。有研究报道,腹壁种植转移发生率较高,影响肿瘤消融治疗推广应用。

（一）出　血

肿瘤消融治疗致出血原因包括肿瘤邻近肝被膜破裂或肝实质撕裂、针道出血、肝内血肿或肿瘤破裂、肝动脉假性动脉瘤延迟破裂等,发生率为 0.46% ～ 1.60%,其中死亡率为0.05% ～ 0.09%。经皮治疗与腹腔镜术中消融治疗引起出血的发生率分别为 0.8% 和 0.3%。

出血一般发生在治疗中或治疗后 6 h 内，损伤初时仅有少量出血发生于肝表面、肝肾间、胆囊窝、小网膜囊内，早期血压变化不明显，须引起重视。故肿瘤消融治疗后应常规观察肝周、肝肾间有无积液，短时间内积液有无增多；若疑有出血倾向，行彩超或超声造影观察出血源并引导行原位即刻消融，多可获得早治而避免发生大出血造成严重后果。

出血的预防及处理措施如下：

肿瘤消融治疗前纠正患者异常凝血功能，使指标达正常或接近正常。常规行彩超检查并引导治疗，观察穿刺途径有无大血管或动静脉瘘、静脉瘤等，进针途径避免损伤大血管及异常血管。邻近肝表面、周围被荷瘤血管包绕的肿瘤避免直接穿刺肿瘤，选择从背侧、足侧方向进针，先消融荷瘤血管根部，继而扩针消融肿瘤，减少重新穿刺布针的次数。重视加强肿瘤消融治疗后针道烧灼处理，针尖抵达邻近肝表面时停顿并烧灼约 2 s 再出针，以防止出血，此时患者须为屏气状态。因穿刺位置偏移需退针纠正时，应同样烧灼针道至肝表面，针可退至肝外腹腔内，调整呼吸程度，重新定位穿刺消融。对较大合并有坏死并邻近肝被膜的大肿瘤，避免直接刺入肿瘤，治疗后患者应安静平卧，避免体位大改变或剧烈咳嗽等致腹压突然升高的行为。肝脏脏面外突大肿瘤射频消融后易发生肿胀破裂致大出血，应列为经皮肿瘤消融治疗禁忌证。

射频治疗中应密切观察肝周有无积液（血）及积液是否增多，必要时使用止血药物。对肝硬化明显、有出血倾向的高危人群，治疗后留观 1 ~ 2 h；对怀疑出血者，进行积极的超声或 CEUS（超声造影）检查，早期发现出血部位。肝脏组织发生机械性损伤出血时，原位肿瘤消融治疗为有效的微创止血方法，一般在出血部位消融数十秒钟至 1 min，观察凝固止血效果后，按常规烧灼针道出针。对于肿瘤合并坏死、出血较多、具体出血部位不明者，不宜盲目进行穿刺消融凝固术，宜采用保守治疗，给予止血药及输血、补液等；严重者可行 TAE（经导管动脉栓塞）治疗或开腹手术止血，术中止血困难时可经正常肝组织朝向出血区域行穿刺射频消融，可能获得止血效果。对直接损伤大血管所致的开放性大出血，即刻行 CEUS 或彩超检查确认出血部位及针道出血走向；追踪显示出血部位，并引导消融针直接经皮肝穿刺行消融止血，并采用沿针道塔形消融止血，同时经静脉给予止血药，密切观察血压变化。

（二）胃肠穿孔

胃肠道穿孔多发生于肿瘤邻近胃肠的患者。胃肠穿孔发生率为 0.3%。对于既往有右上腹手术史和病灶位于距肝包膜 1 cm 以内、肿瘤邻近肠管的患者，国外多推荐腹腔镜引导或开腹射频治疗，在直视下将肝与肠管分开，或者对邻近肠管的病灶区域进行 PEI 或采用其他非热消融方法治疗。

肿瘤消融治疗损伤邻近组织及脏器中最常见者为邻近结肠穿孔，其原因为既往有胃、胆囊、胆管、肠管手术病史易致肠道与肝脏粘连，对邻近区域肿瘤消融治疗易引起肠穿孔。由于结肠位置相对固定，而胃壁较厚，小肠可以蠕动，故结肠较胃和小肠更易发生损伤穿孔。治疗中监控不得力，尤其是采用多极针治疗时，未能显示某支针尖刺入肠壁。穿孔的临床症状多在治疗后数天出现，这种延迟现象可能是因为肠壁细胞死亡脱落需一定的时间。多数患者发生在大量进食后，早期症状为腹痛、发热、腹肌紧张，若不及时处理，易发生感染、中毒性休克或更严重的病情。穿孔前多数可显示消融灶区邻近之肠壁增厚，与治疗肿瘤相粘连。

预防及处理措施如下：

对邻近胃肠道的肿瘤，采用系列治疗策略和辅助方法，加强治疗后措施及密切随访，有助于减少或避免肠穿孔。具体包括：治疗后常规禁食24 h，静脉补液，其后两天流食或半流食。24～48 h后超声或CT复查，若患者右上腹疼痛或肠壁轻度增厚，需禁食达72 h并行输液消炎等保守治疗。若症状不缓解，肠周见少量积液，可继续禁食、输液治疗，并密切观察肠穿孔的早期征象，以便及时采取积极的外科治疗。应用超声，必要时行CT密切观察，至肠管局部改变无进展，临床症状体征缓解，方可正常饮食，这有利于灼伤肠管的恢复，防止进展为肠穿孔。对肠穿孔高危人群应严密观察，及时发现肠穿孔，采取积极的外科治疗可避免严重后果。对贴近肠管或疑诊与肠壁粘连的外突型较大肿瘤，采用仅消融邻近肝侧3/5～4/5肿瘤，1～2个月后再行手术切除或开腹消融肿瘤外突部分，可获得安全彻底的灭活效果。

（三）胆系损伤

肝脏肿瘤射频消融后周围区域胆管扩张并不少见，多数患者无临床症状，部分扩张胆管随着消融区域的缩小可逐渐恢复正常。文献报道的胆系损伤并发症多为有临床症状者，发生率较低，0.1%～1.0%主要由机械性损伤或热损伤以及继发感染等所致，包括胆管狭窄、胆道感染、胆道出血、胆囊炎、胆汁瘤、胆瘘及胆汁性腹膜炎等，但较少发生严重并发症。

邻近胆管肿瘤消融致胆管损伤发生率为0.2%～0.5%，多发生于肿瘤邻近Glisson鞘或侵及肝胆管时，由肿瘤消融治疗后肿瘤水肿压迫或热灼伤胆管所致，包括胆管狭窄、胆管血肿、胆汁瘤及胆汁瘘等。胆管狭窄发展较慢，狭窄所致症状最晚可发生于术后4个月，严重者可引起肝叶萎缩。胆管受损狭窄有时经数个月可自行缓解。肝内主分支胆管由于伴行门静脉和肝动脉的散热效应，较少受到热损伤，但开腹射频治疗中阻断入肝血流，可能会增加邻近胆管主支受损伤的危险性。

预防及处理措施如下：

邻近或侵及胆管二级分支的肝脏肿瘤消融后，由于肿胀压迫胆管或损伤胆管壁致狭窄，可引起肝叶段胆管扩张，严重者出现黄疸；必要时行经皮胆管穿刺置管引流，待消融区肿胀消退，胆管扩张也可相应恢复。若损伤位于末梢支，则一般无症状。消融肿瘤引起肝叶段胆管扩张者，可根据肝功能检查确定是否需要处理。为保证良好的生活质量，行超声引导经皮肝胆管穿刺抽吸胆汁，仍可使部分患者获得3～6年的生存期。肝脏肿瘤致肝叶段胆管受侵扩张时仍可行肿瘤消融治疗，由于热消融使肿瘤肿胀压迫胆管或消融灼伤肝胆管，使之扩张加剧甚至肝叶段萎缩的病例，多数仍可获得代偿；除左、右支主肝胆管损伤外多不影响疗效及生存期，处理措施也不必过于积极，视肝功能而定。消融针直接损伤胆管或胆管血肿亦可致胆管狭窄。主肝胆管明显狭窄者须行胆管内置管引流或置入支架，末梢区域胆管狭窄扩张可忽略不处理。消融范围较大，特别是邻近胆管较大分支时，可能损伤局部胆管致组织坏死，胆汁漏出包裹后形成胆汁瘤囊肿，易继发感染，文献报道其发生率较低，约0.7%，应及时诊断并给予置管引流及抗菌治疗。有报道通过对胆管内滴注盐水降温或在胆管内预防性置入支架，可防止胆管受损伤后发生狭窄。胆管损伤狭窄可通过经皮胆管穿刺缓解，多数不影响预后。须重视较少发生的胆系感染早期诊断及处理。

（四）肝脓肿

肝脓肿是射频消融术后较常见的严重并发症。肝脓肿发生率0.20%～0.66%，可引起败血症、感染性休克、多器官衰竭甚至死亡。腹腔内感染或腹壁感染较少见。胆肠吻合、内镜下乳头切开、胆肠瘘、胆管外引流和不明原因的胆管积气等，是引起肝脓肿的危险因素。肿瘤邻近胆管旁，引起胆管瘤或胆管-血管瘘致细菌侵入继发感染。肿瘤邻近肝表面的高龄者易发生感染，可能与高龄者糖尿病发生率高或无菌操作不严格有关。免疫应激状态如糖尿病患者以及经动脉化疗碘油栓塞等，均可能是肝脓肿的重要危险因素

预防及处理措施如下：

治疗过程中高度重视无菌操作。对高危患者应进行预防性抗生素治疗以有效控制感染，一般患者是否给予预防性抗生素治疗目前仍有争议。经动脉栓塞化疗可引起免疫力降低而易发生感染，因此应间隔一定时间后再进行射频治疗。消融治疗后的发热可以由肿瘤坏死引起，不易与脓肿鉴别，故可能会延误脓肿的诊断。但如果发热持续超过两周，体温高于38℃，应考虑脓肿形成，重视实验室检查或CT检查有助于及时诊断。治疗措施主要为抗生素治疗及脓肿穿刺引流，大多数患者可以治愈。

（五）胸膜损伤

肿瘤消融治疗后胸膜损伤包括血性胸水、气胸、肺栓塞等，发生率约0.2%。胸膜损伤可致膈肌麻痹，严重者可见胆汁漏入胸腔，甚至发生脓胸。

膈肌受损伤者多见于膈下肿瘤治疗后，血性胸水多见于经肋间穿刺途径，可能为肋间血管或膈肌血管被射频电极针刺破所致。超声引导治疗出现气胸多见于肿瘤位置较高时，CT引导消融治疗经肺途径也可能引起气胸。

少量胸水可自行吸收，行超声随访、观察或保守治疗。胸水量较大时可行胸腔穿刺置管引流，每次抽液量不超过1 000 mL。血性胸水引流须谨慎，先行观察并保守治疗，出血量较多、出现呼吸困难症状时可行引流。

（六）皮肤烫伤

早期研究中电极板灼伤发生率约0.2%，可致Ⅰ～Ⅲ度皮肤烧伤。当射频输出能量较高、治疗时间较长或仅使用单个电极板时，容易发生电极板处皮肤灼伤。

治疗前粘贴电极板时应规范化操作，患者皮肤耐受性差、治疗区及电极片粘贴处有瘢痕时，在治疗区、电极片粘贴部位易造成皮肤灼伤，如红肿、水疱，严重者出现破溃、感染等。建议尽量避开瘢痕进行治疗或粘贴电极，无法避开者，术中、术后应密切观察。长时间治疗大肿瘤时，患者出汗多致电极板粘贴不良，易发生沿电极板周围的烫伤；烫伤尤易发生在糖尿病患者和较胖患者中，治疗中需多次检查电极板并擦汗保持局部干燥。对装有金属关节等

假体的患者,电极板应远离假体以避免皮肤烧伤。轻度皮肤灼伤者,保持局部清洁、干燥即可;中重度灼伤者,需行清创处理。

（七）肾功能损伤

肾脏受影响较少见,多见于 S6、S7 区肝被膜下肿瘤消融治疗后。肿瘤消融治疗引起肾衰的报道较少见,可能由感染、肌溶解或类癌危象等引起。多次射频治疗以及联合肝动脉栓塞治疗的患者可出现一过性肾功能衰竭,常表现为肌红蛋白尿。

（八）其　他

肿瘤消融治疗后出现肝功能失代偿较少见,发生率小于 0.1%。肝硬化患者进行多次消融治疗或消融范围较大时可能导致肝功能失代偿甚至死亡。中心静脉栓塞也可导致肝功能衰竭,心律失常可见于射频治疗中或治疗后短时间内,包括心动过缓、室颤、心脏停搏等。因此,术中应密切监测生命体征和心电图。

随着消融术在肝脏肿瘤治疗中的应用日益广泛,并发症的发生会相应增多,掌握并发症发生的原因及处理方法,有助于更好地选择适应证,提高肿瘤消融治疗的安全性。

参考文献

［1］CIRIA R，CHERQUI D，GELLER D A，et al. Comparative short-term benefits of laparoscopic liver resection：9000 cases and climbing. Ann Surg，2016，263（4）：761-777.

［2］FUKUDA M M F，NAKANO Y. Studies in echolaparoscopy. Scand J Gastmenterol，1982，17：186.

［3］HIBI T，CHERQUI D，GELLER D A，et al. Expanding indications and regional diversity in laparoscopic liver resection unveiled by the International Survey on Technical Aspects of Laparoscopic Liver Resection（INSTALL）study. Surg Endosc，2016，30（7）：2975-2983.

［4］ISHIZAWA T，BANDAI Y，KOKUDO N，et al. Fluorescent cholangiography using indocyanine green for laparoscopic cholecystectomy：an initial experience. Arch Surg，2009，144（4）：381-382.

［5］IZZO F，GRANATA V，GRASSI R，et al. Radiofrequency ablation and microwave ablation in liver tumors：an update. Oncologist，2019，24（10）：e990-e1005.

［6］JIN S，TAN S H，WEN P，et al. Radiofrequency ablation versus laparoscopic hepatectomy for treatment of hepatocellular carcinoma：a systematic review and meta-analysis. World J Surg Oncol，2020，18（1）：199.

［7］LEE J M，KIM B W，KIM W H，et al. Clinical implication of bile spillage in patients undergoing laparoscopic cholecystectomy for gallbladder cancer. Am Surg，2011，77（6）：697-701.

［8］LEE W，HAN H S，YOON Y S，et al. Laparoscopic resection of hilar cholangiocarcinoma. Ann Surg Treat Res，2015，89（4）：228-232.

［9］LEE W，HAN H S，YOON Y S，et al. Role of intercostal trocars on laparoscopic liver resection for tumors in segments 7 and 8. J Hepatobiliary Pancreat Sci，2014，21（8）：E65-68.

［10］MAKUUCHI M，HASEGAWA H C，YAMAZAKI S. Newly devised intraoperative probe：image technology and information display. Med，1979，11（3）：1167-1168.

［11］NAK V V，ALBAN D，BORIS G，et al. Efficacy of microwave ablation versus radiofrequency ablation for the treatment of hepatocellular carcinoma in patients with chronic liver disease：a randomised controlled phase 2 trial. Lancet Gastroenterol Hepatol，2018，3（5）：317-325.

［12］OGISO S，CONRAD C，ARAKI K，et al. Laparoscopic transabdominal with transdiaphragmatic access improves resection of difficult posterosuperior liver lesions. Ann Surg，2015，262（2）：358-

365.

［13］OME Y，HASHIDA K，YOKOTA M，et al. Laparoscopic approach to suspected T1 and T2 gall-bladder carcinoma. World J Gastroenterol，2017，23（14）：2556-2565.

［14］RATTI F，CIPRIANI F，ARIOTTI R，et al. Safety and feasibility of laparoscopic liver resection with associated lymphadenectomy for intrahepatic cholangiocarcinoma：a propensity score based case-matched analysis from a single institution. Surg Endosc，2016，30（5）：1999-2010.

［15］REICH H，MCGLYNN F，DECAPRIO J，et al. Laparoscopic excision of benign liver lesions. Obstet Gynecol，1991，78（5 Pt 2）：956-958.

［16］STRASBERG S M，LINEHAN D C，HAWKINS W G. Isolation of right main and right sectional portal pedicles for liver resection without hepatotomy or inflow occlusion. J Am Coll Surg，2008，206（2）：390-396.

［17］TAKAHARA T，WAKABAYASHI G，BEPPU T，et al. Long-term and perioperative outcomes of laparoscopic versus open liver resection for hepatocellular carcinoma with propensity score matching：a multi-institutional Japanese study. J Hepatobiliary Pancreat Sci，2015，22（10）：721-727.

［18］ZHANG Y H，DOU C W，WU W D，et al. Total laparoscopic versus open radical resection for hilar cholangiocarcinoma. Surg Endosc，2020，34（10）：4382-4387.

［19］蔡涵晖，邵洁超，胡智明，等.腹腔镜肝切除联合射频消融术在难治性肝癌中的临床应用.中华普通外科杂志，2019，34（5）：417-420.

［20］陈敏山.肝癌射频消融治疗及综合治疗.中华医学杂志，2015，95（27）：2174-2177.

［21］董家鸿.精准肝切除术专家共识.中华消化外科杂志，2017，16（9）：882-893.

［22］窦常伟，张春旭，刘杰，等.腹腔镜和开腹胆囊癌根治性切除术近期疗效及远期预后的比较.中华外科杂志，2022，60（2）：140-147.

［23］范卫军，叶欣.肿瘤微波消融治疗学.北京：人民卫生出版社，2012.

［24］金巍巍，徐晓武，牟一平，等.腹腔镜胰十二指肠切除术单中心233例临床经验总结.中华外科杂志，2017，55（5）：354-358.

［25］经翔，陈敏华.肝肿瘤热消融治疗并发症原因及其防治.中华医学杂志，2015，95（27）：2147-2149.

［26］李建伟，郑树国，王小军，等.经头侧入路腹腔镜解剖性左半肝切除术7例分析.中国实用外科杂志，2017，37（5）：552-554.

［27］刘杰，成剑.肝癌腹腔镜解剖性肝切除的若干问题再议.肝胆胰外科杂志，2020，32（5）：265-269.

［28］上西纪夫，后藤满一，杉山政则，等.消化外科手术图解（3）：肝脾外科常规手术操作要领与技巧.戴朝六，译.北京：人民卫生出版社，2011.

［29］四川大学华西医院肝癌MDT团队.肝细胞肝癌全程多学科规范化管理：华西医院多学科专家共识（第二版）.中国普外基础与临床杂志，2020，27（9）：1062-1077.

［30］唐喆，马宽生.消融技术在肝癌外科治疗中的规范化应用.中华医学杂志，2017，97（31）：2407-2410.

［31］文兆明.肝癌射频消融后肝内局部复发的相关因素.中国实验诊断学，2011，15（11）：1929-1931.

［32］张智坚.肝癌的射频消融治疗.中国实用外科杂志，2004，24（8）：465-468.

［33］郑加生，李宁，袁春旺.CT引导肝肿瘤消融治疗学.北京：人民卫生出版社，2011.

［34］中国抗癌协会肝癌专业委员会，中国抗癌协会临床肿瘤学协作专业委员会，中华医学会肝病学分会肝癌学组.肝癌局部消融治疗规范的专家共识.肿瘤，2011，31（5）：385-388.

第五部分
泌尿肿瘤微创外科

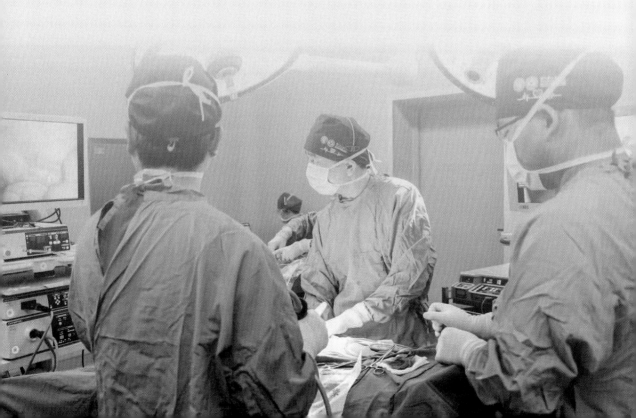

第一章
概　述

◎魏海彬

随着经济的发展，人民的生活水平在不断提高，广大人民群众也开始越来越关注自身的生活质量。随着生活质量的提高，势必有更多患者对医疗服务的质量要求也越来越高，而泌尿肿瘤技术日新月异的更新及提高正契合了这一要求。理想的泌尿肿瘤技术不仅要求精准切除病灶，保留器官功能，对机体损伤最小，还要满足美观、快速康复等要求。随着医疗技术的提高及医疗设备的发展，泌尿肿瘤微创技术发展至今，大致分为3代：第一代为开放手术年代。传统开放手术手术切口较大，不利于精细分离及深部操作，术后恢复较慢，住院时间偏长，因此逐渐为微创手术所取代。第二代为腹腔镜及内镜手术年代。第二代手术已成为公认的现代微创外科手术的代表。腹腔镜手术根据技术平台的不同分为3种，依次为标准腹腔镜手术、手助腹腔镜手术以及针式腹腔镜手术，其中标准腹腔镜手术应用最广。泌尿内镜手术大多采用自然腔道，如经尿道、膀胱、输尿管、肾盂及输精管道，无须体表切口，能有效减少切口并发症，达到不留体表疤痕、美观微创、快速康复的目的；部分泌尿内镜技术也会采用经人工腔道，如经皮肾镜技术，就是通过建立体表 - 肾盏肾盂的人工通道而完成手术。相较传统开放手术，第二代手术是革命性的技术，也是目前泌尿肿瘤微创技术的主流。第三代技术是基于术前计划、术中智能导航、围手术期针对性模拟及培训、远程操作、机器人技术等先进技术的综合智能技术，还将糅合吸收人工智能（artificial intelligence，AI）技术、增强现实（augmented reality，AR）技术、大数据技术，代表着未来外科先进技术和先进设备的发展方向，也代表了最广大患者利益的根本要求。

在本章节中，笔者将泌尿肿瘤微创外科的发展历程条分缕析，深入浅出地介绍泌尿肿瘤微创外科的"昨天、今天、明天"，共分为3个部分：

（1）泌尿肿瘤微创外科发展历程。

（2）泌尿肿瘤微创外科现状。

（3）泌尿肿瘤微创外科未来趋势。

第一节　泌尿肿瘤微创外科发展历程

　　1949 年新中国成立伊始，泌尿肿瘤学科同其他学科一样开始萌芽并发展。在改革开放前，随着西方国家对新中国的全面封锁、经济制裁，泌尿肿瘤学的发展受到很大的限制。整体而言，沿海地区得到的信息与交流相对较多，医疗设备也较为先进。因此，新中国成立初期，沿海城市的发展相对较快。新中国成立初期，阴茎癌曾经是泌尿科最常见的肿瘤，占全部泌尿系肿瘤的 17%，居于第一位，此后阴茎癌的发病率逐渐下降。

　　20 世纪 50 年代后，随着第一个五年计划的实施及超额完成，我国实现了国民经济的快速增长，人们的寿命相对增加，泌尿肿瘤的疾病谱也相对发生变化，前列腺癌、膀胱肿瘤以及肾脏肿瘤的发病率不断上升。

　　1978 年我国改革开放后，泌尿肿瘤研究进入了快速发展的快车道。而随着 1977 年高考的恢复，研究生制度也在 1978 年恢复，硕士点及博士点开始出现并加速了我国泌尿外科专业人才的培养。随着我国的改革开放，国际性泌尿外科学术机构也开始将我国泌尿外科纳入相应的学术机构，国际的先进知识及理论开始融贯中西，促进了国内泌尿肿瘤技术的发展。

　　2000 年以后，由于国际交流的增多及国内大批实验室的兴建发展，成批的泌尿外科硕士、博士为泌尿肿瘤领域补充了新鲜的血液。随着大批的泌尿肿瘤专业论文在国际期刊的发表，不少高质量的论文还得到国际同行的多次引用和高度评价。国内泌尿外科相关期刊的兴起，也有力地推动了泌尿外科专科的发展。中国的泌尿肿瘤专科作为后起之秀强势崛起，开始在国际泌尿外科的大舞台上崭露头角，并屹立在世界的东方。

第二节　泌尿肿瘤微创外科现状

　　进入 21 世纪，随着科学技术的发展，各种新技术、新设备、新方法层出不穷。我国工业体系的更新换代，也为泌尿肿瘤的微创治疗提供了便利，特别是工业体系 1.0（机械化），迈向 2.0（自动化）、3.0（信息化）、4.0（智能化）。随着我国工业体系的迭新换代，新时期的泌尿肿瘤微创外科也在发生变化，从原来的粗犷型逐渐转化成现在的精准医疗，从以前的小科室渐渐细化成现在的亚专业化，从原来的泌尿外科单学科发展到现在的集影像、病理、化疗、放疗、介入、核医学、分子生物学等于一体的多学科合作模式。肾癌、膀胱癌、前列腺癌、上尿路上皮细胞肿瘤、肾上腺肿瘤、男性生殖系统肿瘤等各个亚专业的细化，极大地促进了泌尿外科学微创亚专业的发展，提高了泌尿外科肿瘤疾病诊治的专业水平，同时也与当今患者的个体化、精准化的治疗需要相匹配。当前，泌尿肿瘤微创外科的现状有如下几大特点。

一、微创化

近些年来，随着高分子材料的不断改进、光学成像系统及电子计算机辅助技术的飞速发展，泌尿肿瘤微创手术器械尤其是腹腔镜器械的发展及腔内器械的改进，明显提高了整个泌尿肿瘤微创诊疗水平。目前泌尿肿瘤95%以上的手术可以通过尿道、输尿管等自然腔道手术或者微创腹腔镜手术来解决。随着局部冷冻技术、局部加热技术、海扶刀、超选介入栓塞等局部治疗技术的发展，泌尿肿瘤射频消融治疗也进入一个崭新的时代。

自1990年美国Clayman等首先报道了经腹腔入路的腹腔镜下肾癌根治术，1993年Kerbl首先报道了经腹膜后入路的腹腔镜下肾癌根治术。经腹膜后路径的腹腔镜手术，由于可快速接触肾脏动静脉，因此能优先处理肾脏的血管，减少了肿瘤血行播散的机会，同时由于未进入腹腔，对消化道影响较小，术后肠胀气及肠梗阻的概率较小。国内中国人民解放军总医院（301医院）张旭教授等人对腹膜后间隙的入路及解剖标志做了大量研究，为腹膜后路径的国内及国际推广及应用做了大量贡献。经腹腔入路具有操作空间大、解剖标志清晰、学习曲线相对较短等优势，可与机器人技术进行有效衔接，特别适合于相对较大的肿瘤、既往腹膜后手术史或下尿路手术史、多系统联合手术等疑难手术。因此，经腹腔路径手术也受到青睐，并占有一席之地。国内浙江省人民医院张大宏教授于1996年开始接触经腹腔的腹腔镜手术，当时主要跟随美国专家学习普外科的腹腔镜手术；2001年张大宏教授开始全面开展泌尿外科腹腔镜手术。20余年来，张大宏教授已完成上万例的经腹腔路径的腹腔镜泌尿肿瘤微创外科手术，包括肾上腺手术、肾脏手术、肾盂输尿管手术、膀胱手术、前列腺手术、腹股沟及腹腔淋巴清扫手术等。随着张大宏教授主编的《经腹腔入路泌尿外科腹腔镜手术操作技巧》《泌尿外科腹腔镜手术疑难病例解析》的出版，经腹腔入路的泌尿外科腹腔镜微创手术也开始受到关注，并在国内得到发展。

二、亚专业化

近些年来，随着国内传统三甲医院规模的扩张，特别是医院新院区、新大楼的建设，部分三甲医院的床位数激增。传统的"大医院、小科室"得到根本性改变，泌尿外科的床位从原先几十张甚至十几张扩增到数百张。对于床位激增的泌尿外科，亚专业发展就迫在眉睫，也更契合精准外科未来的发展趋势。浙江省人民医院泌尿外科就是以泌尿外科肿瘤亚专业方向划分，以肾癌、前列腺癌、膀胱癌、肾上腺疾病及腹膜后肿物、肾盂输尿管肿瘤等泌尿外科常见肿瘤为方向，并以此方向开展肿瘤的相关临床及基础课题研究。科室要求相关亚专业组针对此类疾病开展个体化、精准化、专业化、全程化治疗。

三、多学科合作

近些年来，泌尿肿瘤的微创治疗更注重交叉学科、多学科病例讨论的发展。在泌尿肿瘤的微创治疗过程中，可能需影像科、病理科、化疗科、放疗科、介入科、核医学科、分子生物学科等多学科介入及合作，为此，近些年兴起了 MDT 制度；在其他肿瘤引起的泌尿系病变过程中，可能需肛肠科、妇科、普外科等原发病科室介入，采取定期组织骨干人员以 MDT 或手术台上会诊的形式，针对原发肿瘤及继发疾病从不同角度进行深入探讨，对已知的临床问题提出解决思路，对现有的临床诊疗手段进行改进，使各个学科受益。

第三节　泌尿肿瘤微创外科未来趋势

泌尿肿瘤微创外科的未来，必以科技为支撑，教育为基础。在技术上，创新是未来发展、赶超世界先进水平的关键。只有在科技领域坚持原始创新、引进吸收再创新及复合创新等，不墨守成规，才能出奇制胜；在人才培养上，改革开放进入深水区后，未来还应再全方位、大尺度地进行国内及国际学术及临床交流，"请进来，走出去"，与国内及国际先进的一流院校、医疗机构建立长期的友好合作关系，开展广泛、多样的合作及交流。泌尿肿瘤微创外科将在单孔腹腔镜手术、经自然腔道内镜手术以及机器人手术等领域不断发力和创新，为更多患者带来更好的临床疗效和更高的生活质量。

一、单孔腹腔镜技术

近十年来，单孔腹腔镜技术在我国发展较为快速，临床报道的病例数呈明显上升趋势。在报道的诸多病例当中，涉及了 25 种手术方式，涵盖了大部分的泌尿肿瘤的腹腔镜治疗方式。部分单位采用自制的单孔通道装置进行手术，价格低廉，操作方便，从而促进了单孔腹腔镜在国内快速发展。随着设备的更新及材料学的发展，未来的单孔孔径会更小，而且更趋于隐蔽化，如切口移位至脐周；再者，规范化及标准化的培训是推广应用的前提，未来将有配套的通用性、流程化的单孔腹腔镜手术专用培训教程及标准的国产器材。

二、机器人手术

目前泌尿外科肿瘤微创治疗领域应用最多的就是美国达芬奇手术机器人系统。达芬奇手术机器人系统以麻省理工学院研发的机器人外科手术技术为基础。Intuitive Surgical 公司先后与 IBM 公司、麻省理工学院和 Heartport 公司联手对该系统进行了进一步开发。美国食品药品监督管理局（Food and Drug Administration，FDA）目前已经批准将达芬奇手术机器人系统用于普通外科、胸外科、泌尿外科、妇产科、头颈外科以及心脏手术。达芬奇外科手术系统是一种高级机器人平台，其设计的理念是通过使用微创的方法，实施复杂的、精细的外科手术。主刀医生坐在控制台中，位于手术室无菌区之外，使用双手（通过操作两个主控制器）及脚（通过脚踏板）来控制器械和一个三维的高清内窥镜。床旁机械臂系统（Patient Cart）是外科手术机器人的操作部件，其主要功能是为器械臂和摄像臂提供支撑。助手医生在无菌区内的床旁机械臂系统边工作，负责更换器械和内窥镜，协助主刀医生完成手术。视频系统（Video Cart）内装有外科手术机器人的核心处理器以及图像处理设备，在手术过程中位于无菌区外,可由巡回护士操作,并可放置各类手术辅助设备。外科手术机器人的内窥镜为高分辨率三维镜头。手术机器人的优势在于:①提供高清晰、立体的手术视野;②机械臂可在空间内完成 7 个自由度方向的活动,仿真手腕手术器械精细操作;③学习曲线较短;④利于团队协作;⑤微创,减少患者创伤和疤痕;⑥缩短手术时间;⑦降低麻醉需求量及感染风险;⑧缩短康复时间和住院日。浙江省人民医院自 2014 年 9 月引进第三代 Si 系统,目前已开展泌尿外科微创手术超过 1 500 例。张大宏教授带领泌尿外科机器人手术团队在常规手术上进行创新,在三大肿瘤疑难手术上进行攻坚探索,在完全机器人腹腔镜下膀胱癌根治术 + 原位回肠膀胱术、机器人前列腺癌根治术(保留 Retzus 间隙周围尿控结构)、机器人辅助下内生性肾肿瘤的肾部分切除术上取得突破和硕果。此外,张大宏教授带领团队在泌尿外科肿瘤疑难手术方面进行如下探索创新:

- 达芬奇机器人辅助下膀胱阴道瘘修补术。
- 达芬奇机器人辅助下输尿管膀胱再植术。
- 达芬奇机器人辅助下阑尾膀胱瘘修补术。
- 达芬奇机器人辅助下肾动脉瘤切除术。
- 达芬奇机器人辅助下回肠 / 结肠膀胱扩大术。
- 达芬奇机器人辅助下肾癌根治 + 下腔静脉取瘤栓术。
- 达芬奇机器人辅助下盆腔巨大肿瘤切除术。

至 2019 年,国内第四代 Xi 达芬奇手术系统已装机两台。随着技术的发展,将来的机器人操作系统定会更加智能化,操作更加简单,并且国产机器人的开发及应用,也将在泌尿肿瘤微创治疗领域占有一席之地。

三、成像、模型及模拟系统

医学成像系统是泌尿肿瘤微创外科的"眼睛",也是今后发展的一个重要方向。目前相对常用是 3D 打印(三维打印)技术,即将多层次连续打印技术与医学影像 CT、MRI、超声的三维成像技术联合运用的一门新兴技术。临床的影像资料大多为二维平面资料,缺乏直观及立体效果。3D 打印技术则是以计算机三维数字模型为基础,通过多层次连续打印方式将特殊分子材料构筑成立体模型。自与医学影像结合后,3D 打印技术在医学模型制造、组织器官再生、临床治疗等领域得到广泛应用,对泌尿肿瘤的微创治疗也有较大推动。3D 打印技术构筑模型,不仅方便患者及家属直观了解肿瘤情况,方便主刀医生解释手术操作步骤及术中可能遇到的意外,还有利于术前的医患沟通,提高了医患沟通的满意度,从而可减少医疗纠纷。例如,对于部分内生性肾肿瘤或毗邻大血管及重要脏器肾肿瘤的保肾手术,通过 3D 打印技术提供肾实体模型及周边模型,用于术前规划、医患沟通及手术模拟。Silberstein 教授等通过 3D 打印技术,用透明树脂材料打印正常肾组织,用红色半透明树脂材料打印肾肿瘤,并由此标记肾肿瘤边界。由 3D 打印技术提供的精细模型,临床医师精确了解了肾肿瘤的位置及边界、肿瘤浸润深度及周边血管及脏器的毗邻解剖关系,术后切缘均为阴性。随着 3D 打印技术的发展,泌尿肿瘤医师利用前列腺 MRI 图像进行三维空间精准建模,模拟前列腺穿刺活检手术,有效地提高了穿刺的阳性率,避免了部分前列腺癌的漏诊。成像、模型及模拟系统发展将在以下方面巩固优势:①进一步提高精确度:模型或成像的精准,有助于外科医师准确了解病变的解剖结构,有助于了解周围血管神经及重要脏器的毗邻结构关系,从而降低手术风险,提高手术成功率。②优化术前规划:术前建立模型及成像系统,帮助外科医师制订手术方案,并可在模型上进行手术模拟,进一步降低实时手术风险,提高手术成功率。

第二章
腹腔镜下肾脏手术

◎ 刘　锋

第一节　肾脏的应用解剖

一、肾脏的形态、位置和毗邻关系

肾脏为两侧成对的腹膜后器官，形如蚕豆，位于腹膜后脊柱两旁浅窝中，上极相当于第12胸椎，下极相当于第3腰椎水平。肾脏长 10 ～ 12 cm、宽 5 ～ 6 cm、厚 3 ～ 4 cm。男性肾脏重约 150 g，女性肾脏重约 135 g。左肾门正对第 1 腰椎横突，右肾门正对第 2 腰椎横突，右肾由于肝脏关系比左肾略低 1 ～ 2 cm。正常肾脏上下移动均在 1 ～ 2 cm 范围内。肾脏有3 层被膜（图 5-2-1），从外到内依次为肾周筋膜、肾周脂肪（脂肪囊）及纤维囊。纤维囊与肾实质表面连接较为疏松，易于剥离。

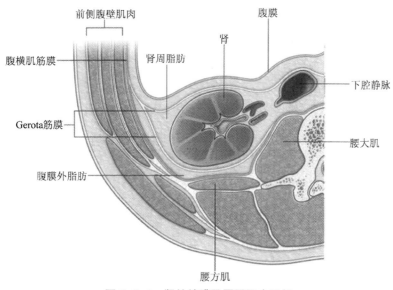

图 5-2-1　肾的被膜及周围肌肉组织

双侧肾脏的后方均为肌肉组织所覆盖。膈肌覆盖了双肾后方的上 1/3。而对于后方的下 2/3，内侧为腰大肌所覆盖，外侧为腰方肌和腹横肌筋膜所覆盖。双侧肾脏的上内方均与肾上腺毗邻。两者共为 Gerota 筋膜所包绕，但其间有疏松的结缔组织间隔，容易分离。而双肾的前方毗邻各不相同：右肾（图 5-2-2 左）上极紧邻肝脏，肝肾韧带连接着右肾上极和肝后部；内侧及肾门处与十二指肠降部紧靠在一起，下方前面为结肠肝曲。左肾（图 5-2-2 右）上部与胰尾相邻，左肾门及上极也靠近脾脏血管。而更靠外邻接脾脏，脾肾韧带连接左肾和脾。当胃有内容物时也可覆盖于左肾的前上方。左肾下方被结肠脾曲所覆盖。

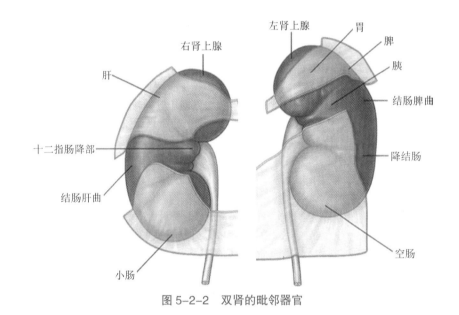

图 5-2-2　双肾的毗邻器官

二、肾脏的血供

肾脏一般由主动脉发出的单支动脉供血，在靠近肾脏时常分为多支肾段动脉，后者在肾乳头附近分支为叶间动脉，在皮髓质交界处成为弓状动脉，进入肾皮质后则为小叶间动脉。每支肾段动脉独立供应肾脏的一个部分，相互之间没有交通支。因此，肾段动脉的堵塞或损失将导致相应肾段的梗死（图 5-2-3）。

肾静脉与肾动脉相似，由多支段静脉汇合成肾静脉后再汇入下腔静脉。右肾静脉较短，极少有肾外静脉汇入；而左肾静脉较长，常常接受膈下静脉、肾上腺静脉、生殖静脉及腰静脉，再汇入下腔静脉。与动脉不同的是，段静脉之间存在丰富的侧支循环，因此段静脉分支的阻塞对肾脏的静脉回流几乎没有影响。

肾脏血管常见解剖变异发生率为 25% ～ 40%。肾动脉的变异最为常见。异位的肾动脉据报道最多可达到 5 支，这种变异更多见于左侧。在需阻断肾蒂的手术中，异位动脉的处理尤为重要。

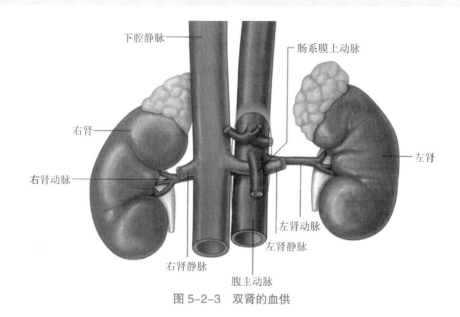

图 5-2-3　双肾的血供

三、肾脏的淋巴引流

肾脏的淋巴系统主要沿着血管走行并穿过 Berlin 柱，再于肾窦内形成几支粗大的淋巴管。右肾的淋巴管经肾门于肾血管上、下方流入下腔静脉外侧和腔静脉主动脉间的淋巴结，左肾的淋巴引流经肾血管上、下方流入主动脉外侧淋巴结。

第二节　腹腔镜下肾癌根治术

自 1991 年 Clayman 等报告了世界首例腹腔镜下肾切除术以来，由于其对患者创伤小，恢复快，腹腔镜下肾癌根治术越来越为患者及泌尿外科医生所接受。随着腹腔镜技术水平的提高，腹腔镜下肾癌根治术已经在国内外广泛开展。国内腹腔镜下肾癌根治术大部分通过腹膜后途径，国外约 70% 的腹腔镜手术经腹腔途径。

一、手术适应证和禁忌证

（一）手术适应证

同开放手术，适合 T1 ～ 3a 期及癌栓局限在肾静脉内、仅肾静脉部分侵犯的 T3b 期患者。

（二）手术禁忌证

下腔静脉癌栓目前为腹腔镜下肾癌根治术的绝对手术禁忌证，严重心肺功能不全、有出血倾向、晚期肿瘤恶病质和广泛脏器转移均为手术禁忌证。有肾脏手术史、肾周感染均非手术禁忌证。

二、手术准备

术前检查包括实验室检查和影像学检查。实验室检查包括血常规、生化检查、尿常规和凝血功能检查。影像学检查包括肾脏 CT 平扫和增强扫描,以了解肿瘤的位置、大小,有无肾静脉和下腔静脉癌栓等,有条件的单位可行肾脏发射型计算机断层扫描(emission computer tomography, ECT)检查评价对侧肾功能,胸片检查和腹部 B 超检查了解有无远处转移。肿瘤较大者可于术前先行肾动脉栓塞,以减少术中出血,术前需备血。术前留置导尿管并预防性使用抗生素。

麻醉和体位:气管插管全身麻醉,健侧 70° ～ 90° 卧位,无须抬高腰桥(图 5-2-4 为左侧)。右侧与左侧对称置套管。

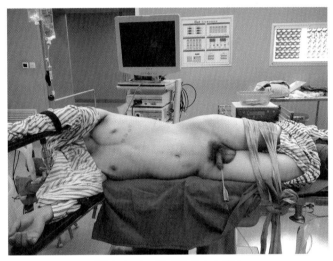

图 5-2-4　手术体位(左侧)

三、手术方法与步骤

(一)左肾癌根治术

(1)制备气腹及置入套管,如图 5-2-5 所示。

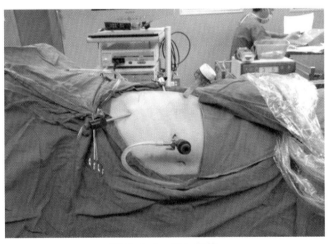

图 5-2-5　置入套管

（2）打开左结肠旁沟侧腹膜并将降结肠推向内侧（图5-2-6～图5-2-9）。

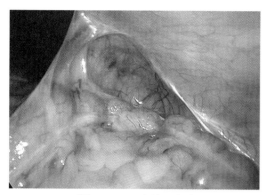

图5-2-6　降结肠旁沟

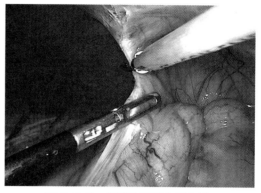

图5-2-7　打开结肠旁沟侧腹膜1

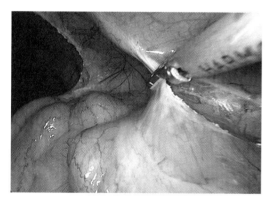

图5-2-8　打开结肠旁沟侧腹膜2

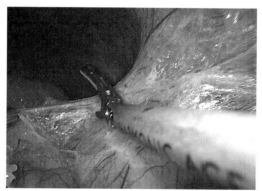

图5-2-9　打开结肠旁沟侧腹膜3

（3）离断脾结肠韧带和脾肾韧带（图5-2-10、图5-2-11）。

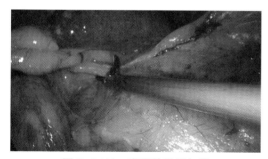

图5-2-10　离断脾结肠韧带

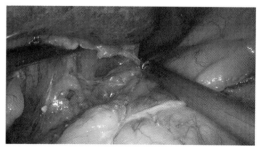

图5-2-11　离断脾肾韧带

（4）在内侧沿着主动脉打开肾周筋膜，暴露腰大肌（图 5-2-12、图 5-2-13）。

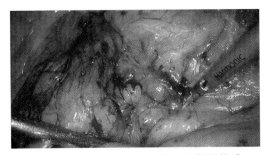

图 5-2-12　内侧沿着主动脉打开肾周筋膜

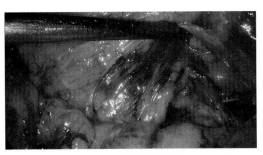

图 5-2-13　暴露腰大肌

（5）暴露肾静脉及其属支（图 5-2-14～图 5-2-16）。

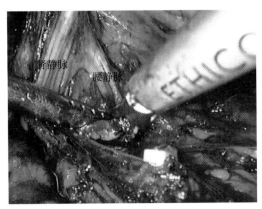

图 5-2-14　肾静脉和腰静脉

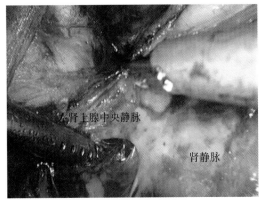

图 5-2-15　肾静脉和左肾上腺中央静脉

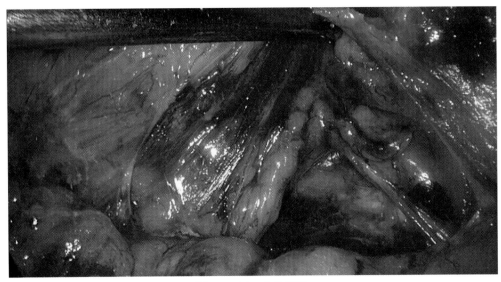

图 5-2-16　生殖静脉

（6）离断腰静脉，暴露肾静脉下方左肾动脉（图 5-2-17 ～图 5-2-20 ）。

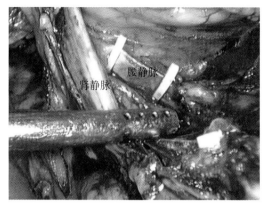

图 5-2-17 夹闭腰静脉

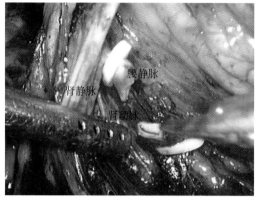

图 5-2-18 离断腰静脉

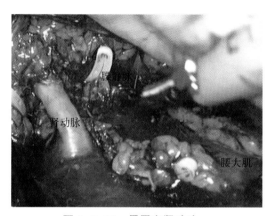

图 5-2-19 暴露左肾动脉

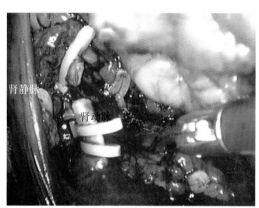

图 5-2-20 夹闭离断肾动脉

（7）夹闭并离断左肾静脉（图 5-2-21、图 5-2-22 ）。

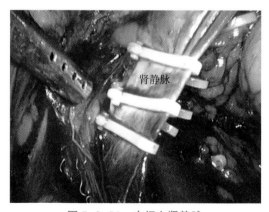

图 5-2-21 夹闭左肾静脉

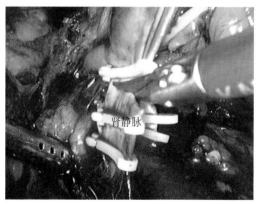

图 5-2-22 离断左肾静脉

（8）夹闭并离断输尿管和生殖静脉（图 5-2-23 ）。

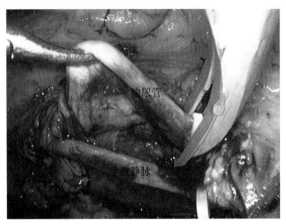

输尿管

生殖静脉

图 5-2-23　离断生殖静脉

（9）切除左肾上腺、肾周筋膜和肾脏（图 5-2-24 ～图 5-2-27 ）。

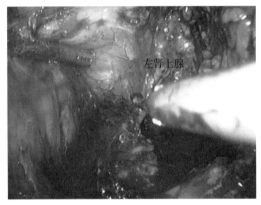

左肾上腺

图 5-2-24　切除左肾上腺

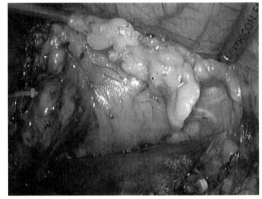

图 5-2-25　切除肾周筋膜

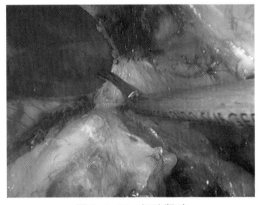

图 5-2-26　切除肾脏

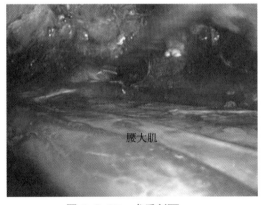

腰大肌

图 5-2-27　术后创面

（10）取出标本和放置引流管（图5-2-28）。

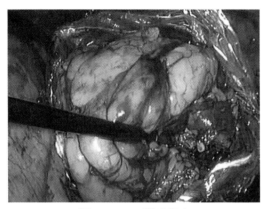

图5-2-28　取出标本

（二）右肾癌根治术

（1）制备气腹及置入套管。

（2）切开腹膜及游离腹膜外脂肪，将其和升结肠一并推向内侧（图5-2-29、图5-2-30）。

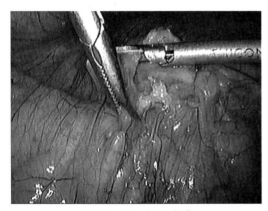

图5-2-29　切开腹膜

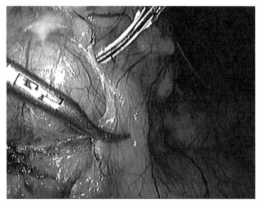

图5-2-30　游离腹膜外脂肪

（3）游离十二指肠，将十二指肠向内侧游离，暴露下腔静脉（图5-2-31）。

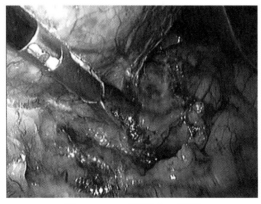

图5-2-31　游离十二指肠

（4）打开下腔静脉鞘，暴露下腔静脉、肾静脉及腰大肌（图 5-2-32、图 5-2-33）。

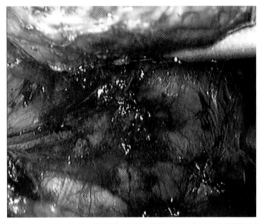

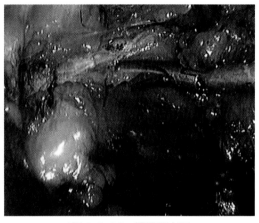

图 5-2-32　打开下腔静脉鞘，暴露下腔静脉和肾静脉　　　　图 5-2-33　暴露腰大肌

（5）游离肾动、静脉，并夹闭离断（图 5-2-34 ～图 5-2-38）。

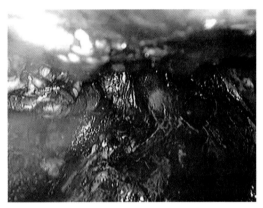

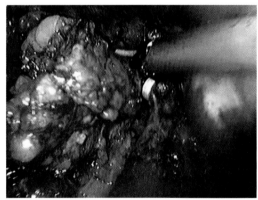

图 5-2-34　游离右侧肾动、静脉　　　　图 5-2-35　用 Hem-o-lok 夹夹闭右侧肾动、静脉

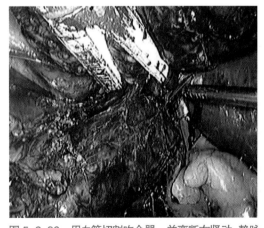

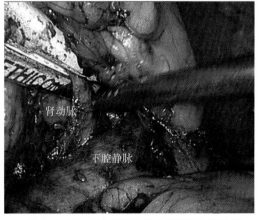

图 5-2-36　用血管切割吻合器一并离断右肾动、静脉　　　　图 5-2-37　用血管切割吻合器离断右肾动脉

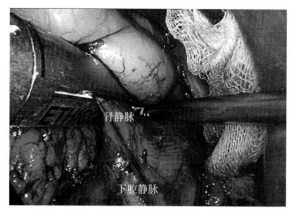

图 5-2-38 用血管切割吻合器离断右肾静脉

（6）离断输尿管和生殖血管，沿着肾周筋膜外切除肾脏，扩大切口，取出标本后放置引流管（图 5-2-39～图 5-2-42）。

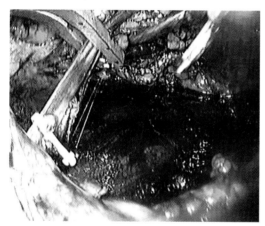

图 5-2-39 离断输尿管

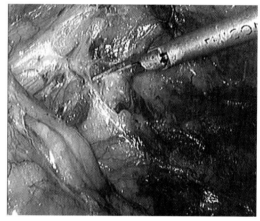

图 5-2-40 离断生殖血管

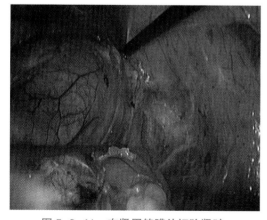

图 5-2-41 在肾周筋膜外切除肾脏

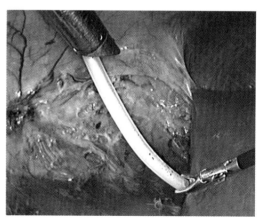

图 5-2-42 放置引流管

（三）术后处理

术后一天拔除导尿管。常规应用抗生素预防感染。保持引流管通畅，24 h引流量小于30 mL时拔除。鼓励早期下床活动以预防肠粘连。肛门排气后开始进食流质或者半流质。

四、手术并发症及处理

（一）术中出血

常见的有下腔静脉破裂出血，肾动脉、腹主动脉及腰动脉出血，肾静脉及其属支出血。按照正确的解剖层次进行手术是预防出血的关键。动脉性出血一般需要转开放手术。下腔静脉破裂找到裂口后用血管钳轻柔地夹住后缝合修补，大的裂口或者缝合技术欠缺时转开腹修补。肾静脉非完全离断出血同时距离下腔静脉有一定距离时，可以挑起肾蒂，使肾静脉保持适当的张力，以减少出血，快速用血管切割吻合器靠近近心端离断肾蒂。

（二）邻近脏器损伤

经腹腔途径由于空间较大，解剖层次和标记较为清晰，一般邻近脏器损伤较为少见，多见于初学者。笔者曾经遇到3例膈肌损伤，均术中行修补处理成功。

（三）术后淋巴瘘

术后淋巴瘘较多见于肥胖和老年患者，该类患者淋巴脂肪组织较为丰富，故容易出现淋巴瘘。一旦出现，术后保持引流管引流通畅，同时禁食，肠外营养后可以治愈。

五、手术要点

（一）手术视野暴露

由于经腹腔路径手术部分肾脏被肝脏或者脾脏遮挡，我们用简易的抓钳头端包裹半块纱布将其挑起，助手持钳时需要掌握力度，避免肝脏或者脾脏的损伤。

（二）沿着正确的解剖层次

游离经腹腔途径打开侧腹膜和腹膜下脂肪后，沿着肾周筋膜外无血管层尽量向内侧游离至下腔静脉或主动脉前方，再打开肾周筋膜在血管前方的延续段（前鞘）和血管鞘，下腔静脉偏蓝色，一般均清晰可见，十二指肠在下腔静脉前方，需要将其推向内侧，右侧打开前鞘后可见下腔静脉，继续打开下腔静脉后的肾周筋膜在下腔静脉后的延续段（后鞘）可以清晰地暴露腰大肌；主动脉鞘较厚，但游离到主动脉前方时，可以明显感觉到主动脉搏动，主动脉的外侧面有大量的淋巴脂肪组织和数支腰动脉，分离时要注意勿损伤腰动脉。

（三）处理肾蒂血管

肾蒂血管可以用Hem-o-lok夹夹闭后离断，也可以用血管切割吻合器离断。若肾蒂周围粘连致密，肾动、静脉难以游离，建议用血管切割吻合器离断肾蒂。老年人血管脆性较大，也建议用血管切割吻合器离断肾蒂。选用血管切割吻合器离断肾蒂时，肾动、静脉处需要保留少量的脂肪组织，以减少离断后的肾血管的渗血。选择Hem-o-lok夹处理肾蒂血管时，血管残断需要适当多保留一些，以防止Hem-o-lok夹滑脱。

（四）寻找肾蒂

右侧暴露下腔静脉后就可以看到肾静脉，肾静脉的后方是肾动脉，暴露相对容易。左侧由于主动脉暴露相对困难，可以先找到输尿管，沿着输尿管向上找到肾蒂。

第三节　腹腔镜下保留肾单位手术

McDougall 早在 1993 年便报道了腹腔镜下保留肾单位手术（nephron-sparing surgery，NSS）治疗肾癌和肾脏良性肿瘤。但腹腔镜下 NSS 推广相对困难，主要原因在于术中肾脏出血的控制和创面的止血困难，缝合技术要求高，一般在具有较好腹腔镜手术经验的医疗中心才能开展。随着腹腔镜设备的发展以及手术经验的积累，近年来腹腔镜下 NSS 逐渐成为一种常规手术。

一、手术适应证和禁忌证

（一）手术适应证

绝对适应证包括孤立肾肾癌、双肾肾癌、对侧肾功能严重不全。相对适应证包括对侧肾脏有潜在病变如肾动脉狭窄、肾积水、慢性肾盂肾炎、输尿管反流、系统性疾病、糖尿病等。选择性适应证为对侧肾功能正常，患肾以肿瘤外生为主，体积不大。

（二）手术禁忌证

绝对禁忌证包括发现局部或远处转移、下腔静脉癌栓形成、肿瘤突入集合系统。相对禁忌证包括严重心肺功能不全、有出血倾向、肿瘤直径大于 7 cm。

二、手术准备

术前检查包括实验室检查和影像学检查。实验室检查包括三大常规、生化（肝肾功能、血糖、电解质）检查、凝血功能检查、乳酸脱氢酶和碱性磷酸酶检测、输血前相关检测等。影像学检查包括肾脏 CT 平扫和增强扫描，以了解肿瘤的位置、大小，有无肾静脉和下腔静脉癌栓等，有条件的单位可行 CT 腹部血管成像（CTA），有助于术中对肾动脉阻断的判断，而肾脏 ECT 检查可评价对侧肾功能，胸片检查和腹部 B 超检查可了解有无远处转移。常规心电图检查可了解患者的心脏情况，而对于有基础疾病或是高龄患者，建议选择心脏彩超或心肺功能等检查，必要时请相关科室会诊，以评估患者的手术耐受性。术前留置导尿管并预防性使用抗生素。

麻醉和体位：气管插管全身麻醉，健侧 70°～ 90° 卧位，无须抬高腰桥。背部及臀部铺垫沙袋并用支架固定保护患者体位，如图 5-2-43 所示。

三、手术方法与步骤

（1）制备气腹，置入套管。左（右）侧腹直肌旁脐水平作为观察孔，左（右）腋前线脐上3 cm（10～12 mm Trocar）、锁骨中线肋缘下（5 mm Trocar）两孔作为操作孔，左（右）腋中线脐上4 cm（5 mm Trocar）为辅助孔，如图5-2-43所示。

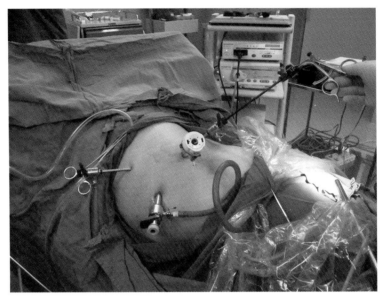

图5-2-43　手术体位（Trocar位置）

（2）打开腹膜，游离腹膜及腹膜外脂肪，将结肠推向内侧，显露肾周筋膜，如图5-2-44所示。

（3）打开肾周筋膜，游离肾脏，完全暴露肾脏及肿瘤，如图5-2-45和图5-2-46所示。

（4）仔细分离肾蒂，暴露肾蒂处血管，游离肾动脉并打开肾动脉鞘，如图5-2-47和图5-2-48所示。

（5）阻断肾动脉，如图5-2-49所示。

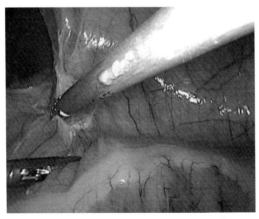

图5-2-44　打开结肠旁沟侧后壁腹膜

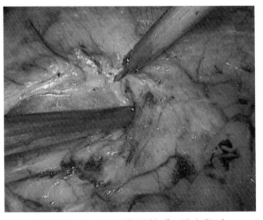

图5-2-45　打开肾周筋膜，游离肾脏

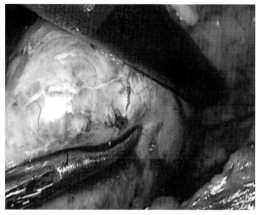

图 5-2-46　暴露肿瘤

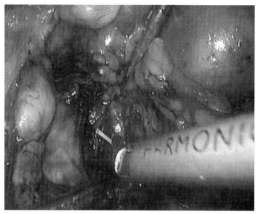

图 5-2-47　分离肾蒂血管

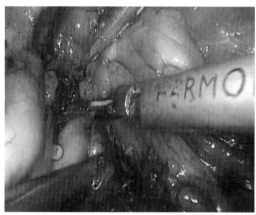

图 5-2-48　打开肾动脉鞘

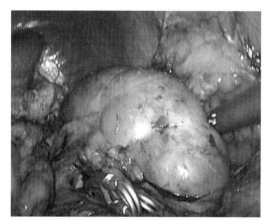

图 5-2-49　阻断肾动脉

（6）切除肿瘤及周围部分肾实质，如图 5-2-50 和图 5-2-51 所示。

（7）缝合创面出血点，连续缝合肾脏创面，拉紧肾脏，如图 5-2-52 和图 5-2-53 所示。

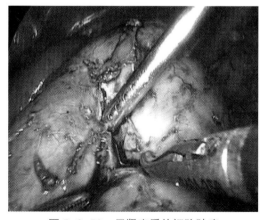

图 5-2-50　于肾实质外切除肿瘤

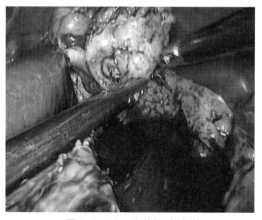

图 5-2-51　完整切除肿瘤

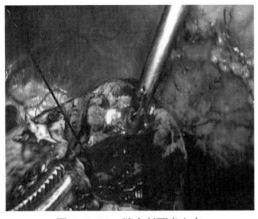

图 5-2-52　缝合创面出血点

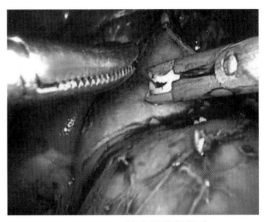

图 5-2-53　缝合并拉紧肾脏

（8）松开肾动脉阻断夹，肾脏恢复血供后观察创面有无活动性出血，必要处增加"8"字缝合，如图 5-2-54 和图 5-2-55 所示。

（9）缝合肾周筋膜，放置肾周引流管，如图 5-2-56 和图 5-2-57 所示。

（10）取出标本，关闭切口，如图 5-2-58 和图 5-2-59 所示。

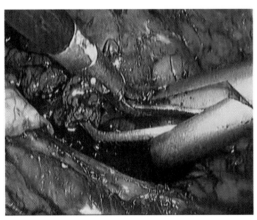

图 5-2-54　松开血管夹

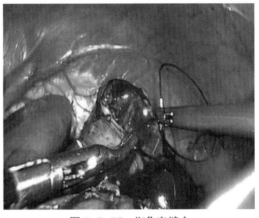

图 5-2-55　"8"字缝合

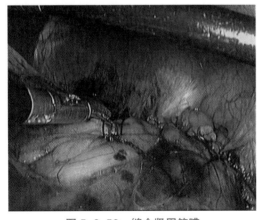

图 5-2-56　缝合肾周筋膜

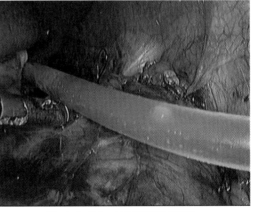

图 5-2-57　放置肾周引流管

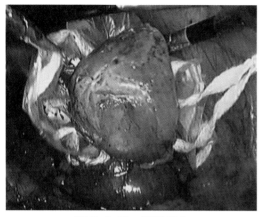

图 5-2-58　取出标本

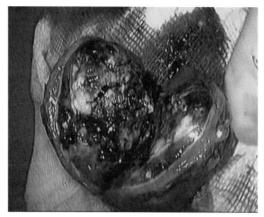

图 5-2-59　标本横断面

（11）术后处理：术后一周绝对卧床。常规应用抗生素预防感染。肛门排气后开始进食流质或者半流质。保持引流管通畅，待下床活动后 24 h 引流量小于 20 mL 时拔除。下床活动后可拔除导尿管。慎用止血药，在陪人帮助下适当活动下肢或按摩下肢以预防血栓形成。

四、手术并发症及处理

（一）术中及术后出血

最常见的是因肾动脉未完全阻断而引起的出血。若在肾脏创面见有明显的出血点，也可用 3-0 可吸收线缝合出血点后再用 1-0 可吸收线缝合肾脏全层。其他血管引起的出血可参考腹腔镜下肾癌根治术并发症的处理。术后再次出血多见于患者术后有腰部活动以及高血压患者血压控制不佳而引起的肾脏创面裂伤，应注意术后引流管、导尿管的颜色，血色素的变化及腰部是否有肿块形成。若出血不明显，应向患者及家属强调绝对卧床的重要性；若出血明显，因早期行 DSA 栓塞，并保持导尿管的通畅。

（二）邻近脏器损伤

经腹腔途径由于空间较大，解剖层次和标记较为清晰，一般邻近脏器损伤较为少见。术中应小心仔细，若发现脏器损伤则按照相关外科原则处理。肝脏和脾脏的损伤处理较难，应特别注意避免经辅助口暴露视野的手术钳的操作而引起的损伤。

（三）术后尿瘘

尿瘘主要由肿瘤切除时肾脏集合系统损伤或分离肾周组织时输尿管损伤引起。在术后出血风险较小的前提下，可通过经皮穿刺引流或置入输尿管支架管的方法尝试解决。

五、手术要点

（一）肾血管的阻断

肾动脉阻断的效果，对手术的顺利进行十分重要。因为肾动脉多发生变异，在手术前，有条件的单位可以常规进行 CT 血管成像来判断是否有分支动脉的存在及其解剖位置，以便在手术中更彻底地阻断动脉。若在手术中无法判断肾动脉的阻断效果，可尝试使用术中彩超观察肿瘤及周围血流情况。切除肿瘤时，若发现创面渗血较多，严重影响视野，可用肾蒂钳代替血管夹阻断肾动脉，以保证手术的顺利进行。肾静脉一般无须阻断，但考虑可能存在严重肾静脉反流而影响视野时，可尝试阻断肾静脉。手术中阻断肾动脉应常规计时，尽量将肾动脉阻断时间控制在 30 min 内，以减少对肾功能的损害。

（二）肿瘤切缘

若术前检查或术中冰冻提示为良性肿瘤，只要将肿瘤完整切除即可；若提示恶性肿瘤，应将肿瘤连同瘤周肾实质一同切除。传统观点认为须切除瘤周 10 mm 左右的正常肾实质，大部分医疗机构的切除范围在 2.5 ～ 5.0 mm。笔者大部分 NSS 切缘在 2 mm 左右；对于肾门部包膜完整的肿瘤，在肿瘤包膜外切除即可，这样既可以保证切缘的阴性，又可以最大限度地保留肾脏组织。

（三）特殊肿瘤的处理

对于非外生性肿瘤，术中可能难以判断肿瘤位置及其边界，可用术中彩超帮助定位，在手术中也可通过手术器械感知组织的密度以确定肿瘤和正常肾组织的分界。对于位置较深或肾门周围的肿瘤，在手术中应小心集合系统的损伤，无法判断时应用可吸收线缝合可疑破损处。

第三章

肾盂肿瘤和输尿管肿瘤的微创治疗
（腹腔镜下肾输尿管全长切除术）

◎毛祖杰

　　腹腔镜下肾输尿管全长切除术（laparoscopic nephroureterectomy，LNU）是肾盂肿瘤、输尿管肿瘤的标准治疗方法，手术切除范围包括患侧肾、输尿管及输尿管口周围膀胱壁。浙江省人民医院泌尿外科主要采用经腹腔途径完全腹腔镜下（或）完全机器人辅助腹腔镜下肾盂肿瘤、输尿管肿瘤根治术，效果满意。

第一节　手术适应证和禁忌证

一、手术适应证

● 影像学检查或组织活检证实的上尿路（肾集合系统或输尿管）上皮肿瘤。
● 经输尿管镜取得的活检标本可能因为组织标本小而无诊断意义。

二、手术禁忌证

● 绝对禁忌证：严重心肺功能不全、有出血倾向、晚期肿瘤恶病质和广泛脏器转移等。
● 相对禁忌证：孤立肾或单侧功能肾，术后可采取透析方法。

第二节　手术准备

　　特殊的术前检查包括尿脱落细胞学，有助于定性但阳性率低。泌尿系 CT 增强扫描，了解肿瘤的位置、大小及浸润情况。膀胱镜检查，了解有无膀胱病灶。对于影像学诊断困难的,可考虑行输尿管镜或者输尿管软镜检查协助诊断。ECT检查,有助于评价对侧肾功能。静脉肾盂造影检查和逆行肾盂造影检查现已较少使用。

除非既往有腹腔手术史、肠管粘连等情况,通常无须清洁灌肠和留置胃管。术中留置导尿管。

患者体位:LNU手术范围广,精心的体位设计有助于兼顾上、下尿路的手术操作并取出标本。一般无须放置腋窝保护垫。上尿路操作时仍取健侧卧位70°～90°,患者臀部区域可稍后仰。患者需妥善固定于手术床,背部和臀部两个部位辅以固定支撑架,防止术中跌落。可根据主刀医师的身高、术中情况等调整手术床。

第三节　手术方法与步骤

一、建立气腹和 Trocar 布局

浙江省人民医院通常以"巾钳+5 mm金属Trocar"盲法建立气腹。巾钳钩住腹直肌前鞘可增加腹壁和腹腔脏器血管距离,明显提高了Trocar穿刺安全性。有既往腹腔手术史的患者可采取尽量远离原手术切口区域,Veress针穿刺或采用Hasson技术开放直视下建立气腹。

普通腹腔镜下LNU的Trocar常规布局:最少使用4个Trocar(一个10～12 mm、两个5 mm、一个10 mm)。10 mm观察镜通道置于平脐腹直肌外缘。10～12 mm主操作孔通道在观察镜通道外侧并与其平行,彼此相距约10 cm。肋下缘、脐与耻骨连线中点上各置入一个5 mm Trocar。右侧LNU手术时,可在剑突下或右腹壁增加一个5 mm Trocar,利于挑肝。

二、游离结肠

用超声刀(普通腹腔镜)或单极电剪(机器人)沿Toldt线切开后腹膜,游离结肠,将其推向中线。注意离断肾结肠韧带,有利于充分松解结肠,暴露操作区域。

三、切除患肾

可在肾下极内侧或髂外血管平面找到输尿管,将其抬起,并与肿瘤下游以Hem-o-lok夹夹闭(不要切断),向肾门方向游离。挑起肾脏下极,使肾蒂血管保持一定张力,利于处理肾蒂。术前明确或怀疑输尿管肿瘤向外浸润的情况下,应切除较大范围的肿瘤周围组织。下腔静脉和腹主动脉可作为重要的解剖标志,右侧LNU时,沿着下腔静脉外侧自下而上切开;左侧LNU时,沿着腹主动脉外侧自下而上切开。通常采用肾周筋膜外法切除患肾。可用Hem-o-lok夹或直线切割器依次离断肾动脉、肾静脉。

四、切除远端输尿管,缝合膀胱

改用外侧通道和下腹正中通道进行切除。助手可自近头侧上腹通道放入一个无损伤钳

协助牵拉暴露输尿管。输尿管下段血供丰富，尽量锐性游离，必要时可离断女性子宫圆韧带、男性输精管等结构。环形分离输尿管至近膀胱壁，向上轻轻提起输尿管，膀胱呈帐篷样隆起，以直线切割器离断紧邻输尿管的膀胱壁，袖状切除膀胱壁，同时闭合膀胱腔，防止尿液溢出。或采用超声刀袖状切除膀胱后，吸净尿液，观察对侧输尿管口情况，并以 2-0 倒刺线连续缝合关闭膀胱。

五、取出标本

完成肾、输尿管切除后，将其装入标本袋。创面充分止血后，留置两根引流管：一根置于盆腔，一根置于腹腔。调整手术床姿势，将患者稍后仰。从下腹正中切口取出标本，减少肌肉损伤和术后疼痛的概率。

六、术后处理

待 24 h 引流量少于 50 mL 后依次拔除两根引流管。术后一周左右拔除 Foley 导尿管。

第四节　手术要点

Trocar 布局等并非一成不变，需根据主刀医师的身高及操作舒适性，以及患者的高矮、胖瘦、是否有腹壁手术史等情况灵活调整患者的手术体位、手术床、Trocar 布局等。在切肾和低位切除输尿管时，也需要随时更换操作通道。

要注意手术的无瘤原则。需尽早在输尿管肿瘤的低位以 Hem-o-lok 夹夹闭输尿管，应避免输尿管和膀胱壁残端与腹腔内脏器组织的接触，切开膀胱前在膀胱内保留灌注化疗药物，采用切割吻合器袖状切除膀胱，及时包裹或装入标本袋。

应该注意到，目前对于 LNU 的肿瘤根治效果仍然有争议，主要焦点在于腹腔镜下膀胱袖状切除是否能够与开放手术达到同样的效果。有少部分研究指出，对于局部进展期（pT3/pT4）以及高级别的上尿路上皮癌，如果膀胱袖状切除完全在腹腔镜下进行，肿瘤复发转移率更高，但这一结论仍待更大样本量的临床研究进一步明确。

第四章
经腹腔路径肾上腺手术

◎沃奇军

第一节 肾上腺的应用解剖

一、位置、形态及毗邻关系

肾上腺位于腹膜后，左右各一，在双侧肾脏的内前上方，平第 1 腰椎椎体，相当于第 11 肋水平。右侧肾上腺比左侧略高，上方是膈角，前上方是肝脏，内侧为下腔静脉。左侧肾上腺较靠近中线，其后方为膈角和内脏神经丛，内侧为腹主动脉，前方为胰体和脾血管。肾上腺有完整的包膜，外周为脂肪组织，借自身韧带而牢固固定着，右侧固定于主动脉，左侧固定于下腔静脉和膈肌脚。肾上腺不随呼吸而上下移动，也不会因下方的肾脏切除而下降。肾上腺表面呈棕黄色。右侧肾上腺扁平，呈三角形，左侧则呈半月形。具体如图 5-4-1 所示。正常肾上腺长 4 ～ 6 cm，宽 2 ～ 3 cm，厚 0.3 ～ 0.6 cm。肾上腺由皮质和髓质两部分组成，皮质约占肾上腺质量的 90%，髓质则被皮质包绕。

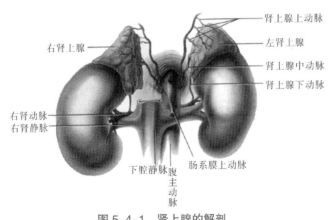

图 5-4-1 肾上腺的解剖

二、血液供应

肾上腺的血供极为丰富（图 5-4-2、图 5-4-3）。肾上腺的动脉供应分为肾上腺上、中、下动脉，分别来自膈下动脉、腹主动脉、肾动脉。每支动脉又分成很多分支，像木梳的齿那样进入肾上腺包膜，在包膜下又形成小动脉网。小动脉网进入肾上腺皮质后，大部分在束状排列的肾上腺皮质细胞间形成血窦。

供应肾上腺髓质的有两种血管：一种是肾上腺皮质的血窦向髓质延伸，这是一种静脉型的血供，血流中富含肾上腺皮质分泌的激素；另一种是穿过肾上腺皮质直接到髓质再分支的小动脉，这是动脉型的血窦，含氧多。

肾上腺静脉回流不与动脉伴行，主要以静脉窦形式分布于肾上腺皮质和髓质，汇流的小静脉注入中央静脉。肾上腺中央静脉右侧直接注入下腔静脉，左侧注入左肾静脉。

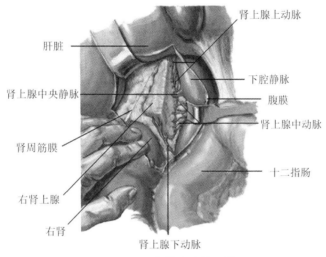

图 5-4-2　右肾上腺的血供

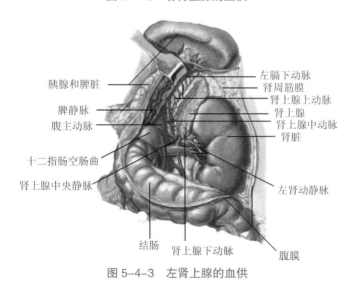

图 5-4-3　左肾上腺的血供

三、腹腔镜下特点

左侧肾上腺手术时，于左结肠旁沟及结肠脾曲打开后腹膜，剪开肾上极处 Gerota 筋膜，游离肾上极，在左肾静脉上方找到肾上腺。注意保护胰尾、脾血管及脾脏。肾上腺所特有的金黄色，是区分周围脂肪的一大特点。游离肾上腺的范围视肾上腺病变的情况而定。右侧肾上腺手术时，可由肝脏下缘、腔静脉外侧、肾脏上极区域（可以称为"肾上腺三角"）入路（图5-4-4），无须分离肾脏。

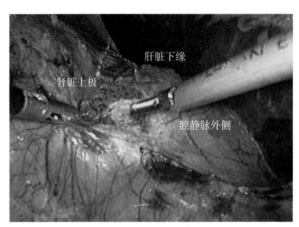

图 5-4-4　右肾上腺三角

第二节　腹腔镜下肾上腺切除术

1992 年，Gagner 等首先报道腹腔镜下肾上腺肿瘤切除术，之后腹腔镜技术在肾上腺外科疾病的治疗中得到了广泛应用。腹腔镜下肾上腺切除具有损伤小、恢复快、住院时间短等优点，已成为肾上腺手术的金标准。

一、手术适应证和禁忌证

（一）手术适应证

腹腔镜下肾上腺切除术的适应证同开放手术。一般认为腹腔镜手术应用于直径小于 6 cm 的有功能和无功能肾上腺肿瘤，以及部分体积较小的恶性肿瘤、嗜铬细胞瘤。直径大于 6 cm 的肾上腺肿瘤表面血管丰富，应谨慎选用腹腔镜。不过有学者提出，腹腔镜手术对大的肾上腺肿瘤同样安全有效。

目前腹腔镜肾上腺肿瘤切除术最大可以适合多大体积的腺瘤尚无定论，随着腹腔镜器械及技术的不断发展，腹腔镜下可切除的肾上腺肿瘤的体积越来越大。

（二）手术禁忌证

全身一般情况差，严重心肺功能障碍不能耐受手术者，有凝血功能障碍者。

二、手术准备

原发性醛固酮增多症、嗜铬细胞瘤均按常规开放外科手术的术前准备方法准备。

嗜铬细胞瘤术前必须应用肾上腺素能受体阻滞剂以控制血压和心律,减少术中高血压危象以及心律失常等并发症的发生,为患者顺利度过手术期创造条件。

(一)控制血压

(1)α受体阻滞剂:①酚苄明(phenoxybenzamine,或 dibenzylien),为长效 α 受体阻滞剂,是目前应用最普遍的嗜铬细胞瘤术前准备用药,口服,每次 5 ~ 20 mg,每日 2 ~ 3 次;②哌唑嗪(prazosin),长效 α 受体阻滞剂,口服,每次 1 ~ 2 mg,每天 1 ~ 2 次;③特拉唑嗪(terazosin),长效 α_1 受体阻滞剂,口服,每次 2 ~ 4 mg,每天 1 ~ 2 次。嗜铬细胞瘤患者术前应用 α 受体阻滞剂维持 1 ~ 2 周,使血压下降,血管床舒张,起到术前扩充血容量的作用。

(2)β受体阻滞剂:常用药物为心得安(普萘洛尔),口服,每次 10 mg,每日 3 次;倍他乐克,口服,每次 25 mg,每日两次。术前用药一周左右,控制心率至小于 90 次/分。

(3)钙通道阻滞剂:通过阻滞剂钙离子进入细胞内防止儿茶酚胺释放和阻断 α 受体的缩血管作用,使血内儿茶酚胺含量降低,血管扩张而血压降低。可单用或与 α 受体阻滞剂合用。常用药物为络活喜(氨氯地平),口服,每次 10 mg,每日一次。

一般患者术前准备需用药 1 ~ 2 周,合并儿茶酚胺心肌病者,准备时间应延长,以确保手术安全。

(二)纠正心律失常

有心动过速或心律失常的嗜铬细胞瘤患者,在使用 α 受体阻滞剂后仍然存在上述情况时,可加用 β 受体阻滞剂。

(三)扩　容

嗜铬细胞瘤患者,由于过高的儿茶酚胺分泌,使血管长期处于收缩状态,血压虽高,但血容量往往不足,有效循环血量减少可达 40%,故在上述药物治疗准备之同时,应补充血容量,以预防术中切除肿瘤或肾上腺后,由于血管容积相对增加,回心血量及心排血量减少而引起严重的难以纠正的低血容量性休克。方法是术前 3 日开始扩充患者血容量,补充适量晶体和胶体溶液,每日 2 500 ~ 3 000 mL 为宜,连续 3 日;也可在术前日输以全血 400 ~ 600 mL。

(四)麻　醉

全麻。术中行中心静脉压、动脉压监测,密切监测生命体征。

(五)体　位

健侧 70° ~ 90° 卧位,臀部后方用沙袋固定,患侧下肢伸直,健侧屈曲(图5-4-5、图5-4-6)。

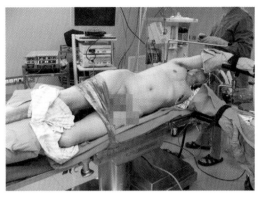

图 5-4-5 手术体位（腹侧）

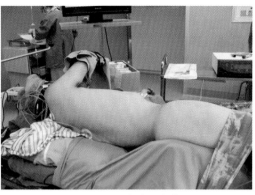

图 5-4-6 手术体位（背侧）

三、手术方法与步骤

（一）左侧肾上腺手术

（1）建立操作孔（图 5-4-7）：选择脐缘或平脐腹直肌外侧缘做 1 cm 切口，以布巾钳提起腹直肌，以 5 mm Trocar 穿刺，快速建立气腹后转 10 mm Trocar，置 30° 观察镜。再以此孔为中心（顶点）并对称于与肾上腺点之连线作等腰三角形（略小于 90°），腰长 10 ～ 15 cm，行穿刺建立操作孔，在主操作孔外侧建立辅助孔。

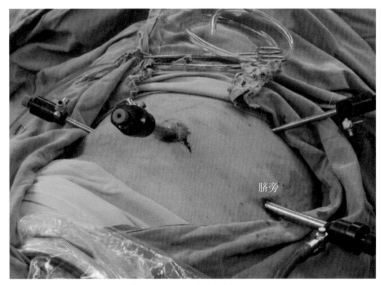

脐旁

图 5-4-7 建立操作孔

（2）用超声刀离断脾结肠韧带，用抓钳略抬起脾脏后，切开脾后的后腹膜，注意避免损伤脾血管及胰尾（图 5-4-8 ～图 5-4-12）。

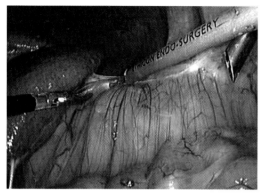

图 5-4-8 离断脾结肠韧带

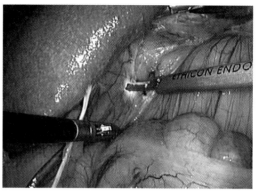

图 5-4-9 切开后腹膜

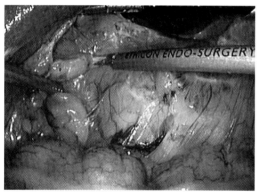

图 5-4-10 避免损伤胰尾

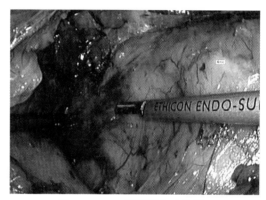

图 5-4-11 暴露肾上腺位置

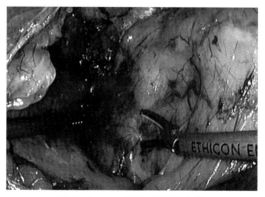

图 5-4-12 避免损伤脾血管

（3）找到左肾上腺中央静脉，游离后用两个 Hem-o-lok 夹夹闭，中间离断（图 5-4-13、图 5-4-14）。

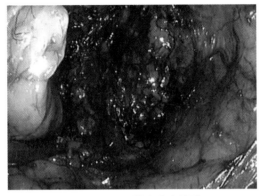

图 5-4-13　游离中央静脉

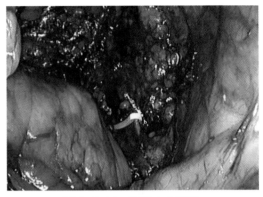

图 5-4-14　离断中央静脉

（4）自肿瘤及肾上腺边缘游离肿瘤及肾上腺，边游离边夹闭并用超声刀离断肾上腺上、中、下动脉，检查肾上腺窝，彻底止血（图 5-4-15、图 5-4-16）。

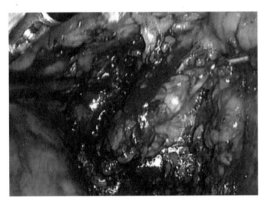

图 5-4-15　游离肾上腺

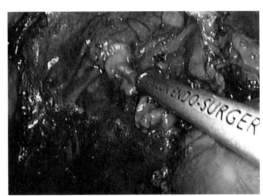

图 5-4-16　肾上腺窝

（5）根据肿瘤情况扩大主操作孔切口至合适大小，用标本袋将标本从扩大的切口中取出，根据需要放置一根引流管（图 5-4-17、图 5-4-18）。

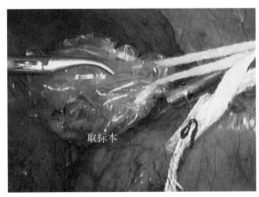

图 5-4-17　取出标本

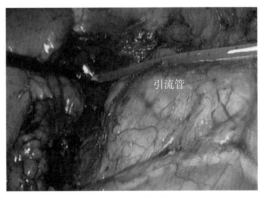

图 5-4-18　放置引流管

（二）右侧肾上腺手术

（1）用抓钳略抬起肝脏后，切开肝结肠韧带（图 5-4-19、图 5-4-20）。

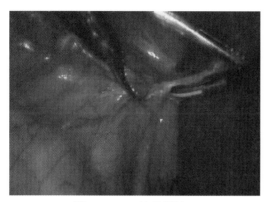

图 5-4-19　抬起肝脏

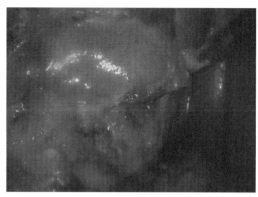

图 5-4-20　切开后腹膜

（2）显露下腔静脉，沿下腔静脉外缘向上分离找到肾上腺中央静脉，用两个 Hem-o-lok 夹夹闭，中间离断肾上腺中央静脉（图 5-4-21、图 5-4-22）。

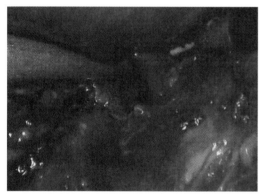

图 5-4-21　游离中央静脉

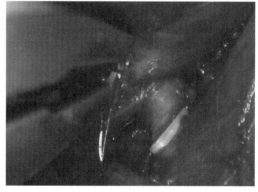

图 5-4-22　离断中央静脉

（3）自肿瘤及肾上腺边缘游离肿瘤及肾上腺，边游离边夹闭并用超声刀离断肾上腺上、中、下动脉，检查肾上腺窝，彻底止血（图 5-4-23、图 5-4-24）。

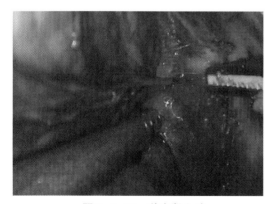

图 5-4-23　游离肾上腺

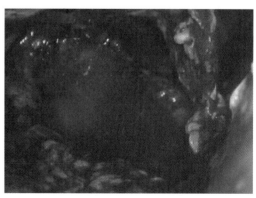

图 5-4-24　肾上腺窝

（4）根据肿瘤情况扩大主操作孔切口至合适大小，用标本袋将标本从扩大的切口中取出。根据需要放置一根引流管（图 5-4-25、图 5-4-26）。

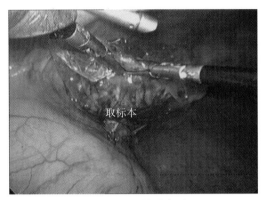
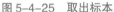

图 5-4-25　取出标本

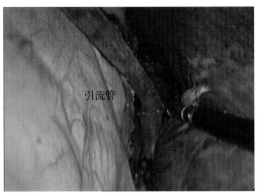

图 5-4-26　放置引流管

（三）切除范围

为了保留肾上腺皮质的功能，肾上腺部分切除常被用于双侧遗传性嗜铬细胞瘤。双侧肾上腺嗜铬细胞瘤行部分切除可以保留 1/3 肾上腺组织，虽然残余肾上腺存在复发的风险，但是患者可避免激素替代和减少肾上腺危象的发生。因此，部分切除手术仍呈增多趋势。也有报道用于醛固酮增多症，结果显示，术后醛固酮对血管紧张素Ⅱ的反应及血皮质醇对促肾上腺皮质激素（adrenocorticotropic hormone，ACTH）的反应，部分切除组都比全部切除组敏感。醛固酮增多症两组都没有复发，说明部分切除更适用于醛固酮增多症。Cushing 腺瘤及直径小于 3 cm 单发的嗜铬细胞瘤应该被视为良性，可行部分切除以保留肾上腺功能。因此，双侧肾上腺嗜铬细胞瘤、Cushing 腺瘤、单发的小嗜铬细胞瘤和无功能腺瘤适用于部分切除术。若无法区分肿瘤及正常组织，需行全部切除手术，常出现于肿瘤散布于脏器表面。直径大于 5 cm 的可疑恶性的肿瘤需行全部切除手术，大于 3 cm 的肿瘤也需当心。

（四）术后处理

需密切观察血压，有时尚需短时间应用升压药以维持血压。注意血容量的补充。

对于双侧肾上腺手术的患者，应注意皮质激素的补充，防止出现肾上腺功能不全或肾上腺危象。激素维持一段时间后，再逐步撤除。

四、手术要点

顺利找到肾上腺及其病灶是缩短腹腔镜手术时间的关键。我们认为手术过程中一般无须分离肾脏。对于直径小于 6 cm 的右侧肾上腺手术，除认真阅读CT片，明确肿瘤位置以外，可由肝脏下缘、腔静脉外侧、肾脏上极区域（可以称为"肾上腺三角"）入路，通过这个解剖标志可快速寻找肾上腺肿瘤，有效缩短手术时间。分离左侧肾上腺时，注意结肠脾曲、胰尾、肾脏、脾脏的解剖关系，从 Gerota 筋膜外分离，使操作空间增大，同时避免损伤周围器官。肿瘤切除时中央静脉是否切除都不影响远期肾上腺功能；接近中央静脉的肿瘤可以同时切除中央静脉，对于距离中央静脉较远的肿瘤，可完整切除肿瘤而不处理中央静脉。

第五章

膀胱癌的微创手术

◎ 祁小龙

　　膀胱肿瘤以手术治疗为主，根据肿瘤的临床分期、病理并结合患者全身状况，选择合适的手术方式。膀胱肿瘤的微创手术包括保留膀胱的经尿道膀胱肿瘤电切术、膀胱部分切除术和根治性膀胱切除术。根治性膀胱切除术（radical cystectomy，RC）是局限性肌层浸润性膀胱癌的标准治疗方法。其通常可通过 3 种方式进行：传统开放手术、常规腹腔镜手术，以及机器人辅助腹腔镜手术。自 Parra 等于 1992 年首次报道实施腹腔镜下膀胱癌根治术以来，该技术的临床应用日趋广泛，在许多大型临床中心有取代开放手术的趋势。对微创的进一步追求也促进了单孔腹腔镜技术的发展，2010 年 Kaouk 等首次报道利用单孔腹腔镜手术完成 RC。单孔腹腔镜或机器人辅助膀胱癌手术通常采用经腹膜入路完成。

　　无论是采用常规腹腔镜技术还是机器人辅助技术，RC 均可通过经腹膜和经腹膜外两种方式进行。经腹膜入路作为传统手术方式为多数泌尿外科医师所采用，该入路工作空间大，手术视野暴露好，易于进行盆腔淋巴结清扫和尿流改道。经腹膜外入路与经腹膜入路在手术时间、术中出血、肿瘤学结果等上无显著差异。然而，经腹膜外入路手术视野不受肠管干扰，也可减少手术对肠管的刺激，从而降低相关并发症（如肠梗阻、肠粘连、肠损伤）的发生率，缩短住院时间，降低住院费用。经腹膜外入路还可以减少肿瘤腹腔种植转移的风险。其缺点则在于操作空间狭小，手术难度较大，且可清扫的盆腔淋巴结数目要少于经腹膜入路。对于可疑盆腔淋巴结转移或高危患者，采用经腹膜外入路时需慎重。此外，肥胖患者由于腹壁较厚，腹膜外间隙狭小，会进一步限制手术空间，经验不足者应避免选择。

　　膀胱部分切除术（partial cystectomy，PC）可用于部分选择性膀胱尿路上皮癌患者，其他指征包括膀胱憩室内肿瘤、脐尿管腺癌等。PC 同样可通过上述 3 种手术方式和两种手术入路进行。经腹膜外入路 PC 除上述优势外，还可以防止在处理恶性疾病时发生腹腔内漏。

第一节　经尿道膀胱肿瘤电切术

膀胱排空时呈锥状，可分为顶、底、体、颈四部分，各部间分界不明显。膀胱顶朝向耻骨联合，借脐正中韧带与脐部相连。膀胱底朝后下，呈三角形。底的两个外角有输尿管穿入，下角接尿道。顶底之间为膀胱体。膀胱体与尿道相接处为膀胱颈，该处的管腔为尿道口。充盈的膀胱呈卵圆形，可上升至耻骨联合上缘以下，伸入腹前壁的腹膜与腹横筋膜之间。成人膀胱正常容积为 350 ～ 500 mL，最大容积可达 800 mL。

膀胱前间隙为膀胱前方与耻骨联合及闭孔内肌之间的天然间隙。对于下界，男性为耻骨前列腺韧带，女性为耻骨膀胱韧带，内有丰富的静脉丛及蜂窝组织。膀胱两侧为肛提肌、闭孔内肌、盆壁筋膜、输精管（男）或子宫圆韧带（女）。膀胱后下壁（底）为直肠、阴道和子宫（女）。后面为精囊腺、输精管、输精管壶腹和腹膜会阴筋膜（男）或膀胱子宫陷窝、子宫体（女）。膀胱上面被以腹膜。

膀胱壁可分为 3 层，即膀胱黏膜、膀胱肌层和膀胱外膜。膀胱黏膜层为移行上皮，其层次的多少与功能和位置有关。膀胱收缩时，上皮增厚可达 6 ～ 8 层；膀胱充盈时，上皮变薄，细胞层减至 2 ～ 3 层。膀胱肌层较厚，肌纤维相互交错，大致可分为内纵、中环和外纵 3 层。膀胱外膜主要为纤维膜，纤维排列疏松，内含血管、神经和淋巴管。膀胱的后上方则为浆膜。

膀胱三角区为膀胱底内面的左、右输尿管口和尿道内口之间呈三角区的区域，此区域缺乏黏膜下组织，直接与肌层紧密相结合，为电切手术时重要的镜下解剖结构。输尿管末端纵行的肌纤维壁并未在达到输尿管口后消失，而是继续下延变成膀胱三角区的一部分。输尿管末端的大部分肌层下延移行为膀胱三角区的浅层，而末端的前壁肌层则分散呈翼状，形成输尿管开口的唇边。在近膀胱处的输尿管被一较厚的纤维肌鞘包绕，该鞘膜又称 Waldeyer 鞘。

一、手术适应证和禁忌证

（一）手术适应证
- Tis 期。
- Ta 期。
- T1 期。
- 分化良好、局限的 T2 期。
- 分化良好、单个局限、患者不能耐受膀胱全切的 T3 期。

（二）手术禁忌证
较大、多发、反复发作及分化不良的 T2 期和 T3 期肿瘤以及浸润性鳞癌和腺癌。

二、手术准备

（1）完善检查，明确诊断：完善全身及泌尿系统的检查评估，包括术前常规检查、影像学检查、心肺功能检查、病理学检查等，明确膀胱癌 TNM 分期诊断。

（2）术前宣教及患者心理准备：术前与患者及家属充分沟通，告知患者手术治疗的效果、手术风险、术式的优缺点、术后并发症及术后护理常识等内容，同时做好术前宣教及患者心理辅导，使其积极主动配合做好术前准备，给予心理疏导，使其树立战胜癌症的信心。

（3）饮食准备：术前 6 h 禁食，术前 2 h 禁饮。

（4）肠道准备：术前一晚清洁灌肠。

（5）药物准备：对于高血压、糖尿病患者，密切监测患者血压、血糖，使用药物纠正患者血压、血糖水平；对于心肺功能不全的患者，请相关科室会诊，使用药物调节心肺功能，并请麻醉科会诊，评估麻醉风险；对于术前使用抗凝药物的患者，根据患者情况酌情停用、减量使用或改用短效抗凝药物；术前可根据患者情况酌情使用治疗性或预防性抗生素。

三、手术方法与步骤

进行电切术之前，需检查电切镜是否处于备用状态。电切镜包括 3 个部分——外鞘、镜芯和手术镜，检查窥镜以成 30° 者最适用。应事先试调其照明度及其电切效能。

外科用电切器需使用高频电切刀具（100 万 ～ 300 万次 / 秒），常用电圈直径为 0.25 ～ 0.30 mm。电切器在加压踏脚开关时应能产生报警声音，电切和电凝的踏脚应能发出不同声调，术者能从不同声调判明所用踏脚是否正确。

冲洗液应能从距膀胱 1 m 的高度畅流，应不含电解质，以免导电损伤膀胱，并使电刀在实际使用时不灵敏。常用的冲洗液为 4% 葡萄糖溶液、甘露醇、山梨醇或 1.1% 甘氨酸。蒸馏水可致溶血，不宜应用。

在进行膀胱肿瘤电切术之前行初步膀胱镜检查，先对膀胱肿瘤的分期和分级以及肿瘤周围膀胱黏膜的情况进行了解。

在插电切镜之前，先插一尿道金属探子，明确尿道的管径够大。24 号电切镜管鞘须用 28 号金属探子。向尿道内注入润滑剂如甘油或橄榄油，避免使用液体石蜡，因为它能产生油珠，使视野模糊。将电切镜的外鞘及镜芯插入膀胱，拔除镜芯，换置手术镜。用 30° 成角窥镜从各个角度观察、熟悉肿瘤的特点。

所有适合电切的膀胱肿瘤应该将基底部切开，直达肌层。切除的技术，根据肿瘤的大小、位置，肿瘤是否为乳头状、带蒂，或广基和实体而略有不同：

（1）小而有蒂的乳头状瘤，1 cm 直径者，经膀胱电灼和经膀胱电切均易将其破坏。当需行活组织检查时也应行电切。电切时，膀胱需用冲洗液充满，将电切镜的电切袢置于肿瘤之后。电切不仅切除基底部，还应包括基底部周围的一圈正常组织。电切不必太深，电切袢应刮到下面肌层的表面，然后仔细观察电切区的切缘，并进一步切除残余肿瘤。

（2）对于直径 3 ～ 4 cm 中等大小的带蒂肿瘤，可先切断其蒂部。先找到肿瘤的一侧，可见肿瘤绒毛悬垂于正常膀胱黏膜之上。将电切镜的电切袢置于绒毛之后，然后朝术者的方向电切，显露蒂一侧。当蒂被切得较细时，肿瘤漂摆；当蒂被切断时，肿瘤漂离视野。电凝肌层的动脉出血，不应电凝绒毛中的出血，这种出血很难找到，而其蒂部的电凝可切断这种出血的来源。检查蒂的切缘，用反手的电切手法，即将电切袢向术者的相反方向推动，切除残余肿瘤，但切忌切得过深。

（3）同样大小的宽基乳头状瘤可用长条块的电切手法从肿瘤的一侧切到另一侧。应保持膀胱膨胀，使肿瘤之下的膀胱肌层伸长内凹，不易被电切袢损伤。电凝由肌层而来的动脉出血。然后继续电切，直到肌层显露平坦基底为止。

（4）至于几乎填满膀胱的大乳头状瘤，只要未浸润肌层，可分次将其完全切除，但不能从蒂部开始。肿瘤较多而散在分布者，亦可分次电切，一般经 2 ～ 3 次手术，基本能全部切除。

第二节　膀胱癌根治性切除术

膀胱的重要血供来源于膀胱上动脉、下动脉，直肠下动脉的膀胱支、子宫动脉分支以及膀胱中动脉。

膀胱的静脉于膀胱壁上构成静脉网，主要位于膀胱底部，汇入膀胱下静脉，入髂内静脉。在男性，膀胱静脉与前列腺和精囊腺静脉相连，构成膀胱前列腺丛。该静脉网向后与直肠丛或子宫阴道丛吻合，向前与膀胱前间隙内的阴道丛吻合（女）。

膀胱前壁淋巴沿脐动脉到髂内淋巴结，膀胱后壁淋巴流入髂外淋巴结，有些流入髂内、髂总和骶淋巴结，膀胱三角区淋巴注入髂外和髂内，膀胱颈区域淋巴结有些注入主动脉旁淋巴结（腰淋巴结）、主动脉前或主动脉后淋巴结（具体图谱见手术步骤）。

一、手术适应证和禁忌证

（一）手术适应证
- 肌层浸润性局限性膀胱移行细胞癌（T2 ～ 4a，N0 ～ x，M0）。
- 高危非肌层浸润性膀胱移行细胞癌（T1G3，T1HG）。
- BCG（卡介苗）治疗失败的原位癌 Tis。
- 反复复发的非肌层浸润性膀胱癌。
- T4 期侵犯膀胱颈的前列腺癌。
- 膀胱非移行细胞癌：鳞癌、腺癌等。

（二）手术禁忌证
- 有远处转移的膀胱癌。
- 重要器官功能障碍、身体条件极差、不能耐受手术。

二、手术方法与步骤

（一）穿刺套管放置
1. 腹腔镜下膀胱癌根治性切除术经腹膜入路
患者通常采取仰卧、头低脚高 / 截石位。监视器置于患者两下肢之间，术者立于患者左侧，助手立于患者右侧。气腹建立可采用气腹针技术或 Hasson 技术，前者以气腹针穿刺入腹腔，后者采用直视下小切口入腹腔。Trocar 放置常采用 5 孔操作：首先在脐缘做切口，建立气腹，置入 10 mm Trocar，然后在腹腔镜的监视下分别于左、右腹直肌旁及左、右髂前上棘水平穿刺置入其他 4 个 Trocar（图 5-5-1）。具体 Trocar 放置位点、数目及大小因不同团队而略有差异。机器人辅助膀胱癌根治术的 Trocar 放置推荐如下（图 5-5-2）。

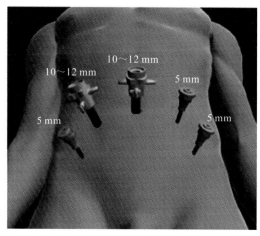
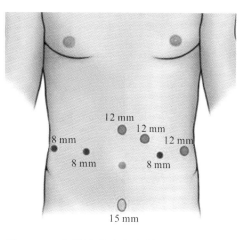

图 5-5-1　腹腔镜下膀胱癌根治术 Trocar 放置　　图 5-5-2　机器人辅助膀胱癌根治术 Trocar 放置

2. 腹腔镜下膀胱癌根治性切除术经腹膜外入路

同样采用头低脚高位，脐缘做切口，于腹直肌后鞘之前分离，以商用或自制扩张器扩张腹膜外空间。此后 Trocar 放置类似于经腹膜入路膀胱癌根治性切除术。

（二）淋巴结清扫

淋巴结清扫是全膀胱根治手术的一个重要步骤，不能省略。淋巴清扫可以在全膀胱切除之前实施，亦可以在膀胱切除后进行。

1. 标准淋巴结清扫（图 5-5-3）

（1）在髂总动脉分叉处切开腹膜，沿右髂外血管纵行剖开纤维脂肪组织，自髂总动脉分叉处直至旋髂动脉，分离动脉外膜与淋巴组织，直至完全显露髂外动、静脉。

（2）在髂外动、静脉的远侧分别结扎、切断旋髂动、静脉。

（3）将表浅的脂肪和淋巴组织向下牵拉分离。

（4）将髂血管旁的淋巴组织钝性分离，直至全部清除髂血管外组淋巴结，上界为髂外动脉上缘，下界为髂外静脉下缘，头侧为髂总动脉分叉，尾侧为腹股沟管附近的 Cloquet 淋巴结。在处理盆腔壁时，需注意防止损伤与髂血管并行的生殖股神经。

（5）清扫髂血管内组淋巴结。边界上缘是闭孔神经，下缘是前列腺神经血管束的外侧缘，头侧是输尿管，尾侧是闭孔。剥离髂血管内侧的淋巴组织，应在髂腰肌的侧面与髂内动脉之间，包括髂内动脉所有分支到髂总动脉分叉的淋巴组织。沿上述闭孔神经从顶部向下清扫，直到闭孔及前列腺神经血管束。清除髂内血管各分支周围淋巴结与骨盆的整个接触面的所有结缔组织和小淋巴管。注意在显露髂血管内侧的盆腔壁时，应可以清楚地看到闭孔神经和闭孔动脉,将闭孔动脉挑起后结扎和切断。

(6)清扫闭孔区淋巴结。上缘是髂外静脉,下缘是闭孔神经,头侧为髂总静脉分叉,尾侧为髂外静脉下缘和耻骨之间。确认髂外静脉,沿其外筋膜丛向下切开,切口线延伸到髂外静脉与耻骨(Cooper 韧带)交叉。沿静脉下缘边界将纤维淋巴脂肪组织剥除,直接分离静脉壁外膜和侧面骨盆壁。静脉下方清扫至盆壁闭孔肌肉。在清除闭孔组淋巴结时,要特别注意防止损伤进入的闭孔神经。

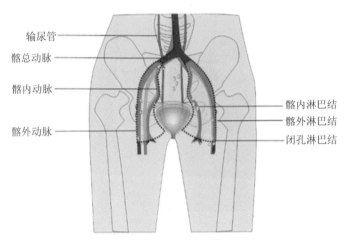

输尿管
髂总动脉
髂内动脉
髂外动脉

髂内淋巴结
髂外淋巴结
闭孔淋巴结

图 5-5-3　标准盆腔淋巴结清扫示意

2. 扩大淋巴结清扫

在标准淋巴结清扫基础上扩大清扫至髂总血管分叉及以上至腹主动脉分叉以下范围的所有淋巴结组织,如图 5-5-4 所示。

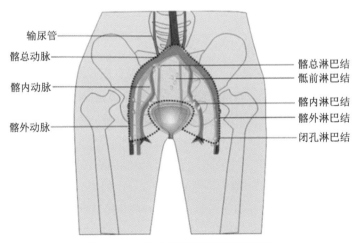

输尿管
髂总动脉
髂内动脉
髂外动脉

髂总淋巴结
骶前淋巴结
髂内淋巴结
髂外淋巴结
闭孔淋巴结

图 5-5-4　扩大盆腔淋巴结清扫示意

(1)髂总淋巴结组清扫。范围:髂总动静脉(清除长度至少 3 cm)周围纤维淋巴脂肪组织,头侧是腹主动脉分叉,尾侧是髂总动脉分叉。特别要清除坐骨前区(Marcille 窝)淋巴结。Marcille 窝淋巴结清除范围包括：髂外静脉的近 1/3 到髂总静脉分叉附近的背面区域，末端为闭孔淋巴结清除点上方。沿髂总、髂外动脉走行纵行剖开纤维脂肪组织，而后翻转剥离，将髂总动脉拉向内侧以清除髂总静脉周围的所有淋巴组织，向尾侧方向清除（包括 Marcille 窝）残留盆壁的淋巴结。

（2）骶前淋巴结组清扫。范围：位于腹主动脉和下腔静脉的分叉下方，左、右髂总血管之间的三角区域。平第 5 腰椎体及骶髂关节前面，为最后清扫的区域。

3. 超扩大淋巴结清扫

在扩大淋巴结清扫的基础上再扩大清扫至自腹主动脉分叉及以上至肠系膜下动脉所有淋巴结组织，如图 5-5-5 所示。

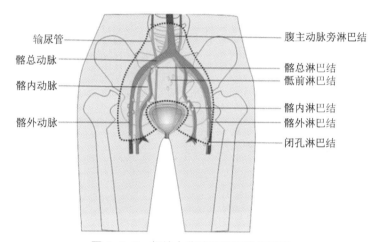

图 5-5-5　超扩大盆腔淋巴结清扫示意

（三）男性腹腔镜下全膀胱切除的手术方法

1. 分离右侧输尿管（图 5-5-6）

在右侧髂总动脉分叉处用超声刀纵行切开腹膜，分离出右侧输尿管，注意尽量保留输尿管周围组织以保护好输尿管血供。沿输尿管切开腹膜沿输尿管周围层面分离，近端分离至髂血管平面上 5 cm 左右，远端分离至输尿管膀胱入口处，在近输尿管膀胱入口处可见右侧输精管于输尿管内侧跨过，可予以超声刀离断右侧输精管，继续向下分离至输尿管末端，予以锁扣夹两枚结扎输尿管远端，在锁扣夹间用剪刀剪断右侧输尿管，并剪取部分输尿管末端组织送快速病理。

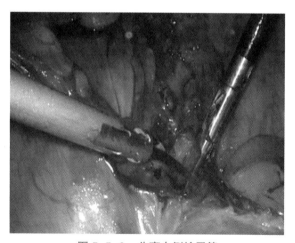

图 5-5-6　分离右侧输尿管

2. 分离双侧输精管及精囊腺（图 5-5-7）

提起右侧输精管远端，沿右侧输精管平面用超声刀向 Douglas 窝方向分离，在输精管的外下方可见右侧精囊腺，予以无损伤钳提起精囊腺，用超声刀分离精囊腺周围组织，注意在精囊腺外侧缘的精囊动脉，可以用超声刀止血挡封闭精囊动脉。在 Douglas 窝上方 1～2 cm 处向左侧横行切开腹膜，沿右侧输精管平面向左侧分离，可分离出左侧输精管，同右侧分离方法分离出左侧输精管及精囊腺至根部。

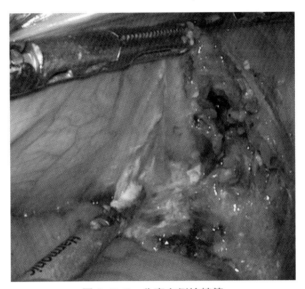

图 5-5-7　分离左侧输精管

3. 打开狄氏筋膜（图 5-5-8）

提起双侧输精管及精囊腺使狄氏筋膜绷紧，贴着前列腺打开狄氏筋膜，用超声刀向两侧及前列腺尖部钝性分离前列腺与直肠间的间隙。

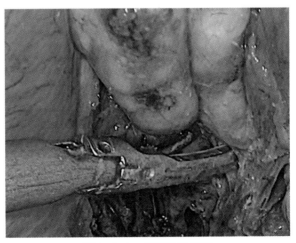

图 5-5-8　打开狄氏筋膜

4. 分离膀胱右侧壁（图 5-5-9）

沿右侧输精管用超声刀打开腹膜至内环口处，然后沿脐动脉韧带转向上分离至膀胱顶部。沿脐动脉外侧无血管平面向远端分离至盆底，暴露前列腺盆底筋膜；沿脐动脉向上分离暴露右侧髂内动脉主干，彻底显露膀胱右侧韧带。

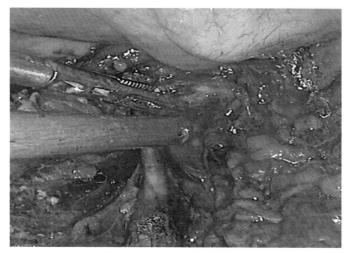

图 5-5-9　分离膀胱右侧壁

5. 离断膀胱右侧韧带（图 5-5-10）

用锁扣夹于脐动脉起始部结扎离断脐动脉及膀胱上动脉，用无损伤钳提起右侧精囊腺，用锁扣夹或血管闭合系统结扎离断膀胱右侧韧带至盆底。

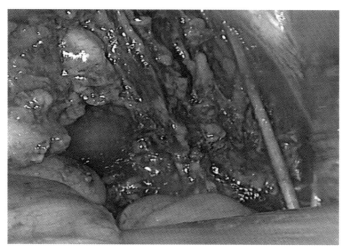

图 5-5-10　离断膀胱右侧韧带

6. 分离膀胱左侧壁及离断膀胱左侧韧带

同右侧处理方法。分离出左侧输尿管（图 5-5-11）、左侧输精管、精囊腺，并离断膀胱左侧韧带，完全分离膀胱侧壁及后壁组织。

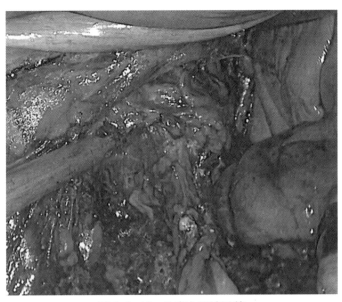

图 5-5-11　分离左侧输尿管

7. 分离膀胱前壁（图 5-5-12）

从左侧或右侧用超声刀横行离断内侧脐韧带（脐动脉韧带）、脐正中韧带，避免损伤膀胱，然后沿骨盆壁向远端分离耻骨后膀胱间隙，暴露耻骨前列腺韧带及阴茎背浅静脉，用双极电凝电凝阴茎背浅静脉后离断，分离过程中尽量贴着盆壁肌层组织进行，可减少出血。

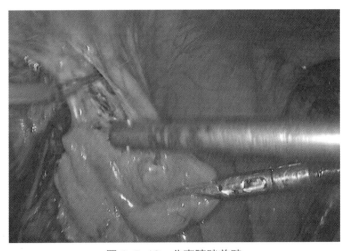

图 5-5-12　分离膀胱前壁

8. 打开盆底筋膜，结扎阴茎背深静脉复合体

沿右侧盆底筋膜外侧缘打开，注意避免紧贴前列腺，分离右侧前列腺周围间隙，尽量靠近骨盆离断耻骨前列腺韧带，显露前列腺尖部，暴露尿道前列腺窝。同法打开左侧盆底筋膜。用可吸收线或者倒刺线从尿道前列腺窝进针，缝扎阴茎背深静脉复合体（deep dorsal penile vein complex，DVC）（图 5-5-13）。

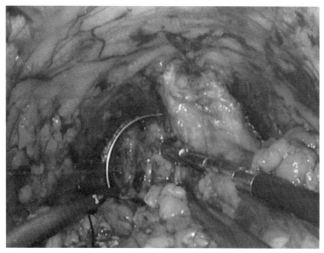

图 5-5-13　缝扎 DVC

9. 离断前列腺侧韧带（图 5-5-14）

提起右侧精囊腺，紧贴前列腺，沿前列腺直肠间隙，用锁扣夹或者血管闭合系统离断右侧前列腺侧韧带至前列腺尖部，注意避免损伤直肠；如果粘连明显，可以用剪刀紧贴前列腺剪开前列腺直肠间隙。如果患者准备做原位新膀胱，注意尽量保留神经血管束及尿道周围的支撑组织。同法离断左侧前列腺侧韧带。

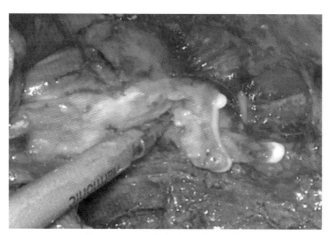

图 5-5-14　离断前列腺侧韧带

10. 离断尿道（图 5-5-15）

用超声刀离断前列腺尖部，钝性加锐性分离显露尿道。如果准备做原位新膀胱，需尽可能保留足够长的尿道；如果不做原位新膀胱，则尽量低位切除尿道，并将远端尿道封闭。将保留导尿管撤出，用锁扣夹于前列腺尖部结扎，完全封闭尿道近端，离断尿道，完整切除膀胱及前列腺。标本装入标本袋后检查创面，确认有无活动性出血及直肠损伤等。

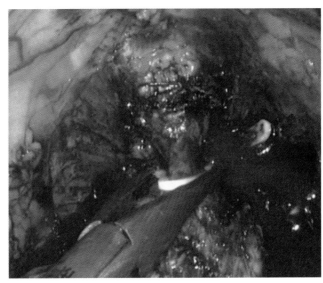

图 5-5-15 离断尿道

（四）女性腹腔镜下全膀胱切除的手术方法

女性盆腔脏器包括女性生育系统（子宫、阴道及双侧附件），血供丰富，全膀胱切除手术过程中出血量比男性多。

1. 标准的女性全膀胱切除术

范围需包括：膀胱、尿道、双侧输尿管末端、子宫、邻近的阴道前壁及区域淋巴结。术前需消毒阴道并在阴道内留置碘伏纱条，患者可采用截石位或平卧位，双腿略分开，臀部垫高。具体手术方法如下：

（1）分离双侧输尿管：同男性患者，于右侧髂动脉分叉处分离出右侧输尿管，向下方游离输尿管至子宫动脉相交处，用锁扣夹或者血管闭合系统离断子宫阔韧带、输卵管及子宫动脉，显露输尿管膀胱入口及子宫颈，用锁扣夹结扎离断输尿管，将输尿管切缘送快速病理。同法处理左侧输尿管。

（2）分离子宫后壁：沿双侧打开的腹膜及阔韧带基底部将子宫直肠窝的腹膜横行打开，将子宫拉向对侧，用超声刀切断主韧带，用双极电凝或 LigaSure 电凝离断子宫深静脉，然后将子宫推向前方，暴露骶韧带，凝固后切断，紧贴子宫颈切开阴道穹隆部两侧，并适当分离阴道直肠间隙。

（3）分离膀胱侧韧带及前壁：方法同男性患者，提起输尿管，用锁扣夹或 LigaSure 直接处理膀胱侧韧带，阴蒂背血管复合体可用双极电凝凝固后切断。

（4）离断尿道：沿背深静脉复合体下方用超声刀分离出尿道，并分离开膀胱颈尿道后壁（注意不要切开阴道），用锁扣夹结扎尿道近端，然后靠尿道外口处离断尿道，关闭尿道生殖膈缺损处，提起尿道近端，于阴道前方向上游离膀胱颈尿道后壁至阴道前穹隆部。

（5）切除子宫及部分阴道前壁：紧贴子宫颈用超声刀切开阴道穹隆部两侧，环绕子宫颈离断阴道后壁及阴道前壁，完整切除膀胱、部分尿道、子宫及部分阴道前壁，将标本装入标本袋,从阴道内或腹壁开口取出,直视下用倒刺线连续缝合关闭阴道残端。

　　2.对于经选择的有性能力、较年轻且肿瘤体积小、局限于膀胱而未侵及膀胱周围的女性患者

　　可采用保留输卵管、卵巢、子宫、阴道的保留性功能全膀胱切除术(图5-5-16)。同全膀胱切除术方法,先分离出左、右侧输尿管至膀胱入口处,然后横行切开膀胱子宫凹陷处腹膜,沿着子宫及阴道前壁平面分离,避免损伤阴道前壁及膀胱。接着向前分离耻骨后膀胱前间隙,结扎离断膀胱侧韧带,分离出尿道,完整切除膀胱及部分尿道。如果考虑做原位新膀胱,可以不分离耻骨尿道韧带,只需切除膀胱颈及起始的1 cm尿道,以更好地保护括约肌功能,改善患者术后尿控。

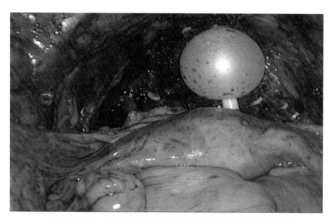

图5-5-16　女性保留性功能全膀胱切除术后创面

第三节　尿流改道

　　目前尿流改道方法按发展阶段大致可分为不可控尿流改道术(noncontinent cutaneous urinary diversion)、可控性尿流改道术(continent cutaneous urinary diversion)、原位新膀胱术(continent orthotopic diversion)。不可控尿流改道术主要包括回肠膀胱术(Bricker 手术)、输尿管皮肤造口术。

一、不可控尿流改道术

(一)回肠膀胱术(Bricker 手术)

1.概　述

　　回肠膀胱术于1950年由Bricker等首创,目前是应用最成功、最广泛的经典尿流改道术式。回肠膀胱术相对原位尿流改道术操作简单,术后并发症较少,住院时间更短,在合并有其他疾病如高血压、糖尿病、心脏病、肾功能不全等患者中更具优势,且术后护理更简单,花费较低,目前仍较多采用。Sugihara等报道回肠膀胱术在尿流改道术中的比例为62%,

Huantmann 等报道为 50.0% ～ 93.4%，张志凌等报道为 80%。回肠膀胱术由于尿液在肠道内的停留时间较短，术后发生尿液吸收后引起酸中毒的风险较小。但其最显著的缺点就是需留置造瘘相关装置，影响患者的个人形象及社会活动，对生活质量造成严重影响，且需终身造口护理，造口相关并发症发生率为 15% ～ 65%，包括造口狭窄、挛缩、脱垂，以及造口旁疝等。

2. 手术方法

游离并离断双输尿管末段，于骶岬前、乙状结肠系膜后方分离出一通道，将左侧输尿管经此移位至右侧；在回肠末端距离回盲瓣 10 ～ 15 cm 处切除长 15 ～ 20 cm 的游离肠袢，分离肠系膜，保存其血液供应，用生理盐水及碘伏溶液冲洗肠腔，将近段与远段回肠断端于游离肠袢上方做端端吻合，修补肠系膜空隙。

于游离回肠袢近端的对系膜缘做两个小切口，分别与两侧输尿管做直接吻合；输尿管末端纵行切开少许，形成斜面吻合，用可吸收线将输尿管与回肠创缘做全层间断缝合，支架管经肠腔拉出远侧端之外并固定。吻合口外层加强缝合数针。封闭近端肠袢。

于右下腹髂前上棘与脐连线的中、内 1/3 交界处做一长约 3 cm 的直切口，将皮肤切口剪成椭圆形。于切口中部"十"字切开筋膜并分开肌肉形成通道，将回肠膀胱远端自此通道拉出，分层将回肠与腹膜、筋膜固定，使系膜无张力。将回肠末段与皮下组织外翻缝合形成乳头。

（二）输尿管皮肤造口术

1. 概　述

输尿管皮肤造口术为便于尿液收集，尽量采用单侧造口。该术式是一种简单、安全术式，具有操作简单、手术时间短、创伤小、不干扰消化道功能、术后恢复快等优点，适用于预期寿命短、有远处转移、姑息性膀胱切除、肠道疾患无法利用肠管进行尿流改道或全身状态较差患者。该术式因有输尿管狭窄致尿路感染及肾功能损害风险，且患者术后生活质量不高，故临床选择应谨慎，目前仅用于一般情况较差的老年患者。

2. 手术方法

具体步骤如下：切除膀胱时于输尿管靠近膀胱处离断；在腹膜后分离出双侧输尿管中下段，注意保存其血液供应；于骶岬前方、乙状结肠系膜后方做钝性分离，形成一通道，将一侧输尿管通过此通道拉至对侧；将双层输尿管末端内侧缘分别纵行切开 1.5 cm，以 4-0 可吸收线全层间断缝合后，于双侧输尿管分别置入外支架管一根；在髂前上棘与肚脐连线中外1/3 水平处，将输尿管通过腹壁戳孔引出体外（若条件允许可将一侧输尿管牵至对侧，双侧输尿管末段融合后形成单个皮肤造口），将输尿管与腹膜、腹外斜肌筋膜及皮肤分层间断缝合数针固定，将输尿管末端开口外翻与皮肤缝合固定 4 ～ 6 针。

二、可控性尿流改道术

（一）腹壁造口的可控性尿流改道

腹壁造口的可控性尿流改道术式可解决尿流改道后佩戴尿袋带来的问题，由储尿囊、输尿管与新膀胱抗反流吻合和可控性储尿囊输出道几部分组成。去管状化肠段制作的储尿囊具有高容量、高顺应性、低压力特点。常用术式包括：可控性回肠膀胱术（Kock Pouch）、可控性回结肠膀胱术（Indiana Pouch）、可控性回结肠膀胱术（Mainz Pouch）、阑尾输出道的可控性回结肠膀胱术（Riedmiller Pouch）、去带盲结肠膀胱术等。

（二）经肛门排尿的可控性尿流改道

输尿管乙状结肠吻合术是尿粪合流的改道术式，逆行感染、高氯性酸中毒、肾功能受损等是常见并发症。直肠膀胱乙状结肠会阴造口虽然克服了尿粪合流的缺点，但因新膀胱未去管状化，属于高压膀胱，尿失禁、逆行感染等并发症较多，未被广泛应用。目前应用较多的乙状结肠直肠膀胱术（Mainz Pouch Ⅱ）是将部分乙状结肠和直肠去管状化，形成低压储尿袋，利用肛门控制排尿，可达到相对尿粪分流的效果，较好地解决了储尿、控尿和保护上尿路功能的问题。该手术简单，创伤小，并发症少，适用于不能采用原位膀胱重建的患者。

第四节　原位新膀胱术

2004 年的世界卫生组织（World Health Organization，WHO）/ 国际泌尿外科学会（International Society of Urology，SIU）/ 泌尿系统疾病国际咨询（International Consultation on Urological Diseases，ICUD）会议将原位尿流改道术作为根治性膀胱切除术后下尿路重建的金标准。手术指征包括患者尿道近端及膀胱颈无肿瘤生长，且多点活检为阴性，用于重建新膀胱的消化道正常，尿道外括约肌正常，尿道无梗阻性病变等。原位新膀胱术选用包括胃、回肠、盲肠、乙状结肠等消化管道制作低压新膀胱，与尿道残端吻合，通过尿道外括约肌自然控制排尿，是最接近理想状态的膀胱重建方式。该术式最明显的优点是无须外部集尿装置，维持自主排尿，对个人形象及社会活动的维持有重要作用。胃代膀胱较肠代膀胱尿路感染、电解质和酸碱平衡紊乱及营养不良的情况少，但手术相对复杂，一般适应于肠道无法利用时。回肠取材方便，新膀胱压力低，容量大，顺应性好，可返流和逆行性感染概率减少，有利于保护肾功能。目前多采用回肠行原位新膀胱术。乙状结肠距离尿道较近，对电解质代谢的影响相对较小，术后肠粘连发生率降低，但乙状结肠肠管相对于回肠短，其顺应性和张力较回肠大，更易导致憩室和恶变，使用受到限制。

原位新膀胱术手术复杂，手术时间长，术后并发症多。Hautmann 等报道原位回肠膀胱术术后早期并发症发生率高达 58%，术后长期并发症发生率也达 40.8%。另一项对比研究显示，原位乙状结肠尿流改道组术后早期、晚期并发症发生率分别为 9%、16%，均低于回肠组（16.7%、29.2%）。尿失禁是最常见的并发症，包括日间尿失禁和夜间尿失禁，夜间尿失禁比例（15%）高于白天（7%），乙状结肠尿流改道组与回肠组尿失禁的发生差异无统计学意义，但乙状结肠膀胱长期控尿优于回肠膀胱。尿失禁可能与新膀胱的大小、位置，尿道的长度，神经支配的完整性等因素有关，早期发生率较高，但大多数患者经过排尿功能锻炼可明显缓解。术后排尿困难可能与新膀胱动力不足有关。

一、体外缝制原位回肠新膀胱术

（一）概　述

原位回肠新膀胱的构建包括体外及体内两种方式，体外构建原位新膀胱手术要求去肠管化，交叉折叠成半径更大、体积更大、压力更小的球形，这是保证成功的结果至关重要的原则。虽然行体内新膀胱重建时腹腔镜下操作灵活性不够，重建手术难度高，但多数研究支持腹腔镜术中行体外尿流改道。Springer 等认为体外新膀胱成形术可缩短手术时间，减轻医师疲劳度从而提高手术疗效，减少并发症。腹腔镜手术时行小切口新膀胱成形术在手术时间上与开放手术相当。

（二）新膀胱的制作

Studer 回肠新膀胱为经典术式，具体步骤如下：距离回盲瓣约 25 cm 处取长约 45 cm 的末段回肠，恢复肠道连续性，冲洗截取的肠道；远端 40 cm 做 "U" 形折叠，纵行切开肠对系膜缘完全去管化，用可吸收缝线连续缝合后壁，制成球形储尿囊；输入祥肠管的输入端与双侧输尿管吻合，输尿管支架管通过储尿囊前壁吻合口引出并固定；新膀胱最低点与尿道吻合，留置尿管。

其他常见回肠新膀胱的手术方式还包括北京大学第一医院的改良原位新膀胱、W 形新膀胱、Kock 新膀胱等。

二、全腔内原位回肠新膀胱术

（一）概　述

完全腹腔镜下尿流改道操作复杂，技术要求高，但在机器辅助腹腔镜下缝合操作更加简单。随着腹腔镜和机器人手术的广泛应用，体内构建新膀胱也逐渐开展。完全腔镜下尿流改道可减少术中非显性失水，避免肠道暴露，胃肠道及感染并发症发生率较低，可适当地保留远端输尿管的长度和血供，避免输尿管张力过高或者输尿管过于冗长而导致上尿路梗阻。但该方法亦存在一些不足，如没有真正解决标本的取出问题、腹腔内肠内容物污染问题，手术时间长，技术要求高，费用明显增加等，以及吻合钉影响储尿囊收缩造成的排空障碍及结石形成问题。Shao 等报道 30 例完全腹腔镜下利用吻合器制作新膀胱的病例，新膀胱结石发生率为 6.6%，部分吻合钉穿出黏膜。

（二）全腔内尿流改道手术方法

全腔内尿流改道包括腹腔镜及机器人两种技术，手术大致步骤相同，具体如下：

（1）在输尿管髂血管交叉处旁开 1～2 cm 处打开腹膜，向下暴露输尿管至输尿管壁段，注意保留腹膜及保护输尿管血供。

（2）取回肠：距离回盲部 20 cm 处取约 40 cm 回肠制备新膀胱。将远端和近端肠管重叠交错，重叠部分回肠段对系膜缘行肠管侧侧吻合。直线切割闭合器闭合恢复回肠的连续性。

（3）制备新膀胱：将取好的 40 cm 肠道对折成 "U" 形，用直线切割闭合器完成肠管侧侧吻合。将 U 形新膀胱底部打开，用直线切割闭合器伸出底部打开的孔进行最后的吻合。

（4）膀胱尿道吻合及输尿管膀胱吻合：用可吸收线从 9 点钟方向开始逆时针连续缝合尿道和肠袢。将末端输尿管纵行剪开，以可吸收线吻合输尿管和新膀胱，从尿道置入两根 7F 的单 J 管和一根 20F 的导尿管，单 J 管分别置入左、右输尿管后间断缝合输尿管和新膀胱前半部分。用可吸收线连续吻合尿道与新膀胱，并用直线切割闭合器关闭新膀胱顶壁。（图 5-5-17）

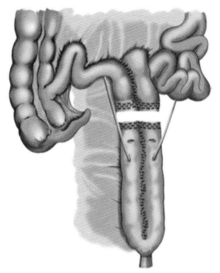

图 5-5-17 完全腹腔镜下 U 形原位回肠膀胱示意

三、原位乙状结肠新膀胱术

（1）全膀胱切除后，经肛门插入圆形肠道吻合器，腹腔镜下确定吻合器头端位置后退出。切开乙状结肠大部分肠腔，将标本经直肠肛门拉出体外。继续切断乙状结肠肠壁及系膜，在该断面近侧 15 cm 处再次横断乙状结肠及其系膜，注意保留隔离乙状结肠肠管的血供。将肠道吻合器经肛门插入以恢复肠道连续性。

（2）乙状结肠肠管与尿道吻合：采用可吸收线连续缝合，吻合后壁后插入尿管，再吻合前壁。

（3）输尿管与储尿囊吻合：将左、右输尿管末段剪成斜口并内置支架，支架经乙状结肠储尿囊前壁引出，用可吸收线吻合输尿管与储尿囊 4～6 针。

（4）去除结肠带：用可吸收线连续缝合关闭乙状结肠两端开口。经导尿管注入生理盐水，充盈新膀胱，检查各吻合口无渗漏后，用超声刀小心地切开前结肠带。放置引流管两条至盆腔，将左、右输尿管支架管从套管引出体外。缝合皮肤切口。

第六章

前列腺癌微创外科

◎张 琦

第一节 磁共振超声影像融合经会阴前列腺穿刺活检术

前列腺癌诊断的金标准是前列腺穿刺活检，近20年主要采用超声引导下的经直肠或经会阴途径前列腺穿刺活检术。但其漏诊率高，假阴性患者需反复穿刺，增加了患者的心理及经济负担。同时，国内外研究均显示单纯增加穿刺针数并不能提高穿刺的阳性率。为了改善前列腺穿刺活检技术面临的问题，国内外开展了包括磁共振引导下的前列腺穿刺活检、人工智能超声CT技术（ANNAcTRUS）和磁共振超声影像融合穿刺等多项技术，其中磁共振超声影像融合穿刺将实时超声影像与患者磁共振扫描影像通过软件融合进行穿刺定位，其实施步骤相对简单，费用经济，临床显著性癌检出率较高。下面以经会阴途径为例介绍磁共振超声影像融合前列腺穿刺活检术。

一、手术适应证

根据PI-RADS v2.0系统，前列腺磁共振增强扫描发现PI-RADS 3分以上病灶，前列腺特异性抗原（prostate-specific antigen，PSA）异常。

二、手术准备

患者行前列腺磁共振增强扫描。术者使用软件平台在磁共振图像上制订术前计划，勾画前列腺轮廓及穿刺靶点。患者术前30 min静脉滴注预防性抗生素。

麻醉与体位：气管插管全身麻醉或局部神经阻滞麻醉；取截石位，充分暴露会阴部。

三、穿刺活检术方法与步骤

（1）打开术前计划文件，将超声机界面中的定位网格与软件中的定位网格重合校准。

（2）将经直肠超声探头固定于电子步进器上，使用电子步进器经直肠置入超声探头，找到参考平面后锁止步进器。

（3）使用步进器及软件由前列腺底部至尖部逐层截取超声图像，并在软件中将超声图像与术前磁共振穿刺计划图像融合并重配准。

（4）将定位模板固定于电子步进器上，并抵住患者会阴部。

（5）使用穿刺活检针通过定位模板经会阴于术前勾画穿刺靶点处，靶向穿刺若干针，留取标本。

（6）靶向穿刺完成后继续完成系统穿刺并留取标本。

穿刺点加压包扎并留置导尿管。

术后处理：术后常规补液并应用抗生素，观察患者生命体征及导尿管引流尿液颜色。患者可自行走动后拔除导尿管。

四、手术并发症及处理

（一）血 尿

血尿可能与术中穿刺针道通过尿道或膀胱有关。如穿刺靶点并非位于前列腺中轴，应尽可能避免穿刺针道通过尿道。同时，如穿刺靶点并非位于前列腺基底部，则应尽可能避免穿刺针进入前列腺过深导致击发后损伤膀胱。术后血尿通常一周内可自行消失，血尿持续期间嘱患者多饮水。如血尿较严重，可考虑行床旁膀胱冲洗，防止血块形成堵塞导尿管，并延迟导尿管拔除时间直至尿色满意。

（二）直肠损伤

操作经直肠超声探头时动作应轻柔，同时行穿刺操作时始终监视穿刺针方向，避免向前列腺后方进针，以防直肠损伤。

（三）尿潴留

前列腺穿刺活检后前列腺组织水肿，可能造成尿潴留。如术前磁共振提示患者前列腺增生严重，术后可适当延迟导尿管拔除时间，必要时术后应用 α 受体阻滞剂及 α- 还原酶抑制剂。

第二节　腹腔镜下前列腺癌根治术

机器人辅助根治性前列腺切除术（robot-assisted radical prostatectomy，RARP）目前在欧洲和美国已成为临床上治疗局限性前列腺癌的常规手术，已基本取代开放性前列腺癌根治术，在中国也已广泛开展。该新技术对患者而言，具有微创、失血量少、住院时间短、术后恢复快、术中术后并发症明显减少的优点；对术者而言，具有手术视野清晰度高、手术器械灵活、解剖层次清晰、尿道膀胱吻合的精确性和严密性好的优点。该手术不会因微创性而影响术后的肿瘤学结果,功能学结果与开放手术相似。但该手术技巧要求高和需要相当长的学习曲线,刚开展该手术时存在手术时间较长、增加发生并发症危险的缺点。关于前列腺神经血管束和海绵体神经、尿道横纹括约肌的神经支配的神经解剖学,目前仍有许多不清楚的地方,如何减少手术阳性切缘,尤其是医源性手术阳性切缘,尚需改进手术技巧和方法。这也是临床外科医生所面临的迫切任务。这里所介绍的是总结我们完成800余例机器人辅助前列腺癌根治术的一些经验和体会。

一、手术适应证和禁忌证

(一)手术适应证

病例选择与开放手术相同,适用于局限性前列腺癌,即临床分期 T1 ～ 2c 的患者。对于 T3 期的前列腺癌有争议,有主张对 T2c 和 T3 期前列腺癌给予新辅助治疗后行根治术,可降低切缘阳性率。对于患者年龄没有具体限制,但一般认为预期寿命有10年以上。对于 PSA 大于 20 ng/mL 或 Gleason 评分不小于8分的局限性前列腺癌患者,根治术后可给予其他辅助治疗。

(二)手术禁忌证

● 患有显著增加手术危险性的疾病,如严重的心血管疾病、肺功能不良等导致预期寿命不长的。

● 有严重出血倾向或患血液凝固性疾病的。

● 已有淋巴结转移、骨转移或明显前列腺包膜外侵犯的。

二、手术准备

术前需进行全身和泌尿系统的检查和评估,评估心、肺、肝、肾等重要脏器功能及有无肿瘤的全身或局部转移。术前晚及次日晨清洁灌肠。术前半小时静脉滴注广谱抗生素。

麻醉:行气管插管全身麻醉,同时做颈内静脉插管补液并监测中心静脉压,左桡动脉测压定期监测血液 O_2、CO_2 分压。

体位:患者取仰卧位,两手放于躯干两侧,肩部放置软垫、肩托固定。两腿张开,以便术中可以在尿道或直肠操作。患者取头低脚高位(30°),监视器置于患者两脚之间(图5-6-1)。留置导尿管。

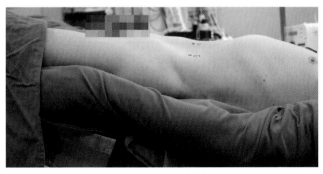

图 5-6-1 患者的体位

三、手术方法与步骤

（一）制备气腹并放置套管

在脐上或下缘切 1 cm 小口，用布巾钳提起腹直肌前鞘，取 5 mm Trocar 直接穿刺进入腹腔，注入 CO_2 至腹腔内压力为 14 mmHg，拔出 5 mm Trocar，穿刺 12 mm Trocar，置入观察镜，监视下分别于观察镜左、右旁开 8 cm 各放置 8 mm Trocar，右麦氏点与脐之中点放置 12 mm Trocar（图 5-6-2）。首先行腹腔探查，了解有无肠管损伤、出血、粘连等病变。寻找解剖学标志：脐正中韧带、膀胱侧韧带、膀胱内的尿管气囊、输精管等。

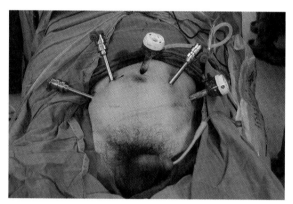

图 5-6-2　各个 Trocar 的位置

（二）双侧盆腔淋巴结清扫（高危患者）

先在右侧髂血管处切开腹膜，行淋巴结清扫，上至髂血管分叉处，下至内环口，外至髂外血管，内侧至输尿管游离，底面至盆底，注意保护好闭孔神经（图 5-6-3）。同法行左侧淋巴结清扫（图 5-6-4）。

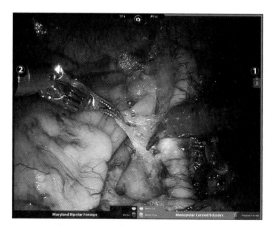

图 5-6-3　右侧盆腔淋巴结清扫

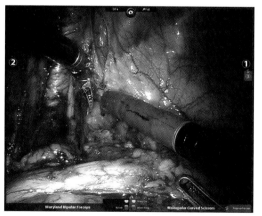

图 5-6-4　左侧盆腔淋巴结清扫

（三）游离前列腺前部

紧贴腹前壁切开腹膜及脐正中韧带（图 5-6-5），进入膀胱前间隙，分离切断脂肪组织，直至耻骨后间隙。小心分离前列腺前壁及两侧壁，暴露阴茎背深血管束、耻骨前列腺韧带和两侧盆内筋膜，靠近盆侧壁切开盆内筋膜（图 5-6-6），沿前列腺两侧向前列腺尖部分离，直至与尿道交界处，分离过程中注意勿损伤肛提肌及前列腺后外侧的神经血管束。

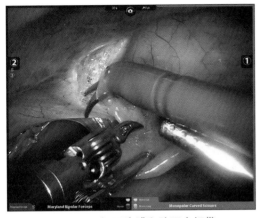

图 5-6-5　切开腹膜和脐正中韧带

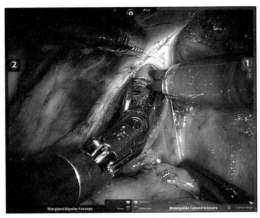

图 5-6-6　切开盆内筋膜

（四）切断耻骨前列腺韧带，缝扎阴茎背深血管束

靠近前列腺切断耻骨前列腺韧带，于前列腺尖部用 2-0 可吸收线或 3-0 倒刺线缝扎阴茎背深血管束（图 5-6-7），"8"字缝扎打结。

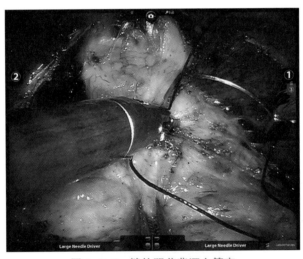

图 5-6-7　缝扎阴茎背深血管束

（五）离断膀胱颈

轻轻牵拉气囊，确定膀胱颈与前列腺部的位置后，切开膀胱颈部组织，暴露出尿道，用剪刀剪开尿道前壁（图 5-6-8），显露出尿管并抽出水囊后将其夹出，牵拉尿管并向上提起，以显露尿道的侧壁及后壁并切断，小心离断整个膀胱颈部。

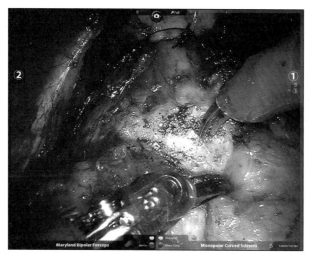

图 5-6-8 切开前列腺与膀胱颈口交界处

（六）分离输精管和精囊

提起前列腺后唇，沿前列腺包膜仔细分离可找到精囊，并游离出精囊，在精囊外侧可找到输精管，两侧输精管分别用 Hem-o-lok 夹夹闭后离断（图 5-6-9）。

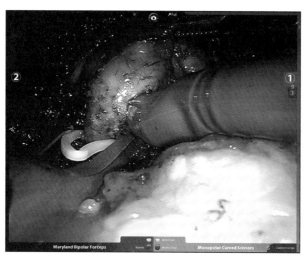

图 5-6-9 用 Hem-o-lok 夹夹闭输精管

（七）切开狄氏筋膜

牵拉远端输精管，用机器人第三臂钳夹双侧输精管及精囊并向上方提起，紧靠输精管壶腹部和精囊横向暴露狄氏筋膜（图 5-6-10），即可见到直肠前脂肪层。这个脂肪层是前列腺背面和直肠间的安全分离平面，沿着这一平面钝性游离至前列腺尖部。

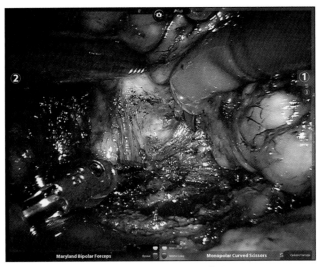

图 5-6-10　打开狄氏筋膜前层

（八）分离前列腺侧韧带

膀胱后间隙暴露后再分离前列腺两侧，用剪刀在前列腺包膜外侧小心剪开覆盖神经血管束的薄层筋膜，将神经血管束从前列腺基底部游离到进入尿道后外侧盆底肌处，若有出血，用 Hem-o-lok 夹夹闭（图 5-6-11）或使用较小电流的双极电凝钳电凝止血或用 4-0 可吸收线缝扎止血，但应注意勿损伤走行于前列腺后外侧的神经血管束。

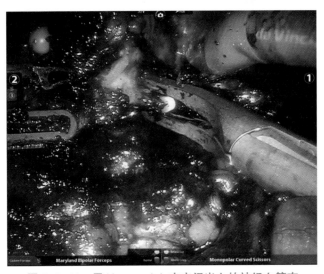

图 5-6-11　用 Hem-o-lok 夹夹闭出血的神经血管束

（九）离断前列腺尖部和尿道

在已缝扎的阴茎背深血管复合体的下方，用剪刀紧贴前列腺包膜剪开尿道前壁（图 5-6-12），退出导尿管后切断尿道侧壁及后壁。将前列腺向上轻轻牵拉，暴露出前列腺尖部后方，切断附着在前列腺尖部附近的尿道直肠肌，将前列腺完全游离并置于腹腔一侧。

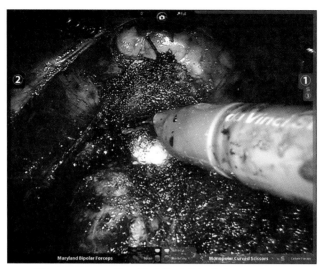

图 5-6-12　用剪刀紧贴前列腺包膜剪开尿道前壁

（十）膀胱尿道吻合

向下牵拉膀胱，检查确认膀胱颈口与尿道残端吻合无明显张力，置入 3-0 双针倒刺线，采用双针线连续缝合的方法（图 5-6-13），缝合时先从膀胱 6 点钟处进针，至 12 点钟处交汇并打结固定，再置入 F20 号三腔导尿管，导尿管气囊注水 20 mL 并轻轻牵拉固定，膀胱内注水 200 mL，检查有无明显漏水。

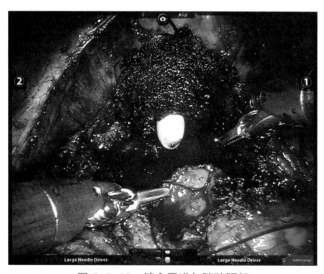

图 5-6-13　缝合尿道与膀胱颈部

（十一）取出标本，缝合切口

经右下腹 10 mm Trocar 置入拾物袋，将前列腺标本装入，拔出 10 mm Trocar，经观察孔处切口适当扩大取出标本。经左下腹 5 mm Trocar 置入盆腔引流管一根，拔除其他 Trocar，缝合各 Trocar 孔。

（十二）术后处理

术后常规静脉补液，使用抗生素及止血药物。注意观察患者腹部体征及盆腔引流管、导尿管引流情况，保持引流通畅，避免尿外渗。术后 1 ～ 2 天肛门恢复排气后可进食半流质饮食。术后 2 ～ 3 天拔除盆腔引流管，术后 5 ～ 7 天拔除导尿管。观察患者排尿情况，对于拔管后短期尿失禁者，嘱其定时练习收缩肛提肌，一个月后均基本恢复。

四、手术并发症及处理

（一）出　血

术中出血常常来源于阴茎背深血管束和前列腺侧韧带。"8"字缝扎阴茎背深血管束能有效防止出血。处理前列腺侧韧带时，用 4-0 可吸收线缝扎或 Hem-o-lok 夹紧贴前列腺包膜离断，可有效减少出血。

（二）直肠损伤

分离前列腺尖部时，由于狄氏筋膜紧贴直肠，分离间隙狭小，特别是前列腺穿刺后不久就手术，或既往有前列腺电切术的患者更易发生，分离时要紧贴前列腺包膜，视野要保持清晰，以防直肠损伤。

（三）尿　漏

术后尿漏主要是吻合不致密或术后早期导尿管滑脱所致，预防措施主要是加强缝合的精密性，术后尿管要妥善固定切实，保持引流通畅。

（四）尿失禁

前列腺癌根治术后出现不同程度的尿失禁，其原因有术中损伤尿道括约肌（包括内、外括约肌）、括约肌去神经损伤、膀胱颈挛缩、膀胱逼尿肌不稳定等。为提高术后尿控功能，降低尿失禁的发生率，许多学者在手术操作上做了一些探讨，如采用保留膀胱颈、避免损伤控尿神经及神经血管束、膀胱尿道成形等手术方式。

（五）性功能障碍

患者年龄、术前性功能情况及术中神经血管束的保留情况都是影响前列腺癌根治术术后性功能恢复的因素。Guillonneau 等随访了 47 例年龄小于 70 岁、术前性功能正常、术中保留双侧神经血管束的前列腺癌根治术患者，其中 31 例（66%）术后可以有性生活。Rassweiler 等报道了他们早期 180 例前列腺癌根治术患者，其中 10 例保留了神经血管束（两例双侧和 8 例单侧），术后 4 例有勃起功能，能进行性生活。Katz 等报道了 143 例前列腺癌根治术术后的患者，问卷调查其中的 26 例，随访 12 个月 23% 可以有性生活。因此，有研究者提出，前列腺癌根治术术中采用何种器械如单极电凝、双极电凝或超声刀进行分离、止血对性功能的恢复可能有一定的影响。

五、手术要点

（1）切开盆内筋膜时要靠近盆底部切开，以防止切开前列腺包膜引起出血，影响视野。

（2）缝合阴茎背静脉复合体时，尽量把两侧的耻骨前列腺韧带离断，使尿道隐约可见，使阴茎背静脉复合体较窄，利于缝合，同时要紧贴盆壁缝合，防止损伤尿道。

（3）判别膀胱颈部时先要剔除膀胱颈部的脂肪组织，可尝试牵拉导尿管，观察气囊受阻的位置，或是用分离钳触碰根据组织的质地软硬判断前列腺和膀胱组织。尽量紧贴前列腺包膜分离，使膀胱颈口保留合适大小，既利于与尿道的吻合（减少张力），同时又能避免损伤双侧输尿管口。

（4）神经血管束的保留较为重要，游离精囊表面时尽量不用双极电凝或电钩止血，以避免对神经的热损伤，对精囊动脉用 Hem-o-lok 夹夹闭止血。分离前列腺侧韧带时亦要紧贴前列腺包膜游离，注意勿损伤覆盖神经血管束的薄层筋膜，对局部出血亦用 4-0 可吸收线缝扎或 Hem-o-lok 夹夹闭。

（5）尿道和膀胱颈部的吻合较为关键。首先要确保吻合时的低张力。其次注意尿道黏膜和膀胱颈部后唇黏膜吻合的连贯和通顺，这是防止术后尿漏和尿道狭窄的关键，同时在术后患者导尿管不慎滑出时能顺利置入导尿管。

第三节　保留 Retzius 间隙的前入路机器人辅助腹腔镜下根治性前列腺切除术

自机器人辅助外科手术系统问世以来，机器人辅助根治性前列腺切除术成为世界范围内被广泛推崇的局限性前列腺癌治疗的标准术式。2010 年，Galfano 等报道了保留 Retzius 间隙结构的根治性前列腺切除术，其采用膀胱后入路（Bocciardi 入路），并保留了所有与控尿相关的解剖结构。这一技术达到了理想的术后早期控尿的效果。而本中心改良了 Galfano 术式，采用前入路离断膀胱颈后再遵循后入路通道在筋膜内切除前列腺，并称之为前入路保留 Retzius 间隙术式。这里所介绍的是总结我们完成 200 余例保留 Retzius 间隙的前入路机器人辅助腹腔镜下根治性前列腺切除术的一些经验和体会。

一、手术适应证和禁忌证

（一）Rs-RARP 组手术适应证

● 肿瘤相对早期，即 PSA ≤ 20 ng/mL，Gleason 评分≤ 7 分，临床分期≤ T2c 的低、中危前列腺癌。

● 预期寿命≥ 10 年。

● 患者身体状况可耐受手术，无严重心、脑、肺等高风险疾病。

● 对控尿要求较高及有性功能保留意愿的患者。

（二）手术禁忌证

● 患有显著增加手术危险性的疾病，如严重的心血管疾病、肺功能不良等导致预期寿命不长的。

- 有严重出血倾向或患血液凝固性疾病的。
- 已有淋巴结转移、骨转移或明显前列腺包膜外侵犯的。

二、术前准备

术前需进行全身和泌尿系统的检查和评估，评估心、肺、肝、肾等重要脏器功能及有无肿瘤的全身或局部转移。术前晚及次日晨清洁灌肠。术前半小时静脉滴注广谱抗生素。

麻醉：行气管插管全身麻醉，同时做颈内静脉插管补液并监测中心静脉压，左桡动脉测压定期监测血液 O_2、CO_2 分压。

体位：同本部分第六章第二节。

三、手术方法与步骤

所有手术均由两位已具有良好机器人手术技巧（完成各类机器人手术 100 例以上）的医师完成。手术采用标准达芬奇手术机器人（美国 Intuitive Surgical 公司）完成。两种术式均采用直线型 5 套管方式进行：镜头套管位于脐上 1 cm 处，1 号（右手）、2 号（左手）机械臂套管位于镜头套管两侧、距镜头套管 8 cm 处，3 号机械臂套管位于 1 号机械臂套管外侧、距 1 号机械臂套管约 8 cm 处，助手套管位于 2 号机械臂套管外侧、距 2 号机械臂套管约 8 cm 处。

在膀胱顶第一个腹膜反折处打开腹膜，将膀胱腹膜外间隙的结缔组织钝性游离直至耻骨后间隙，清理前列腺上方脂肪组织。用单极电剪离断前列腺膀胱处（此处改良了 Galfano 术式，因 Galfano 术式未从膀胱前方离断前列腺膀胱处），注意保留膀胱颈口。提起前列腺组织，游离两侧的精囊，将输精管用血管夹夹闭后离断。打开狄氏筋膜外筋膜层，沿狄氏筋膜外层表面，紧贴前列腺将前列腺侧韧带用冷剪游离，余组织继续用冷剪沿着前列腺表面剪断直至前列腺尖部。分离时注意用血管夹夹闭后离断，尽量不用双极电凝。在前列腺腹侧前列腺耻骨悬韧带附着处。不缝扎阴茎背血管复合体，将阴茎背血管复合体与前列腺表面分离，分离后锁边缝合断缘以止血。剪开前列腺尖部，离断尿道，注意保留足够长度的尿道组织。用 4-0 倒刺线连续缝合侧韧带等处以止血。用 3-0 的双针可吸收倒刺线，从 6 点钟方向分别沿顺、逆时针将膀胱尿道连续缝合进行吻合，在 12 点钟处打结。

四、手术要点

腹腔镜下前列腺癌根治术是治疗早期局限性前列腺癌的标准术式，但术后常出现尿失禁、勃起功能障碍等并发症，对患者生活质量造成极大的影响。前列腺癌根治术术中保留前列腺周围支持及悬吊结构的切除方法受到越来越多的关注，因其可最大限度保留盆内筋膜、弧形腱环、前列腺耻骨悬韧带、神经血管束，对术后控尿及勃起功能有明显的改善作用，尤其以前者为甚。

1982 年，Walsh 和 Donker 提出了保留性神经的耻骨后根治性前列腺切除术概念，此后该项技术不断改进与完善。2001 年，Binder 和 Kramer 首次报道了机器人辅助的腹腔镜下根治性前列腺切除术，其操作系统具有 10 ～ 20 倍放大的三维视野、灵活的运动模式、稳定的机械臂等特点，开启了前列腺癌微创手术治疗的新篇章。尽管如此，传统的 RARP 手术入路仍有损伤前列腺周围结构（如盆内筋膜、神经血管束、前列腺静脉丛、副阴部动脉等）的风险，而这些结构在尿控和勃起功能中具有重要作用。2010 年，Galfano 等和 Khoder 等率先提出了膀胱后入路的 RARP（保留 Retzius 间隙技术）。该入路位于前列腺后方平面，是一种完全的筋膜内技术，最大限度地保留了前列腺周围的组织结构。文献报道初期 200 例手术患者中即有 90% ～ 92% 的即刻尿控率和 96% 的一年尿控恢复率。该术式也被国内多家医学中心采用，安全性和有效性也得到了证实。

然而膀胱后入路的 RARP 需要较高的手术技巧，学习曲线长，并要求术者与助手的默契配合，不熟练的术者在采用此法初期容易出现因界线分离不清而引起肿瘤根治不彻底，或因操作路径不熟悉而引起术中出血多导致使用电凝频率较高。为此，本中心改良了膀胱后入路，采用前入路离断膀胱颈后再遵循后入路通道在筋膜内切除前列腺，按后入路标准保留了前列腺周围的组织结构，没有破坏 Retzius 间隙内的结构，却在径路上更符合大多数泌尿外科医生的传统思维，使手术难度降低，学习曲线变短，更易于为广大医生所接受。

该改良手术术中出血量多于常规手术方式组，是由于前者冷刀缓慢分离前列腺两侧翼，且前列腺耻骨悬韧带内的静脉丛未缝扎，但出血量总体可控，输血率无差异，而且随着操作熟练度的增加，前者出血量也进一步减少。在肿瘤控制方面，两组切缘阳性率差异无统计学意义，但较早的文献曾指出完全筋膜内切除的 RARP 会产生更高的切缘阳性率。基于此，本中心的前入路保留 Retzius 间隙术式尽量选择早中期的前列腺癌患者（T2b 期以下患者，少量无其他高危因素且年轻的 T2c 期患者），因此在切缘阳性率上的结果优于之前的文献报道，也提示了完全筋膜内切除的 RARP 手术适应证应该更加严格。另外从术后 PSA 随访结果中也可看出，手术改良组和常规手术方式组在肿瘤控制方面有相似的结果。在尿控及勃起功能方面，本中心研究结果显示手术改良组在早期尿控方面优于常规手术方式组，在小于 75 岁的患者中早中期的勃起功能也优于常规手术方式组，这得益于前者对于更多的前列腺周围筋膜、韧带、血管和神经的保留，体现其在功能保留方面的优势。

研究前入路保留 Retzius 间隙术式的手术技巧在 RARP 的术后尿控及性功能恢复方面尤为重要，术中应注意以下几个方面：①术中保留 Retzius 间隙周围结构：不打开盆筋膜、不缝扎阴茎背血管复合体，有助于保护前列腺尖部尿道外括约肌与神经。注意在前列腺表面分离阴茎背血管复合体后可能会伴有较多出血，勿过多地电凝复合体，可短时增加气腹压力，然后采用小针锁边缝合止血的方法控制出血。②不打开狄氏筋膜、完全筋膜内切除前列腺：尽可能保留前列腺韧带、前列腺周围筋膜，以达到最大限度地保护神经血管束。术中分离前列腺时应尽量使用冷刀缓慢分离，避免离断过多前列腺后外侧区域的组织。③准确离断膀胱颈口：应通过牵拉导尿管等手段确定前列腺与膀胱颈口分界，尽量准确离断颈口，从而减少对尿道内括约肌造成的损伤。④尿道膀胱颈双针法吻合：膀胱 - 尿道吻合采用 3-0 双针倒刺线自截石位 6 点钟方向开始向两侧连续缝合，直至 12 点钟方向交汇，缝合过程中注意尿道黏膜对黏膜吻合，防止浆膜层缝入引起吻合不佳。⑤尿道后壁无死腔缝合：吻合尿道与膀胱后壁时带上前列腺与直肠间隙内的组织，一方面可控制后壁出血，另一方面可加强后壁，减少尿瘘的发生。⑥尿道前壁缝合膀胱逼尿肌群与耻骨前列腺韧带组织：吻合尿道与膀胱前壁时，注意缝合膀胱肌层以及耻骨前列腺韧带组织，此法既可加强前壁，又可恢复悬吊结构，同时达到功能复位及形态复位。

本中心所改良的前入路保留 Retzius 间隙的 RARP，在达到肿瘤根治目的的同时，在降低手术难度及风险的前提下，由于术中有效保护前列腺周围结构及组织，可使患者在术后短期内恢复尿控及勃起功能。因此，在严格掌握手术适应证的前提下，改良的前入路保留 Retzius 间隙重要功能结构的 RARP 是一种值得推荐的手术方式。

第四节　机器人辅助经膀胱纵切口根治性前列腺切除术

前列腺癌是男性最常见的恶性肿瘤之一。前列腺癌的治疗方法主要有手术、放疗、内分泌治疗、化疗等，根治性前列腺切除术（radical prostatectomy，RP）是局限性前列腺癌有效的首选治疗手段之一；但是如何最大限度地降低患者术后尿失禁的发生率一直是手术的难点。机器人辅助根治性前列腺切除术（RARP）在降低术后尿失禁的发生率、提高患者术后生活质量等方面显示出特别的优势，目前已成为前列腺癌手术的主要发展方向。浙江省人民医院在传统手术的基础上进行改良，自 2015 年起行经前入路保留 Retzius 间隙重要尿控相关结构（我院包括耻骨前列腺韧带、背深静脉复合体、神经血管束）的 RARP，早期尿控恢复较为满意。在此基础上，自 2017 年 6 月至 2018 年 8 月浙江省人民医院完成 16 例行机器人辅助经膀胱颈纵切口根治性前列腺切除，现分析探讨该术式的疗效和安全性。

一、手术适应证和禁忌证

（一）经膀胱纵切口组手术适应证

● 肿瘤相对早期，即 PSA ≤ 20 ng/mL，Gleason 评分 ≤ 7 分，临床分期 ≤ T2b 的低、中危前列腺癌。

● 预期寿命 ≥ 10 年。

● 患者身体状况可耐受手术，无严重心、脑、肺等高风险疾病。

● 对控尿要求较高及有性功能保留意愿的患者。

（二）手术禁忌证

同本部分第六章第二节。

二、手术方法与步骤

（一）体位、通道建立及机械臂放置

所有手术均在机器人辅助下经腹腔途径完成。全麻，双腿分开固定，取 30° 的 Trendelenburg 体位。共放置 5 枚套管，于脐下纵行切口置入 12 mm 套管作为观察镜孔，气腹压维持 12 ～ 14 mmHg，直视下于镜头孔右侧 7 cm 处放置 8 mm 套管连接机器人第一机械臂，再向右侧 7 cm 处放置 8 mm 套管连接机器人第三机械臂，观察镜孔右侧 7 cm 处放置 8 mm 套管连接机器人第二机械臂，再向左侧 8 cm 处放置 12 mm 套管作为辅助孔。

（二）手术过程

（1）建立前列腺周围空间：在膀胱背侧第一个腹膜反折处打开腹膜，将膀胱腹膜后间隙的结缔组织游离直至耻骨后间隙，用电刀清理前列腺上方脂肪组织，暴露耻骨前列腺韧带。

（2）牵拉导尿管，判断膀胱颈口位置，距离颈口 3 ~ 5 cm 处做纵行切口，打开膀胱，暴露颈口。围绕颈口行 360° 切口，辨认输尿管开口，远离输尿管开口切开膀胱颈后唇，切口向两侧扩大至膀胱颈 5、7 点沿前列腺包膜外后缘。切开膀胱前列腺肌，显露双侧输精管和精囊。

（3）提起前列腺组织，分离双侧输精管、精囊，于狄氏筋膜前方打开前列腺后壁，暴露前列腺包膜，将直肠与前列腺间隙分离平面向两侧扩大至前列腺侧韧带；筋膜内走行，紧贴前列腺包膜用剪刀分离，必要时用小能量电刀止血。分离出前列腺筋膜内平面，游离前列腺侧韧带，至前列腺尖部，于筋膜内保留神经血管束。必要时用 4-0 倒刺线缝合或小 Hem-o-lok 夹结扎止血。

（4）升高气腹压至 18 ~ 20 mmHg，于筋膜内层面分离平面，由前列腺包膜外两侧向尖部分离。不切断耻骨前列腺韧带，沿着前列腺包膜电切离断背深静脉复合体附着处，显露尿道。用剪刀锐性横断尿道前壁，退出导尿管，再剪断尿道后壁，注意保留足够长度的尿道组织。完整切除前列腺。检查前列腺包膜是否完整。创面如有渗血，可牵拉尿管压迫创面止血。

（5）以双针倒刺线吻合膀胱尿道：用 3-0 双针单乔倒刺线吻合，6 点钟方向为起点，重建膀胱颈口。助手可托举会阴部，更好地暴露尿道残端，减少膀胱尿道吻合张力。后壁两侧各缝合 2 ~ 3 针后，紧线，使膀胱尿道吻合口后壁完全靠拢，两线尾端继续分别沿顺时针、逆时针缝合，并关闭膀胱切口。重建期间，注意不损伤或拉伸输尿管口。关闭膀胱前壁组织，解剖复位，更换 F18 双腔导尿管，放置盆腔引流管，取标本。

三、手术要点

前列腺周围神经血管束、尿道的长短和周围括约肌、耻骨前列腺韧带、阴部动脉以及前列腺静脉丛是与术后保持性功能和尿控功能有关的解剖结构，传统的 RARP 技术都是以既往开放耻骨后入路手术解剖为基础，会对这些解剖结构造成损伤或存在损伤风险，进而存在引起术后性功能和尿控功能异常的风险。因此，RARP 一出现，便得到快速的发展，并出现了多种保留神经血管束的新技术。Galfano 等报道了侧入路及后入路的手术方式，最大可能地保留 Retzius 间隙结构。意大利 Bocciardi 教授团队提出保留 Retzius 间隙经由前列腺底部平面行 RARP 的 Bocciardi 技术能够有效避免术中损伤这些解剖结构，并取得良好的肿瘤控制和术后功能恢复的效果，他们将这种新术式命名为 Bocciardi 途径的 RARP，也称为后入路RARP 或保留 Retzius 间隙的 RARP。后入路 RARP 因其独特的入路方式最大限度地保留了前列腺周围结构，有明显优势。2013 年，Galfano 等公布了远期的疗效观察结果，在保证良好的肿瘤控制前提下，患者即时尿控率可以超过 90%，且勃起功能满意。他们认为这种新术式安全有效，有利于早期尿控和勃起功能恢复。

　　但后入路 RARP 存在两个主要技术难点：①操作空间狭小——前列腺体积越大，操作空间越狭小，若再合并腺体周围粘连，则组织分离更加困难；②膀胱尿道吻合较难——因前列腺周围筋膜结构术中未行分离，在行膀胱颈部和尿道吻合时存在张力，而且吻合操作为自下而上的反向视野，需要一定的吻合技巧。针对这些操作难点，我们前期行经前入路保留 Retzius 间隙重要尿控相关组织结构的筋膜内前列腺根治性切除术，又在此基础上完成 16 例行机器人辅助经膀胱纵切口根治性前列腺切除术，该术式既能做到最大限度地保留 Retzius 间隙结构，也能按照大多数泌尿外科医生熟悉的前入路的方式进行操作。相比于后入路：①经膀胱入路能避免游离膀胱和膀胱前间隙，且操作局限于前列腺周围的深骨盆空间，能够完全在筋膜内切除前列腺，充分保留神经血管束的完整性，尽可能地减少了前列腺根治性切除手术的损伤；②通过缝扎的方式减少术中出血，避免热损伤对远期性功能和尿控功能恢复的影响；③保留了耻骨前列腺韧带及阴部动脉的完整性，达到解剖复位，已有研究报道保护这些结构能使患者术后尿控功能和性功能获益；④采用纵向小切口打开膀胱，符合大多数术者的手术习惯，利于快速掌握，且输精管和精囊更易显露，减少了膀胱颈分离步骤，最大限度地减少了逼尿肌群的损伤；⑤术后无漏尿发生，即刻控尿率高；⑥膀胱颈部易于辨认及保留，解剖结构完全复位，可以减少漏尿的发生，缩短导尿管的留置时间，降低膀胱颈挛缩及输尿管口损伤的发生率，也利于术后早期控尿功能的恢复；⑦筋膜内解剖从 6 点钟位置开始，该处狄氏筋膜较厚，似单层结构组织，可以清晰辨别，用剪刀较易分离，从而完整地保留前列腺两侧的外层前列腺筋膜及神经血管束，且可减少对神经血管束的机械和热损伤；⑧采用脐下切口，0° 镜可以全程手术，极限角度可考虑加 30° 镜或抬高观察孔机械臂改善视野。

第七章

手术机器人系统在泌尿系肿瘤中的应用

◎ 纪阿林

　　手术机器人系统是指一种自动的、位置可控的、可远程操控的多功能手术系统，外科手术机器人系统能够在人的控制下，借助计算机系统，通过操作机械臂施行精细的外科微创手术操作。目前广泛应用于外科手术的手术机器人系统是由美国 Intuitive Surgical 公司研发的达芬奇手术机器人系统，它在美国麻省理工学院研发的机器人外科手术系统的基础上，经过逐步开发而成为当今最先进的微创外科治疗平台。达芬奇手术机器人系统拓宽了微创手术的范畴，引领微创手术从腹腔镜时代进入机器人时代。其自 2000 年被美国 FDA 批准进入临床应用后，已经在普外科、泌尿外科、妇科、胸外科等众多领域使用。

　　达芬奇手术机器人系统主要包括以下 3 个部分：外科医生控制系统、床旁机械臂系统以及立体成像系统（图 5-7-1）。

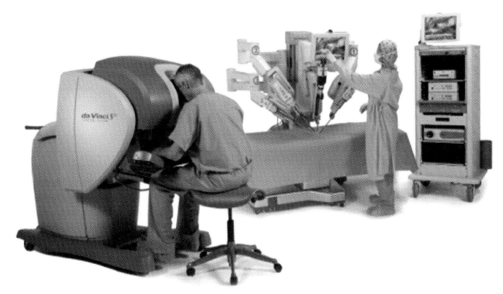

图 5-7-1　达芬奇机器人的三大组成部分（Copyright 2009，Intuitive Surgical, Inc.）

（1）外科医生控制系统：一般位于手术室无菌区外，外科医生坐在控制台中间，系统包括两个主控制器和一个脚踏板，分别控制器械臂和三维高清内窥镜，脚踏板还兼具切换功能。在三维立体目镜的帮助下，外科医生能够实现操作系统中机械臂与双手同步动作，同时主控系统通过计算机将外科医生的动作精准地翻译传递给机械臂，从而实现在体内的精细稳定的外科操作。

（2）床旁机械臂系统：一般位于手术室无菌区，患者旁，由台上助手操作。它是外科手术机器人的操作部件，是直接与患者接触的系统。其主要功能是为器械臂和观察臂提供支撑，助手在无菌区的床旁机械臂系统旁工作，主要负责更换器械和内窥镜，同时协助主刀医师台上的相关操作，完成手术。其中机械臂系统使用专用的器械，具有 7 个自由度，可以540° 转动腕部关节，灵活度远超传统腹腔镜器械，且可以过滤外科医生的手部颤动等无效操作，操作更加精准。

（3）立体成像系统：位于手术室无菌区外，一般由巡回护士操作。其包含达芬奇手术机器人的核心处理器和图像处理设备，主要包括高分辨率的三维摄像头，在腹腔镜端有两个镜头，可实时采集两个同步画面，在控制台上形成裸眼 3D，且其放大倍数为 10 ～ 14 倍，对手术局部视野的放大更加精细，使外科医生能够更好地把握距离，辨认局部解剖结构，提高手术的精确度。

达芬奇手术机器人系统相较于传统腹腔镜手术有着不可比拟的优势，目前在泌尿外科领域主要应用于狭小空间内的重建手术（前列腺癌根治术），复杂肾肿瘤保留肾单位的手术，多角度重建类手术（膀胱癌根治术），巨大腹膜后肿物的切除以及部分复杂、高难度的泌尿外科微创和重建手术。

第一节　机器人辅助的前列腺癌根治术

一、手术效果的循证医学分析

2018 年美国癌症协会的统计数据显示，前列腺癌的发病率和病死率在男性所有恶性肿瘤中分别高居第 1 位和第 2 位。可见，前列腺癌的早期筛查与治疗格外重要，而对于早期局限性前列腺癌最有效的治疗方式之一就是前列腺癌根治性切除术。随着 20 世纪末腹腔镜手术的普及和机器人手术的发展，2000 年美国亨利·福特医院 Vattikuti 泌尿外科研究所首次成功将机器人应用于前列腺癌手术后，机器人辅助前列腺癌根治术得到了广大泌尿外科医师的认可和应用。

在机器人临床应用的早期阶段，该手术就已经展现出了较好的围手术期疗效，在手术时间、术中失血量、手术并发症发生率、导尿管拔出时间和住院时间等方面均有显著优势。Novara 等曾将 RARP、腹腔镜前列腺癌根治术和开放性前列腺癌根治术行系统性评价，结果表明 RARP 组在术中失血量、输血率、住院时间上均优于另外两组；在尿控和性功能恢复方面，RARP 同样具有显著优势。由于机器人机械手可突破人手和腹腔镜器械的角度、位置、空间的局限，可在狭小的盆腔区域内灵活完成分离、切割、止血及缝合等动作，更易于保护神经、血管，从而达到创伤小、出血少，以及更易保留控尿、勃起等功能。

RARP 的显著手术效果与机器人的直视下操作、清晰的三维手术视野和高自由度的机械手腕都是密不可分的。尽管有学者指出，RARP 和耻骨后前列腺癌根治术在肿瘤学预后与手术切缘阳性率方面无明显差异，但在术后长期无肿瘤复发、生存率和高级别前列腺癌患者治疗方面 RARP 优势明显。

二、机器人辅助的手术特点

（一）保留神经血管束

机器人辅助的前列腺癌根治术能充分体现机器人的灵巧性优势的操作就在于对前列腺神经血管束（NVB）的保留。在执行此步骤之前，充分解剖后平面上血管束的顶点和侧面是不可少的。以交替的方式抓住精囊和前列腺边缘，随着前列腺横向的旋转，侧面骨盆筋膜被逐步切开，直至找到 NVB。等离子分离钳使提肌筋膜隆起并沿前列腺外侧切开。在前列腺尖部及中央部平面，应谨慎暴露 NVB 和前列腺筋膜之间的无血管平面，用单极剪刀将前列腺从血管束上剥离。一旦到达解剖平面，逆向前列腺蒂并转向前列腺尖部解剖。在对 NVB 结扎或解剖过程中使用无热能操作。

（二）最大限度保留前列腺周围结构

针对前列腺切除标本的全腺体病理分析进一步揭示，前列腺周围的血管神经网路除了大部分分布于前列腺 4～5 点钟／8～9 点钟，还有 25% 左右分布于前列腺腹侧，这提示我们仅保留前列腺侧后方的 NVB 可能不足以获得最优的术后性功能恢复效果。采用手术机器人系统允许术者最大限度保留前列腺周围结构，该术式在建立耻骨后间隙并清理前列腺表面脂肪组织后，不打开双侧盆侧筋膜，直接离断膀胱颈，在分离膀胱前、后唇时不过分向两侧打开，离断膀胱后唇后由助手辅助向后方牵拉，进一步分离、暴露后方输精管与精囊，并打开 Denonvilliers 筋膜，暴露直肠前脂肪。随后向两侧处理前列腺侧蒂，首先在前列腺底部寻找前列腺包膜，沿前列腺包膜与前列腺筋膜间顺行冷刀分离，直达前列腺尖部。同法处理对侧 NVB 后，在前列腺腹侧沿前列腺包膜与逼尿肌群间的无血管区进行顺行冷刀分离达前列腺尖部（图 5-7-2）。接着离断前列腺尖部，移除腺体，使双侧 NVB 与逼尿肌群组成的连续性上盖结构得以完整保留。随后使用双向可吸收倒刺线分

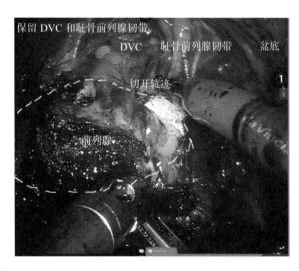

图 5-7-2　保留控尿结构的前列腺癌根治术示意

别自 7 点钟至 11 点钟及 5 点钟至 1 点钟方向进行尿道膀胱颈连续吻合，最后将逼尿肌群与膀胱颈部的肌纤维组织重新连续缝合，关闭前列腺窝腔隙。该术式可在肿瘤控制效果相当的前提下获得更早的尿控恢复，特别是更好的拔管后即刻尿控，以及更优的性功能恢复率，且相对较易度过学习曲线。该结论尚需更大样本量的前瞻性随机对照研究加以进一步论证。

第二节　机器人辅助的保留肾单位的肾肿瘤根治术

一、手术效果的循证医学分析

随着健康检查的普及和彩超、CT 及 MRI 等影像学检查手段的广泛应用，越来越多的小肾癌及良性肾肿瘤在无临床症状的情况下被早期发现，保留肾单位手术已被作为广为推荐的治疗方式。目前，肾部分切除术（partial nephrectomy，PN）作为小肾癌的治疗"金标准"，已被证实与肾根治性切除术具有相同的肿瘤学预后，并且适用于肾功能不全的肾癌患者。腹腔镜肾部分切除术（laparoscopic partial nephrectomy，LPN）作为现今局限性肾肿瘤的标准术式，在肿瘤的控制方面与传统的开放性肾部分切除术（open partial nephrectomy，OPN）相同，并且具有手术并发症发生率低及术后恢复快等优点。但 LPN 存在很多技术上的难点，需要外科医师精湛的手术技巧和漫长的学习曲线。近年兴起的机器人手术，凭借机械臂在缝合方面的显著优势，能够克服传统腹腔镜手术存在的相关操作局限性，完成更为复杂的肾部分切除术及泌尿系修复重建手术。对于评价 PN 手术质量的标准"三连胜"（手术热缺血时间小于 25 min，手术切缘阴性以及无围手术期并发症），一项单中心研究显示，机器人辅助的肾部分切除术（RAPN）的"三连胜"占 PN 手术的 30%，且相比 LPN 具有较好的疗效和较低的并发症发生率。

二、机器人辅助的手术特点

先进的手术机器人系统能够实现患者术中超声与影像学图像在控制台屏幕上实时显示，使外科医师清楚识别肿瘤边界，对肿瘤行精确切除。而机器人术中超声探头的发展，更使主刀医师可应对复杂肾肿瘤，且能够快速适应不同机器人助手的操作配合。有学者早期对 T1a 期肾肿瘤和较大肾肿瘤行 RAPN 的手术治疗效果进行比较，发现两组患者术中出血量、手术时间、住院时间、并发症发生率和肾小球滤过率变化均无明显差异；但在之后的一系列多中心研究中发现，RAPN 更适用于高度复杂肾肿瘤及肥胖患者。所以机器人辅助腹腔镜手术较传统腹腔镜手术更适合对复杂肾肿瘤实施保留肾单位手术，可扩大肾部分切除术的适应证，使部分原本无法行后腹腔镜肾部分切除术的肿瘤患者获益。

第三节　机器人辅助的膀胱癌根治术

一、手术效果的循证医学分析

膀胱切除术的围手术期并发症发生率及病死率均在较高水平，严重影响患者的生活质量。但大量研究也已证实，相比传统开放式膀胱癌根治术（open radical cystectomy，ORC），机器人辅助的膀胱癌根治术（robot-assisted radical cystectomy，RARC）的术后并发症发生率较低，尤其是针对老年患者，RARC 术后并发症发生率较低的优势更为明显。有学者认为 RARC 更适用于 80 岁以上的老年浸润性膀胱癌患者。Khan 等对 RARC 患者进行术后 8 年随访，发现 RARC 肿瘤学预后与 ORC 无明显差异，但 RARC 的手术创伤小，患者术后疼痛轻，住院时间明显缩短。另外，Nix 等在 2010 年通过一项 RARC 前瞻性随机对照试验指出，在区域淋巴结清除率方面 RARC 优于开放式手术。近年来，RARC 的手术方式也得到了不断改进。现今在机器人辅助下，可在标本取出后立即缝合切口，然后在患者体内完成代膀胱术以及新膀胱 - 尿道吻合术。有研究对行体内和体外尿流改道术的患者（分别为 167 例和 768 例）进行了术后为期 90 天的随访研究，结果证实两组手术时间、平均住院天数、再次手术率及手术并发症发生率无明显差异，但前者由于术中对肠道的影响程度小，术后消化道并发症发生率更低。

二、机器人辅助的手术特点

（一）淋巴结清扫

盆腔淋巴结位置较深，清扫时空间较狭窄，传统的 ORC 与 LRC（腹腔镜膀胱癌根治术）本身具有操作空间狭小、视野不清、灵敏度不高等局限性，RARC 具有较高的准确性和优良的灵活性，可以克服传统的 ORC 与 LRC 操作时的诸多不便，让淋巴结清扫数量及范围明显增加，大大降低膀胱癌淋巴结转移的风险，改善患者预后。此外，在对盆腔淋巴结分布区域的准确理解和基于 LigaSure 的封闭解剖技术的支持下，RARC 还可以遵循"单个淋巴结整个切除，区域性淋巴结片状清扫"的原则，对淋巴管的处理可以做到少电凝多结扎，从而明显降低患者术后淋巴漏的风险。

（二）尿控及性功能保护

在行原位回肠膀胱术作为尿流改道方式时，尿控的情况取决于术中神经血管束的保护、尿道括约肌的情况以及功能性尿道的长度。RARC 具有高清的三维视野，在显露神经血管束、尿道括约肌以及功能性尿道方面具有明显优势，同时 RARC 能使术者生理性震颤减少，让手术稳定性及准确度明显提高，为患者术后尿控功能恢复创造了条件。另外，减少震颤可使尿道残端的缝合更加精细，故 RARC 对尿控恢复产生了极大帮助。性功能的保护主要通过避免性神经离断或受损。性神经丛呈笼状结构样地分布于膀胱颈侧方、前列腺近端和精囊表面。RARC 能对膀胱颈、前列腺和精囊进行精细的解剖，能最大限度地保留其周围组织，从而最大限度地避免性神经的损伤，使性功能得到保护。此外，双极电凝、超声刀等技术在 RARC 中的广泛应用也可减少对性神经的损伤。许多国外学者的研究结果也显示，相比 ORC 与 LRC，RARC 可以完成更加精细的解剖，在根治肿瘤、保留性功能和控尿方面具有更好的效果。

第八章

泌尿系肿瘤腹腔镜手术的并发症及其处理

◎许晓波

随着泌尿系肿瘤腹腔镜手术量的增加、腹腔镜手术难度的加大，相应手术并发症的发生率及严重程度也随之上升。因此，熟练的手术技巧、丰富的手术经验以及仔细的术中操作对腹腔镜手术的顺利完成都必不可少。加强对腹腔镜手术并发症的认识、预防及处理对泌尿系肿瘤腹腔镜手术的发展意义重大。随着现代外科微创技术的不断发展，腹腔镜在泌尿系肿瘤疾病中得到迅速推广和普及，几乎所有的泌尿外科手术均能在腹腔镜下开展。与开放手术相比，腹腔镜手术具有切口小、组织损伤小、出血少、全身反应轻及恢复快等优点，因而深受现代泌尿外科医生和广大患者的青睐。但是腹腔镜手术作为一种新兴技术，操作复杂，其手术并发症的发生难以避免。随着高难度泌尿外科腹腔镜手术类型和数量的增加，如肾部分切除、前列腺癌根治、膀胱癌根治及二次手术等，并发症的发生及其严重程度也显著增加。因此，总结腹腔镜技术的经验教训，熟悉并了解腹腔镜手术并发症发生的相关因素和预防措施，对开展泌尿系肿瘤腹腔镜手术工作意义重大。腹腔镜手术并发症可发生于气腹建立、术中和术后等几个阶段。

第一节　气腹建立阶段常见并发症

一、穿刺并发症

气腹针和辅助 Trocar 针插入过程中易引起一些穿刺并发症，包括腹壁出血，胸膜、腹部大血管和内脏损伤等，其发生率为 $0.05\% \sim 0.30\%$。当腹部 Trocar 插入位置偏低时，腹壁下血管易损伤出血；而腹壁薄弱者选择经腹腔途径时较易出现腹部大血管和内脏损伤，其发生率为 $0.003\% \sim 0.300\%$。气腹建立过程中的死亡事件 81% 左右与血管损伤有关，而主动脉和下腔静脉的损伤占绝大多数。另一项针对 103 852 例腹腔镜手术的调查研究表明，Trocar 置入导致血管损伤的概率为 0.05% 左右，其中死亡率占其 17% 左右。脐部皮肤至腹主动脉分叉距离平均为 5 cm，穿刺时将 Trocar 向骨盆方向倾斜 45°，注意不要偏离中线，这是避免损伤腹主动脉、下腔静脉和髂血管的关键；用布巾钳将腹直肌前鞘充分提起后穿刺可以最大限度地避免血管损伤。为避免肠管等内脏损伤，可在第一支 Trocar 盲穿前适当升高气腹压以增加腹壁对抗。实施穿刺时，食指与 Trocar 平行穿入，并限定穿入速度及深度；第一通道建立并置入内窥镜后，应先检查穿刺区下方有无损伤，如有出血则利用外鞘本身向一侧倾斜压迫止血，也可电凝止血。

二、皮下及腹膜外气肿

气腹针进针位置及进针手法不当可引起各种类型的气肿，如皮下气肿、腹膜外气肿等。皮下气肿多见于 CO_2 沿 Trocar 孔周围的泄漏，常因手术时间过长、腹腔压力过高及穿刺切口过大而发生。其特异性的病理征是捻发音、握雪感，男性患者亦可出现阴囊气肿。若操作中发现有气体泄漏，应在 Trocar 孔周围做荷包缝合或更换一个更大直径的穿刺 Trocar。为避免皮下气肿的发生，手术中放置每一个穿刺 Trocar 时应尽量指向术野，避免术中不断调整 Trocar 方向造成穿刺口周围组织通道变宽，进而使得 CO_2 进入周围皮下组织。此外，术中应注意气腹压力的大小。研究发现，气腹压力为 15 mmHg 时，发生皮下气肿的概率为 15%；当压力降至 12 mmHg 时，皮下气肿发生率降至 1.1%。皮下气肿多于术后 3 天自行消退，不需特殊处理。腹膜外气肿可因 Trocar 滑脱于腹膜外造成，可于腹膜外充入 1～2 L CO_2，此时可出现皮肤膨胀或捻发音等提示腹膜内气腹的症状。气腹针在腹膜外时，进针 1 cm 阻力较大，当真正进入腹膜腔时，气腹针可无阻力进入 1 cm（前进试验）；腹膜外气肿时表现为少量 CO_2（500 mL 左右）。充入时，腹部压力增加迅速，且出现不均衡膨胀，同时进气缓慢；而且穿刺 Trocar 置入内窥镜后看到的是脂肪，而非腹腔脏器。注意上述内容可以避免此类并发症的发生。

三、高碳酸血症

CO_2 是腹腔镜人工气腹的首选气体，压力一般维持在 12～15 mmHg。CO_2 可通过腹膜吸收，使动脉血中的 CO_2 分压升高。高压气腹还可造成膈肌抬高、肺顺应性下降、肺泡无效腔增大以及肺通气／血流比值失调，最终导致 CO_2 潴留和高碳酸血症，主要表现为心律增快、心肌自律性增加。一般而言，CO_2 气腹仅会造成轻微的高碳酸血症，不会对机体产生明显不良影响；但随着气腹压力及气腹时间的增加，风险相应增加。对于有慢性阻塞性肺病、限制性肺病、过度肥胖以及低心排血量的患者，机体对高碳酸血症及酸中毒的代偿能力明显降低，在术中应加强麻醉管理，并进行心电监测，及时发现各种心律失常和血流动力学变化。当麻醉医师提醒通气压力增加时，应考虑暂停气腹或降低气腹压力。

第二节　术中并发症

一、腹腔内血管损伤

腹腔内血管损伤是泌尿系肿瘤腹腔镜手术最严重的并发症之一，发生率为 $0.03\% \sim 2.70\%$，常涉及腹主动脉和髂总动脉，而下腔静脉 / 髂总静脉因其侧位或前方有腹主动脉 / 髂总动脉的保护，损伤概率较小。近年来随着盆腔淋巴结清扫手术、二次手术病例数的逐年增加，静脉性出血（如髂外静脉和肾静脉损伤出血）的发生率逐年增加，这主要由静脉壁薄、术中组织粘连严重引起，同时也与术者的经验相关。泌尿系肿瘤腹腔镜手术并发症的发生率小于5%，然而其中约40%的围手术期并发症与术中、术后出血有关。腹腔内血管损伤可出现于手术过程中的任何时间，由于视野及器械的限制，腹腔镜手术止血存在一定难度，术前应充分评估患者的出血风险，做好应急准备。

血管损伤时的主要症状是血压突然降低以及心率加快。可根据出血的速度和颜色判断是动脉还是静脉出血：动脉出血速度快，呈喷射样，动脉血鲜红色；而静脉出血速度相对较慢，较大的静脉性出血呈泉涌样，较小的静脉性出血由于术中气腹压力的作用，需要降低气腹压力才能发现。一般来说，当血管损伤不是很严重时，可使用明胶海绵填塞，增加气腹压力，同时利用腹腔镜 Allis 钳和体内缝合技术止血；当出现大血管的损伤且出血严重时，应立即行开腹手术处理。动脉性出血多见于盆腔淋巴结清扫术时髂内、外动脉出血。动脉出血时需要迅速判断出血点，可先用纱布压迫出血点，游离出血段血管，在出血点的近心端用血管钳夹住动脉后缝合出血点，髂内动脉及其属支出血可以用 Hem-o-lok 夹夹闭血管。静脉性出血相对于动脉性出血较缓慢，一般术中冷静处理大部分均能腔内解决。由于腹腔镜气腹，腔镜下静脉出血较开腹手术出血缓慢，这一点有利于腔镜下止血，因此静脉性出血不要轻易转开腹手术止血，当出血时，可以适当提高气腹压力。

肾静脉出血时，若肾脏需要切除，可以快速游离肾蒂，此时不需要分别游离肾动、静脉，用血管切割吻合器在出血点的近心端离断肾蒂；若需要保留肾脏，可以将肾静脉的远心端用血管夹暂时控制后缝合出血点，若游离肾静脉困难，可以用血管钳将远心端肾静脉及其周围组织挑起控制出血后缝合。下腔静脉出血时快速用血管钳夹住出血点，再加 $1 \sim 2$ 个 Trocar 缝合破口。髂内静脉及其属支出血可缝闭或者用 Hem-o-lok 夹夹闭整支静脉或者出血点。髂外静脉出血需要控制远心端后缝合出血点。

为了避免此类严重并发症的发生，医生应了解和掌握腹腔内重要血管的解剖学定位及可能的变异知识。术前查看 CT 及 CTA 等影像学资料，注意重要血管尤其是变异血管的分支及走行，术中应仔细操作。

二、消化系统损伤

在泌尿系肿瘤腹腔镜手术中，胃肠道器官损伤的发生率约为 0.13%。胃肠道损伤的发生率不高，但若不及时发现，术后可能发生急性腹膜炎和败血症而导致患者死亡。胃肠道损伤可发生于气腹建立至关腹的很多手术操作中，有腹部手术史和二次手术是肠道损伤的高危因素。在放置第一个 Trocar 时最易发生肠穿孔或肠道破裂，而其他器官如胃、肝脏、脾脏等损伤较少见。

其中，肠道穿孔分为非贯穿伤和贯穿伤两类。肠道非贯穿伤时，在置入腹腔镜后看到肠道内部的黏膜皱襞，也可通过辅助 Trocar 检查和确定损伤部位，可利用腹腔镜技术缝合破裂肠管或者通过开放手术修补肠道。肠道贯穿伤则必须通过第二个 Trocar 仔细检查才能确诊及发现穿孔部位，术中使用广谱抗生素灌洗腹腔。若肠道贯穿伤漏诊，则可导致严重的腹膜炎甚至死亡。手术操作中可以根据肠管损伤程度决定修补方案，若损伤肠管较小，可术中直接缝合；若损伤肠管较大，可将该段受损的肠管切除后端端吻合。开放途径置入腹腔镜技术（Hasson 技术）是避免上述肠道并发症的最好方法。

在手术当中，电凝器械在使用前必须仔细检查其绝缘性能，使用时电凝功率应控制在 50 W 以下。单极电凝因其电弧范围大，易灼伤周围脏器，术中应尽量减少使用，而应用有止血钳的双极电凝和带电屏蔽的电凝装置，避免热损伤并发症的发生。术中一旦发现有胃肠内容物溢出或肠道表面逐渐扩大的血肿，应根据损伤程度和部位决定在腹腔镜下修补或立即行开放手术修补。

三、尿路损伤

尿路损伤通常由 Trocar 针造成。泌尿系肿瘤腹腔镜手术尿路损伤的概率较低，在 1% 以内；而非泌尿系肿瘤腹腔镜手术的尿路损伤发生率相差较大，在 0.09% ～ 14.00% 之间。Trocar 针扎伤、电烧切割、钝性和锐性分离等被认为是尿路损伤的主要原因。

预防输尿管损伤，要求术者熟悉输尿管的走行及输尿管与脐正中韧带、圆韧带、输精管等周围结构的关系。此外，术中仔细操作，在输尿管周围使用单极电凝时多采用"电切"模式，当使用"电凝"模式时，功率应小于 30 W。上尿路损伤多见于将重复肾或者肾积水误判为肾囊肿而行肾囊肿去顶减压术，术后常见尿漏。预防上尿路损伤，要求术前仔细读片，完善术前检查，如静脉肾盂造影检查和逆行肾盂造影检查，术前怀疑为重复肾的患者术中需要探查集合系统；怀疑为肾积水的患者可以术前膀胱镜下置入输尿管导管，术中往输尿管导管内注入美蓝来判断是否与集合系统相通，若相通可将瘘口缝合。术后发现尿漏，若为重复肾多需要二次手术治疗；若为肾积水，膀胱镜下置入双 J 管，留置导尿管多可以解决问题。下尿路损伤时，术中首先出现的征象是导尿袋内见到血或者气体，术者也可看到盆腔有清亮液体聚集，通过膀胱逆行灌注生理盐水稀释的美蓝可明确诊断及确定膀胱输尿管损伤的部位。Trocar 针所造成的损伤多发生于膀胱，多数由膀胱过度充盈时第一个 Trocar 刺入所致。术中诊断膀胱损伤后可行腹腔镜下缝合，或使用腹腔镜缝合器闭合缺损。若术中未发现膀胱损伤，患者术后可出现少尿或尿性腹水，可伴有低钠血症；少部分患者出现高钾血症和轻度血肌酐升高，表现为下腹不适、腹胀、发热等。

四、气体栓塞

虽然 CO_2 较空气、NO 等有很好的可溶性，但应用 CO_2 时仍可发生气体栓塞。气体栓塞多见于气腹针刺入血管或器官并接着充气的情况，它是腹腔镜手术的严重并发症之一，可危及患者生命安全。气体栓塞时的常见症状是心律失常、心动过速、发绀、肺水肿等。此时，应立刻停止气腹，马上排空腹腔气体，吸入纯氧使患者过度通气以及尽可能使患者左侧卧位以减少右室输出。气体栓塞后果严重，需要在建立气腹时注意预防。

第三节　术后及其他并发症

术后并发症约占所有并发症的一半，包括疼痛、切口感染、切口疝、继发出血、血肿及尿瘘等。

疼痛是术后并发症的一个重要指征，可为局限性或弥漫性疼痛。若疼痛局限于切口部位，则可能是切口疝或切口感染引起。局限性疼痛伴有皮下气肿可能是腹直肌鞘血肿、Trocar 孔出血形成血肿或切口疝。急性弥漫性疼痛伴有低热、轻度白细胞增多者，大都由肾囊肿内液体或损伤肠管内容物溢出所致，可予 CT 扫描以明确诊断；若有胸痛症状，则应急诊查心电图、心肌酶谱、胸部 CT、血气分析等排除心肌梗死或肺栓塞可能。术后急性肩胛部疼痛，特别是右侧肩后区疼痛，很可能是气腹的 CO_2 刺激膈肌所致，有类似肺栓塞的表现。

术后早期的穿刺点不适是正常的，但如果此种不适逐渐加重，应怀疑切口疝的发生。成人切口疝常发生于 10 mm 以上穿刺切口处。患者多有腹部不适伴恶心及肠梗阻表现，较少情况下出现弥漫性腹痛及完全性肠梗阻表现。腹部平片或 CT 可显示肠梗阻特征。避免切口疝的最简单方法是仔细缝合关闭筋膜，并在内镜直视下进行。

腹腔镜手术环境相对封闭，因而术后感染机会较少，其发生与创面过大、术中冲洗液存留过多及是否引流有关，故手术创面较大者应正确防止腹腔或腹膜后引流，术后预防性应用抗生素并加强支持治疗。对于术后有尿路开放，或膀胱癌手术涉及肠道时，术后伤口感染风险稍大，应注意观察伤口情况。

腹腔镜手术常见内科并发症有尿路感染、肺不张、肺栓塞、下肢静脉血栓及胃十二指肠溃疡等，多发生于较为困难复杂的根治性手术，其预防及处理措施与开放手术相似。

第四节　结　语

　　腹腔镜泌尿系肿瘤手术并发症与开放手术大致相同，但也有其特殊性，通常与不同的手术路径、手术部位、手术方法以及术者的手术熟练程度有关。充分的术前准备、合理的手术路径选择、规范的手术操作以及完善的术后管理是防治腹腔镜手术并发症的关键。随着科学技术的不断发展，腹腔镜手术代表了泌尿系肿瘤微创手术的发展趋势和发展方向，因此加强腹腔镜手术并发症的认识和研究将极大地推动泌尿系肿瘤腹腔镜技术的发展进程。

参考文献

［1］ABDOLLAH F，SOOD A，SAMMON J D，et al. Long-term cancer control outcomes in patients with clinically high-risk prostate cancer treated with robot-assisted radical prostatectomy：results from a multi-institutional study of 1100 patients. Eur Urol，2015，68：497-505.

［2］ABOL-ENEIN H，TILKI D，MOSBAH A，et al. Does the extent of lymphadenectomy in radical cystectomy for bladder cancer influence disease-free survival? A prospective single-center study. Eur Urol，2011，60（3）：572 -577.

［3］ALEXANDRE M，GEERT D N，PETER S，et al. Impact of the learning curve on perio-perative outcomes in patients who underwent robotic partial nephrectomy for parenchymal renal tu-mours. Eur Urol，2010，58：127-133.

［4］BACHIR B G，KASSOUF W. Urinary diversions：advantages and disadvantages of the ma-jor types of diversions. Curr Opin Support Palliat Care，2013 ，7（3）：249-253.

［5］BHOYRUL S，VIERRA M A，NEZHAT C R，et al. Trocar injuries in laparoscopic surgery. J Am Coll Surgeons，2001，192（6）：677-683.

［6］BINDER J，KRAMER W. Robotically-assisted laparoscopic radical prostatectomy. BJU Int，2001，87：408-410.

［7］BRICKER E M，EISEMAN B. Bladder reconstruction from cecum and ascending colon fol-lowing resection of pelvic viscera. Ann Surg，1950，132：77-84.

［8］BRUINS H M，VESKIMAE E，HERNANDEZ V，et al. The impact of the extent of lympha-denectomy on oncologic outcomes in patients undergoing radical cystectomy for bladder cancer：a sys-tematic review. Eur Urol，2014，66（6）：1065-1077.

［9］CACCIAMANI G，MEDINA L，ASHRAFI A，et al. Transvesical robot-assisted simple pros-tatectomy with 360° circumferential reconstruction：step-by-step technique. BJU Int，2018，122（2）：344-348.

［10］CHAMPAULT G，CAZACU F，TAFFINDER N. Serious trocar accidents in laparoscopic surgery：a French survey of 103 852 operations. Surg Laparosc Endosc，1996，6（5）：367-370.

［11］CHANDLER J G，CORSON S L，WAY L W. Three spectra of laparoscopic entry access. J Am Coll Surgeons，2001，192（4）：478-490.

［12］CHEN W P，ZHENG R S，ZENG H M，et al. Annual report on status of cancer in China，2011. Chin J Cancer Res，2015，27：2-12.

［13］CLAYMAN R V，KAVOUSSI L R，FIGENSHAU R S，et al. Laparoscopic nephroureterectomy：initial clinical case report. J Laparoendosc Surg，1991，1：343-349.

［14］CLAYMAN R V，KAVOUSSI L R，SOPER N J，et al. Laparoscopic nephrectomy：initial case report. J Urol，1991，146（2）：278-282.

［15］COLOMBO J R，HABER G P，JELOVSEK J E，et al. Complications of laparoscopic surgery for urological cancer：a single institution analysis. Urol，2007，178（3 Pt 1）：786-791.

［16］FENG L，SONG J，WU M，et al. Extraperitoneal versus transperitoneal laparoscopic radical cystectomy for selected elderly bladder cancer patients：a single center experience. Int Braz J Urol，2016，42（4）：655-662.

［17］FICARRA V，NOVARA G，AHLERING T E，et al. Systematic review and meta-analysis of studies reporting potency rates after robot-assisted radical prostatectomy. Eur Urol，2012，62：418-430.

［18］GAGNER M，LACROIX A，BOLT E. Laparoscopic adrenalectomy in Cushing's syndrome and pheochromocytoma. N Engl J Med，1992，327（14）：1033.

［19］GALFANO A，ASCIONE A，GRIMALDI S，et al. A new anatomic approach for robot-assisted laparoscopic prostatectomy：a feasibility study for completely intrafascial surgery. Eur Urol，2010，58：457-461.

［20］GALFANO A，DI T D，SOZZI F，et al. Beyond the learning curve of the Retzius-sparing approach for robot-assisted laparoscopic radical prostatectomy：oncologic and functional results of the first 200 patients with ≥ 1 year of follow-up. Eur Urol，2013，64：974-980.

［21］GALFANO A，TAPPERO S，EDEN C，et al. Multicentric experience in Retzius-sparing robot-assisted radical prostatectomy performed by expert surgeons for high-risk prostate cancer. Minerva Urol Nephrol，2022.

［22］GALFANO A，TRAPANI D，SOZZI F，et al. Beyond the learning curve of the Retzius-sparing approach for robot-assisted laparoscopic radical prostatectomy：oncologic and functional results of the first 200 patients with ≥ 1 year of follow-up. Eur Urol，2013，64（6）：974-980.

［23］GAMBOA A J，YOUNG J L，DASH A，et al. Pelvic lymph node dissection and outcome of robot-assisted radical cystectomy for bladder carcinoma. J Robotic Surg，2009，3：7-12.

［24］GAO X，PANG J，SI-TU J，et al. Single-port transvesical laparoscopic radical prostatectomy for organ-confined prostate cancer：technique and outcomes. BJU Int，2013，112（7）：944-952.

［25］GUILLONNEAU B，ROZET F，CATHELINEAU X，et al. Perioperative complications of laparoscopic radical prostatectomy：the Montsouris 3-year experience. J Urol，2002，167：51-56.

［26］GUTT C N，ONIU T，MEHRABI A，et al. Circulatory and respiratory complications of carbon dioxide insufflation. Diges Surg，2004，21（2）：95-105.

［27］HAUTMANN R E，ABOL-ENEIN H，LEE C T，et al. Urinary diversion：how experts divert. Urol，2015，85（1）：233-238.

［28］HAUTMANN R E，HAUTMANN S H，HAUTMANN O. Complications associated with urinary diversion. Nat Rev Urol，2011，8（12）：667-677.

［29］HAUTMANN R E，PETRICONI R C，VOLKMER B G. Lessons learned from 1 000 neobladders：the 90-day complication rate. J Urol，2010，184（3）：990-994.

［30］HAUTMANN R E，PETRICONI R C，VOLKMER B G. 25 years of experience with 1 000 neobladders：long-term complications. J Urol，2011，185（6）：2207-2212.

［31］HAUTMANN R E，VOLKMER B G，SCHUMACHER M C，et al. Long-term results of standard procedures in urology：the ileal neobladder. World J Urol，2006，24（3）：305-314.

［32］HOSHI A，USUI Y，SHIMIZU Y，et al. Dorsal vein complex preserving technique for intrafascial nerve-sparing laparoscopic radical prostatectomy. Int J Urol，2013，20：493-500.

［33］ILIC D，EVANS S M，ALLAN C A，et al. Laparoscopic and robotic-assisted versus open radical prostatectomy for the treatment of localised prostate cancer. Cochrane Database Syst Rev，2017，9：CD009625.

［34］JENTZMIK F，SCHOSTAK M，STEPHAN C，et al. Extraperitoneal radical cystectomy with extraperitonealization of the ileal neobladder：a comparison to the transperitoneal technique. World J Urol，2010，28（4）：457-463.

［35］KACZMAREK B F，SUKUMAR S，PETROS F，et al. Robotic ultrasound probe for tumor identification in robotic partial nephrectomy：initial series and outcomes. Int J Urol，2013，20：172-176.

［36］KAMRAN A，KHAN S A，HAYN M H，et al. Analysis of intracorporeal compared with extracorporeal urinary diversion after robot-assisted radical cystectomy：results from the International Robotic Cystectomy Consortium. Eur Urol，2014，65：340-347.

［37］KAOUK J H，GOEL R K，WHITE M A，et al. Laparoendoscopic single-site radical cystectomy and pelvic lymph node dissection：initial experience and 2-year follow-up. Urol，2010，76（4）：857-861.

［38］KARADAG M A，CECEN K，DEMIR A，et al. Gastrointestinal complications of laparoscopic/robot-assisted urologic surgery and a review of the literature. J Clin Med Res，2015，7（4）：203-210.

［39］KATZ D，BENNETT N E，STASI J，et al. Chronology of erectile function in patients with early functional erections following radical prostatectomy. J Sex Med，2010，7：803-809.

［40］KERBL K，CLAYMAN R V，MCDOUGALL E M，et al. Laparoscopic nephrectomy. BMJ，1993，307：1488-1489.

［41］KHALIFEH A，AUTORINO R，HILLYER S P，et al. Comparative outcomes and assessment of trifecta in 500 robotic and laparoscopic partial nephrectomy cases：a single surgeon experience.

J Urol, 2013, 189: 1236-1242.

[42]KHAN M S, CHALLACOMBE B, ELHAGE O. A dual-centre, cohort comparison of open, laparoscopic and robotic-assisted radical cystectomy. Int J Clin Pract, 2012, 66(7): 656-662.

[43]KHODER W Y, SCHLENKER B, WAIDELICH R, et al. Open complete intrafascial nerve-sparing retropubic radical prostatectomy: technique and initial experience. Urol, 2012, 79: 717-721.

[44]KULKARNI J N, AGARWAL H. Transperitoneal vs extraperitoneal radical cystectomy for bladder cancer: a retrospective study. Int Braz J Urol, 2018, 44(2): 296-303.

[45]MATTEI A, NASPRO R, ANNINO F, et al. Tension and energy-free robotic-assisted laparoscopic radical prostatectomy with interfascial dissection of the neurovascular bundles. Eur Urol, 2007, 52(3): 687-694.

[46]MCDOUGALL E M, CLAYMAN R V, ANDERSON K. Laparoscopic wedge resection of a renal tumor: initial experience. J Laparoendosc Surg, 1993, 3: 577-581.

[47]MENON M, SHRIVASTAVA A, TEWARI A, et al. Laparoscopic and robot assisted radical prostatectomy: establishment of a structured program and preliminary analysis of outcomes. J Urol, 2002, 168: 945-949.

[48]MIYAKE H, FURUKAWA J, SAKAI I, et al. Orthotopic sigmoid vs. ileal neobladders in Japanese patients: a comparative assessment of complications, functional outcomes, and quality of life. Urol Oncol, 2013, 31(7): 1155-1160.

[49]MUHAMMAD S K, OUSSAMA E, BENJAMIN C, et al. Long-term outcomes of robot-assisted radical cystectomy for bladder cancer. Eur Urol, 2013, 64: 219-224.

[50]NGUYEN D P, AWAMLH B A H A, OSTERBERG E C, et al. Postoperative complications and short-term oncological outcomes of patients aged $\geqslant$ 80 years undergoing robot-assisted radical cystectomy. World J Urol, 2014, 33: 1-7.

[51]NIX J, SMITH A, KURPAD R, et al. Prospective randomized controlled trial of robotic versus open radical cystectomy for bladder cancer: perioperative and pathologic results. Eur Urol, 2010, 57: 196-201.

[52]NOVARA G, FLCARRA V, ROSEN R C, et al. Systematic review and meta-analysis of perioperative outcomes and complications after robot-assisted radical prostatectomy. Eur Urol, 2012, 62: 431-452.

[53]OMAR F, KHAIRUL A, CHRISTIAN S, et al. Current status of robotic assisted radical cystectomy with intracorporeal ileal neobladder for bladder cancer. J Surg Oncol, 2015, 112: 427-429.

[54]PANG C, GUAN Y Y, LI H B, et al. Urologic cancer in China. Jpn J Clin Oncol, 2016, 46: 497-501.

[55]PARRA R O, ANDRUS C H, JONES J P, et al. Laparoscopic cystectomy: initial report on

a new treatment for the retained bladder. J Urol，1992，148（4）：1140-1144.

［56］PARRA R O，BOULLIER J A. Endocavitary（laparoscopic）bladder surgery. Semin Urol，1992，10：213-221.

［57］PARSONS J K，VARKARAKIS I，RHA K H，et al. Complications of abdominal urologic laparoscopy：longitudinal five-year analysis. Urol，2004，63（1）：27-32.

［58］PERMPONGKOSOL S，LINK R E，SU L M，et al. Complications of 2 775 urological laparoscopic procedures：1993 to 2005. J Urol，2007，177（2）：580-585.

［59］PETROS F，SUKUMAR S，HABER G P，et al. Multi-institutional analysis of robot-assisted partial nephrectomy for renal tumors ＞4 cm versus ≤4 cm in 445 consecutive patients. J Endou，2012，26：642-646.

［60］PEYRONNET B，SEISEN T，DOMINGUEZ-ESCRIG J L，et al. Oncological outcomes of laparoscopic nephroureterectomy versus open radical nephroureterectomy for upper tract urothelial carcinoma：an European association of urology guidelines systematic review. Eur Urol Focus，2019，5（2）：205-223.

［61］PORCARO A B，LUYK N，CORSI P，et al. Robotic assisted radical prostatectomy accelerates postoperative stress recovery：final results of a contemporary prospective study assessing pathophysiology of cortisol peri-operative kinetics in prostate cancer surgery. Asian J Urol，2016，3（2）：88-95.

［62］RASSWEILER J，FORNARA P，WEBER M，et al. Laparoscopic nephrectomy. J Urol，1998：18-21.

［63］RASSWEILER J，SENTKER L，SEEMANN O，et al. Laparoscopic radical prostatectomy with the Heilbronn technique：an analysis of the first 180 cases. J Urol，2001，166：2101-2108.

［64］RINK M，KLUTH L，EICHELBERG E，et al. Continent catheterizable pouches for urinary diversion. Eur Urol，2010，S9：754-762.

［65］SAGALOWSKY A I，JARRETT T W，FLANIGAN R C. Laparoscopic radical nephroureterectomy//WEIN T W. Campbell-Walsh urology.10th ed. Philadelphia：Elsevier Saunders，2012.

［66］SHAO P，LI P，JU X B，et al. Laparoscopic radical cystectomy with intracorporeal orthotopic ileal neobladder：technique and clinical outcomes. Urol，2015，85：368-373.

［67］SILBERSTEIN J L，MADDOX M M，DORSEY P，et al. Physical models of renal malignancies using standard cross-sectional imaging and 3-dimensional printers：a pilot study. Urol，2014，84（2）：268-273.

［68］SIMONE G，PAPALIA R，FERRIERO M，et al. Stage-specific impact of extended versus standard pelvic lymph node dissection in radical cystectomy. Int J Urol，2013，20（4）：390-397.

［69］SNOW-LISY D C，CAMPBELL S C，GILL I S，et al. Robotic and laparoscopic radical cystectomy for bladder cancer：long-term oncologic outcomes. Eur Urol，2014，65：193-200.

［70］SPERNAT D，SOFIELD D，MOON D，et al. Implications of laparoscopic inguinal hernia repair on open，laparoscopic，and robotic radical prostatectomy. Prostate Int，2014，2：8-11.

［71］SPRINGER C，MOHAMMED N，ALBA S，et al. Laparoscopic radical cystectomy with extracorporeal ileal neobladder for muscle-invasive urothelial carcinoma of the bladder：technique and short-term outcomes. World J Urol，2014，32（2）：407-412.

［72］STEIN R，HOHENFELLNER M，PAHERNIK S，et al. Urinary diversion-approaches and consequences. Dtsch Arztebl Int，2012，109（38）：617-622.

［73］STEVEN K，POULSEN A L. Radical cystectomy and extended pelvic lymphadenectomy：survival of patients with lymph node metastasis above the bifurcation of the common iliac vessels treated with surgery only. J Urol，2007，178（4 Pt 1）：1214-1218.

［74］SUGIHARA T，YASUNAGA H，HORIGUCHI H，et al. Factors affecting choice between ureterostomy，ileal conduit and continent reservoir after radical cystectomy：Japanese series. Int J Clin Oncol，2014，19（6）：1098-1104.

［75］TYRITZIS S I，HOSSEINI A，COLLINS J，et al. Oncologic，functional，and complications outcomes of robot-assisted radical cystectomy with totally intracorporeal neobladder diversion. Eur Urol，2013，64（5）：734-741.

［76］VALLANCIEN G，CATHELINEAU X，BAUMERT H，et al. Complications of transperitoneal laparoscopic surgery in urology：review of 1 311 procedures at a single center. J Urol，2002，168（1）：23-26.

［77］WALSH P C，DONKER P J. Impotence following radical prostatectomy：insight into etiology and prevention. J Urol，1982，128：492-497.

［78］WEI H B，QI X L，LIU F，et al. Robot-assisted laparoscopic reconstructed management of multiple aneurysms in renal artery primary bifurcations：a case report and literature review. BMC Urol，2017，17：96.

［79］WONG J M K，BORTOLETTO P，TOLENTINO J，et al. Urinary tract injury in gynecologic laparoscopy for benign indication：a systematic review. Obst and Gynec，2018，131（1）：100-108.

［80］ZHVANIA G，MSHVILDADZE S H，MANAGADZE G，et al. Results of radical cystectomy with Mainz pouch Ⅱ diversion（single institution experience）. Georgian Med News，2012（211）：7-13.

［81］常易凡，任冀. 保留前列腺周围解剖结构在机器人前列腺癌根治术中的应用. 现代泌尿外科杂志，2019，24（7）：511-515.

［82］陈军，郑涛，马鑫，等. 筋膜内与筋膜间保留神经的腹膜外腹腔镜前列腺癌根治术临床效果的比较. 华中科技大学学报（医学版），2014（4）：421-426.

［83］干思舜，徐丹枫，高轶，等. 筋膜内切除法在腹腔镜下前列腺癌根治性切除术中的应用. 临

床泌尿外科杂志，2012，27（7）：485-487.

［84］高旭，王燕，杨波，等.机器人辅助腹腔镜下根治性前列腺切除术107例报告.中华泌尿外科杂志，2014（9）：668-671.

［85］顾方六，郭应禄，杨勇，等.吴阶平泌尿外科学.济南：山东科学技术出版社，2009.

［86］郭宏骞，李笑弓，甘卫东，等.保留Retzius间隙的机器人辅助腹腔镜下根治性前列腺切除术治疗早期前列腺癌（附手术视频）.中华男科学杂志，2017，23（1）：34-38.

［87］过菲，杨波，黄子钧，等.机器人辅助腹腔镜下根治性前列腺切除术中关键步骤的解剖细节分析.中华泌尿外科杂志，2014（7）：547-550.

［88］郝瀚，吴鑫，郑卫，等.膀胱尿路上皮癌淋巴结转移特点：单中心522例膀胱根治性切除病例回顾.北京大学学报（医学版），2014，46（4）：524-527.

［89］黄双，马鑫，朱捷，等.保留Retzius间隙的机器人辅助根治性前列腺切除术治疗局限性前列腺癌8例报告.微创泌尿外科杂志，2017（4）：198-201.

［90］黄翼然.从肾脏解剖和肾癌病理特征谈保留肾单位手术.临床泌尿外科杂志，2016，31（3）：195-197.

［91］刘锋，王帅，祁小龙，等.完全腹腔镜下根治性膀胱切除及原位U形回肠新膀胱术19例报告.中华泌尿外科杂志，2015，36（4）：270-275.

［92］刘锋，章越龙，张大宏.经腹腔途径腹腔镜肾癌根治术112例经验总结.现代泌尿生殖肿瘤杂志，2011，3（1）：11-13.

［93］楼江涌，金百冶，刘锋，等.腹腔镜根治性前列腺切除术中保留膀胱颈在术后控尿的效果观察.浙江大学学报（医学版），2013（6）：680-684.

［94］庞俊，司徒杰，肖恒军，等.经膀胱途径单孔腹腔镜下前列腺癌根治术治疗局限性前列腺癌8例报告.中华泌尿外科杂志，2012（10）：753-756.

［95］王帅，周密，祁小龙，等.机器人辅助腔镜保留Retzius间隙的前入路根治性前列腺切除术的疗效分析.中华泌尿外科杂志，2018（10）：641-646.

［96］夏丹，王平，叶孙益，等.机器人辅助腹腔镜后入路根治性前列腺切除术的疗效分析.中华泌尿外科杂志，2017（6）：421-423.

［97］詹辉，王剑松，徐鸿毅，等.原位回肠与乙状结肠尿流改道再造膀胱：10年资料回顾.中国组织工程研究与临床康复，2008，12（5）：988-991.

［98］张大宏，刘锋，吕佳.泌尿外科腹腔镜手术常见并发症的处理.现代泌尿外科杂志，2014，19（3）：149-152.

［99］张琦，祁小龙，刘锋，等.完全机器人辅助根治性膀胱切除及原位U形回肠新膀胱术的手术技巧.中华泌尿外科杂志，2017，38（5）：347-351.

［100］张旭，艾青，马鑫，等.机器人辅助腹腔镜下根治性前列腺切除术勃起功能保留的手术技巧和疗效分析.中华泌尿外科杂志，2017（6）：417-420.

［101］张志凌,周芳坚.膀胱癌的诊断和治疗进展.临床外科杂志,2015,23(2):91-92.

［102］周晓晨,傅斌,刘伟鹏,等.机器人辅助腹腔镜下根治性前列腺切除术保留耻骨后间隙技术与阿芙罗狄蒂面纱保留神经技术的比较研究.中华泌尿外科杂志,2017,38(6):428-432.

［103］邹浩军,龚勇,陈雁卉,等.成人肾及其血管的CT影像解剖.解剖学杂志,2009,32(2):234-237.

第六部分
妇科肿瘤微创外科

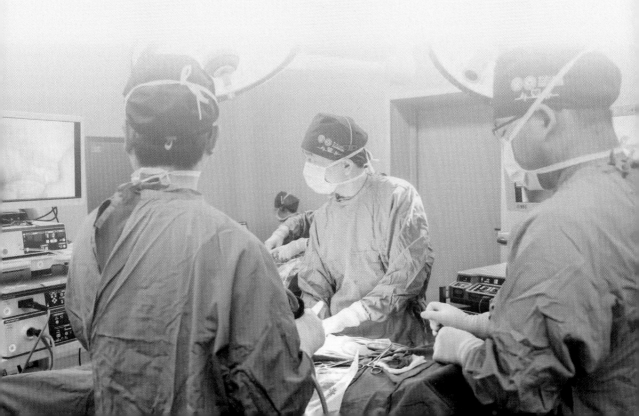

第一章

概　述

◎寿华锋　刘金炜

手术治疗是妇科恶性肿瘤的主要治疗方法。目前妇科肿瘤手术发展模式呈现三大趋势，即微创化、精准化（或个体化）和以循证依据为基础的外科管理，尤其是妇科肿瘤手术的微创化一直是妇科肿瘤医生追求的目标。

从 20 世纪 70 年代起，腹腔镜手术首次用于妇科恶性肿瘤，最早的报道是对卵巢癌患者进行明确诊断与分期。随着 1989 年 Reich 首例腹腔镜全子宫切除术的施行，标志着腹腔镜手术在妇科领域的应用进入了一个全新的时期，同年首次报道腹腔镜在子宫内膜癌分期手术中的应用。1992 年，Nezhat 等首次报道了 LRH+ 盆腔淋巴结切除术治疗宫颈癌，目前该术式已被越来越多的妇科肿瘤学家应用于临床。在随后的几十年中，腹腔镜手术已经被广泛用于多种妇科恶性肿瘤的治疗，包括宫颈癌、子宫内膜癌和卵巢癌等。近 20 年来，由于腹腔镜及其设备的改进，妇科恶性肿瘤的微创手术得到巨大的发展。微创手术包括腹腔镜手术、机器人腹腔镜手术、宫腔镜手术、阴式手术和各种小切口的手术，具有创伤小、手术瘢痕小、术后恢复快、易被患者接受等特点，在妇科恶性肿瘤的诊治中发挥越来越重要的作用，显著提高了患者术后的生存质量。

而近年来，腹腔镜手术和传统开腹手术优劣之争日趋加剧。2018 年 10 月 31 日，《新英格兰医学杂志》（*The New England Journal of Medicine*）发表了两篇研究论文，一篇前瞻性的和一篇回顾性的，其结果在国际上引起了轰动和热议。两项研究尤其是前瞻性研究显示，与开放性根治性子宫切除术相比，微创切除术在早期宫颈癌的治疗预后上并没有优势，反而无病生存率更低，复发率更高，还增加了死亡风险。其结论与以往的回顾性研究结果差异如此巨大，几乎相反，这完全出乎人们的意料。作为妇科肿瘤工作者，应理性、客观地对待这个问题。妇科肿瘤医生应把患者的利益摆在首位，何种术式对患者最有利就采用何种术式，不应受到医生个人喜好的影响。不论采用何种术式，都必须遵循妇科肿瘤的处理原则，不能因为技术缺陷而打折扣。对于恶性肿瘤患者而言，最重要的是保证治疗效果即长期生存率，其次才是生活质量，腹部瘢痕最不重要。机器人技术、腔镜技术、阴式手术和小切口手术，都只是外科手术的一种途径。正如郎景和院士经常强调的那样，微创应该是一种理念，是原则，应该贯穿于每个手术的全过程。微创体现在精准的解剖、适当的分离、温柔的手法、细致的操作、组织的保护上。微创手术应体现最合适的个体化术式、最少的组织损伤、最好的愈合、最理想的治疗效果。只有严格掌握微创手术的适应证，适当的患者选用适当的手术方式，尽可能提高医者手术水平，强调和规范妇科肿瘤手术的准入制度，才能使患者的利益最大化。

第二章

宫颈癌微创外科

◎寿华锋　刘金炜

第一节　腹腔镜下宫颈癌手术（淋巴清扫术）

　　宫颈癌是发展中国家女性最常见的妇科恶性肿瘤，在发达国家也是仅次于子宫内膜癌的第二大女性生殖道癌症。WHO 数据显示宫颈癌全球每年新发病例 50 万，每年超过 26 万的妇女死于宫颈癌。我国每年新增病例约 14 万，死亡约 3.7 万，宫颈癌已严重威胁女性生命健康及生活质量。患者年龄分布呈双峰状——35 ～ 39 岁和 60 ～ 64 岁，平均年龄为 52 岁。已知其发病原因是由人乳头状瘤病毒（human papilloma virus，HPV）感染引起。宫颈癌以鳞状细胞癌为常见，占 80% ～ 85%；其次为腺癌，占 5% ～ 10%；混合性腺鳞癌约占 5%，罕见的为透明细胞癌、恶性黑色素瘤。

　　对于宫颈癌的临床分期，2018 年国际妇产科联盟（International Federation of Gynecology and Obstetrics，FIGO）修订了新临床分期法。

一、宫颈癌的临床分期

　　根据 FiGO 2018 分期，宫颈癌的临床分期如下。

　　（一）Ⅰ期

　　Ⅰ期：病变局限在子宫颈（不考虑宫体是否受累）。

　　● ⅠA 期：镜下浸润癌。浸润深度≤ 5 mm。

　　ⅠA1 期：间质浸润深度≤ 3 mm。

　　ⅠA2 期：间质浸润深度＞ 3 mm，≤ 5 mm。

　　● ⅠB 期：肉眼可见癌灶局限于宫颈，或镜下病灶＞ⅠA2。

　　ⅠB1 期：浸润深度＞ 5 mm，肉眼可见癌灶最大径线≤ 2 cm。

ⅠB2 期：最大径线＞ 2 cm，而≤ 4 cm 的浸润癌。

ⅠB3 期：最大径线＞ 4 cm 的浸润癌。

（二）Ⅱ期

- Ⅱ期：病变超越宫颈，但未达骨盆壁或未达阴道下 1/3。

- ⅡA 期：无宫旁浸润。

ⅡA1 期：肉眼可见癌灶最大径线≤ 4 cm。

ⅡA2 期：肉眼可见癌灶最大径线＞ 4 cm。

- ⅡB 期：有明显的宫旁浸润。

（三）Ⅲ期

Ⅲ期：肿瘤扩展到骨盆壁和（或）累及阴道下 1/3 和（或）引起肾盂积水或肾无功能。

- ⅢA 期：肿瘤累及阴道下 1 /3，没有扩展到骨盆壁。

- ⅢB 期：肿瘤扩展到骨盆壁和（或）引起肾盂积水或肾无功能。

- ⅢC 期：侵犯盆腔和／或腹主动脉旁淋巴结（包括微转移），不论肿瘤大小和范围。

ⅢC1 期：仅有盆腔淋巴结转移。

ⅢC2 期：腹主动脉淋巴结转移。

（四）Ⅳ期：病变超出真骨盆，或临床已累及膀胱或直肠黏膜。

- ⅣA 期：肿瘤生长扩散至邻近器官。

- ⅣB 期：远处转移。

二、微小浸润癌（临床Ⅰ期）的评估

ⅠA1 期和ⅠA2 期的诊断应以显微镜下组织检查为准，切除的组织应包括整个病灶，以锥切最好。镜下诊断时，间质浸润深度从原发灶起源的上皮基底或腺体表面向下≤ 5 mm，水平扩散宽度≤ 7 mm。静脉或脉管侵犯不能改变分期。只有锥切或宫颈切除、全子宫切除术的标本切缘阴性才能诊断为ⅠA1 或ⅠA2 期。

三、肉眼可见浸润癌的评估

肉眼可见的病灶或病灶范围超过上述指标应诊断为ⅠB 期。宫旁组织病变向两侧盆壁生长并已固定，宫旁组织缩短、变硬而非结节状时应诊断为ⅡB 期。当宫旁组织结节状固定于盆壁、肿物本身扩展到盆壁或由于癌症浸润导致输尿管狭窄而出现肾盂积水或肾无功能时应诊断为ⅢB 期。

手术和放疗是治疗早期子宫颈浸润癌的主要和理想手段，两者疗效包括 5 年生存率、死亡率及并发症概率等大致相同。手术主要适用于Ⅰ期及ⅡA 期病例，广泛性子宫切除术加盆腔淋巴结清扫术是首选治疗方式，比放疗更有优越性。子宫颈鳞癌卵巢转移极少见，约0.7%，年轻患者可以保留卵巢，以维持其卵巢功能到绝经前，尤其是 40 岁以前者均应考虑保留一侧或双侧卵巢；但对病灶大、分化差，或已有宫旁和（或）盆腔淋巴结转移的腺癌，尽管患者较年轻，也不宜保留卵巢。Ⅰ期患者如果需要保留生育功能可以考虑宫颈广泛切除。传统的宫颈癌根治术手术范围广，创伤大，术时、术后可能发生严重并发症，影响患者的生存质量。腹腔镜手术治疗创伤少，恢复快，明显地提高了患者的生活质量；但腹腔镜下宫颈癌手术一定要严格掌握适应证。

四、手术相关解剖（以图片为主）

在进行腹腔镜下根治性子宫切除和盆腔淋巴结清扫前，必须了解相关的解剖，这是手术能否顺利进行的关键。具体如图 6-2-1～图 6-2-4 所示。

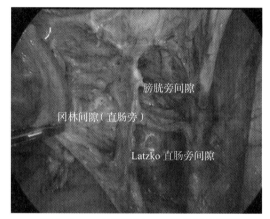

图 6-2-1　盆腔解剖——手术相关间隙

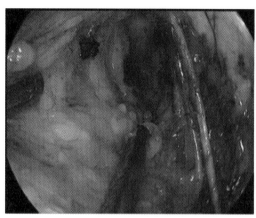

图 6-2-2　髂总动、静脉与输尿管

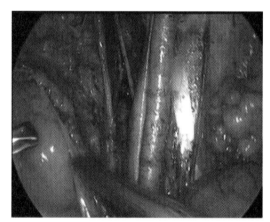

图 6-2-3　髂内、外血管

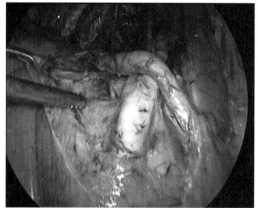

图 6-2-4　闭孔神经血管束

五、手术适应证和禁忌证（广泛性子宫切除＋盆腔淋巴结清扫术）

（一）手术适应证

● ⅠA2 期：子宫颈鳞状上皮癌伴脉管浸润、癌灶融合、多发或细胞分化不良者。年轻患者可保留单侧或双侧卵巢功能。

● ⅠB～ⅡA 期：年轻患者可保留单侧或双侧卵巢功能。

（二）手术禁忌证

并非所有的ⅠB～ⅡA期宫颈癌患者都适合做广泛性子宫切除术加盆腔淋巴结清扫术。主要禁忌证如下：

- 宫颈癌ⅡB期以上（局部晚期即ⅠB2期和ⅡA2期建议首选开腹手术）。
- 严重的心肺系统疾病及其他内科疾病者。
- 不能耐受麻醉者。
- 高龄伴有体质虚弱者。
- 急性弥漫性腹膜炎者。

六、手术准备

术前准备注意脐部的消毒，术前3天阴道消毒。术前禁饮食，清洁灌肠。腹腔镜下宫颈癌根治性手术建议配备高清摄像头、自动气腹机，特别需要配备超声刀、双极钳。根据目前的LACC研究（LACC研究是针对宫颈癌微创手术的一项大型前瞻性随机对照临床试验）结果，不建议继续使用杯状举宫器，建议采用悬吊子宫或宫内举宫。气管插管全身麻醉，采用头低臀高的膀胱截石位，一般头低15°～30°，上肩托，防止体位变动。

七、手术方法与步骤

在临床上，腹腔镜下宫颈癌根治性手术一般都是先做盆腔淋巴结清扫，再进行广泛性子宫切除。在盆腔淋巴结清扫阶段，我们主张不进行举宫，这样更符合肿瘤手术的无瘤原则。

腹腔镜下探查，一般采用四孔操作。穿刺成功后，分别进操作钳。腹腔镜下详细检查盆、腹腔明确子宫、双侧卵巢、输卵管的情况，宫骶韧带有无缩短，盆腔有无充血、粘连，再探查肝、胃、肠管、大网膜、横膈等，如有粘连应先分离，如有可疑转移之处，镜下活检送冷冻切片检查。

宫颈癌扩散转移除直接浸润蔓延外，以淋巴转移途径为主，转移方式是沿淋巴链依次向上转移，而非跳跃式转移。一般共有4组淋巴结（宫旁和宫颈旁随着子宫标本一起切除，一般不单独切除），分别为髂内（包括闭孔）、髂外、髂总、骶前，汇总于主动脉旁淋巴结及转移到远处。有特殊情况时可考虑行主动脉旁淋巴结清扫术或取样活检。

盆腔淋巴结清扫的范围：外界为髂外动脉外侧，内界在髂内动脉及侧脐韧带的外侧，上界至髂总动脉、静脉上约3 cm，下界至旋髂深静脉，跨过髂外动脉底部、闭孔膜以上（闭孔神经以上）。清扫时一般沿髂总淋巴结、髂外淋巴结、腹股沟深淋巴结、闭孔及髂内淋巴结的次序，系统地切除各组淋巴结及脂肪组织，由上向下、由外到内有次序地整块切除。

由于盆腔淋巴结为左右对称关系，为叙述简便，这里以右侧盆腔淋巴结清扫为例说明。

（一）髂总淋巴结切除

髂总淋巴结是髂外淋巴结的向上延续，根据与髂总动脉的解剖关系分为外侧组、内侧组及后组，临床上一般清除的主要是外侧组。外侧组淋巴结1～3枚，右侧的位于髂总动脉的外侧、髂总静脉的前方，左侧的位于髂总动脉与腰大肌之间。清除髂总淋巴结时，必须清楚输尿管跨过髂总动脉前而进入盆腔，在游离及分离此处的淋巴结时，必须注意输尿管的走向，切勿损伤。

用超声刀切开右髂总动脉及输尿管表面腹膜，用无损伤钳拨开输尿管及肠管，显露右侧髂总淋巴结并予超声刀切除，注意髂总静脉上小血管，最好避免撕拉，应该电凝后再用超声刀切断，否则小血管撕裂后断端退缩到髂总静脉内，导致止血困难，影响视野。提起淋巴组织断端，向下锐性清除髂总静脉前组织，完全清除右侧髂总淋巴结并将其穿过输尿管（图6-2-5、图6-2-6）。

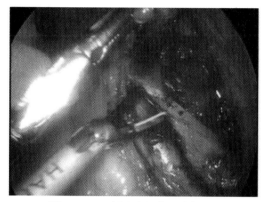 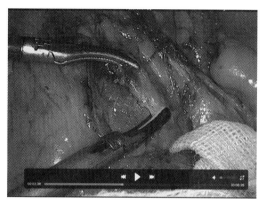

图 6-2-5　表面髂总淋巴结切除　　　　图 6-2-6　髂总淋巴结完整切除

（二）髂外淋巴结切除

髂外淋巴群沿髂外动、静脉分布，通过淋巴管相连，分为内、外、前、后组，3 ～ 10 枚，输出至髂总淋巴结。清除髂外淋巴结比较容易，只要将髂外动、静脉周围的组织切除，就能彻底清除髂外淋巴结。动脉壁厚，一般不容易损伤，但静脉壁比较薄，容易损伤。

清除右侧髂外淋巴群，首先打开髂外血管表面的腹膜，从右侧髂总淋巴结开始，用超声刀沿着髂外动脉剪开动脉前鞘直达右侧腹股沟韧带附近，暴露右旋髂深静脉。由上而下、由内而外切除右髂外动脉周围淋巴组织。清除完右侧髂外动脉淋巴结后，助手轻轻钳夹并提起该动脉，术者钳夹并提起右侧髂外静脉的组织，看清血管的解剖界线后，沿右侧髂外静脉周围清除右侧髂外淋巴群（图6-2-7、图6-2-8）。

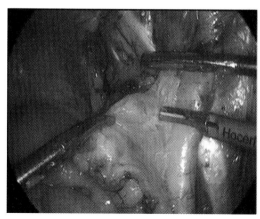 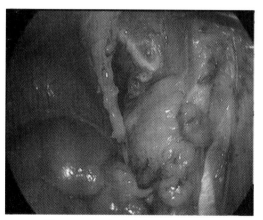

图 6-2-7　右侧髂外淋巴结切除 1　　　　图 6-2-8　右侧髂外淋巴结切除 2

（三）腹股沟深淋巴结切除

腹股沟深淋巴结位于股管内、髂外静脉内侧，1～2枚，最重要的是位于腹股沟韧带与旋髂深静脉交叉三角区内侧的股管淋巴结（Cloquet's node）。在行腹腔镜盆腔淋巴结清除术时，必须清除该枚淋巴结。腹腔镜下摘除该枚淋巴结较腹式容易，且视野清晰，出血少。清除股管淋巴结时，因髂外动、静脉的末端覆盖较厚的脂肪组织，其中还有旋髂深动、静脉，旋髂后静脉，容易损伤该部位血管。

切除右侧腹股沟深淋巴结：清除腹股沟的韧带下方脂肪组织后，把淋巴结从髂外血管内侧分离，切断靠近髂外血管旁的组织，显露并切断淋巴管。牵拉已游离的右侧淋巴结，靠近腹股沟管切除右侧腹股沟深淋巴结。清除右侧腹股沟深淋巴结后，提起离断后的淋巴管，轻轻向髂外血管上方撕拉，充分暴露腹壁下动脉（图6-2-9）。

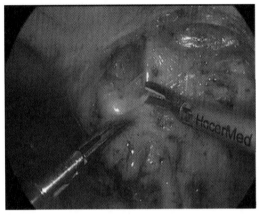

图 6-2-9　右侧腹股沟深淋巴结切除

（四）闭孔及髂内淋巴群切除

闭孔淋巴群深藏于闭孔窝内，沿闭孔动、静脉和闭孔神经分布，该淋巴群比较集中，一般3～4枚。操作时，将髂外血管拨向外侧，暴露闭孔区，分离闭孔窝的脂肪及淋巴组织，暴露闭孔神经，沿着闭孔神经的两侧，自下而上，清除脂肪淋巴组织（图6-2-10）。

髂内淋巴群位于小骨盆侧壁，分布于髂内动脉干及其主要分支起始处周围，一般2～3枚。清除完髂外淋巴群后，将髂内、外动脉以及髂内、外静脉交叉的淋巴组织切断，提起髂内动脉末端，由下而上清除髂内淋巴群（图6-2-11）。

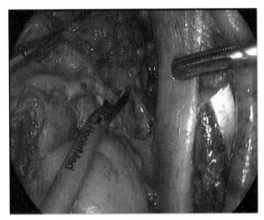

图 6-2-10　闭孔淋巴群切除

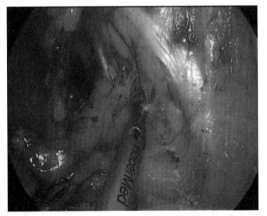

图 6-2-11　髂内淋巴群切除

（五）淋巴结清扫后处理

将右侧盆腔淋巴结清扫完后，置入标本袋内（图6-2-12），并将其置于右侧髂窝内。将左侧盆腔淋巴结清扫完后，同样置于左侧髂窝内。待广泛性子宫切除完毕，从阴道一起取出。

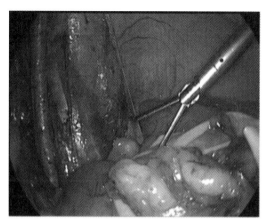

图 6-2-12 标本袋装化处理

八、手术并发症及其处理

（一）闭孔神经损伤

闭孔神经深埋于闭孔窝的脂肪堆中，含感觉、运动的混合神经，分前、后两支，前支下行支配股薄肌、短收肌、长收肌及其表面皮肤，后支支配大收肌。由于闭孔神经支配股部收缩肌群，损伤后，患者大腿外侧从股内侧处皮肤触、痛觉减退及大腿内收肌群功能阻碍甚至瘫痪，两下肢交叉困难，大腿外展受限，髋关节伸、屈异常。因为存在副闭孔神经，个别患者闭孔神经损伤后并没有出现明显的临床症状。

闭孔神经损伤一般发生在腹腔镜下清扫闭孔淋巴结时，由于操作粗暴、电凝出血时误伤，或将闭孔血管误认为是神经被切断。最多见的是闭孔窝增大的淋巴结位于髂内、外静脉交叉处的下方，紧靠着闭孔神经，在清除过程中就会损伤闭孔神经。闭孔神经被切断或烧灼伤后，如果存在副闭孔神经，或者闭孔神经被部分切断，将不至于影响其功能，否则必须及时进行闭孔神经修补或吻合。术后立即进行理疗并使用营养神经的药物，一般术后 3 个月患者症状逐渐消失，功能逐渐恢复。暴露闭孔神经如图 6-2-13 所示。

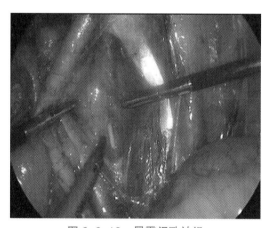

图 6-2-13 暴露闭孔神经

（二）血管损伤

盆腔淋巴结清扫直接在大血管上操作，稍有不慎将损伤大血管。血管损伤比较容易发现，因为镜下可以看到鲜红的液体，出血少时基本是小血管损伤，可以采用双极钳电凝止血或止血纱布压迫止血；出血多时肯定是大血管损伤，必须修补。是否镜下修补或中转开腹修补，应该根据术中情况、血管破裂口大小、出血量等综合判断，以抢救患者生命为准则；如果术者缺乏镜下修补的经验，中转开腹修补是最明智的选择。用 4-0 无损伤的血管缝线"8"字形缝合破裂口。

第二节　腹腔镜下广泛性子宫切除术（C 型）

宫颈癌手术目前有两种手术分类方法。第一种为 Piver-Rutledge-Smith 分类，它将子宫切除术分成 5 类——Ⅰ类：筋膜外子宫切除，切除所有宫颈组织。Ⅱ类：改良根治术，切除 50% 主韧带和宫骶韧带，在输尿管内侧处理子宫血管。Ⅲ类：相当于经典的 Wertheim-Meigs 手术，切除子宫和全部靠盆壁切除主韧带、骶韧带、宫旁以及阴道旁组织和阴道上 1/3，常规盆腔淋巴结清扫，输尿管游离至进膀胱处。Ⅳ类：从耻骨膀胱韧带分离输尿管，结扎膀胱上动脉，切除阴道上 1/3。Ⅴ类：扩大根治术，同时行直肠、膀胱或输尿管切除。第二种为 Q-M 分类，Querleu 与 Morrow 在 2007 年日本东京的国际会议上讨论并于 2008 年发表了一项新的简明的基于解剖的子宫切除术的分类方法，加上了考虑保留神经和宫颈旁淋巴结切除术。新的分类分 4 型（A ～ D）——A 型：宫颈旁最少切除型。B 型：切除宫颈旁组织达输尿管。C 型：切除宫颈旁组织至与髂内血管系统交界处。D 型：外侧扩大的切除。作为初始治疗，广泛性子宫切除术加淋巴结切除术和腹主动脉旁淋巴结取样可应用于 Ⅰ A1 ～ Ⅱ A2 期宫颈癌的治疗。

广泛性子宫切除术是切除子宫以外的宫颈旁、阴道旁和近端阴道组织，临床上采用 Q-M 手术分型。通常根治性手术采用 C 型子宫切除。手术必须暴露膀胱宫颈间隙、直肠阴道间隙，必须显露膀胱侧窝、直肠侧窝，分开膀胱宫颈韧带前、后叶，使子宫主韧带、宫骶韧带及阴道上段充分游离，并根据病变范围，近盆壁处切除主韧带、近骶骨处切断骶韧带，阴道切除上 1/3 左右（癌灶外 2 cm）。

一、手术适应证和禁忌证（广泛性子宫切除）

（一）手术适应证

● Ⅰ A2 期：子宫颈鳞状上皮癌伴脉管浸润、癌灶融合、多发或细胞分化不良者。年轻患者可保留单侧或双侧卵巢功能。

● Ⅰ B ～ Ⅱ A 期：年轻患者可保留单侧或双侧卵巢功能。

（二）手术禁忌证

● 宫颈癌 Ⅱ B 期以上（局部晚期即 Ⅰ B2 期和 Ⅱ A2 期建议首选开腹手术）。

● 严重的心肺系统疾病及其他内科疾病者。

- 不能耐受麻醉者。
- 高龄伴有体质虚弱者。
- 急性弥漫性腹膜炎者。

二、手术准备

术前准备注意脐部的消毒，术前 3 天阴道消毒。术前禁饮食，清洁灌肠。腹腔镜下宫颈癌根治性手术建议配备高清摄像头、自动气腹机，特别需要配备超声刀、双极钳。根据目前的 LACC 研究结果，不建议继续使用杯状举宫器，建议采用悬吊子宫或宫内举宫。气管插管全身麻醉，采用头低臀高的膀胱截石位，一般头低 15°～ 30°，上肩托，防止体位变动。

三、手术方法与步骤

（一）处理附件

年龄小于 45 岁、I 期和高分化的 I B1 期可以保留附件。年龄不小于 45 岁、低分化或子宫颈腺癌，建议同时行双侧附件切除。

（1）保留附件：年轻且早期的子宫颈鳞状上皮癌患者应该保留单侧（一般保留右侧）或双侧卵巢。如手术同时需切除输卵管，注意保留输卵管系膜，紧贴输卵管切除，以保留卵巢、输卵管之间的血供。

（2）切除附件：一般都是高位切断骨盆漏斗韧带。打开韧带表面腹膜，充分游离卵巢血管。看清输尿管解剖位置，把输尿管从血管旁分离，采用双极钳电凝后切断骨盆漏斗韧带。（图 6-2-14）

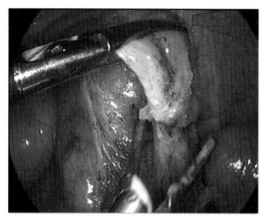

图 6-2-14　高位切断骨盆漏斗韧带

下面以保留右侧卵巢为例，说明广泛性子宫切除的步骤及注意事项。

（二）切断圆韧带及剪开腹膜反折

清除完盆腔淋巴结后，助手通过牵拉子宫往前推并摆向左侧，显露右侧圆韧带，靠近右侧盆壁用超声刀将其切断，并沿着右侧圆韧带断端边缘，向前逐步剪开腹膜反折至膀胱。（图 6-2-15 至图 6-2-17）

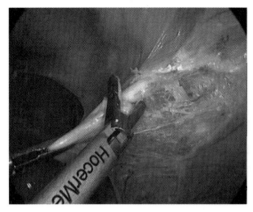
图 6-2-15　悬吊宫角

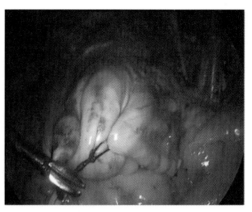
图 6-2-16　牵拉子宫

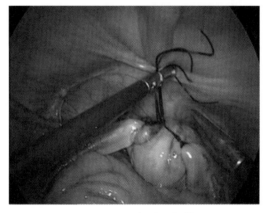
图 6-2-17　切除圆韧带

（三）分离膀胱宫颈间隙

　　助手用分离钳钳夹并提起腹膜，腹膜反折，术者先用超声刀切断宫颈峡部的纤维样组织，然后一手握双极电凝钳，一手握超声刀，钝、锐性分离膀胱与宫颈间的疏松组织，直达子宫颈外口水平下约 4 cm，显露膀胱阴道间隙。向两侧分离阴道旁间隙，显露膀胱宫颈韧带。（图 6-2-18、图 6-2-19）

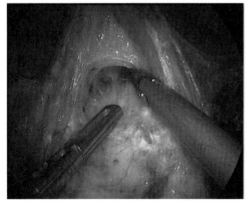
图 6-2-18　打开膀胱阴道间隙

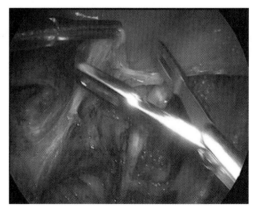
图 6-2-19　显露膀胱宫颈韧带

（四）处理子宫血管

子宫动脉从髂内动脉分出，清除髂内淋巴结、游离髂内动脉后，可以清楚看到子宫动脉。子宫静脉是髂内静脉的脏支，其位置稍低于子宫动脉，到达子宫、阴道部位，形成阴道静脉丛，与直肠丛、阴道丛、膀胱丛等互相联络，是比较容易出血的地方，双极电凝后游离子宫动脉。找到子宫静脉，双极电凝后切断。将右侧输尿管从子宫动脉上分离，显露右侧输尿管"隧道"入口。（图 6-2-20、图 6-2-21）

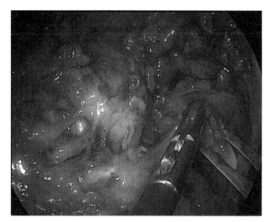

图 6-2-20　游离子宫动脉

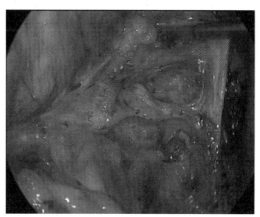

图 6-2-21　输尿管"隧道"入口

（五）游离壁段输尿管

膀胱宫颈韧带是输尿管进入膀胱的通道，位于膀胱腹膜反折的后方，是从盆筋膜腱弓前伸向膀胱后外侧壁的结缔组织束，有固定膀胱基底部的作用，分前、后两层。输尿管在越过髂血管后贴附盆侧壁下行，经宫骶韧带外、后侧缘，距宫颈 15 ～ 20 mm 进入几乎全由大部分静脉丛围成的隧道内。其上方有子宫动脉和静脉掩盖，前方紧贴膀胱，形成隧道，下方有子宫深静脉和阴道静脉，外侧是子宫浅静脉的吻合支，内侧为子宫阴道静脉丛，内侧构成膀胱阴道的侧界，韧带、血管与输尿管外鞘面也隔以疏松结缔组织，输尿管穿过静脉隧道后，随即进入膀胱宫颈韧带，即韧带"隧道"，是输尿管进入膀胱前的最后一段。腹腔镜下广泛性子宫切除时，必须打开膀胱宫颈韧带前、后层，即所谓打"隧道"，游离输尿管末段后，才能切除足够的宫颈旁和阴道旁组织。

向左上侧牵拉子宫，暴露右侧膀胱宫颈韧带输尿管入口，用弯分离钳钳起"隧道"入口上输尿管的前壁组织，助手钳夹对应的组织并向外提起，往内上方向逐步分离膀胱宫颈韧带前叶，随后将输尿管向膀胱方向拨开，显露并切断阴道前组织，完全游离右侧壁段输尿管。（图 6-2-22、图 6-2-23）

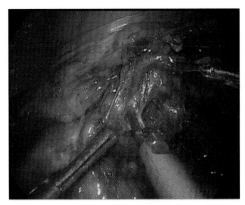
图 6-2-22　外推输尿管

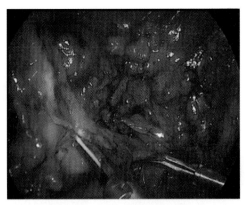
图 6-2-23　完全游离壁段输尿管

（六）分离子宫直肠腹膜反折

　　助手把子宫推向前上方，充分暴露子宫直肠腹膜反折。于子宫直肠腹膜反折处的尖端打开腹膜，逐渐钝性充分暴露出阴道直肠隔，并且顺势下推直肠，同时充分暴露双侧骶韧带。（图 6-2-24）

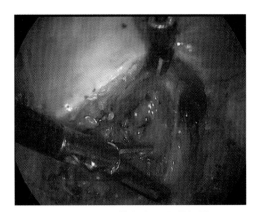
图 6-2-24　游离直肠阴道间隙

（七）处理宫骶韧带

　　充分显露左侧宫骶韧带，将输尿管向外推开，用超声刀于近直肠侧电凝切断宫骶韧带至阴道旁组织。（图 6-2-25）

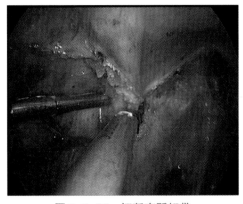
图 6-2-25　切断宫骶韧带

（八）处理宫旁和阴道旁主韧带

子宫主韧带位于膀胱侧窝内侧、直肠侧窝外侧。切断宫骶韧带后，把输尿管、膀胱推开，显露子宫主韧带，靠近盆壁就可以切断 ≥ 30 mm 的子宫主韧带。子宫主韧带内含有比较粗的血管，先用双极钳电凝后再切断，减少术中出血。离断子宫主韧带、宫骶韧带后，阴道上1/3 已完全游离，但阴道两旁仍有增厚的组织，必须离断后再切断阴道上段。（图 6-2-26、图 6-2-27 ）

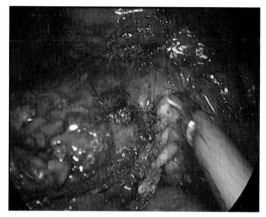 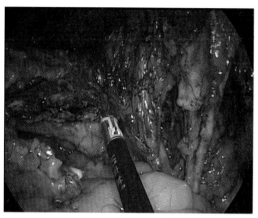

图 6-2-26　切除宫旁组织　　　　　　图 6-2-27　游离阴道

（九）切除阴道上段及取出子宫

腹腔镜下完全离断阴道上段前用缝线缝扎封闭阴道上段，避免将癌瘤组织遗留盆腔。然后环形切断阴道，取出宫体及阴道上段。冲洗阴道创面后，残端用 1 号可吸收线连续缝合，开放阴道残端。年轻患者可行阴道延长术。

（十）结束前检查

用大量生理盐水冲洗盆腔，彻底止血，将引流胶管置于盆腔从腹壁引出，确认无渗、出血后，退镜并拔出套管。剖开切除的子宫，肉眼判断病灶的范围及浸润的深度，并做好记录。

（十一）术后处理

术后一天下床活动，少量饮水，留置尿管两周，引流管一周。

四、手术并发症及处理

腹腔镜下广泛性子宫切除术最容易损伤的是输尿管、膀胱及直肠。与传统的开腹手术相比，由于腹腔镜的术野是二维空间，而且是依赖能量设备的手术，如果镜下盆腹腔脏器解剖不清或操作不熟练，就会出现损伤。

（一）输尿管损伤

输尿管损伤的原因大多为操作失误引起。常见的是热损伤及断裂伤，可以进行修补术、输尿管端端吻合术、输尿管膀胱吻合术、膀胱植入术、肾盂造瘘术等。

1.输尿管热损伤

高位离断骨盆漏斗韧带时采用电凝阻断卵巢血流，游离壁段输尿管时电凝止血，或靠近输尿管周围电凝止血等，都有可能造成热损伤，而且几乎都是术后出现并发症。输尿管热损伤后导致组织的缺血、坏死可以是即时的，也可以具有延迟效应。术后出现少尿、腹痛或腰痛、不明原因发热等，经静脉肾盂造影证实输尿管狭窄或损伤面小于 5 mm，可以考虑放置输尿管支架，8 ～ 10 周拔除，一般效果较好。

2. 输尿管断裂伤

输尿管断裂后的处理视断端与膀胱的距离而定，如果损伤发生在输尿管膀胱连接部内 5 cm，可以进行输尿管膀胱吻合术。用 4-0 吸收线精细缝合输尿管和膀胱黏膜，膀胱角切口采用浆肌层间断缝合关闭。如果两断端解剖清楚，最好采用端端吻合术。吻合时，游离的末端斜切成铲形以保证吻合处足够宽，损伤处的上、下两段输尿管必须对齐，并且要有良好的血液供应和足够的活动范围，使吻合后创面没有张力。吻合前最好放置双 J 输尿管支架，术后 3 个月在膀胱镜下取出。

（二）膀胱损伤

如果膀胱撕裂，可以马上在腹腔镜下修补；但一些较小的损伤术中难以发现，导致术后出现膀胱阴道瘘。确诊后可以采用腹腔镜或阴式膀胱阴道瘘修补术。

（三）直肠损伤

直肠损伤后最好请外科协助处理，视具体情况决定行肠管吻合或肠造瘘。术后使用广谱抗生素，预防感染。

第三节　腹腔镜下宫颈残端癌切除术

宫颈残端癌是指子宫次全切除术后所残留的宫颈发生癌变。其出现可以在术后数月至两年内，或更长时间。宫颈残端癌有真、假性之分。根据文献报道，一般认为子宫次全切除术后两年内发现宫颈残端癌变时称为假性宫颈残端癌，因为有可能在手术时已患有宫颈癌而术前没有发现，属于遗留宫颈癌。子宫次全切除术时经过各种检查确信不管是宫颈阴道部还是宫颈本身没有癌变，手术两年后出现的宫颈癌才称真性宫颈残端癌。宫颈残端癌发生比较少见，其发病率为 0.2% ～ 1.8%。

宫颈残端癌治疗方法与一般宫颈癌相同，以手术、放疗为主。手术只适用于早期宫颈残端癌。由于子宫体已切除，膀胱、直肠与宫颈残端粘连，加上手术后瘢痕的形成，因此周围组织，特别是宫旁组织粘连，增加了手术难度，术中膀胱、输尿管损伤率增高。目前，腹腔镜手术治疗宫颈癌已具有丰富的临床经验及娴熟的操作技巧，尽管宫颈残端癌手术相对困难，但腹腔镜具有放大作用，可以看清重要脏器与周围组织的解剖关系，避免膀胱、输尿管损伤。根据笔者经验，腹腔镜下宫颈残端癌切除术可行、安全，只要能把输尿管从壁段游离出来，手术就能成功。腹腔镜下广泛宫颈残端切除的适应证、禁忌证、方法、步骤、手术要点及并发症预防与广泛性子宫切除相同，在此不再一一赘述。

第四节　腹腔镜下根治性宫颈切除术

腹腔镜下根治性宫颈切除术是指保留生育功能的宫颈癌手术,主要包括两大部分,即盆腔淋巴结切除及宫颈广泛切除。广泛性宫颈切除术(radical trachelectomy,RT)又称根治性宫颈切除术,是一种新兴的用于治疗早期宫颈癌并保留生育功能的手术方式。随着宫颈癌筛查技术的普及与进步,早期宫颈癌的检出率逐年增加,加之女性生育年龄普遍推迟,早期宫颈癌的年轻患者保留生育功能的需求也日益增加。目前,RT作为一种保留生育功能的妇科肿瘤根治术已被学术界广泛接受,也为需要保留生育功能的广大年轻早期宫颈癌患者所接受。

多数学者认为,宫颈早期浸润癌是一种局限性病灶,一般不会发生转移播散,淋巴结转移极少,因此在治疗上不同于浸润癌,可采取较为保守的治疗方法。同时宫颈癌还有几个重要特点:①在生长转移方式中,肿瘤首先侵犯周围组织,累及宫体者少见;②向输卵管、卵巢转移极少;③直接浸润主要为宫旁浸润,远处转移主要为淋巴转移,血行转移较少见;④在淋巴转移中基本是沿淋巴管循序向上转移,少有逾越式转移。宫颈癌的这些生长转移特点,为早期宫颈癌患者实施保留生育功能的手术提供了充分的理论依据。

一、手术适应证

- 年龄< 45 岁、有强烈保留生育功能愿望的。
- 经宫颈活检或锥切证实早期浸润性宫颈癌(FIGO ⅠA2 ~ ⅠB1 期),且切缘无瘤区距病灶≥ 8 mm。
- 肿瘤直径≤ 2 cm,浸润深度≤ 5 mm。
- 原发病灶位于宫颈阴道部,无宫旁或宫体受累的证据。
- 阴道镜估计宫颈管内浸润有限,宫颈管内诊刮阴性。
- 术中快速病理证实无盆腔淋巴结转移。
- 无不育因素。
- 组织学类型为鳞癌或腺癌。
- 除外特殊病理类型,如神经内分泌肿瘤。

二、禁忌证

同前述盆腔淋巴结切除术。

三、手术准备

同"腹腔镜下广泛性子宫切除术",此处不再赘述。

四、手术方法与步骤

根据手术路径的不同,其可分为:①经阴道根治性宫颈切除+腹腔镜下盆腔淋巴结切除

（laparoscopic vaginal radical trachelectomy，LVRT）；②经腹根治性宫颈切除术（abdominal radical trachelectomy，ART）；③改良腹腔镜下根治性子宫切除术（modified laparoscopic radical hysterectomy，LRT）；④完全腹腔镜下广泛性宫颈切除术（total laparoscopic radical trachelectomy）；⑤保留自主神经的腹腔镜下广泛性宫颈切除术（laparoscopic nerve sparing radical trachelectomy）等几种类型。这里主要介绍腹腔镜下广泛根治性宫颈切除术。

　　腹腔镜下根治性宫颈切除术（laparoscopic radical trachelectomy）包括腹腔镜下广泛性宫颈切除和盆腔淋巴结切除等，操作均在腹腔镜下完成，技术要求高，手术难度更大，切除范围要足够，手术并发症较多；但腹壁切口及创伤小。近年来，达芬奇机器人辅助腹腔镜下根治性子宫切除术（robotic radical hysterectomy，RRH）可作为早期宫颈癌的手术选择之一。手术要点是在腹腔镜下游离输尿管和子宫动脉，切除主韧带和宫骶韧带，下推膀胱后打开阴道前壁和后壁，子宫颈功能重建和子宫颈及阴道吻合术等操作可以继续在腹腔镜下完成或经阴道完成。

　　不管手术路径如何，切下的盆腔淋巴结送冰冻病理，如淋巴结阳性则改变术式行根治性子宫切除术。宫颈组织术中送冰冻病理，一般会有 3 种情况：①如宫颈组织上端切缘小于 5 mm 内有肿瘤浸润，但切缘阴性，可继续切除残留颈管组织 3 ～ 5 mm；②如宫颈组织上端切缘有肿瘤组织浸润，则改行根治性子宫切除术；③如宫颈组织切缘 8 ～ 10 mm 内无肿瘤组织，可以认为根治性宫颈切除术范围已足够。

五、术后随访妊娠结局及手术并发症诊治

　　现报道的妊娠成功率不同，文献报道 LVRT 术后一年妊娠率可达 37% ～ 61%。Park 等研究了 55 例被成功实施 LRT 的年轻患者，显示其和 VRT、ART 相比妊娠率和新生儿存活率更高，而早产率却相对高一些。总体上，RT 对于保留患者的生育功能是切实有效的。临床上建议术后随访细胞学检查，如两次阴性可建议其妊娠。大多数患者术后都能受孕，但是孕中期的流产和早产是这种患者经常遇到的问题。Dargent 等建议在妊娠期间闭合宫颈。研究发现宫颈可以在切除后再生，整个愈合过程大约是 6 个月，故在术后 6 ～ 12 个月考虑妊娠，并于妊娠 14 ～ 16 周时行宫颈环扎术，可以明显地减少中期流产；分娩方式以剖宫产为宜。如自然受孕失败，可采取辅助生育技术。随着该项手术数量的增加，日后患者妊娠情况将成为产科高危妊娠范围，这对于产科医生也提出了挑战，应给予高度重视。

　　除妊娠方面的问题外，有关早期宫颈癌行广泛性宫颈切除术后复发率问题也是临床关注的焦点。目前，文献报道术后复发率为 4.2% ～ 5.3%，而死亡率为 2.5% ～ 3.2%，与早期宫颈癌行改良广泛性子宫切除术后的情况相当，说明其具有满意的肿瘤安全性。

第五节　腹腔镜下保留神经的宫颈癌根治术

　　宫颈癌的治疗主要为手术与放化疗，宫颈癌根治术即广泛性子宫切除术加盆腔淋巴结

清扫术为宫颈癌治疗的标准术式。传统的宫颈癌根治术为了保障肿瘤切除的完全性,手术范围大,常常造成盆腔自主神经的损伤,从而引起术后一系列的脏器功能障碍,影响患者的生活质量,其中以膀胱的储尿功能及排尿功能障碍对患者的生活质量影响较大,如膀胱低顺应性、尿失禁、低尿流率、残余尿量升高等,表现为张力性尿失禁、排尿困难、腹压排尿等症状。传统宫颈癌广泛性子宫切除术可能会损伤盆腔自主神经,导致排尿、排便功能障碍,其中严重的膀胱功能障碍发生率达 10% ～ 36%。因此,20 世纪 60 年代,Fujii 提出了行宫颈癌根治术时要保留支配膀胱的副交感神经的手术理念;其后,Fujii 再次给出了通过保留膀胱下静脉识别并保留盆腔内脏神经膀胱分支的方法。德国学者 Possover 等提出了以直肠中动脉作为标志来区分主韧带的血管部和神经部,利于保留盆腔神经的方法。

手术相关解剖(图 6-2-28):膀胱受盆腔自主神经支配行使储尿及排尿功能。盆腔自主神经由上腹下丛、腹下神经、盆腔内脏神经、下腹下丛及其分支构成,兼有交感神经(T12 ～ L1)及副交感神经(S2 ～ S4)成分。上腹下丛多走行于腹主动脉分叉、左右髂总动脉及骶岬构成的三角区内,在骶岬水平分为左、右腹下神经,后者走行于宫骶韧带深层外侧面,与 S3 ～ S4 骶神经前支发出的盆腔内脏神经在主韧带中外侧段形成下腹下丛,发出膀胱支配膀胱逼尿肌及内括约肌。有学者发现盆腔自主神经损伤可能与以下操作相关:切除宫骶韧带及直肠、阴道韧带时损伤腹下神经,切除子宫深静脉时损伤盆腔内脏神经,切除宫旁组织时损伤盆丛膀胱支。另外有报道称,清扫腹主动脉旁淋巴结及骶前淋巴结时可能损伤上腹下丛。

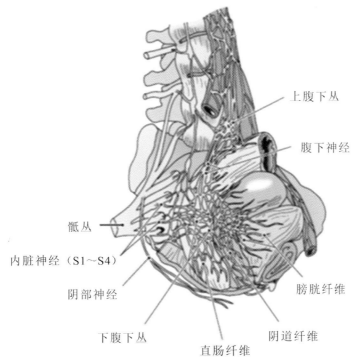

上腹下丛

腹下神经

骶丛

内脏神经（S1～S4）

阴部神经

膀胱纤维

下腹下丛

直肠纤维

阴道纤维

来源:Rob L, Halaska M, Robova H. Lancet Oncol, 2010, 11(3): 292-301.

图 6-2-28　盆腔神经解剖示意

腹腔镜下 NSRH（LNSRH）术中关键操作（图 6-2-29）如下：腹下神经走行于宫骶韧带外侧，术中解剖出冈林间隙，将腹下神经推向外侧后切断宫骶韧带；膀胱分支走行于膀胱宫颈韧带后叶及膀胱阴道韧带下方，切断膀胱宫颈韧带前叶，游离出输尿管，切断子宫深静脉，在膀胱宫颈韧带后叶内找到并切断膀胱上静脉，暴露出盆丛的"十"字交叉，即盆腔内脏神经、腹下神经、盆丛子宫支及膀胱支，切断盆丛子宫支，将盆腔自主神经网络由"十"字交叉变成"丁"字交叉。

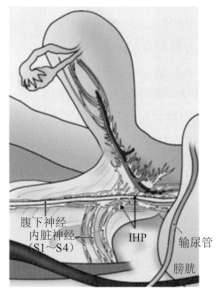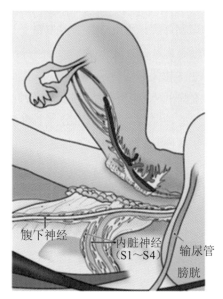

来源：Rob L, Halaska M, Robova H. Lancet Oncol. 2010, 11（3）：292-301.

图 6-2-29　手术关键点示意

一、手术适应证和禁忌证

- 2009 FIGO 分期为ⅠB1 期及以前。
- 间质浸润深度＜ 2/3。
- 术前病理未提示淋巴脉管间质浸润。
- 影像学检查未提示淋巴结转移。
- 未行新辅助化疗。
- 对于ⅡA1 期（局部病灶＜ 2 cm，阴道穹窿较小浸润），可行非浸润侧的 NSRH 术式。

二、手术准备

同"腹腔镜下广泛性子宫切除术"。

三、手术方法与步骤

（1）分别于近盆壁处钳夹、切断、结扎左、右侧圆韧带，高位结扎左、右侧卵巢动、静脉。

（2）下推膀胱达宫颈外口下 3 cm。

（3）打开双侧膀胱侧间隙和直肠侧间隙，在宫骶韧带外侧、输尿管下方约 2 cm 处暴露腹下神经丛。

（4）在子宫动脉起始部切断子宫动脉，牵引子宫动脉断端，打开输尿管隧道。

（5）分离子宫主韧带，以子宫深静脉为标志，切除子宫深静脉及其以上的主韧带至少 3 cm；保留深静脉下方的由来自骶 2 ～ 4 内脏神经形成的主韧带索状部，此时可以清楚地看到盆腔神经丛（图 6-2-30）。

（6）仔细分离结扎膀胱宫颈韧带中的膀胱静脉，暴露膀胱宫颈韧带中的神经束。

（7）切断盆丛的子宫阴道支，保留盆丛的膀胱支。

（8）切开后腹膜，下推直肠至宫颈下至少 3 cm，切断宫骶韧带至少 3 cm。

（9）处理阴道旁组织后，横断阴道，切除距病灶约 2 cm 的阴道上端。

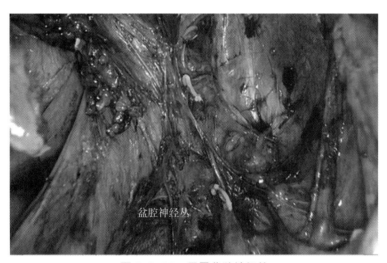

图 6-2-30　显露盆腔神经丛

四、手术并发症及处理

基本同"腹腔镜下广泛性子宫切除术"。

部分研究表明 LNSRH 与 LRH 相比无病生存期及总体生存率差异均无统计学意义，说明了 LNSRH 治疗肿瘤具备一定的安全性。由此可见，LNSRH 与术后复发无直接关系。

大量临床工作已证实，LNSRH 在全世界已广泛运用于宫颈癌的治疗，但该术式对宫颈癌患者术后各项功能恢复、生活质量提高及安全性均尚无定论，仍需要大规模、完善的多中心研究来进一步证实。

第六节　腹腔镜下宫颈癌前哨淋巴结活检术

早期宫颈癌患者腹膜后淋巴是否出现转移与其预后和后续治疗密切相关，标准的治疗术式为完整的盆腔淋巴结切除和根治性子宫切除术。早期宫颈癌患者仅有 15% ~ 20% 存在淋巴结转移，意味着 80% 以上的患者无须系统切除淋巴结。前哨淋巴结（sentinel lymph node，SLN）是指肿瘤淋巴结转移的第一站淋巴结，可以反映肿瘤转移状况。SLN 示踪指通过示踪剂显示 SLN 的分布，指示 SLN 的位置。在 SLN 示踪的情况下，通过前哨淋巴结活检术（sentinel lymph node biopsy，SLNB）判断淋巴结转移的状况，从而避免系统性淋巴结切除，可减少系统性淋巴结切除带来的一些不良反应，如下肢水肿、神经损伤、血管损伤等。

一、手术适应证和禁忌证

NCCN 推荐 SLN 示踪应用在 FIGO 分期（2009）ⅠA1 期合并淋巴脉管间隙浸润（lymph-vascular space invasion，LVSI），以及ⅠA2、ⅠB1 和ⅡA1 期的患者且认为安全，同时强调肿瘤直径小于 2 cm 的患者效果更可靠。

宫颈癌 SLN 常用的示踪剂目前有 3 种：①染色剂，包括蓝染剂（如亚甲蓝、专利蓝、异硫蓝）和纳米碳；②放射性物质，其中锝 -99 最为常用；③荧光染色剂 ICG。SLN 及其显影具体如图 6-2-31 ～图 6-2-35 所示。

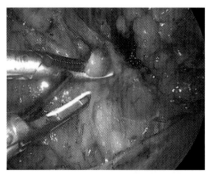

图 6-2-31　亚甲蓝显影

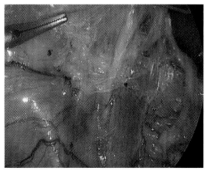
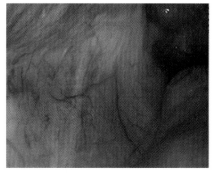

图 6-2-32　SLN

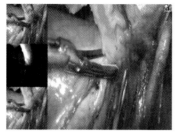

图 6-2-33 ICG 显影

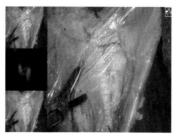

图 6-2-34 左侧 SLN

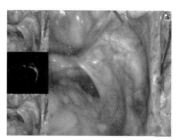

图 6-2-35 右侧 SLN

二、手术准备

术前准备参照相关章节。

三、手术方法与步骤

宫颈癌 SLN 示踪剂的注射部位：NCCN 推荐采用 4 点法（3、6、9、12 点）注射，也可选择两点法（3、9 点）注射，采用深浅二部（2～3 mm 和 1～2 cm）。注射的剂量和浓度根据示踪剂而定。注射速度尽量减慢，以利于成功显影；对于一次注射未能出现双侧盆腔显影的病例，应考虑未显影侧再次注射，以提高双侧显影率。

多数研究发现宫颈癌 SLN 主要位于髂外血管区域和髂内血管（含闭孔）区域，这些区域被认为是宫颈癌 SLN 的常规引流区域。如果是染色剂或者 ICG 示踪，在双侧显影的情况下，2～10 枚 SLN 被切除较为合适。需强调在 SLN 中，双侧淋巴结显影的必要性和病理超分期检查的重要性。关于双侧盆腔淋巴结显影，研究表明无论采用何种示踪方法，只有在双侧盆腔淋巴结都显影的情况下，才会得到高的灵敏度和阴性预测值，因此也把双侧显影率作为评价示踪剂优劣的指标之一。对于单侧显影，除注射的技巧外，肿瘤细胞转移堵塞淋巴管可能是不显影的主要原因之一，因此对于不显影侧的淋巴结必须系统切除。NCCN 要求对所有切除的 SLN 进行病理超分期检查。所谓的病理超分期是对 SLN 进行连续切片和免疫组织化学染色，从而对 SLN 进行病理学评估的一种方法，可发现常规 HE（苏木精 - 伊红染色）染色无法发现的肿瘤微转移和孤立肿瘤细胞。由于肿瘤微转移与患者预后相关，因此宫颈癌 SLN 必须进行超分期病理检查，以决定后续治疗。

第三章

腹腔镜下子宫内膜癌微创外科

◎寿华锋　刘金炜

第一节　概　述

子宫内膜癌是来源于子宫内膜的恶性肿瘤,是女性生殖道三大恶性肿瘤之一。子宫内膜癌高峰发病年龄为 50～69 岁,在发达国家位居妇科恶性肿瘤首位。美国 2016 年新发病例 60 050 例,病死病例 10 470 例。在我国,子宫内膜癌发病率逐年升高。子宫内膜癌确切的发病原因迄今不明,但其发病的危险因素主要有肥胖、糖尿病与高血压——又称为子宫内膜癌三联症或子宫内膜癌综合征,另外与月经失调、单独应用外源性雌激素、遗传因素以及社会经济状况等有关。

目前,国际上广泛采用 FIGO 制定并于 2009 年重新修订的手术 - 病理分期。对于个别无法进行手术分期者,还是采用 FIGO 1971 年制定的临床分期。因此,临床分期依然具有实际的意义。

一、临床分期和组织学分级

（一）2009 年手术病理分期法（FIGO2009）

1. Ⅰ期

● ⅠA 期:癌瘤局限于子宫内膜或肿瘤浸润深度 < 1/2 肌层。

● ⅠB 期:癌瘤浸润肌层深度 ≥ 1/2 肌层。

2. Ⅱ期

Ⅱ期:肿瘤累及宫颈间质,但是未播散到子宫外。

3. Ⅲ期

● ⅢA 期:肿瘤累及子宫浆膜层和（或）附件和（或）腹腔细胞学阳性。

● ⅢB 期:阴道和（或）宫旁受累。

- ⅢC1 期：盆腔淋巴结转移。
- ⅢC2 期：腹主动脉旁淋巴结转移。

4. Ⅳ期

- ⅣA 期：肿瘤侵及膀胱和（或）直肠黏膜。
- ⅣB 期：远处转移，包括腹腔内转移和（或）腹股沟淋巴结转移。

（二）FIGO 2009 年重新修订的子宫内膜癌分期较前有的较大变化

其中需要说明的是：

（1）经循证医学研究，ⅠA 期 /G1、ⅠB 期 /G1、ⅠA 期 /G2、ⅠB 期 /G2 的 5 年生存率分别为 93.4%、91.2%、91.3%、93.4%，无显著差异。

（2）宫颈黏膜受累作为上皮内癌，归为Ⅰ期。现Ⅱ期定为宫颈间质受累。

（3）腹膜后淋巴结转移是预后不良的独立因素，伴有腹主动脉旁淋巴结转移者预后更差，因此将原ⅢC 期分为ⅢC1 和ⅢC2。

（4）腹腔冲洗液细胞学阳性是其他危险因素的潜在结果，而不是独立的危险因素，因而腹腔冲洗液细胞学阳性不改变分期。

腺癌组织学分级如下：

- G1：高分化腺癌。
- G2：中分化腺癌（有部分实质区域的腺癌）。
- G3：低分化腺癌（大部分或全部未分化的腺癌）。

二、治疗选择

（一）对于子宫内膜癌

初始治疗前大致可分 3 种情况。

1. 肿瘤局限于子宫体

能耐受手术者，手术时需要行腹腔细胞学检查、全子宫 + 双附件切除 + 系统性盆腔、腹主动脉旁淋巴结切除术。术后病理如有高危因素，辅以放化疗。不能耐受手术者，首选外照射放疗和 / 或阴道近距离放疗，在有选择的患者中考虑化疗。

2. 怀疑或肉眼宫颈受累

行宫颈活检或盆腔增强 MRI。能手术者直接行广泛子宫 + 双附件 + 盆腔、腹主动脉旁淋巴结切除术，术中行腹腔细胞学检查；如有淋巴结转移术后辅以放疗，或先行放疗（A 点 75 ～ 80 Gy）后再行子宫 + 双附件 + 腹主动脉旁淋巴结切除术，不能手术者则行肿瘤靶向放疗后重新评估是否可以手术切除。

3. 肿瘤超出子宫外

若病变已超出了子宫但局限于腹腔内（包括腹水阳性、大网膜、淋巴结、卵巢、腹膜转移），即临床Ⅲ期，行子宫 + 双附件 + 腹腔细胞学检查 + 肿物切除 ± 盆腔及腹主动脉旁淋巴结切除术，以最终达到切除所有可见病灶的手术目标。病变超出子宫但局限在盆腔内（转移至阴道、膀胱、肠 / 直肠 / 宫旁），即临床Ⅳ期，推荐放疗 + 手术 + 阴道近距离放疗 ± 化疗。

病变超出腹腔或转移到肝脏,考虑姑息性子宫 + 双附件切除 ± 放疗 ± 激素治疗 ± 化疗。

（二）完成手术分期后的辅助治疗

手术治疗的目的在于切除癌变的全子宫及癌肿可能转移或已有转移的病灶,同时进行全面的手术病理分期。有了手术病理分期,则可:①指导治疗,包括手术范围和术后辅助治疗;②用标准统一的分期系统,重新评估子宫内膜癌的预后及本病的其他重要生物学行为。

1. Ⅰ期患者手术分期后的辅助治疗

术后治疗需结合患者有无高危因素（高危因素包括年龄,淋巴脉管间隙浸润、肿瘤大小,子宫下段或宫颈、腺体浸润）。

（1）ⅠA 期:无高危因素者,G1 级术后可观察,G2 级和 G3 级可观察或加用阴道近距离放疗;ⅠA 期 G1 级有高危因素者,可观察或加用阴道近距离放疗;ⅠA 期 G2、G3 级有高危因素者,可观察或阴道近距离放疗和（或）盆腔放疗（盆腔放疗为 2B 级证据）。

（2）ⅠB 期:ⅠB 期 G1、G2 级无高危因素者,可观察或阴道近距离放疗;ⅠB 期 G3 级无高危因素及 ⅠB 期 G1、G2 级有高危因素者,可观察或阴道近距离放疗和（或）盆腔放疗;ⅠB 期 G3 级有高危因素者,可观察或阴道近距离放疗和（或）盆腔放疗 ± 化疗（支持观察和化疗的证据质量等级为 2B）。

2. Ⅱ期患者手术分期后的辅助治疗

全面手术分期后,肿瘤为 G1 级时,术后可行阴道近距离放疗和（或）盆腔放疗;G2 级时,术后可行阴道近距离放疗加盆腔放疗;G3 级时,术后可行盆腔放疗 + 阴道近距离放疗 ± 化疗。

3. Ⅲ期患者手术分期后的辅助治疗

ⅢA 期全面手术分期后,无论肿瘤分化程度如何都可选择:①化疗 ± 放疗或②肿瘤靶向放疗 ± 化疗或③盆腔放疗 ± 阴道近距离放疗。ⅢB、ⅢC1、ⅢC2 期:术后加化疗和（或）肿瘤靶向放疗。

4. Ⅳ期患者手术分期后的辅助治疗

ⅣA、ⅣB 期若减灭术后无肉眼残存病灶或显微镜下腹部有病灶,行化疗 ± 放疗。

（三）子宫内膜癌手术分期及评估原则

早期病例建议采用腹腔镜手术。具体手术分期和评估原则如下:

（1）评估腹膜、横膈膜及浆膜层有无病灶,在任何可疑部位行活检以排除子宫外病变。

（2）推荐取腹水细胞学并单独报告。

（3）全子宫 + 双附件切除术和淋巴结评估是病灶局限于子宫的最基本术式,某些有转移的患者也可行全子宫 + 双附件切除。

（4）手术可经腹、经阴道或腹腔镜或机器人进行,需完整取出子宫,避免使用碎宫器和分块取出子宫。微创手术并发症少,恢复快。

（5）淋巴结评估包括盆腔和主动脉旁淋巴结,病变局限于子宫者,淋巴结切除也是分期的重要部分。淋巴结切除可以判断预后,为后续治疗提供依据。

（6）切除可以增大的淋巴结对排除转移非常重要。

（7）深肌层浸润、高级别癌、浆液性腺癌、透明细胞癌和癌肉瘤需切除主动脉旁淋巴结并达到肾血管水平。

（8）某些患者可以考虑前哨淋巴结活检。

（9）某些患者可能不适合做淋巴结切除术。

（10）浆液性癌、透明细胞癌和癌肉瘤需要大网膜活检。

（四）存在的争议

内膜癌淋巴结切除的分期和指导辅助治疗意义大于其治疗价值。切除任何增大/转移的淋巴结非常重要。病灶局限于子宫的低危患者，可参考梅奥标准，不切除淋巴结以减少手术并发症（梅奥标准：①没有增大的淋巴结；②肿瘤侵犯小于1/2肌层，没有侵犯宫颈，肿瘤直径小于2 cm；③ G1和G2级）。其他情况参考前述手术原则。

因子宫内膜癌卵巢转移率较高，通常情况下不应保留卵巢，但对于年轻，特别是ⅠA期的G1、G2级患者，应该考虑保留一侧或双侧附件，以保证患者术后生活质量。

早期子宫内膜癌术后补充治疗如果病理证实有腹膜后淋巴结转移、宫旁组织及阴道受累或盆腔内播散，应该补充放疗。如果病理分级为G3，脉管受累或为特殊病理类型的子宫内膜癌，应该补充化疗；否则，不应该再补充治疗。过去曾广泛使用孕激素，但根据大样本资料统计，术后辅助性孕激素治疗对提高子宫内膜癌患者的生存率并没有实际意义。因此，不建议术后使用大剂量的孕激素作为补充治疗。

第二节　腹腔镜下子宫切除术

一、手术适应证

主要适应证是子宫内膜癌Ⅰ期和Ⅱ期（包括各种病理类型及各级细胞分化），建议子宫切除优先于盆腔淋巴结及腹主动脉旁淋巴结切除，术中送快速冰冻病理检查以查看肿瘤状态。

二、手术准备

（一）术前检查

（1）常规检查：血、尿、便常规，肝肾功能及凝血功能检查。血红蛋白水平＜80 g/L，估计术中出血较多时，需在术前纠正贫血。白蛋白水平＜30 g/L时，应予补充。

（2）年龄＞60岁，需评估心、肺功能。

（3）行肿瘤标志物检测，了解有无异常。

（4）必要时行胃肠镜检查，排除胃肠道疾病。

（5）行盆腹腔MRI检查，了解是否浸润肌层以及浸润深度，是否侵犯宫颈，了解是否有远处转移及是否有腹膜后淋巴结肿大。

（6）必要时行肾盂造影或膀胱镜检查。

（二）术前准备

（1）术前两天行阴道冲洗。

（2）术前晚口服恒康正清清洁灌肠。

（3）行腹部皮肤准备，无须外阴皮肤准备。

（三）麻　醉

采用气管插管全身麻醉。

三、手术方法与步骤

子宫内膜癌的全子宫切除术是切除子宫以外的子宫旁、宫颈旁和近端阴道组织，手术需打开膀胱腹膜反折，切断子宫主韧带、宫骶韧带以及阴道穹隆段。一般采用腹腔镜下全子宫切除。

（一）建立 CO_2 气腹及探查腹腔

气管插管全身麻醉、人工气腹成功后，从脐部穿刺套管进腹腔镜，镜下初步探查子宫浆膜层是否光滑，双侧附件是否正常，腹腔是否有粘连，是否有转移病灶，特别要探查膈肌、肝脏、大网膜、肠管及腹膜，发现可疑病灶，镜下行组织活检送冷冻病理检查，初步明确术中诊断。

（二）腹腔冲洗液细胞学检查

一般用 0.9% 生理盐水 200 mL 冲洗盆、腹腔，从吸管的冲吸孔直接抽出冲洗液送细胞学检查（图 6-3-1）。

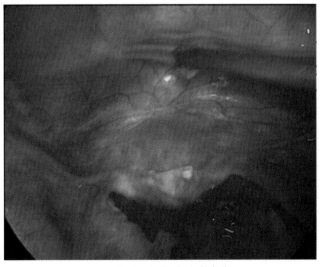

图 6-3-1　留取腹腔冲洗液

（三）阻断输卵管通道

输卵管与腹腔相通，为防止术中举宫操作导致癌细胞通过输卵管逆行进入腹腔，导致腹腔冲洗液细胞学假阳性，在上举宫器前将双侧输卵管阻断，可用电凝阻断（图 6-3-2）。

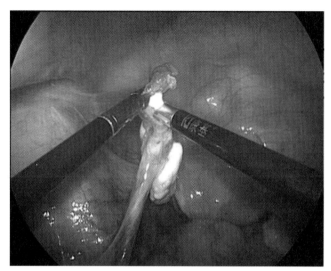

图 6-3-2　阻断输卵管

（四）高位切断双侧骨盆漏斗韧带

如果需要切除双侧附件，则应该要高位切断。靠近卵巢处提起骨盆漏斗韧带，辨清输卵管走向，在输尿管与骨盆漏斗韧带交叉处，用超声刀剪开阔韧带后叶，沿输尿管走向打开阔韧带后叶至输尿管近子宫动脉处，游离骨盆漏斗韧带，用超声刀凝切骨盆漏斗韧带（图 6-3-3）。

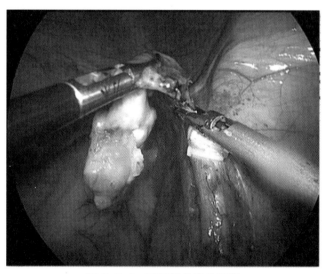

图 6-3-3　凝切骨盆漏斗韧带

（五）切断双侧圆韧带

距子宫角 1 ～ 2 cm 处，切断双侧圆韧带（图 6-3-4）。

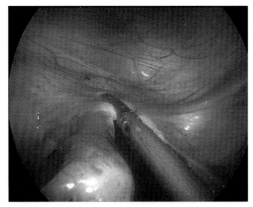

图 6-3-4　切断圆韧带

（六）打开阔韧带前、后叶（图 6-3-5、图 6-3-6）

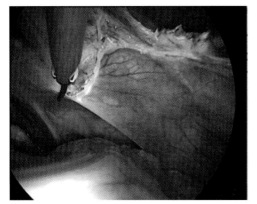

图 6-3-5　打开阔韧带前叶

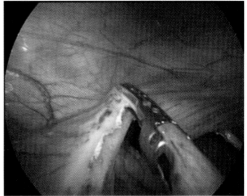

图 6-3-6　打开阔韧带后叶

（七）打开膀胱腹膜反折（图 6-3-7），下推膀胱至宫颈外口约 1 cm（图 6-3-8）

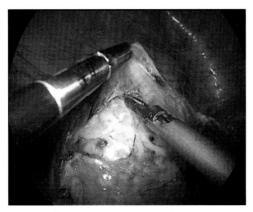

图 6-3-7　打开膀胱腹膜反折

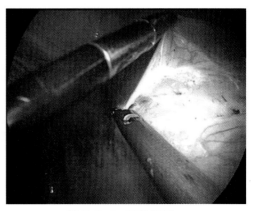

图 6-3-8　下推膀胱

（八）暴露子宫血管（图6-3-9），凝闭后切断（图6-3-10）

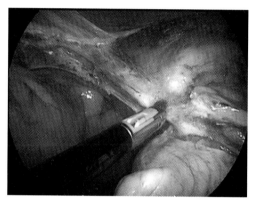

图6-3-9　暴露子宫血管

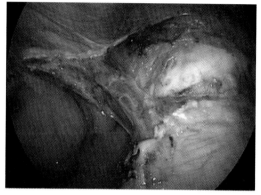

图6-3-10　凝闭血管

（九）沿举宫杯环切阴道（图6-3-11），将子宫及双附件从阴道内拖出

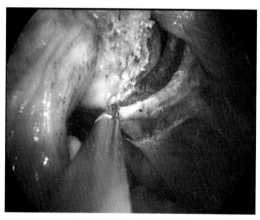

图6-3-11　环切阴道

（十）取出标本后立即剖视

肉眼初步判断后送冷冻切片，查看肌层浸润状态。如果肌层浸润≤50%，术前诊断为Ⅰ期，与家属充分沟通后，可以考虑进行腹腔镜下盆腔淋巴结清扫术及腹主动脉旁淋巴结活检。

（十一）术后处理

术后一天下床活动，留置引流管两天，留置导尿管两天。

四、术后并发症及处理

术后并发症包括感染，输尿管、膀胱及肠道损伤，诊治同本部分第二章第二节。

第三节　盆腔及腹主动脉旁淋巴结切除术

一、盆腔淋巴结清扫术

基本同宫颈癌盆腔淋巴结清扫，范围外界为髂外动脉外侧，内界在髂内动脉及侧脐韧带的外侧，上界至髂总动脉、静脉上约 3 cm，下界至旋髂深静脉，跨过髂外动脉底部、闭孔膜以上（闭孔神经以上）。一般沿髂总淋巴结、髂外淋巴结、腹股沟深淋巴结、闭孔淋巴结及髂内淋巴结的次序，系统地切除各组淋巴结及脂肪组织，由上向下、由外到内有次序地整块切除。具体参见宫颈癌相关章节。

二、腹主动脉旁淋巴结清扫术

（一）手术适应证

特殊类型的子宫内膜癌、非子宫内膜样腺癌、高级别腺癌、肌层浸润深度超过 1/2、脉管间隙受侵、肿瘤直径＞ 2 cm、宫颈间质受累、盆腔淋巴结转移。

（二）手术准备

1. 术前检查

（1）常规检查：血、尿、便常规，肝肾功能及凝血功能的检查。血红蛋白水平＜ 80 g/L，估计术中出血较多时，需在术前纠正贫血。白蛋白水平＜ 30 g/L 时，应予补充。

（2）年龄＞ 60 岁，需评估心、肺功能。

（3）行肿瘤标志物检测，了解有无异常。

（4）必要时行胃肠镜检查，排除胃肠道疾病。

（5）行盆腹腔 MRI 检查，了解是否浸润肌层以及浸润深度，是否侵犯宫颈，了解是否远处转移及是否有腹膜后淋巴结肿大。

（6）必要时行肾盂造影或膀胱镜检查。

2. 术前准备

（1）术前两天行阴道冲洗。

（2）术前晚口服恒康正清清洁灌肠。

（3）行腹部皮肤准备，无须外阴皮肤准备。

3. 麻醉

采用气管插管全身麻醉。

（三）手术方法与步骤

腹主动脉旁淋巴结清扫术的手术范围分两种：一种是大范围淋巴结清扫术，要求到肾血管水平，起自肾门水平，沿下腔静脉和腹主动脉而下，止于骶前；另一种是小范围淋巴结清扫术，达肠系膜下动脉。根据 FIGO 手术病理分期法，全面的手术病理分期必须进行大范围腹主动脉旁淋巴结清扫。这里主要介绍肠系膜周围淋巴结清扫。

1. 暴露腹主动脉及下腔静脉

腹腔镜下用分离钳钳夹并轻轻提起髂总动脉表面腹膜，用超声刀剪开，沿着腹主动脉表面至肠系膜下动脉上方20 mm，分离剪开的两侧腹膜以暴露腹主动脉及下腔静脉（图6-3-12）。

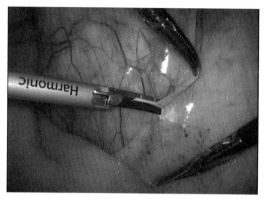

图 6-3-12 暴露腹主动脉及下腔静脉

2. 切除腔静脉前及腹主动脉下段淋巴结

下腔静脉位于腹主动脉的右侧。用无损伤钳钳夹并轻轻提起腔静脉前组织，用弯分离钳在腔静脉前贯穿分离，以超声刀切断，提起断端组织，分离静脉前组织，将腔静脉表面、侧面的淋巴组织及脂肪清除。

3. 切除腹主动脉下段前淋巴结

贯穿分离腹主动脉前组织并用超声刀切断，沿腹主动脉鞘钝、锐性剥离腹主动脉前外侧的淋巴脂肪组织至髂总动脉起点。离主动脉侧组织，显露腹主动脉与下腔静脉间隙组织，用超声刀分次切断。完全清除腹主动脉与下腔静脉前淋巴组织（图6-3-13），直到右髂总血管。

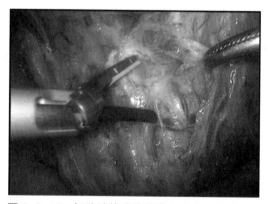

图 6-3-13 切除腔静脉前及腹主动脉下段淋巴结

4. 清除肠系膜下动脉淋巴脂肪组织

肠系膜下动脉位于腹主动脉下段左侧、左右髂总动脉分叉上40 mm左右，为横结肠左侧1/3降结肠、乙状结肠及部分直肠供血，将肠系膜下动脉周围的淋巴脂肪组织钝、锐性剥离，勿损伤。同时，切除右侧腹主动脉下段淋巴组织，直到骶前。显露肠系膜下动脉（图 6-3-14）。

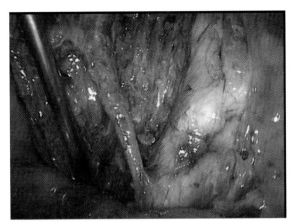

图 6-3-14　清除肠系膜下动脉淋巴脂肪组织

5. 切除骶前淋巴（图 6-3-15）

骶前淋巴位于两侧髂总血管内侧，上向骶岬、下至第 3～4 骶椎。附着在双侧髂总血管内侧及骶岬区的淋巴组织，自外而内、由上而下向骶尾方向分离，在第 3～4 骶椎处整块切除。

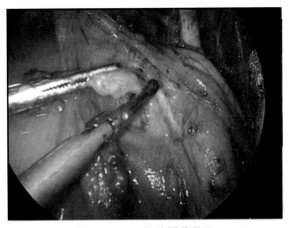

图 6-3-15　切除骶前淋巴

第四节　腹腔镜下子宫内膜癌手术

　　腹腔镜下子宫内膜癌手术的范围包括全子宫切除（Ⅰ期）或广泛性子宫切除（Ⅱ期）加附件切除、腹主动脉旁及盆腔淋巴结清扫。根据内膜癌的手术指征，相对来说，在妇科恶性肿瘤中，腹腔镜手术用于治疗早期子宫内膜癌的争议比较少。目前国外一些教科书已将腹腔镜手术列为治疗子宫内膜癌的手术方法之一。

一、腹腔镜下全子宫加双附件切除术

因内膜癌的生物学特征是生长缓慢，可在相当长的时间内局限于子宫，故早期（Ⅰ期）子宫内膜癌可施行单纯筋膜外全子宫切除加双附件切除术——也逐渐成为标准的治疗手段之一；由于内膜癌卵巢转移率高达 5%～12%，原则上手术同时切除双侧附件。对于年龄高，合并严重心脑血管病变、糖尿病、过度肥胖的Ⅱ期以上的子宫内膜癌患者，如不能承受广泛性子宫切除手术，也可行单纯全子宫加双侧附件切除术，术后辅以放疗，其生存率与广泛性子宫切除类似。子宫内膜癌腹腔镜下子宫切除的方法主要有：

（1）腹腔镜下全子宫切除（total laparoscopic hysterectomy, LTH）：LTH 同时可以进行盆、腹腔淋巴结清扫，因此早期子宫内膜癌手术的首选治疗方法应该是 LTH。

（2）腹腔镜辅助阴式子宫切除术（laparoscopically assisted vaginal hysterectomy，LAVH）：根据 FIGO 手术病理分期法，子宫内膜癌早期也要同时进行盆、腹腔淋巴结清扫，而 LAVH 绝对不能同时进行阴式清除盆、腹腔淋巴结。如果非要选择 LAVH，则首先要在腹腔镜下清除盆、腹腔淋巴结，再进行 LAVH。因此，虽然腹腔镜下全子宫切除技术已经非常成熟，但 LAVH 作为治疗早期子宫内膜癌并非首选。

二、广泛性子宫切除术

广泛性子宫切除术术式主要适用于临床Ⅱ期即累及宫颈间质或术前高度怀疑宫颈受累的子宫内膜癌患者。子宫内膜癌腹腔镜下广泛性子宫切除术术式同宫颈癌广泛性子宫切除，这里不再赘述。手术可通过完全的腹腔镜手术完成。术后如切缘阴性和淋巴结阴性，可以选择观察或加放疗；如切缘阳性和／或淋巴结阳性，则已升级为Ⅲ期，按Ⅲ期处理。

三、盆腔和腹主动脉旁淋巴结清扫术

按照 FIGO 2009 年手术病理分期，子宫内膜癌患者都应该同时做盆腔及腹主动脉旁淋巴结清扫，判断其有无转移，以确定治疗方案。淋巴结的转移状态与组织学分级、组织学类型、肌层浸润深度、宫颈受累有关，淋巴脉管间隙浸润是所有高危因素中与淋巴结转移最为相关的因素，影响早期子宫内膜癌患者的预后。盆腔淋巴结转移是腹主动脉旁淋巴结阳性的预测因素。

各临床指南中Ⅰ期子宫内膜癌淋巴结切除的指征不同：2015 年欧洲肿瘤内科学会（European Society for Medical Oncology，ESMO）推荐：Ⅰ期手术范围包括全子宫和双侧输卵管、卵巢切除 ± 淋巴结切除，对低危患者（G1 或 G2 级，肌层侵犯 ≤ 50%）可以不行淋巴结切除，建议对高危患者（G3 级，肌层侵犯 > 50%）行系统的盆腔及腹主动脉旁淋巴结切除。2016 年 NCCN 指南推荐：对于子宫内膜癌，全子宫 + 双附件切除和淋巴结切除是最基本的手术方式，需切除可疑或增大的盆腔或腹主动脉旁淋巴结以排除转移；病变局限于子宫者，淋巴结切除术也是全面分期手术的重要部分；深肌层浸润、高级别癌、浆液性腺癌、透明细胞癌或癌肉瘤需切除腹主动脉旁淋巴结；前哨淋巴结显像可考虑用于某些患者；某些患者可能不适合行淋巴结切除术。由此可见，对于早期子宫内膜癌腹膜后淋巴结的切除有两种意见：

一是淋巴结切除是标准分期手术的一部分，应该施行；另一观点是低危患者可以不施行，有条件者施行。

子宫内膜癌系统的盆腔及腹主动脉旁淋巴结切除为肿瘤扩散提供了更准确的评估，然而没有高危因素的早期患者淋巴结转移率很低，目前并未见随机对照试验作为证据有力地支持早期患者可以从不必要的淋巴结切除术中受益。同时，较大的手术范围增加了术后并发症的发生率。因此，常规腹膜后淋巴结切除术的临床价值一直处于争论中。

第五节　腹腔镜下早期子宫内膜癌前哨淋巴结活检术

早期子宫内膜癌的淋巴结转移率并不高，行系统性淋巴结清扫术可能影响患者的生活质量。如果能将前哨淋巴结（SLN）检测作为一种可信的诊疗手段，对发生淋巴结转移的患者仅行 SLN 检测和切除，可避免因过度治疗引发的并发症。2018 年，NCCN 指南指出，当影像学检查中未证实转移或在探查时未发现宫外转移时，SLN 检测可考虑用于恶性肿瘤的手术分期，也可用于组织学分级高危的子宫肿瘤如浆液性癌、透明细胞癌和癌肉瘤中。在子宫内膜癌中进行 SLN 显影，目前最常用的示踪剂包括放射性胶体（99mTc）、蓝染料和吲哚菁绿（ICG），以上示踪剂可单独或联合使用。SLN 示踪剂注射方法有 3 种：宫颈注射、宫底浆膜下或肌层注射及经宫腔肿瘤旁注射。研究表明，宫颈注射示踪剂时 SLN 总检出率最高，但其他两种注射方式可以提高腹主动脉旁 SLN 的检出率，并且更能代表肿瘤的淋巴转移途径。根据 NCCN 指南推荐，目前多采用宫颈注射示踪剂的方法，即在宫颈浅表和深层组合注射，染料可到达子宫颈和子宫体内淋巴管的主要层面，即浅表浆膜下、中间间质和深部原发性黏膜下淋巴部位。宫颈注射、机器人辅助的手术技术以及使用吲哚菁绿增加了 SLN 的检出率和敏感性。近期一项临床试验比较了 SLN 活检技术与淋巴结清扫对子宫内膜癌进行分期的准确性，这是目前关于子宫内膜癌 SLN 活检技术的最大规模的前瞻性试验。其结果显示应用吲哚菁绿示踪 SLN 诊断子宫内膜癌淋巴转移的灵敏度为 0.970，阴性预测值为 0.996，因而该方法能安全、有效地替代淋巴结清扫并作为疾病分期的手段。然而，仍有一些问题悬而未决，如子宫内膜癌淋巴引流有多种途径，淋巴结转移缺乏规律，会出现跳跃性转移；目前多数研究资料均来源于单中心，尚缺乏临床随机对照研究。这使得 SLN 检测在子宫内膜癌中应用的准确性和价值受到质疑。SLN 检测超分期可导致部分患者手术分期上升，但是目前小体积转移的临床意义尚不清楚。

研究表明，早期低危和高危子宫内膜癌患者均能从前哨淋巴结活检术（SLNB）中获益。对低危患者常规进行系统淋巴结切除术并无益处，采用 SLNB 替代系统淋巴结切除术可显著降低手术并发症的发生率。SLNB 可指导术中决策，发现 SLN 转移的患者可实施淋巴结系统切除。对于高危患者，应注重在术前和术中评估是否有可疑阳性淋巴结或者有子宫外浸润和转移；对这类患者实施 SLNB，但同时需要行系统淋巴结切除术。

手术准备、手术方法与步骤及手术并发症诊治参考第六部分第二章第六节。

第四章

卵巢癌微创外科治疗

◎寿华锋　刘金炜

卵巢恶性肿瘤是女性生殖器常见的三大恶性肿瘤之一。卵巢位于盆腔深部，早期病变不易发现，一旦出现症状多属于晚期。近几年来，虽然医学技术飞速发展，但至今仍缺乏有效的早期诊断方法，卵巢恶性肿瘤 5 年生存率仍较低，为 30% ~ 40%。

卵巢恶性肿瘤分期多采用 FIGO 制定的标准，根据手术病理分期，用以评估预后和比较治疗。FIGO（2017 年第 8 版）修订的临床分期见表 6-4-1。迄今为止，卵巢癌的病因仍不清楚，早期诊断问题也远未解决，治疗效果更没有得到明显改善。经典的腹部大切口手术以及围手术期高强度化疗所带来的不良反应，严重影响患者的生活质量。

随着微创理念的深入与普及，以及微创外科技术的发展与完善，越来越多的医学工作者尝试将腹腔镜技术用于卵巢癌的鉴别诊断、早期卵巢癌分期与再分期手术（restaging surgery）、晚期卵巢癌肿瘤细胞减灭术（cytoreductive surgery）的可行性评估以及卵巢癌治疗后的随访与病情监测。其中，通过腹腔镜检查和镜下活检确诊卵巢癌，或在腹腔镜下进行早期卵巢癌的全面分期手术，已经逐步得到学术界的认同和推崇。通过腹腔镜检查量化评估晚期卵巢癌满意的肿瘤细胞减灭术的可行性，正受到广泛关注和深入研究。但在腹腔镜下完成晚期卵巢癌的肿瘤细胞减灭术仍受到强烈质疑。一方面，越来越多的基础研究和临床实践表明，只要病例选择和技术应用得当，相当一部分的晚期卵巢癌患者可以从腹腔镜等微创技术的应用中获益；另一方面，由于卵巢癌特有的生物学特性和腹腔镜技术固有的局限性，学者们往往质疑腹腔镜评估晚期卵巢癌的全面性和准确性，以及腹腔镜下卵巢癌肿瘤细胞减灭术的可行性、有效性和安全性。

表 6-4-1　原发性卵巢上皮癌、输卵管癌、腹膜癌的手术病理分期（FIGO 2017）

分　期	内　容
Ⅰ期	肿瘤局限在一侧或双侧卵巢/输卵管： ● ⅠA 期：肿瘤局限在单侧卵巢/输卵管，包膜完整，卵巢表面没有肿瘤，腹水或者腹腔冲洗液中未发现恶性细胞。 ● ⅠB 期：肿瘤局限在双侧卵巢/输卵管，包膜完整，卵巢表面没有肿瘤，腹水或者腹腔冲洗液中未发现恶性细胞。 ● ⅠC 期：肿瘤局限在一侧或双侧卵巢/输卵管，并合并以下特征： 　ⅠC1 期：肿瘤术中破裂。 　ⅠC2 期：肿瘤术前破裂或肿瘤位于卵巢和输卵管表面。 　ⅠC3 期：腹水或腹腔冲洗液中有恶性肿瘤细胞
Ⅱ期	肿瘤局限在真骨盆的一侧或双侧卵巢/输卵管癌，或原发腹膜癌： ● ⅡA 期：肿瘤侵犯或种植于子宫/输卵管/卵巢。 ● ⅡB 期：肿瘤侵犯或种植于其他盆腔脏器
Ⅲ期	卵巢癌/输卵管癌/原发腹膜癌伴显微镜下证实的盆腔外腹膜和（或）腹膜后淋巴结转移： ● ⅢA 期： 　ⅢA1：病理证实的淋巴结转移。ⅢA1i 期：转移淋巴结直径不超过 10 mm。ⅢA1ii 期：转移淋巴结直径超过 10 mm。 　ⅢA2 期：仅镜下可见的盆腔外腹膜转移。 ● ⅢB 期：肉眼可见径不超过 2 cm 的盆腔外腹膜转移。 ● ⅢC 期：肉眼可见径超过 2 cm 的盆腔外腹膜转移（包括未累及实质肝脾包膜转移）
Ⅳ期	远处转移： ● ⅣA 期：伴有细胞学阳性的胸腔积液。 ● ⅣB 期：肝脾实质转移；腹腔外器官转移（包括腹股沟淋巴结转移和腹腔外淋巴结转移）；肠道黏膜受累

第一节　腹腔镜在卵巢癌诊断与评估中的应用

　　1975 年，Rosenoff 等首次将腹腔镜应用于卵巢癌开腹手术前的诊断和评估。腹腔镜检查术是一种微创检查手段，可以直观、微创、全面地进行某些疾病的诊断。通过镜下活检，可以实现组织病理学诊断，较腹水细胞学检查更加准确，也更被认可。与开腹探查相比，腹腔镜手术因气腹膨隆，以及腹腔镜下的放大效应，部分区域检查更加全面准确，且腹腔镜检查具有创伤小、术后恢复快、对后续治疗影响小等特点。Takizawa 等的一项研究发现，临床怀疑卵巢癌的患者，经腹腔镜检查和活检后仅 53% 最后证实为卵巢癌，近 50% 的良性或交界性卵巢肿瘤患者因此避免了不必要的开腹手术。所以对于有卵巢癌可能的患者，通过腹腔镜手术明确诊断目前被妇科医师广泛接受。

　　对于晚期卵巢癌，肿瘤细胞减灭术是首选治疗方法，残留病灶的大小直接影响患者预后。满意的肿瘤细胞减灭术要求最大限度地切除肿瘤，尽量切净肿瘤，确有困难时应想尽一切办法把残留肿瘤的最大直径缩小到 1 cm。而卵巢癌新辅助化疗虽然有较大的临床获益，但同样存在很大的争议。故临床治疗中往往面临手术或化疗的两难选择。2000 年，Vergote 等通过腹腔镜对 114 例卵巢癌患者评价后，对 36% 的患者进行肿瘤细胞减灭术，其中 76%

的患者最大残余灶直径仅 0.5 cm。2005 年，Fagotti 等对 64 例晚期卵巢癌患者行腹腔镜探查后，再行标准的剖腹探查术，结果发现所有腹膜、横膈或肠系膜的广泛性肿瘤播散灶在腹腔镜下都得到了证实，应用腹腔镜探查晚期卵巢癌行满意的肿瘤细胞减灭术（残余灶直径≤ 1 cm）的正确率为 90%；而预测不满意的肿瘤细胞减灭术的正确率达 100%。在 2005 年确定腹腔镜探查准确性的基础上，2006 年利用同一批患者数据，根据敏感性、特异性、阳性预测值、阴性预测值、准确性确定了大网膜饼状（图 6-4-1）、腹膜转移、横膈转移（图 6-4-2）、肠系膜挛缩（图 6-4-3）、肠管浸润、胃浸润、肝浸润（图 6-4-4）7 个参数，再用受试者特征曲线（receiver operating characteristic curve，ROC）验证模型，结果是 PIV（腹腔镜预测指标，predictive index valve）≥ 8，不建议初始肿瘤细胞减灭术（primary debulking surgery，PDS），预测不满意减瘤术 69% ～ 75%，评估病灶准确率 90.0% ～ 99.2%。2008 年，Fagotti 等利用 113 例晚期卵巢癌对模型做了外部数据验证，并通过建立预测模型对患者进行综合评分，评分≥ 8 分时预测不满意的肿瘤细胞减灭术的特异性和阳性预测值均达到 100%。还有学者对 Fagotti 等预测理想的 PDS 做了简化，保留了肠系膜挛缩、肠管浸润、胃浸润、肝浸润 4 项，评分≥ 4 分，100% 不能满意减瘤。Angioli 等也通过腹腔镜对 87 例晚期卵巢癌进行了探查，发现 53 例可行肿瘤细胞减灭术，其中进行了满意的肿瘤细胞减灭术的患者达 96%（残余灶直径≤ 1 cm）。他们还报道，在其所在机构，开展探查性腹腔镜以前 95% 的患者进行了开腹减灭术，其中仅 46% 的患者满意减灭；开展探查性腹腔镜后，61% 的患者施行了开腹减灭术，其中高达 96% 的患者被施行了满意的肿瘤细胞减灭术。总的来说，Fagotti 等的模型是目前应用最广泛的预测模型，也是唯一一个有外部数据验证的模型，还有特别对中间型肿瘤细胞减灭术（interval debulking surgery，IDS）评分的模型。国内研究者发现腹腔镜在晚期卵巢癌中预测能否施行满意的肿瘤细胞减灭术的总准确率达 88.9%。

　　研究者认为腹腔镜十分有效地筛选出常规开腹手术不能进行满意切除的晚期卵巢癌，在预测不能行满意的肿瘤细胞减灭术的晚期卵巢癌方面优于标准的开腹手术。腹腔镜手术目前还被用于卵巢癌二探术和卵巢癌复发手术探查。但国内肿瘤专家对部分 Fagotti ≥ 8 分的卵巢癌患者进行手术，取得了理想的肿瘤细胞减灭效果。故笔者认为，由于晚期卵巢癌广泛转移的特点，手术范围千差万别，单纯依据客观的指标，而相对忽视主刀医师手术能力的主观因素，终使评价体系存在一定的偏差。目前公认的是，需要有经验的肿瘤专科医师来评价晚期卵巢癌是否可行理想的肿瘤减灭术。

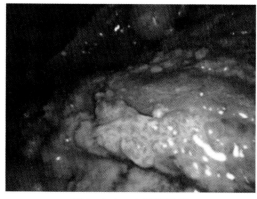

图 6-4-1　大网膜饼状

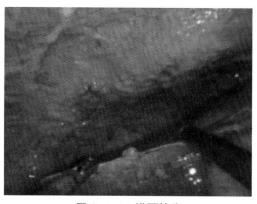

图 6-4-2　横膈转移

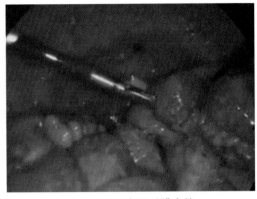
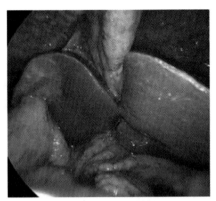

图 6-4-3　小肠系膜挛缩　　　　　　　　　　　　图 6-4-4　肝门受累

第二节　腹腔镜在卵巢癌治疗中的应用

对于早期卵巢恶性肿瘤,传统开腹手术需足够长的手术切口,以充分暴露盆、腹腔,以准确评估肿瘤状况和指导术后辅助治疗选择。手术要求:腹水或腹腔冲洗液细胞学检查、腹膜检视与多点活检、筋膜外全子宫切除、双侧附件切除、大网膜切除及阑尾切除(黏液性肿瘤)、盆腔及腹主动脉旁淋巴结系统性切除等。就技术而言,由有经验的妇科肿瘤腔镜医师在腹腔镜下完成以上手术操作是完全可行的。Nezhat 等报告 36 例早期卵巢癌患者行腹腔镜下分期手术,其中侵袭性上皮性肿瘤 20 例,交界性肿瘤 11 例,恶性肿瘤 5 例,切除腹主动脉旁淋巴结平均为 12.23 个,盆腔淋巴结平均为 14.84 个,术后病理升级 7 例。平均随访 55.9 个月,仅有 3 例复发,所有患者均无瘤生存,说明腹腔镜下早期卵巢癌分期手术是可行的,而且不会影响患者的生存期。Park 等对 52 例早期卵巢癌患者进行了病例对照研究,以腹腔镜与开腹两组进行分期手术,结果表明,两组淋巴结清除数量、切除大网膜大小、术后病理升级率、术后随访 20 个月内复发率与死亡率差异均无统计学意义。

一项病例对照研究表明,针对 FIGO Ⅰ 期卵巢癌患者实施全面分期手术,腹腔镜手术组和开腹手术组具有相同的肿瘤学结局。如果对初步诊断为早期卵巢癌的患者进行细致的探查,将有 16% ~ 35% 的病例会提高分期期别。2014 年 NCCN 卵巢癌指南已经明确提出,允许对经严格挑选的早期卵巢癌患者实施腹腔镜等微创手术以达到全面分期的目的。对于手术后确诊的卵巢癌患者,原发肿瘤和肉眼可见的肿瘤病灶常常已被切除,再分期手术相对更加简单和容易,应该争取在首次术后一个月内通过腹腔镜手术完成,避免不必要的第二次开腹手术。Childers 等对卵巢癌行腹腔镜再分期手术的前瞻性研究发现,该手术准确、可靠,并能代替开腹的再分期手术。Nezhat 等也指出卵巢癌腹腔镜的再分期手术与传统开腹手术相比,其并发症少,出血量少,住院时间短,住院费用少。腹腔镜下卵巢癌全面分期手术对患者远期疗效及生存的影响尚不明确,需要大规模前瞻性随机对照研究予以证实。此外,卵巢癌全面分期手术范围广,难度大,风险高,要求术者既要有全面的妇科肿瘤学理论知识,也要有丰富的腹腔镜手术经验，以及良好的并发症预防和处理能力。目前美国国家癌症数据库的一项分析显示，新辅助化疗后选择行腹腔镜IDS的晚期卵巢癌患者中，其围手术期结局和生存率与开腹IDS相似。但研究显示，在美国，即使在一些主要以腹腔镜或机器人技术治疗卵巢癌的中心，微创手术方法在IDS中也没有得到充分的应用。

对于复发性卵巢癌的手术治疗，2014年NCCN指南推荐腹腔镜还可用于评估能否完整切除孤立的复发病灶。有研究表明，腹腔镜肿瘤细胞减灭术对于局限性复发性卵巢癌患者的治疗是安全可行的。与开腹手术比较，腹腔镜手术提供了类似的围手术期结果，并减少了出血和缩短了住院时间。开腹手术更适用于有广泛的腹膜转移、多部位复发和（或）存在广泛盆腹腔粘连的患者。

结合近几年在这方面的经验，笔者认为腹腔镜可以部分替代开腹手术应用于卵巢癌治疗中，如早期或孤立性复发者，但术前一定要认真评估手术的必要性和可行性。对于ⅢB期以内及部分ⅢC期的患者，需要更大范围地分离与切除，甚至部分或全部切除受侵犯的脏器，并进行必要的器官修复和重建，故腹腔镜下卵巢癌肿瘤细胞减灭术对术者手术技能要求极高。对于较大的转移病灶、与周围脏器关系密切或已累及器官的包块、肝和脾周围的包块、膈面转移病灶等情况，切除比较困难。特别是需要切除部分肠管、肝、脾、膈肌等的，在腹腔镜下完成比较困难，容易发生肝、脾的撕裂损伤。另外，转移肿大的淋巴结与腹主动脉、下腔静脉、髂血管关系密切时，要考虑到血管损伤的可能。早期的尝试发现，腹腔镜下卵巢癌肿瘤细胞减灭术肿瘤切净率低，并发症发生率高，中转开腹率高。随着腹腔镜手术经验的不断积累及腹腔镜设备的改进，近10年来，腹腔镜下卵巢癌肿瘤细胞减灭术相关报道呈现增多趋势，但总体样本量偏少，多为回顾性的，缺乏长期随访数据。笔者认为，对于晚期卵巢癌而言，理想的肿瘤细胞减灭术是临床医生需要追求的首要目标，不能为追求微创而放弃减瘤的效果，腹腔镜下行晚期卵巢癌肿瘤细胞减灭术，需充分评估，谨慎开展。

第三节　腹腔镜应用于卵巢癌治疗的问题和争议

一、术中肿瘤破裂的问题

肿瘤医源性破裂导致肿瘤播散是腹腔镜应用在卵巢癌手术中的最大争议；但术中肿瘤破裂是否会影响患者的生存期，目前缺乏大样本的前瞻性随机对照研究支持。有鉴于此，在腹腔镜手术中，若高度怀疑恶性，建议直接行患侧附件切除或将患侧附件置于标本袋中操作，尽可能降低术中肿瘤的医源性破裂。

二、术后肿瘤种植的问题

有报道称，腹腔镜卵巢癌术后穿刺部位的肿瘤种植率远高于开腹手术。除考虑CO_2气腹的影响外，无瘤观念、腹腔镜技术水平、切净率、穿刺口取标本时的医源性种植也可能是穿刺部位肿瘤转移或种植的影响因素。但有报道认为，穿刺部位的肿瘤种植并不影响疾病的总体疗效和患者的生存期。

三、术中 CO_2 气腹对癌症的影响

有人提出，CO_2 气腹环境可能会导致肿瘤易于扩散或复发。目前，大量基础及临床试验证实，CO_2 主要是通过抑制患者盆腹腔局部的免疫力、导致患者酸中毒、术中腹内压增高导致腹膜受损，以及刺激肿瘤新生血管生成等导致肿瘤更易于扩散或复发。但也有动物试验发现，CO_2 气腹虽然会促进癌细胞在腹腔内的扩散，但并不增加穿刺口或腹腔内种植的风险。但目前已有的研究多为体外试验或动物试验，与人体内的情况大不相同。若想充分研究腹腔镜手术过程中 CO_2 气腹对肿瘤种植和转移的影响，还需大样本的前瞻性随机对照研究。

第五章

机器人辅助手术在妇科肿瘤中的应用

◎寿华锋　刘金炜

机器人腹腔镜技术于 20 世纪 80 年代开始运用于外科领域，目前临床上运用最广的是达芬奇手术机器人系统。达芬奇手术机器人系统具有三维立体成像、手术器械上的关节腕多个活动自由度及应用灵巧、振动消除系统和动作定标系统等优势，保证机械臂在狭小的术野内进行精确的操作；此外，其能够减轻术者疲劳，进行远程操控，学习曲线比腹腔镜手术短。手术机器人系统扩展了腹腔镜手术的适应证，在一些发达国家已应用于各类妇科恶性肿瘤手术。2005 年，美国 FDA 批准达芬奇手术机器人系统可以在妇科手术中应用，使得妇科微创手术达到了一个更高的层次和水平。

机器人腹腔镜技术在妇科恶性肿瘤中较早开展的是子宫内膜癌。2002 年，Diaz-Arrastla 等首次报告了 4 例机器人子宫内膜癌的分期手术。2005 年，Reynolds 等也报告了 4 例机器人子宫内膜癌的分期手术。此后，多个研究比较了机器人子宫内膜癌分期手术与开腹手术、腹腔镜手术，结果显示机器人手术的出血量少，淋巴结切除数目多或相对并发症少，中转开腹率低，住院时间短。机器人手术时间较开腹手术时间长，但短于腹腔镜手术或无差异。近年所发表的荟萃分析也支持上述结果。Gaia 等总结分析了 8 个比较研究共 1 591 例子宫内膜癌，其中机器人手术 589 例，腹腔镜手术 396 例，开腹手术 606 例。机器人手术时间与腹腔镜手术无差异，但长于开腹手术；手术中出血量则较腹腔镜手术和开腹手术少；淋巴结切除数目 3 组无差异。Reza 等的荟萃分析也显示机器人子宫内膜癌分期手术的并发症和出血量较开腹手术和腹腔镜手术少。子宫内膜癌患者多合并肥胖，这为手术带来困难。手术机器人系统在肥胖患者的子宫内膜癌分期手术中也得到了成功应用。Gehrig 等报告了 49 例患者体重指数超过 30 kg/m^2 的机器人子宫内膜癌分期手术，所有病例均顺利完成手术。与腹腔镜手术比较，机器人手术在手术时间、出血量、淋巴结切除数等主要数据上均优于腹腔镜手术。Seamon 等将 92 例体重指数超过 40 kg/m^2 的机器人子宫内膜癌分期手术与 162 例体重指数超过 40 kg/m^2 的开腹子宫内膜癌分期手术进行了比较，发现机器人手术的术中输血比率较低，并发症较少，伤口问题较少，住院时间较短，切除淋巴结数则无差异。高龄子宫内膜癌患者的手术有一定的风险。Vaknin 等比较了 100 例机器人子宫内膜癌手术，分为大于 70 岁和小于 70 岁两组，发现高龄组患者的手术时间、出血量、并发症发生率等与小于 70 岁组无差异。术后生活质量量表调查结果显示两组也无差异。但是，高龄组的住院时间长于小于 70 岁组。因此，他们认为机器人子宫内膜癌分期手术可以应用于高龄子宫内膜癌患者。

对于宫颈癌，2005 年，Marchal 等报告了在 1999—2003 年期间采用早期的手术机器人系统完成的 7 例 I 期宫颈癌 Piver II 型的全子宫切除术。2006 年，挪威的 Sert 报告了世界首例采用达芬奇机器人完成的广泛性子宫切除术 + 盆腔淋巴结切除术。Magrina 等和 Sert 等的比较研究也显示机器人手术的手术时间较短，出血量较少，住院时间较短。但是，Nezhat 等比较了 13 例机器人宫颈癌广泛性子宫切除术和 30 例腹腔镜手术，发现上述指标均无差异。最近，两个荟萃结果均显示，机器人宫颈癌手术与开腹手术和常规腹腔镜手术比较，手术出血量减少，淋巴结切除数量差异无统计学意义。但 LACC 试验的意外结果颠覆了国际上多部宫颈癌手术治疗的指南，宫颈癌微创手术的有效性和安全性，需要更多的大型随机对照试验来进一步验证。

机器人腹腔镜技术用于卵巢癌治疗的报道相对较少。美国梅奥医学中心在 2006 年 1 月至 2008 年 2 月期间完成了 21 例机器人卵巢癌手术。手术时间 103 ～ 454 min，出血量不大于 300 mL。这是手术机器人系统在卵巢癌手术中应用的初步尝试。但是，由于手术过程复杂和变化，以及套管部位的肿瘤转移和种植的现象，机器人手术在卵巢癌手术中的应用和腹腔镜手术一样仍存在一定的争议。机器人手术治疗早期卵巢癌在临床上普及和应用是可行的，但与腹腔镜手术的临床效果差异不大，仅在术中出血量和术后腹腔引流方面有优势，其他方面优势不明显。因此，仍然需要大样本的随机对照研究以进一步观察疗效，如术后临床分期、12 个月复发率及 Trocar 孔种植转移率等。结合国内外研究，机器人手术除了在早期卵巢癌中应用，在诊断性手术中也应用较多，但在 III 期卵巢癌及复发的卵巢癌中鲜有应用。主要原因是：III 期卵巢癌及复发性卵巢癌的病变广泛，手术范围波及整个腹腔和盆腔，术中可能行小肠、大肠、脾及膀胱等多脏器联合切除，可能涉及肠吻合、造瘘或膀胱部分切除等，为不定型手术，涉及多科室，具有较大难度，对术者也有巨大挑战性；复发患者多有手术史，腹腔内粘连严重，肠管、网膜等可能致密粘连，机器人系统下手术无足够的空间，手术不便。

我国近年来不断加强在达芬奇手术机器人应用领域的投入，并取得了部分阶段性的成果。国内已经有数家医院陆续引进达芬奇手术机器人，而且已经在临床上开展了部分临床试验以探索达芬奇手术机器人的临床应用效果以及前景。国内外虽然在胸外科、泌尿外科和腹部外科等领域开展了大量的临床试验，但是在妇科领域的临床研究依然较少。国内陆续将达芬奇手术机器人系统应用于子宫内膜癌、宫颈癌等恶性肿瘤的治疗，取得了良好的临床效果。比如，截至 2017 年 8 月 31 日，第四军医大学西京医院妇产科完成 1 410 例机器人手术，其中 1 343 例恶性肿瘤，宫颈癌占 75%，子宫内膜癌占 20%。

笔者认为，机器人手术在宫颈癌、子宫内膜癌、阴道癌方面有一定的优势，在外阴癌的盆腔腹股沟淋巴清扫方面有优势。手术机器人系统除了能够完成全子宫切除术、盆腔淋巴结切除术和大网膜切除术，还能完成乙状结肠切除术、小肠切除术、横膈切除术和肝转移瘤切除术。今后的时代，肯定是机器人、腹腔镜、开腹3种手术方式同时进步。与此同时，机器人手术逐步应用于临床后，我们必须回答的问题是：与传统腹腔镜手术比较，机器人手术的优势是什么？周凡等通过对4个随机对照试验299例患者进行Meta分析，结果显示：相比于腹腔镜在妇科手术中的应用，达芬奇手术机器人系统并没有缩短手术时间，反而明显长于腹腔镜手术组，这可能与达芬奇手术机器人系统的学习曲线较长、医师与系统的配合并不熟练有关；而在术中失血量、术中中转率以及术中并发症发生率方面，达芬奇手术机器人系统也并未体现出医师预期的效果，与腹腔镜手术相比，并无差异，在术后住院时间以及术后并发症方面，两组也并无差异；然而达芬奇手术机器人系统的花费远远高于腹腔镜手术。虽然达芬奇手术机器人系统在腹腔镜技术的某些限制方面有所突破，使得手术的精度有所提高，但固定达芬奇手术机器人系统的器械臂后，操作的范围也将受限；而且过于庞大的体积使得整套设备的安装、调试更加复杂；此外，术中死机等机械故障也将影响手术操作。

在美国妇科肿瘤专科医师培训中心2010年发表的调查中，90%的中心开展妇科恶性肿瘤机器人手术。NCCN指南也指出通过机器人腹腔镜手术来完成子宫内膜癌分期术、宫颈癌根治术和宫颈广泛切除术是可行的。但是，我们必须看到机器人妇科肿瘤手术应用的时间还不长，病例数较少，需要经验积累，且需要观察远期疗效，目前仍然需要大样本、多中心、前瞻性的临床试验对其适应证掌握、并发症预防、远期随访等进行研究。此外，机器人妇科肿瘤手术的费用、培训、资质、准入和体系等亦有待进一步的研究。笔者认为，机器人手术是一种安全可选的手术方式，但国内缺乏相关的达芬奇机器人培训中心，很多医院缺乏机器人手术设备，特别是基于国内医疗资源匮乏和分布不均的现状，目前仍不能大范围推广。

参考文献

[1]ANGIOLI R, MUZII L, BATTISTA C, et al. The role of laparoscopy in ovarian carcinoma. Minerva Ginecol, 2009, 61(1): 35-43.

[2]ARBYN M, AUTIER P, FERLAY J. Burden of cervical cancer in the 27 members states of the European Union: estimates for 2004. Ann Oncol, 2007, 18: 1423.

[3]ARISTIZABAL P, GRAESSLIN O, BARRANGER E, et al. A suggested modification to FIGO stage I endometrial cancer. Gynecol Oncol, 2014, 133(2): 192-196.

[4]BANDERAA C A, MAGRINA J F. Robotic surgery in gynecologic oncology. Curr Opin Obstet Gynecol, 2009, 21(1): 25-30.

[5]BRAR H, HOGEN L, COVENS A. Cost-effectiveness of sentinel node biopsy and pathological ultrastaging in patients with early-stage cervical cancer. Cancer, 2017, 123(10): 1751-1759.

[6]CHERIF A, VALENTINE R, STEPHANIE S, et al. Comparison between transperitoneal and extraperitoneal laparoscopic paraaortic lymphadenectomy in gynecologic malignancies. J Minim Invasive Gynecol, 2015, 22(2): 268-274.

[7]CHILDERS J M, LANG J, SURWIT E A, et al. Laparoscopic surgical staging of ovarian cancer. Gynecol Oncol, 1995, 59(1): 25-33.

[8]CHILDERS J M, SURWIT E A. Combined laparoscopic and vaginal surgery for the management of two cases of stage I endometrial cancer. Gynecol Oncol, 1992, 45: 46-51.

[9]COLOMBO N, CREUTZBERG C, AMANT F, et al. ESMO-ESGO-ESTRO consensus conference on endometrial cancer: diagnosis, treatment and follow-up. Ann Oncol, 2015, 27(1): 16-41.

[10]COLTURATO L F, SIGNORINI FILHO R C, FERNANDES R C, et al. Lymph node micrometastases in initial stage cervical cancer and tumoral recurrence. Int J Gynaecol Obstet, 2016, 133(1): 69-75.

[11]CORMIER B, ROZENHOLC A T, GOTLIEB W, et al. Sentinel lymph node procedure in endometrial cancer: a systematic review and proposal for standardization of future research. Gynecol Oncol, 2015, 138(2): 478-485.

[12]DARGENT D, ANSQUER Y, MATHEVET P. Technical development and results of left extraperitoneal laparoscopic paraaortic lymphadenectomy for cervical cancer. Gynecol Oncol, 2000, 77(1):

87-92.

［13］DARGENT D，FRANZOSI F，ANAQUER Y，et al. Extended trachelectomy relapse：plea for patient involvement in the medical decision. Bull Cancer，2002，89：1027.

［14］DIAZ J P，GEMIGNANI M L，PANDIT-TASKAR N，et al. Sentinellymph node biopsy in the management of early-stage cervical carcinoma. Gynecol Oncol，2011，120（3）：347-352.

［15］DIAZ-ARRASTIA C，JURNALOV C，GOMEZ G，et al. Laparoscopic hysterectomy using a computer-enhanced surgical robot. Surg Endosc，2002，16（9）：1271-1273.

［16］DURSUN P，AYHAN A，KUSCU E. Nerve-sparing radical hysterectomy for cervical carcinoma. Crit Rev Oncol Hematol，2009，70（3）：195-205.

［17］FAGOTTI A，FANFANI F，LUDOVISI M，et al. Role of laparoscopy to assess the chance of optimal cytoreductive surgery in advanced ovarian cancer：a pilot study. Gynecol Oncol，2005，96（3）：729-735.

［18］FAGOTTI A，FERRANDINA G，FANFANI F，et al. Prospective validation of a laparoscopic predictive model for optimal cytoreduction in advanced ovarian carcinoma. Am J Obstet Gynecol，2008，199（6）：642.

［19］FERRANDINA G，PEDONE ANCHORA L，GALLOTTA V，et al. Can we define the risk of lymph node metastasis in early-stage cervical cancer patients? A large scale，retrospective study. Ann Surg Oncol，2017，24（8）：2311-2318.

［20］FEUER G A，LAKHI N，BARKER J，et al. Perioperative and clinical outcomes in the management of epithelial ovarian cancer using robotic or abdominal approach CJJ. Gynecologic Oncology，2013，131（3）：520-524.

［21］FUJII S，TAKAKURA K，MATSUMURA N，et al. Anatomic identification and functional outcomes of the nerve sparing Okabayashi radical hysterectomy. Gynecol Oncol，2007，107（1）：14-13.

［22］FUJII S. Original film of the Okabayashi's radical hysterectomy by Okabayashi himself in 1932，and two films of the precise anatomy necessary for nerve-sparing Okabayashi's radical hysterectomy clarified by Shingo Fujii. Int J Gynecol Cancer，2008，18（2）：383-385.

［23］FUJII S. Anatomic identification of nerve-sparing radical hysterectomy：a step-by-step procedure. Gynecol Oncol，2008，111（2 Suppl）：S33-41.

［24］GAIA G，HOLLOWAY R W，SANTORO L，et al. Robotic-assisted hysterectomy for endometrial cancer compared with traditional laparoscopic and laparotomy approaches：a systematic review. Obstet Gynec，2010，116（6）：1422-1431.

［25］GALLOTTA V，CICERO C，CONTE C. Robotic versus laparoscopic staging for early ovarian cancer：a case matched control study. J Minim Invasive Gynecol，2017，24（2）：293-298.

［26］GEHRIG P A，CANTRELL L A，SHAFER A，et al. What is the minimally invasive surgical procedure for endometrial cancer staging in the obese and morbidly obese woman? Gynecol Oncol，2008，111（1）：41-45.

［27］HAGEN B，VALLA M，AUNE G，et al. Indocyanine green fluorescence imaging of lymph nodes during robotic-assisted laparoscopic operation for endometrial cancer：a prospective validation study using a sentinel lymph node surgical algorithm. Gynecol Oncol，2016，143（3）：479-483.

［28］HEITZ F，OGNJENOVIC D，HARTER P，et al. Abdominal wall metastases in patients with ovarian cancer after laparoscopic surgery：incidence，risk factors，and complications. J Gynecol Cancer，2010，20（1）：41-46.

［29］KANG S，YOO H J，HWANG J H，et al. Sentinel lymph node biopsy in endometrial cancer：meta-analysis of 26 studies. Gynecol Oncol, 2011，123：522-527

［30］KATO H，OHBA Y，YAMAZAKI H，et al. Availability of tissue rinse liquid-based cytology for the rapid diagnosis of sentinel lymph node metastasis and improved bilateral detection by photodynamic eye-camera. Jpn J Clin Oncol，2015，45（8）：727-731.

［31］KITCHENER H，SWART A M，QIAN Q，et al. Efficacy of systematic pelvic lymphadenectomy in endometrial cancer：a randomized study. Lancet，2009，373：125-136.

［32］LATERZA R M，SIEVERT K，RIDDER D D，et al. Bladder function after radical hysterectomy for cervical cancer. Neurourol Urodynam，2015，34（4）：309.

［33］LELLÉR J，HEIDENREICH W，SCHNEIDER J. 100 years radical abdominal operation of cervix carcinoma：in memory of Wertheim's predecessors. Zentralbl Gynakol，1995，117（4）：169-174.

［34］LIN H，DING Z，KOTA V G，et al. Sentinel lymph node mapping in endometrial cancer：a systematic review and meta-analysis. Oncotarget，2017，8（28）：46601-46610.

［35］LORTET-TIEULENT J. International patterns and trends in endometrial cancer incidence，1978-2013. J Natl Cancer Inst，2018，110（4）：354-361.

［36］LOWE M P，JOHNSON P R，KAMELLE S A，et al. A multiinstitutional experience with robotic-assisted hysterectomy with staging for endometrial cancer. Obstet Gynecol，2009，114：236-243.

［37］MAGRINA J F，CETTA R L，CHANG Y H，et al. Analysis of secondary cytoreduction for recurrent ovarian cancer by robotics，laparoscopy and laparotomy. Gynecol Oncol，2013，129（2）：336-340.

［38］MAGRINA J F，KHO R M，WEAVER A L，et al. Robotic radical hysterectomy：comparison with laparoscopy and laparotomy. Gynecol Oncol，2008，109（1）：86-91.

［39］MAGRINA J F，ZANAGNOLO V，NOBLE B N，et al. Robotic approach for ovarian cancer：perioperative and survival results and comparison with laparoscopy and laparotomy. Gynecol Oncol，2011，121（1）：100-105.

［40］MARCHAL F，RAUCH P，VANDROMME J，et al. Telerobotic-assisted laparoscopic hysterectomy for benign and oncologic pathologies：initial clinical experience with 30 patients. Surg Endosc，2005，19（6）：826-831.

［41］MARTINEZ A，MERY E，FILLERON T，et al. Accuracy of intraoperative pathological examination of SLN in cervical cancer. Gynecol Oncol，2013，130（3）：525-529.

［42］National Comprehensive Cancer Network. NCCN Clinical Practice Guidelines in Oncology：Uterine Neoplasms. J Natl Compr Canc Netw，2018，16（2）：170-179.

［43］NEZHAT C R，AMARA P，TENG N，et al. Management of ovarian cancer by operative laparoscopy. J Am Assoc Gynecol Laparosc，1995，2（4Suppl）：35-36.

［44］NEZHAT C R，BURRELL M O，NEZHAT F R，et al. Laparoscopic radical hysterectomy with paraaortic and pelvic node dissection. Am J Obstet Gynecol，1992，166（3）：864-865.

［45］NEZHAT F R，DATTA M S，LIU C，et al. Robotic radical hysterectomy versus total laparoscopic radical hysterectomy with pelvic lymphadenectomy for treatment of early cervical cancer. JSIS，2008，12（3）：227-237.

［46］NEZHAT F R，EZZATI M，CHUANG L，et al. Laparoscopic management of early ovarian and fallopian tube cancers：surgical and survival outcome. Am J Obstet Gynecol，2009，200（1）：83.

［47］NEZHAT F R，FINGER T N，VETERE P，et al. Comparison of pefioperative outcomes and complication rates between conventional versus robotic-assisted laparoscopy in the evaluation and management of early，advanced，and recurrent stage ovarian，fallopian tube，and primary peritoneal cancer. Int J Gynecol Cancer，2014，24（3）：600-607.

［48］PARK J Y，BAE J，LIM M C，et al. Laparoscopic and laparotomic staging in stage Ⅰ epithelial ovarian cancer：a comparison of feasibility and safety. Int J Gynecol Cancer，2008，18（6）：1202-1209.

［49］PARK J Y，KIM D Y，SUH D S，et al. Comparison of laparoscopy and laparotomy in surgical staging of early stage ovarian and fallopian tubal cancer. Ann Surg Oncol，2008，15（7）：2012-2019.

［50］PARK J Y，KIM D Y，SUH D S，et al. Reproductive outcomes after laparoscopic radical trachelectomy for early-stage cervical cancer. J Gynecol Oncol，2014，25：9-13.

［51］PIVER M S，RUTLEDGE F，SMITH J P. Five classes of extended hysterectomy for women with cervical cancer. Obstet Gynecol，1974，44：265-272.

［52］POSSOVER M，STOBER S，PLAUL K，et al. Identification and preservation of the motoric innervation of the bladder in radical hysterectomy type Ⅲ. Gynecol Oncol，2000，79（2）：154-157.

［53］QUERLEU D，MORROW C R. Classification of radical hysterectomy. Lancet Oncol，2008，9（3）：297-330.

［54］RAMIREZ P T，PAREJA R，RENDÓN G J，et al. Management of low-risk early-stage cervical cancer：should conization，simple trachelectomy，or simple hysterectomy replace radical surgery as the new standard of care?. Gynecol Oncol，2014，132：254-259.

［55］RAMIREZ P T，SCHMELER K M，WOLF J K，et al. Robotic radical parametrectomy and pelvic lymphadenectomy in patients with invasive cervical cancer. Gynecol Oncol，2008，111（1）：18-21.

［56］REICH H. New techniques in advanced laparoscopic surgery. Baillieres Clin Obstet Gynaecol，1989，3（3）：655-681.

［57］REYNOLDS R K，ADVINCULA A P. Robot-assisted laparoscopic hysterectomy：technique and initial experience. Am J Surg，2006，191（4）：555-560.

［58］REYNOLDS R K，BURKE W M，ADVINCULA A P. Preliminary experience with robot-assisted laparoscopic staging of gynecologic malignancies. JSKS，2005，9（2）：149-158.

［59］REZA M，MAESO S，BLASCO J A，et al. Meta-analysis of observational studies on the safety and effectiveness of robotic gynaeeological surgery. Br J Surg，2010，97（12）：1772-1783.

［60］ROH J W，DONG O L，DONG H S，et al. Efficacy and oncologic safety of nerve-sparing radical hysterectomy for cervical cancer：a randomized controlled trial. J Gynecol Oncol，2015，26（2）：90-99.

［61］ROSENOFF S H，YOUNG R C，ANDERSON T，et al. Peritoneoscopy：a valuable staging tool in ovarian carcinoma. Ann Intern Med，1975，83（1）：37-41.

［62］ROSSI E C，KOWALSKI L D，SCALICI J，et al. A comparison of sentinel lymphnode biopsy to lymphadenectomy for endometrial cancer staging（FIRES trial）：a multicentre，prospective，cohort study. Lancet Oncol，2017，18（3）：384-392.

［63］SEAMON L G，BRYANT S A，RHEAUME P S，et al. Comprehensive surgical staging for endometrial cancer in obese patients：comparing robotics and laparotomy. Obstet Gynecol，2009，114（1）：16-21.

［64］SEAMON L G，COHN D E，RICHARDSON D L，et al. Robotic hysterectomy and pelvic-aortic lymphadenectomy for endometrial cancer. Obstet Gynecol，2008，112（6）：1207-1213.

［65］SERT B M，ABELER V M. Robotic-assisted laparoscopic radical hysterectomy（Pilver type Ⅲ）with pelvic node dissection-case report. Eur Gynaecol Oncol，2006，27（5）：531-533.

［66］SIEGEL R L，MILLER K D，JEMAL A. Cancer statistics，2016. CA Cancer J Clin，2016，66：7-30.

［67］SIEGEL R，NAISHADHAM D，JEMAL A. Cancer statistics，2013. CA Cancer J Clin，2013，63（1）：11-30.

［68］SMITH B，BACKES F. The role of sentinel lymph nodes in endometrial and cervical cancer. J Surg Oncol，2015，112（7）：753-760.

［69］SONODA K，YAHATA H，OKUGAWA K，et al. Value of intraoperative cytological and pathological sentinel lymph node diagnosis in fertility-sparing trachelectomy for early-stage cervical cancer. Oncology，2018，94（2）：92-98.

［70］TAKIZAWA B T，SHIN E K，MASTERS L，et al. The role of laparoscopy in the diagnosis and treatment of peritoneal carcinomatosis：a case report . Yale J Biol Med，2001，74（2）：107-110.

［71］TILART S A，KENTER G G，PETERS A A，et al. Nerve-sparing radical hysterectomy：local recurrence rate，feasibility，and safety in cervical cancer patients stage Ⅰ A to Ⅱ A. Int J Gyencol Cancer，2009，49（1）：39-45.

［72］TSU V，JERÓNIMO J. Saving the world's women from cervical cancer. New Engl J Med，2016，374（26）：2509.

［73］URZAL C，SOUSA R，BALTAR V，et al. Factors predictive of retroperitoneal lymph node metastasis in endometrial cancer. Acta Med Port, 2014, 27（1）: 82-87.

［74］VAKNIN Z, PERRI T, LAN S, et a1. Outcome and quality of life in a prospective cohort of the first 100 robotic surgeries for endometrial cancer, with focus on elderly patients. Int J Gynecol Cancer, 2010, 20（8）: 1367-1373.

［75］VERGOTE I, DE WEVER I, TJALMA W, et al. Interval debulking surgery: an alternative for primary surgical debulking?. Semin Surg Oncol, 2000, 19（1）: 49-53.

［76］VERGOTE I, POUSEELE B, VAN GORP T, et al. Robotic retroperitoneal lower paraaortic lymphadenectomy in cervical carcinoma: first report on the technique used in 5 patients. Acta Obstet Gynecol Scand, 2008, 87（7）: 783-787.

［77］XIONG L, GAZYAKAN E, YANG W, et al. Indocyanine green fluorescence-guided sentinel node biopsy: a meta-analysis on detection rate and diagnostic performance. EJSO, 2014, 40（7）: 843-849.

［78］ZAAL A, ZWEEMER R P, ZIKAN M, et al. Pelvic lymphadenectomy improves survival in patients with cervical cancer with low-volume disease in the sentinel node: a retrospective multicenter cohort study. Int J Gynecol Cancer, 2014, 24（2）: 303-311.

［79］ZAPARDIEL I, ZANAGNOLO V, MAGRINA J F, et al. Robotic radical parametrectomy in cervical cancer. Gynecol Obstet Invest, 2011, 72（3）: 179-182.

［80］ZAYYAN K S, CHRISTIE B, NOORDEN S, et al. Rapid flow carbon dioxide laparoscopy disperses cancer cells into the peritoneal cavity but not the port sites in a new rat model. Surg Endosc, 2003, 17（2）: 273-277.

［81］ZULLO M A, MANCI N, ANGIOLI R, et al. Vesical dysfunctions after radical hysterectomy for cervical cancer: a critical review. Crit Rev Oncol Hematol, 2003, 48（3）: 287-293.

［82］陈必良. 达芬奇机器人在妇科手术中的实践. 中华腔镜外科杂志（电子版）, 2017, 10（5）: 288-289.

［83］陈春林, 李维丽, 黄志霞. 女性腹盆腔自主神经解剖. 中国实用妇科与产科杂志, 2013, 29（12）: 924-930.

［84］丁玉兰, 赵卫东. 机器人手术在妇科恶性肿瘤手术治疗中的应用. 国际妇产科学杂志, 2011, 38（1）: 56-59.

［85］窦莎, 李艺, 崔恒. 腹腔镜评估预测晚期卵巢癌满意肿瘤细胞减灭术的研究进展. 中国妇产科临床杂志, 2018, 19（4）: 374-376.

［86］郝婷, 李萌, 熊光武, 等. 早期卵巢癌腹腔镜与开腹分期手术的对比分析. 中国微创外科杂志, 2010, 10（3）: 208-211.

［87］梁志清. 子宫颈癌保留生理功能的微创手术治疗. 中国微创外科杂志, 2011, 11: 27-31.

［88］骆毅, 于兰馥. 女性泌尿科学. 北京: 人民卫生出版社, 1987: 201.

［89］马芮, 马佳佳, 宋晖, 等. 手术机器人系统在妇科恶性肿瘤中的应用. 现代肿瘤医学, 2017, 25（10）: 1670-1673.

［90］王刚，陈扬平．腹腔镜在卵巢癌诊治中的应用．国际妇产科学杂志，2014；41（5）：500-504.

［91］王延洲，梁志清．前哨淋巴结检测在子宫内膜癌中的临床意义．中国实用妇科与产科杂志，2017，33（5）：451-454.

［92］姚元庆．机器人妇科肿瘤手术的现状和展望．中华腔镜外科杂志（电子版），2013，6（5）：11-14.

［93］张师前，董延磊．腹腔镜在卵巢癌诊治中需要重视的问题商榷．中华腔镜外科杂志（电子版），2018，11（2）：77-79.

［94］周凡，陈香．达芬奇手术机器人在妇科手术中应用疗效的荟萃分析．中国医药指南，2015，13（6）：7-9.

［95］周琦，吴小华，刘继红，等．宫颈癌诊断与治疗指南（第四版）．中国实用妇科与产科杂志，2018，34（6）：613-622.

第七部分
结直肠肿瘤微创外科

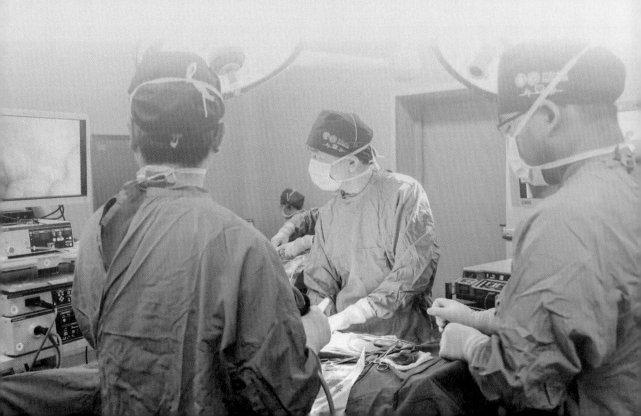

第一章
概　述

◎屠逸丰　龚文敬　屠世良

随着医学微创技术的发展,结直肠外科治疗取得了重大进步,已经形成了内镜、腹腔镜、经肛门显微内镜和机器人辅助手术四大微创手术体系。各手术体系又能相互补充,协同开展困难和复杂的结直肠外科手术。结直肠外科治疗进入微创时代。

一、内镜技术在结直肠肿瘤治疗中的应用

内镜技术最初是作为一项诊查手段,现已越来越多地用于胃肠道疾病的治疗,其中内镜下黏膜切除术(endoscopic mucosal resection,EMR)和内镜下黏膜剥离术(endoscopic submucosal dissection,ESD)可用于治疗病变局限于黏膜内或黏膜下浅层癌(< 1 000 μm)的早期结直肠癌。内镜下治疗具有创伤最小且最为经济的特点,表现为真正的"无瘢手术";但 EMR 或 ESD 仅适用于特定条件下的结直肠癌前病变或早期癌的治疗。

二、腹腔镜技术在结直肠肿瘤治疗中的应用

自 1991 年 Jacobs 在国际上首次报道了腹腔镜结肠手术后,腹腔镜技术在结直肠外科中的应用得到迅速发展。随着腹腔镜技术的日益成熟,腹腔镜结直肠恶性肿瘤根治性手术的安全性得到了大量临床实践的证明。与常规开腹手术相比,腹腔镜视野下手术,能精细地显示脉管、神经及筋膜等结构,从而做到更为精准的解剖。因此,腹腔镜下的常规结直肠肿瘤根治性手术的清扫与神经保护更为精细,术中出血更少,创伤更小,腹腔脏器干扰更小,从而能更快地恢复。对于具有良好腔镜技术的外科医师来说,手术并发症发生率及手术死亡率与开腹结直肠癌根治术相当或低于开腹手术。目前,腹腔镜下结直肠手术已成为我国结直肠外科的主流,国际上大多数专业学术组织已经将腹腔镜下结直肠切除放在指南中予以推荐。

近几年三维腹腔镜的应用,使得外科医师佩戴专用眼镜即可观察到手术区域的三维图像,以接近于人眼普通视觉,立体地观察术区细微的组织结构,从而使得腹腔镜技术的学习曲线缩短,解剖更加精细,进一步减少了术中出血和副损伤。

源于外科医师对极致微创的追求，减孔、单孔、经自然腔道取标本手术（natural orifice specimen extraction surgery，NOSES）的腹腔镜下结直肠手术不断成熟，一部分条件合适的患者享受到了极致微创医学的成果。

三、手术机器人系统在结直肠肿瘤外科中的应用

手术机器人系统的出现，使得外科治疗进入了计算机操作和人机远程操控时代。外科医生坐在计算机控制台前，利用操作手柄，控制机械臂完成手术。达芬奇手术机器人系统继承了传统腹腔镜微创的优势，同时独具自身特点：高分辨率三维成像、精确定位、多自由度移动、无视觉盲点以及过滤了外科医生手的震颤动作。它的每一个机械手臂具有多个自由度的活动关节，其灵活程度远远超过了人类手指关节，可在狭小的空间里完成更加精细灵活的操作，不仅是肠道吻合，细小的血管或胆管吻合亦可完成。机器人辅助的结直肠癌手术最明显的优势表现在腔内缝合上，包括肠道的吻合与膜腔的闭合。主要不足有：缺乏术者手指触觉信息的反馈，需要一名经过训练的机械师配合手术，器械耗损比较大，费用昂贵。近期研究验证了机器人辅助治疗结直肠癌手术的安全性及可行性，但远期疗效尚待评估。目前，达芬奇手术机器人系统已在我国多家医院装机，完成超过 500 例结直肠手术的中心已不在少数。

四、经肛门显微内镜手术

局部切除术在直肠肿瘤的现代治疗中起着有限的但又十分重要的作用。对于某些经严格选择的早期直肠癌，局部切除术可以代替传统的根治性手术。经肛门显微内镜手术系统由德国的 Gerhard Buess 设计发明，于 1983 年首次报道后逐渐被接受并用于经选择的直肠肿瘤患者的直肠局部切除。1995 年引入我国香港，2003 年蒙家兴等在《中华胃肠外科杂志》首次报道了我国的经肛门显微内镜手术资料。该技术通过经肛门显微内镜完成直肠腔内切除、止血、缝合等系列操作，不同于传统的经肛门切除术和结肠镜下肿瘤 EMR/ESD 手术。其兼备内镜、腹腔镜和显微手术的优点，微创，显露良好，切除精确，能切除较高部位的直肠肿瘤，并能获取高质量的肿瘤标本用于准确的病理分期。

五、经自然腔道取标本手术（NOSES）在结直肠外科中的应用

减少手术对患者生理和心理的创伤是外科医师追求的目标。随着经自然腔道内镜手术（NOTES）的发展，外科正经历从微创向无创的转变，但由于 NOTES 面临很多亟待解决的问题，尚不适宜普遍开展和推广。而得益于 NOTES 理念，结直肠肿瘤微创外科正在经历着一个快速而多样的发展过程，就在此背景之下，经自然腔道取标本手术（NOSES）应运而生，它巧妙地结合 NOTES 的"无瘢痕"理念，也可称为类 NOTES。根据取标本的不同途径，结直肠 NOSES 主要分为两大类，即经肛门取标本和经阴道取标本。这两种操作方式的选择主要是依据肿瘤的大小。此外，根据取标本和消化道重建的不同方式，其又可分为 3 类：标本外翻体外切除（外翻切除式）、标本拉出体外切除（拉出切除式）、标本体内切除拖出体外（切除拖出式）。

六、加速康复外科理念在结直肠肿瘤外科中的应用

近 20 年来，以减轻围手术期应激反应为中心的加速康复外科引发了人们对外科康复的新思考。外科医师的视角从重视解剖学创伤转变到重视全身应激反应改善，从注重切口大小转变到注重心理、生理和病理整体功能的损害，从注重单一的术中操作转变为注重围手术期综合管理。这些理念给微创外科带来革命性的变化。加速康复外科也称为术后促进康复策略（enhanced recovery after surgery program，ERAS program），就是通过采用有循证医学证据的围手术期处理的一系列优化措施，达到最少的应激打击、最小的手术切口、最佳的内环境稳定、最轻的炎症反应、最低的心理创伤、最快的术后康复等微创效果。

针对结直肠癌手术患者的 ERAS 理念贯穿于整个围手术期处理和手术整个过程，快速康复措施主要包括：①术前与患者充分沟通，告知全部诊断、治疗方案和预后情况，介绍康复各阶段的生活护理要点；②缩短术前禁食、禁水时间；③预防性镇痛，包括术前、术中、术后的多模式镇痛；④术中注意维持体温，限制液体输入量；⑤术后早期开始进食；⑥术后早期开始下床活动。上述治疗措施的优化和改进，产生了颠覆性的效果，使结直肠癌手术术后住院时间缩短 40% ～ 50%，费用减少 30%。

七、展　望

以最小的侵袭，达到最好的外科治疗效果，是外科医生追求的目标和遵循的原则。微创的核心是"以人为本"，不仅是小切口，还要突出减少心理损伤、快速康复和取得最好的医疗效益。微创的实施从外科医生单兵作战转变成包括护士、麻醉医生、患者及其家属与外科医生合作的团队工作。笔者认为，未来的结直肠肿瘤微创外科的发展方向一定是解剖学微创和功能学微创的完美结合。

第二章

早期结直肠癌及其癌前病变的内镜治疗

◎屠逸丰　潘文胜　屠世良

　　早期结直肠癌是指浸润深度局限于黏膜及黏膜下层的任一大小结直肠癌,其中局限于黏膜层的为黏膜内癌,浸润至黏膜下层但未侵犯固有肌层者为黏膜下癌。结直肠癌的癌前病变指业已证实与结直肠癌发生密切相关的病理变化,包括腺瘤、腺瘤病(家族性腺瘤性息肉病及非家族性腺瘤性息肉病)及炎症性肠病相关的异型增生。随着内镜设备及技术的发展,早期结直肠癌的检出率提高,绝大部分结直肠息肉和早期结直肠癌也实现了肠镜下切除,而不再需要外科手术治疗。

　　《中国早期结直肠癌内镜诊治共识意见》建议:①热活检钳除术适用于直径5 mm以下的隆起型及平坦型病变;②高频电圈套法息肉切除术适用于直径5 mm以上的隆起型病变;③内镜下黏膜切除术(EMR)适用于直径5 mm以上20 mm以下的平坦型病变;④对于直径大于20 mm的扁平型病变,为了达到大块、完整切除肿瘤的目的,可以采用内镜下黏膜剥离术(ESD)。

第一节　内镜下黏膜切除术

一、手术适应证和禁忌证

(一)手术适应证

病变局限于黏膜层的结直肠肿瘤,直径不大于20 mm。

(二)手术禁忌证

● 患者有凝血功能障碍。

● 肿瘤侵犯黏膜下层。

● 心脏起搏器植入患者需征求心内科医生意见。

● 长期口服抗凝药物患者需停用或低分子肝素钠替代治疗。

二、手术准备

（一）术前评估

血常规、凝血功能、肝肾功能、心电图检查，有条件的医疗机构建议行超声内镜或色素放大内镜检查。

（二）术前准备

术前 2～3 天无渣半流质饮食，术前 4 h 等渗电解质溶液全肠道灌洗，推荐聚乙二醇电解质散。

（三）麻　醉

不麻醉或静脉麻醉。

三、手术方法与步骤（图 7-2-1）

结肠镜循腔渐进，抵达肿瘤位置，解除成袢，将肿瘤置于视野下部（有时需要改变患者体位），用清水冲洗肠腔至洁净。

注水针旁开肿瘤 5 mm 穿刺，在黏膜下层注入美蓝稀释液，使病变完全隆起。若肿瘤不能完全隆起，视为肿瘤侵犯黏膜下层，应终止手术。

置入圈套电切器，完整套住肿瘤，短暂地边凝边切边收紧圈套器，直至肿瘤完全脱落，在此过程中切忌长时间电凝。

若遇出血，一般可用圈套器头部电凝。

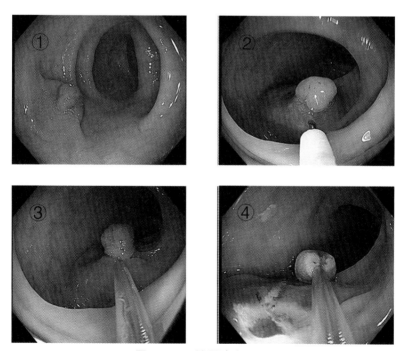

图 7-2-1　结肠肿瘤 EMR

①将肿瘤置于视野底部；②黏膜下注美蓝稀释液使肿瘤隆起；③电凝器圈套；④边凝边切至脱落

第二节　内镜下黏膜剥离术

一、手术适应证和禁忌证

（一）手术适应证

病变局限于黏膜层的结直肠肿瘤，直径大于 20 mm。

（二）手术禁忌证

● 患者有凝血功能障碍。

● 肿瘤侵犯黏膜下层。

● 心脏起搏器植入患者需征求心内科医生意见。

● 长期口服抗凝药物患者需停用或低分子肝素钠替代治疗。

二、手术准备

（一）术前评估

血常规、凝血功能、肝肾功能、心电图检查，有条件的医疗机构建议行超声内镜或色素放大内镜检查。

（二）术前准备

术前 2～3 天无渣半流质，术前 4 h 等渗电解质溶液全肠道灌洗，推荐聚乙二醇电解质散。

（三）麻　醉

静脉麻醉。

三、手术方法与步骤（图 7-2-2）

结肠镜（戴透明帽或不戴透明帽）循腔渐进，抵达肿瘤位置，解除成祥，将肿瘤置于视野下部（有时需要改变患者体位），用清水冲洗肠腔至洁净。

注水针旁开肿瘤 5 mm 穿刺，在黏膜下层注入美蓝稀释液，使病变完全隆起。若肿瘤不能完全隆起，视为肿瘤侵犯黏膜下层，应终止手术。

边缘切开。用电刀（包括 Flex 刀、针状刀、IT 刀、Hook 刀、三角刀、海博刀系统等）沿肿瘤外侧缘约 5 mm 切开黏膜。

病变剥离。应用电刀在病灶下方沿黏膜下层间隙进行逐步剥离，剥离中需要反复行黏膜下注射，始终保持剥离层次在黏膜下层，大块、完整地切除病灶。若遇出血，一般可用 IT 刀头部电凝。

创面处理。用 0.5% PVP-I 冲洗创面，对于创面可见的小血管，应用氩离子凝固术（argon plasma coagulation，APC）凝固或热活检钳处理，必要时应用金属止血夹闭合创面。

标本固定送检。将切下的病变用大头针固定于平板上，以中性甲醛液固定送病理检查，观察病灶边缘和基底有无病变累及，根据病理，决定后续治疗和随访。

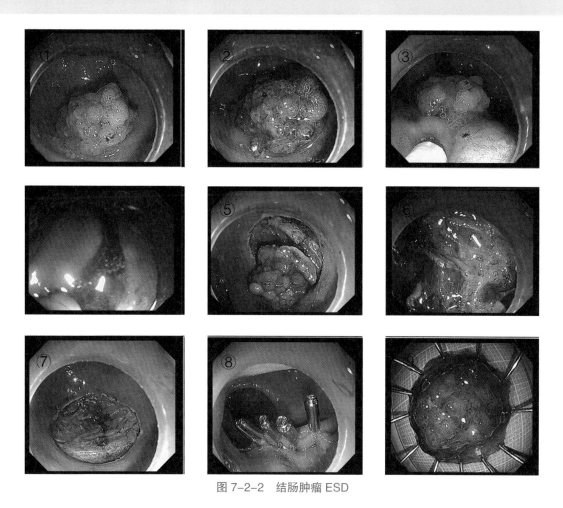

图 7-2-2 结肠肿瘤 ESD

①将肿瘤定位于视野下部；②色素内镜观察像；③黏膜下注射美蓝稀释液使肿瘤隆起；④切开黏膜；⑤黏膜下剥离；⑥剥离肿瘤大部分；⑦肿瘤完整剥离后创面；⑧创面用钛夹闭合；⑨标本固定

第三节 结直肠肿瘤内镜治疗的术后处理

一、饮 食

结直肠肿瘤内镜治疗后一般状态下无须禁食，治疗结束后 2 h 即可进食流质，24 h 后即可进无渣半流质，持续两周后进普食，忌酒 3 个月；但治疗后若有腹痛或治疗过程中电凝过深应予以禁食至腹部无任何体征后 72 h。

二、抗生素

结直肠肿瘤内镜治疗前后应予以常规剂量的抗生素以 24 h 预防感染。若创面直径大于 20 mm，一般应经验性地使用 3 天。

三、临床观察

结直肠肿瘤内镜治疗后临床观察的重点为便血和腹痛,以判断是否出现手术创面继发出血和结肠穿孔。大多数的临床状况出现于手术后 72 h 内,但也有发生于手术一周以后的,应注意临床观察。

四、后续治疗及随诊

结直肠肿瘤内镜治疗后的后续治疗及随诊取决于切除肿瘤的病理评估。若肿瘤局限于黏膜层,切缘阴性,内镜治疗术后 3、6 及 12 个月定期全结肠镜随访,无残留或复发者以后每年随访一次;有残留或复发者视情况继续行内镜下治疗或追加外科手术切除,然后每 3 个月随访一次,病变完全清除后每年随访一次。

若病理提示肿瘤侵犯黏膜下层或病理评估切缘阳性,应追加根治性手术。

第四节　结直肠肿瘤内镜治疗的常见并发症及其处理

内镜治疗是一种相对安全的治疗手段,各种内镜手术治疗肠道病变时的并发症相似,主要包括出血和穿孔。这些并发症可以通过内镜下金属夹夹闭等方式成功治疗,少部分病例需要附加外科手术。熟练掌握各种并发症的处理方法是开展肠道内镜治疗的必要保障。

一、出　血

出血包括术中出血和术后迟发性出血。

内镜治疗过程中如有出血,应在充分冲洗、明确出血点的基础上,对出血点进行准确、轻柔的电凝处理,避免造成穿孔。止血手段多种多样,如 APC 凝固、热活检钳处理、IT 刀凝固、应用止血夹、药物止血、硬化剂处理等,必要时多种手段联合应用。ESD 过程中提倡预防性止血,即术中辨认小血管后,以凝固模式慢慢切开,几乎不会引起出血;而对于粗血管,建议预先用热活检钳凝固血管后再切开。

迟发性出血多发生在术后两周以内,根据术后患者的大便颜色和血常规检查综合判断,及时补液并在消化内镜下处理活动性出血。术中常规应用金属夹夹闭创面或用热活检钳等处理好肉眼可见的血管,对预防迟发性出血有一定的作用。

二、穿　孔

穿孔也包括术中穿孔和术后迟发性穿孔。

术中穿孔多发生于 ESD,操作过程中如果有固有肌层明显断裂,通过内镜观察到肌层下面的露出组织可确认穿孔。

　　在治疗过程中没有发现穿孔，根据术后腹腔内游离气体和临床症状也可以做出穿孔的诊断，这就是迟发性穿孔。其主要是因为术中止血时过度通电造成固有肌层热变性坏死。

　　发生穿孔时，首先要通过内镜吸引或变换体位，使肠内容物不漏到肠道外，然后及时处理穿孔。由于内镜治疗中发生的穿孔一般较小，且形状比较规则，只要术中及时发现，应用内镜在黏膜面进行处理均可治愈。对于较大的线性穿孔，只要满足金属夹的跨度要求，可以通过多个金属夹夹闭。对于较大的非线性穿孔，由于金属夹跨度有限，不能一次性将穿孔夹闭的，可采用金属夹联合尼龙绳的方式进行缝合。术后要求患者半卧位、禁食，并给予抗生素治疗以预防腹腔感染。穿孔修补后出现腹部局限性压痛和腹腔游离气体不是外科手术指征，随访观察中只要无腹痛加剧和腹肌紧张，可以继续随访观察而不需要外科手术。如果遇到内镜无法处理的穿孔，应立即进行腹腔镜下的穿孔修补术。

第三章

盲肠、升结肠恶性肿瘤腹腔镜下手术

◎郑伯安　陈丙辰　屠逸丰

　　盲肠、升结肠恶性肿瘤手术的标准术式通常称为右半结肠切除术，其要求是肿瘤所属区域全结肠系膜切除（complete mesocolic excision，CME），即在右侧 Toldt 间隙内精准解剖，维持结肠背侧筋膜完整性，沿肠系膜上静脉右侧壁切断结肠系膜内侧附着部，根部离断回结肠动脉、右结肠动脉、中结肠动脉右支，清扫所属淋巴结（D3），近切端为末端回肠 10 cm，远切端为横结肠中段（图 7-3-1）。腹腔镜右半结肠切除术的难点在于胃结肠静脉干存在较多的解剖变异，手术中易造成损伤和出血，这也是中转开放手术的主要原因。

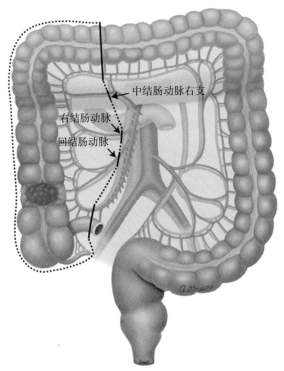

中结肠动脉右支

右结肠动脉

回结肠动脉

图 7-3-1　右半结肠切除范围（图片引自 2021 Up ToDate ）

第一节 手术适应证和禁忌证

一、手术适应证

可获得局部 R0 切除的盲肠、阑尾、升结肠、升结肠肝曲部恶性肿瘤。

二、手术禁忌证

（1）绝对禁忌证：心肺功能不能耐受 CO_2 气腹者；术前疑有肿瘤局部侵犯周围脏器或腹腔转移者；完全性肠梗阻或肠穿孔者。

（2）相对禁忌证：肿瘤 > 6 cm；既往腹部手术史；重度肥胖；不全性肠梗阻。

第二节 手术准备

一、术前评估与术前准备

术前评估同开腹手术，应包括详细的心、肺、肝、肾等重要脏器的生理功能评估、肿瘤学评估（术前临床分期）、营养状态评估和静脉血栓栓塞症（venous thromboembolism，VTE）评估。

术前准备同开腹手术，包括术前营养纠正、生理功能改善、术前宣教、康复训练、肠道准备等。右半结肠切除手术一般无须特殊肠道准备，术晨排空大便即可。有慢性便秘史或存在不全肠梗阻的患者，应进行包含无渣饮食、应用缓泻剂、灌肠、口服抗生素等至少 3 天的肠道准备，忌全肠道灌洗法。

二、手术体位

平腿截石位（或"大"字位），臀边抵床沿，双上肢伸直置于躯干两旁，布单包卷塞入床垫下，置胸带、肩托、下肢腿架固定。

三、术者站位与布台

主刀立于患者左侧，第一助手立于患者右侧，扶镜助手立于患者两腿之间，洗手护士立于助手右侧，器械台置于洗手护士右侧。单台显示器置于头侧，双台显示器则分别置于主刀右侧、助手左侧，于合适位置放置腹腔镜主机、吸引冲洗装置、电刀主机、超声刀主机等。

第三节 手术方法与步骤

右半结肠切除术的手术过程主要包含四个部分：①横结肠右部头侧分离（胃与结肠之间的大网膜离断，胃系膜、结肠系膜的融合分离，结肠肝曲部的游离）；②右半结肠全系膜游离及血管离断与周围淋巴结清扫（CME+D3）；③末段回肠、盲肠、升结肠尾侧、外侧游离；④肠管切除与吻合。

腹腔镜下右半结肠切除手术有四种常用的入路，即中间入路、尾侧入路、外侧入路和头侧入路。相对来说，头侧入路与中间入路对主刀腹腔镜手术的解剖能力要求较高，而尾侧、外侧入路能快速进入结肠后间隙，不容易损伤右侧输尿管，但经验较少时易误入十二指肠背侧。手术中，由于患者个体差异和术者经验不同，不应拘泥于一种僵化的程式，而应根据实际情况联合选择，以安全高效地完成解剖。笔者认为，对于腹腔镜右半结肠手术经验有限的术者和团队或解剖条件较差的患者，"头—尾—中"的解剖顺序有利于手术质量和安全的控制。

一、手术通道建立

于脐下 3 ～ 5 cm（视患者腹部纵径）小切口切开腹壁皮肤，插入 10 mm Trocar 作为观察孔，建立气腹，压力 12 kPa。平开左侧腹直肌外缘置入 5 mm Trocar 为副操作孔，向头侧上移 6 ～ 8 cm 于左侧腹直肌外缘置入 12 mm Trocar 为主操作孔，右侧对称置入 5 mm Trocar 为助手操作孔（图 7-3-2）。

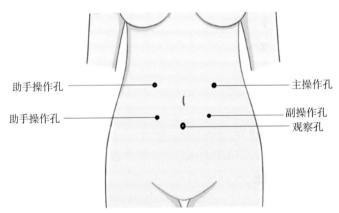

图 7-3-2 腹腔镜下右半结肠手术 Trocar 孔布位

对于腹腔镜操作训练有素的团队，可以选择无气腹下直接穿刺建立观察孔；对于经验有限的团队，建议先在脐部穿刺建立气腹后再做观察孔穿刺，或直视下切开腹腔置入通道；对既往有腹部手术史，在穿刺区域疑有腹腔粘连时，建议先行辅助切口，直视下建立观察孔。穿刺通道的布位，应根据患者的体型和结肠解剖形态适当调整以利于手术操作。

二、腹腔探查

直视下检查盆腔底部、大网膜、前腹壁、肝脏、膈顶、肠系膜等可暴露区域是否存在肿瘤转移情况，确定肿瘤位置及局部病变情况，根据探查所见，决定拟行手术方式、切除范围。

三、手术操作

（1）右半结肠头侧分离。将大网膜拨入中下腹，助手左钳向前向上提拉胃大弯中部，右钳向右向上提拉胃窦部，使右部胃网膜展开，确认胃网膜血管弓。主刀左手持钳牵拉网膜，右手持超声刀或能量平台，根据预定手术方案在胃网膜血管弓上或弓下由中部向右切开大网膜，进入小网膜囊，打开胃后壁膜性粘连，可见胰头及附着于胰前腹膜的横结肠系膜。部分患者需仔细分离胃系膜与结肠系膜间的粘连。沿胃网膜右血管弓下向右切开大网膜至胃网膜右动脉起始部，跨越胃窦、十二指肠连接部继续向右切断右肝下结肠腹膜附着部进入右肾前间隙。若是胃网膜血管弓上断离，需在胰腺前平面胃网膜动、静脉起始部切断，并清扫胃幽门下区淋巴结。结肠头侧分离结束，在分离止点置显影纱布一条。（图 7-3-3）

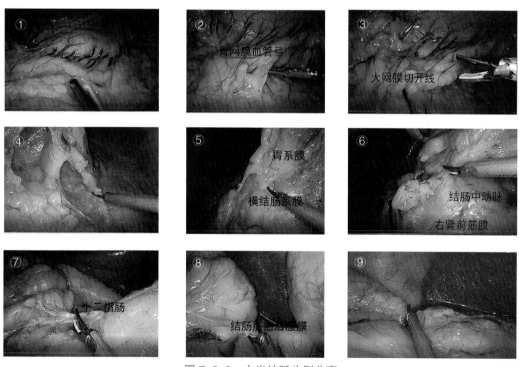

图 7-3-3　右半结肠头侧分离

①将大网膜拨入中下腹；②确认胃网膜血管弓；③弓下切开大网膜；④向左侧扩展至横结肠左中部；⑤胃系膜与结肠系膜粘连分离；⑥解剖至结肠中动脉根部；⑦分离横结肠系膜与十二指肠降部粘连；⑧切断肝结肠韧带；⑨在右肾前筋膜前层分离结肠肝曲

（2）右半结肠尾侧分离。患者头低脚高左倾，使小肠自然坠入左上腹。助手左钳向上提拉回肠末段，右钳向上提拉盲肠，展开末段回肠系膜附着部。主刀左钳牵拉后腹膜，右手持超声刀或电刀沿附着线切开腹膜打开系膜后间隙，注意辨认右侧输尿管与生殖血管。继续向上拓展，显露十二指肠水平部，向右外背侧拓展，显露十二指肠降部，继续向右拓展至右侧结肠背侧，切开结肠右侧旁沟。尾外侧分离结束，分离止点置显影纱布一条。（图7-3-4）

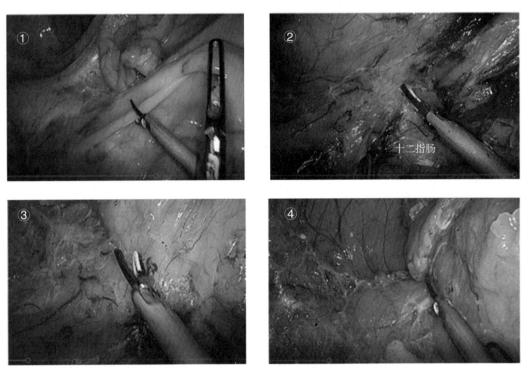

图 7-3-4　右半结肠尾侧分离
①展开与切开回肠末端尾侧系膜；②背侧向头侧拓展至显露十二指肠水平部；
③向右侧拓展显露十二指肠降部；④切开升结肠旁沟

（3）右半结肠内侧（中间）分离。患者体位向左侧，使小肠倾入腹腔左部，将大网膜拨入横结肠头侧，助手左钳向上向前提拉横结肠系膜中部，右钳向右外侧提拉回结肠血管蒂，展露肠系膜上动、静脉行程。主刀左手钳向左外侧提拉末段回肠系膜，展开回结肠血管与肠系膜上血管汇合部下方的无血管区，右手持超声刀或电刀放射状切开该部回肠系膜，进入尾侧分离打开的后间隙，找到肠系膜上静脉，沿肠系膜上静脉表面向上切开后腹膜直至结肠中动脉血管蒂左侧，切开横结肠系膜进入小网膜，可见结肠头侧分离面。往返裸化肠系膜上静脉前方及右侧，依次根部夹闭切断回结肠动静脉、右结肠动脉（多数缺如）、结肠中动静脉（或结肠中动静脉右支），整片清扫属区淋巴结。仔细解剖胃结肠静脉干及属支，离断右结肠静脉，沿右侧肾前筋膜向外侧分离至整个右半结肠游离（图7-3-5）。

（4）肠系膜、大网膜裁剪。裁切结肠系膜至预切端横结肠边缘弓，沿回肠系膜切口放射状裁切至预切端回肠血管弓。若有必要，裁剪大网膜。

（5）辅助切口下完成肠切除与肠吻合。脐上正中切口长 4～5 cm 逐层进腹（根据肿瘤大小调整切口大小），置保护套，自末段回肠开始提出游离肠段，按计划切除肠段，行回结肠侧侧吻合或端侧吻合。

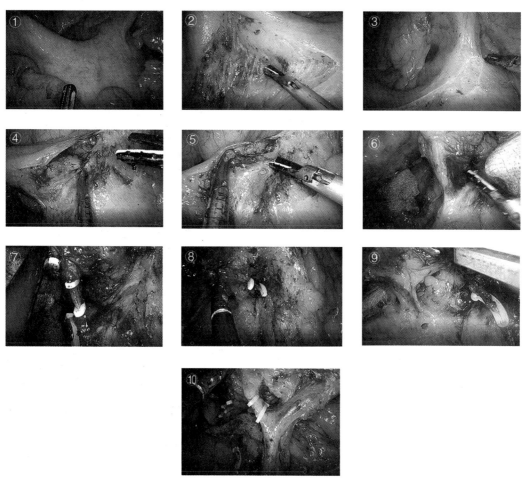

图 7-3-5　右侧结肠系膜中间分离

①展开肠系膜上血管嵴；②切开回结肠血管蒂下方回肠系膜；③切开肠系膜上血管嵴表面腹膜；④显露回结肠静脉与肠系膜上静脉汇合部；⑤裸化肠系膜上静脉行程；⑥裸化回结肠血管；⑦切断回结肠血管根部；⑧切断右结肠动脉根部；⑨显露胃结肠静脉干与裸化离断右结肠静脉；⑩裸化中结肠动脉与切断右支

（6）腹腔内确认系膜裂孔关闭。回纳肠管，重建气腹，冲洗腹腔，检查各血管夹，理顺小肠，连续缝合关闭肠系膜裂孔（也可不关闭），右侧置腹腔引流管。（图 7-3-6）

（7）关闭切口。

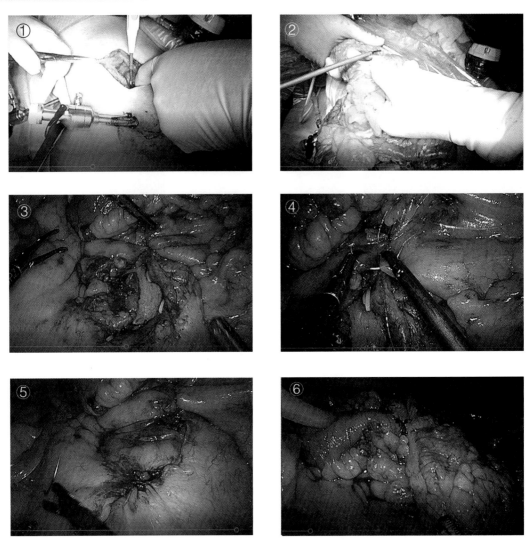

图 7-3-6　小切口体外切除、吻合，腹腔内确认系膜裂孔关闭

①脐上小切口进腹；②提出游离结肠体，外切除与回肠吻合；③腹腔内冲洗、手术面确认；
④回结肠系膜裂孔缝合；⑤回结肠系膜裂孔关闭；⑥右侧腹吻合口附近置引流管

第四节　术后处理

（1）不常规留置胃肠减压管，麻醉清醒后拔除导尿管，视引流量与引流物性状决定拔除腹腔引流管（一般在术后 72 h 内）。

（2）术后 2 h 开始饮水，12 h 开始清流汁，24 h 开始进食流质，72 h 进食无渣半流质。

（3）术后 4 h 开始床上肢体活动，24 h 后离床活动。

（4）术后 1、3、5 天行血常规、血生化检查。

（5）预防性抗生素使用一般 24 h。

（6）术后根据 VTE 风险评估和出血风险评估进行 VTE 防控。

（7）术后根据营养评估进行营养支持，不常规应用肠外营养制剂。

（8）一般情况下术后 5 ～ 6 天可出院。

（9）根据术后病理检查结果，决定是否辅助术后化疗。

第五节　手术并发症及其处理

一、穿刺损伤

腹腔镜手术在气腹建立和手术通道穿刺过程中可造成穿刺损伤，多见为腹腔内脏器穿刺损伤和血管损伤。在穿刺时应确保腹壁肌松良好，注意腹壁层次突破的手感。若穿刺经验有限或既往有腹部手术史者，建议直视下小切口进腹建立观察通道和气腹。

二、气腹相关并发症

CO_2 气腹可造成以下并发症：①皮下气肿；②气胸、纵隔气肿和心包积气；③大静脉损伤时发生气体栓塞；④ CO_2 吸收过多造成高碳酸血症。预防的关键是穿刺时孔道不宜过大，气腹压力尽可能不要超过 12 kPa，手术时间尽可能短，尽量避免大静脉损伤，一旦发生立即压迫。术中注意血气监测，及时处理酸碱失衡。

三、结直肠手术并发症

腹腔镜手术与开放手术存在同样的手术相关并发症，常见有出血、感染、吻合口漏、周围脏器损伤、淋巴漏、术后继发肠梗阻等，发生率与开放手术大致相当。防治措施也与开放手术一样。

在腹腔镜下右半结肠手术中最易发生的是胃结肠静脉属支损伤出血，在分离时需小心辨认，轻柔解剖，牵拉时张力不可过猛。其次是十二指肠损伤，回结肠血管紧邻十二指肠水平部，解剖时容易导致十二指肠壁损伤。

第四章

横结肠恶性肿瘤腹腔镜下手术

◎袁　航　于　鹏　屠逸丰

　　横结肠恶性肿瘤根治性切除的标准要求是肿瘤所属区域全结肠系膜切除（CME），根部离断中结肠动脉，清扫所属淋巴结（D3），近切端为肿瘤头侧至少 10 cm，远切端为肿瘤尾侧至少 10 cm。根据肿瘤位置采用不同的根治性手术，若肿瘤位于横结肠近肝曲，行右半结肠扩大切除术；若肿瘤位于横结肠近脾曲，行扩大左半结肠切除术。这里讨论的是位于横结肠中部的恶性肿瘤根治性手术（图 7-4-1 示横结肠切除范围）。

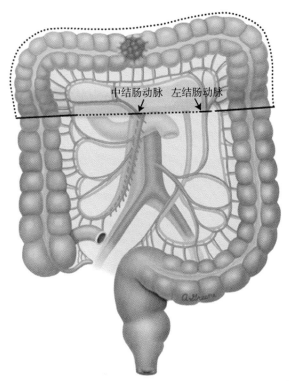

图 7-4-1　横结肠切除范围（图片引自 2021 Up ToDate）

第一节 手术适应证和禁忌证

一、手术适应证

可获得局部 R0 切除的横结肠中部恶性肿瘤。

二、手术禁忌证

（1）绝对禁忌证：心肺功能不能耐受 CO_2 气腹者；术前疑有肿瘤局部侵犯周围脏器或腹腔转移者；完全性肠梗阻或肠穿孔者。

（2）相对禁忌证：肿瘤＞ 6 cm；既往腹部手术史；重度肥胖；不全性肠梗阻。

第二节 手术准备

一、术前评估与术前准备

术前评估同开腹手术，应包括详细的心、肺、肝、肾等重要脏器的生理功能评估、肿瘤学评估（术前临床分期）、营养状态评估和 VTE 评估。

术前准备同开腹手术，包括术前营养纠正、生理功能改善、术前宣教、康复训练、肠道准备等。横结肠切除术一般无须特殊肠道准备，术晨排空大便即可。有慢性便秘史或存在不全肠梗阻的患者，应进行包含无渣饮食、应用缓泻剂、灌肠、口服抗生素等至少 3 天的肠道准备，忌全肠道灌洗法。

二、手术体位

平腿截石位（或 "大" 字位），臀边抵床沿，双上肢伸直置于躯干两旁，布单包卷塞入床垫下，置胸带、肩托、下肢腿架固定。

三、术者站位与布台

在解剖中部和右侧时，主刀立于患者左侧，第一助手立于患者右侧；解剖左侧时，主刀与助手互换位置。扶镜助手立于患者两腿之间，洗手护士立于患者右尾侧，器械台置于洗手护士右侧。单台显示器置于头侧，双台显示器则分别置于主刀右侧、助手左侧，于合适位置放置腹腔镜主机、吸引冲洗装置、电刀主机、超声刀主机等。

第三节　手术方法与步骤

横结肠切除术的手术过程主要包含 3 个部分：①横结肠头侧分离（胃与结肠之间的大网膜离断，胃系膜、结肠系膜的融合分离，结肠肝曲及结肠脾曲的游离）；②横结肠全系膜游离及血管离断与周围淋巴结清扫（CME+D3）；③肠管切除与吻合。必要时切除胃网膜弓，清扫幽门下淋巴结和脾门淋巴结。

腹腔镜下横结肠切除手术有两种常用的入路：一是从十二指肠水平部肠系膜上血管嵴起步，切开后腹膜沿肠系膜上静脉、上动脉寻找结肠中动脉起始部；二是从十二指肠 Treitz 韧带内侧切开横结肠系膜胰前附着缘，向内侧分离寻找结肠中动脉起始部。笔者根据自身手术经验介绍以下手术解剖顺序，供大家参考。对于腹腔镜下横结肠手术经验有限的术者和团队或解剖条件较差的患者，这样的解剖顺序有利于快速找到结肠中血管，控制手术质量和安全。

一、手术通道建立

于脐下小切口切开腹壁皮肤，插入 10 mm Trocar 作为观察孔，建立气腹，压力 12 kPa。于右锁骨中线脐平面上 3 ～ 4 cm 处置入 12 mm Trocar 为主操作孔，右髂前上棘与脐连线中点置入 5 mm Trocar 为副操作孔，左侧对称置入 5 mm Trocar 为助手操作孔（图 7-4-2 ）。

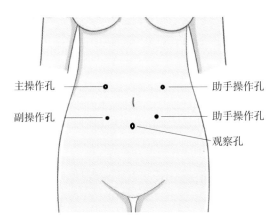

图 7-4-2　腹腔镜下横结肠切除术 Trocar 孔布位

对于腹腔镜操作训练有素的团队，可以选择无气腹下直接穿刺建立观察孔；对于经验有限的团队，建议先在脐部穿刺建立气腹后再做观察孔穿刺，或直视下切开腹腔置入通道；对既往有腹部手术史，在穿刺区域疑有腹腔粘连时，建议先行辅助切口，直视下建立观察孔。穿刺通道的布位，应根据患者的体型和结肠解剖形态适当调整以利于手术操作。

二、腹腔探查

直视下检查盆腔底部、大网膜、前腹壁、肝脏、膈顶、肠系膜等可暴露区域是否存在肿瘤转移情况，确定肿瘤位置及局部病变情况，根据探查所见，决定拟行手术方式、切除范围。

三、手术操作

（1）中右部横结肠头侧分离（见右半结肠头侧分离）。将大网膜拨入中下腹，助手左钳向前向上提拉胃大弯中部，右钳向右向上提拉胃窦部，使右部胃网膜展开，确认胃网膜血管弓。主刀左手持钳牵拉网膜，右手持超声刀或能量平台，根据预定手术方案在胃网膜血管弓上或弓下由中部向右切开大网膜，进入小网膜囊，打开胃后壁膜性粘连，可见胰头及附着于胰前腹膜的横结肠系膜，清晰可见结肠中血管起始部。部分患者需仔细分离胃系膜与结肠系膜间的粘连。沿胃网膜右血管弓下向右切开大网膜至胃网膜右动脉起始部，跨越胃窦、十二指肠连接部继续向右切断右肝下结肠腹膜附着部进入右肾前间隙。若是胃网膜血管弓上断离，需在胰腺前平面胃网膜动静脉起始部切断，并清扫胃幽门下区淋巴结。横结肠右中部头侧分离结束，在分离止点置显影纱布一条。

（2）中右部横结肠系膜内侧分离（见右半结肠切除时结肠中动脉裸化过程）及肝曲游离。患者头高位，将大网膜拨入横结肠上区。助手左钳向上提横结肠左中部，右钳向上提拉横结肠中部，展开横结肠左部与胰前附着部。主刀左钳牵拉后腹膜，右手持超声刀或电刀沿附着线切开腹膜，打开系膜间隙，向右中侧拓展，逐渐显露结肠中动脉起始部，清扫属区淋巴脂肪组织，裸化结肠中动脉，根部夹闭、切断，同时在右后方可见结肠中静脉，夹闭、切断。继续向右上拓展，可见胃结肠静脉干，仔细辨认属支，切断右结肠静脉汇入部。若是胃网膜右弓上离断，则同时切断胃网膜右静脉汇入部及胃网膜右动脉胰前起始部。继续向右拓展分离右侧结肠中上部背侧系膜，切开中上部右侧结肠旁沟。至此，横结肠中右部及结肠肝曲游离完毕。

（3）左部横结肠内侧分离及脾曲游离（见左半结肠脾曲分离）。主刀与助手交换站位，患者体位向右侧倾斜，使小肠倾入腹腔右下部，将大网膜拨入横结肠头侧。助手左钳向上向前提拉横结肠系膜左部，右钳在肠系膜下静脉起始部外侧向左外侧提拉降结肠系膜。主刀左手钳沿十二指肠前外侧提拉后腹膜，右手持超声刀或电刀切开该部结肠系膜附着部，进入左侧 Toldt 间隙，向左扩展至结肠脾曲及上部降结肠背侧，内侧分离结束。将大网膜拨入中下腹，助手左钳向上提拉胃大弯左侧，右钳向下提拉横结肠左部。主刀左钳帮助张紧，继续向左切开大网膜，切开脾结肠韧带，切开中上部降结肠旁沟，左部横结肠及结肠脾曲分离结束。至此，横结肠、结肠肝曲、结肠脾曲游离结束。

（4）辅助小切口完成肠切除与肠吻合。脐上正中切口长 4～5 cm 逐层进腹（根据肿瘤大小调整切口大小），置保护套，提出游离肠段，按计划切除肠段，行近远结肠侧侧吻合、端端吻合或端侧吻合。

（5）腹腔内确认、引流。回纳肠管，重建气腹，冲洗腹腔，检查各血管夹，理顺小肠，置腹腔引流管。

（6）关闭切口。

第四节　术后处理

（1）不常规留置胃肠减压管，麻醉清醒后拔除导尿管，视引流量与引流物性状决定拔除腹腔引流管（一般在术后72 h内）。

（2）术后2 h开始饮水，12 h开始清流汁，24 h开始进食流质，72 h进食无渣半流质。

（3）术后4 h开始床上肢体活动，24 h后离床活动。

（4）术后1、3、5天行血常规、血生化检查。

（5）预防性抗生素使用一般24 h。

（6）术后根据VTE风险评估和出血风险评估进行VTE防控。

（7）术后根据营养评估进行营养支持，不常规应用肠外营养制剂。

（8）一般情况下术后5～6天可出院。

（9）根据术后病理检查结果，决定是否辅助术后化疗。

第五节　手术并发症及其处理

一、穿刺损伤

腹腔镜手术在气腹建立和手术通道穿刺过程中可造成穿刺损伤，多见为腹腔内脏器穿刺损伤和血管损伤。在穿刺时应确保腹壁肌松良好，注意腹壁层次突破的手感。若穿刺经验有限或既往有腹部手术史者，建议直视下小切口进腹建立观察通道和气腹。

二、气腹相关并发症

CO_2气腹可造成以下并发症：①皮下气肿；②气胸、纵隔气肿和心包积气；③大静脉损伤时发生气体栓塞；④ CO_2吸收过多造成高碳酸血症。预防的关键是穿刺时孔道不宜过大，气腹压力尽可能不要超过12 kPa，手术时间尽可能短，尽量避免大静脉损伤，一旦发生立即压迫。术中注意血气监测，及时处理酸碱失衡。

三、手术并发症

腹腔镜手术与开放手术存在同样的手术相关并发症，常见有出血、感染、吻合口漏、周围脏器损伤、淋巴漏、术后继发肠梗阻等，发生率与开放手术大致相当。防治措施也与开放手术一样。

在腹腔镜下横结肠手术中最易发生的也是胃结肠静脉属支损伤出血，在分离时需小心辨认，轻柔解剖，牵拉时张力不可过猛。

第五章

降结肠恶性肿瘤腹腔镜下手术

◎屠世良　万子昂　屠逸丰

　　降结肠恶性肿瘤根治性手术的标准术式为左半结肠切除术，其要求是肿瘤所属区域全结肠系膜切除（CME），根部离断肿瘤供血动脉，清扫所属淋巴结（D3），近切端为肿瘤头侧至少 10 cm，远切端为肿瘤尾侧至少 10 cm。因肿瘤位置或分期不同，左半结肠切除的范围有所不同。例如，肿瘤位于结肠脾曲时，可能需要根部离断结肠中动脉左支；肿瘤位于降结肠上部，且临床分期较早时，可以保留肠系膜下动脉主干，仅需根部离断左结肠动脉等；而降结肠中下部肿瘤需要根部切断肠系膜下动脉（图 7-5-1）。

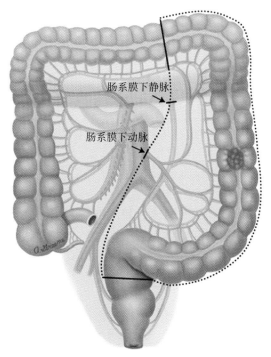

图 7-5-1　左半结肠传统切除范围（图片引自 2021 Up ToDate）

第一节　手术适应证和禁忌证

一、手术适应证

能获得局部 R0 切除的降结肠恶性肿瘤。

二、手术禁忌证

（1）绝对禁忌证：心肺功能不能耐受 CO_2 气腹者；术前疑有肿瘤局部侵犯周围脏器或腹腔转移者；完全性肠梗阻或肠穿孔者。

（2）相对禁忌证：肿瘤 > 6 cm；既往腹部手术史；重度肥胖；不全性肠梗阻。

第二节　手术准备

一、术前评估与术前准备

术前评估同开腹手术，应包括详细的心、肺、肝、肾等重要脏器的生理功能评估、肿瘤学评估（术前临床分期）、营养状态评估和 VTE 评估。

术前准备同开腹手术，包括术前营养纠正、生理功能改善、术前宣教、康复训练、肠道准备等。左半结肠切除术一般需要术前晚全肠道准备。若存在不全性梗阻，应进行包含无渣饮食、应用缓泻剂、灌肠、口服抗生素等至少 3 天的肠道准备，忌全肠道灌洗法。

二、手术体位

平腿截石位，臀边抵床沿，双上肢伸直置于躯干两旁，布单包卷塞入床垫下，置胸带、肩托、下肢腿架固定。

三、术者站位与布台

主刀立于患者右侧，第一助手立于患者左侧，扶镜助手立于患者两腿之间，洗手护士立于患者右尾侧，器械台置于洗手护士右侧。单台显示器置于头侧，双台显示器则分别置于主刀右侧、助手左侧，于合适位置放置腹腔镜主机、吸引冲洗装置、电刀主机、超声刀主机等。

第三节　手术方法与步骤

左半结肠切除术的手术过程主要包含 3 个部分：①左中侧横结肠头侧分离（胃与结肠之

间的大网膜离断，胃系膜、结肠系膜的融合分离，结肠脾曲的游离）；②左侧结肠全系膜游离及左结肠动脉离断与周围淋巴结清扫；③肠管切除与吻合。传统的腹腔镜下左半结肠切除因为其变异较少，程式较为固定。以下主要讨论个体化的腹腔镜下降结肠恶性肿瘤手术。

一、手术通道建立

于脐上或脐下小切口切开腹壁皮肤，插入 10 mm Trocar 作为观察孔，建立气腹，压力 12 kPa。于右侧脐与髂前上棘连线中点处置入 12 mm Trocar 为主操作孔，向头侧上移 6 ～ 8 cm 于右侧锁骨中线处置入 5 mm Trocar 为副操作孔，左侧对称置入两个 5 mm Trocar 为助手操作孔（图 7-5-2）。

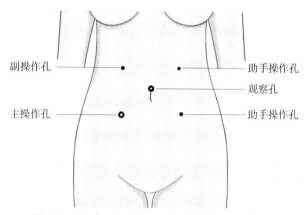

图 7-5-2　腹腔镜下左半结肠切除 Trocar 孔布位

对于腹腔镜操作训练有素的团队，可以选择无气腹下直接穿刺建立观察孔；对于经验有限的团队，建议先在脐部穿刺建立气腹后再做观察孔穿刺，或直视下切开腹腔置入通道；对既往有腹部手术史，在穿刺区域疑有腹腔粘连时，建议先行辅助切口，直视下建立观察孔。穿刺通道的布位，应根据患者的体型和结肠解剖形态适当调整以利于手术操作。

二、腹腔探查

直视下检查盆腔底部、大网膜、前腹壁、肝脏、膈顶、肠系膜等可暴露区域是否存在肿瘤转移情况，确定肿瘤位置及局部病变情况，根据探查所见，决定拟行手术方式、切除范围。

三、手术操作

（一）肠系膜下静脉入路保留肠系膜下动脉主干的左半结肠切除术（适用于结肠脾曲部恶性肿瘤手术）

（1）肠系膜下静脉入路内侧分离。患者取右倾位，将大网膜拨入横结肠上区，小肠拨入腹腔右侧，暴露十二指肠空肠曲。助手右钳拨挡横结肠左部，右钳提拉肠系膜下静脉起始部下方。主刀左钳辅助提拉，右手持超声刀切开肠系膜下静脉内侧腹膜，进入左侧 Toldt 间隙并扩展。内侧面沿十二指肠水平部扩展至肠系膜下动脉起始部，向尾侧解剖左结肠动脉起始部，切断左结肠动脉，继续向尾侧行进，至乙状结肠动脉第一支发出位（如果需要继续切断乙状结肠动脉，可以继续向尾侧操作），向外侧切断肠系膜下静脉，在左侧 Toldt 间隙拓展左半结肠背侧，向上至胰腺下缘。沿十二指肠外侧缘切断肠系膜下静脉，切开结肠系膜胰前附着缘，贯通小网膜囊，沿胰前膜向左上侧分离结肠背侧系膜至胰尾，注意仔细辨认路经胰尾部的脾血管，以免损伤。（图 7-5-3、图 7-5-4）

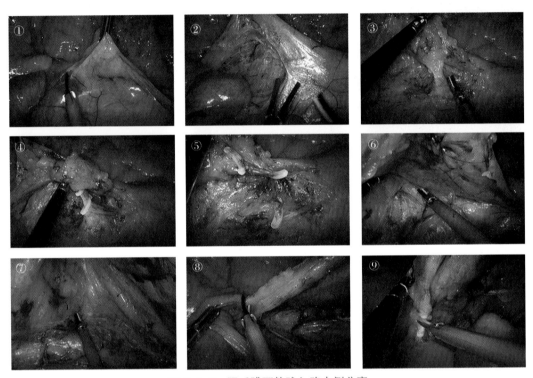

图 7-5-3　肠系膜下静脉入路内侧分离
①从肠系膜下静脉内侧打开左侧 Toldt 间隙；②沿十二指肠水平部向肠系膜下动脉分离；③裸化左结肠动脉根部；④切断左结肠动脉；⑤切断肠系膜下静脉远端；⑥⑦拓展背侧 Toldt 间隙；⑧裸化肠系膜下静脉；⑨根部切断肠系膜下静脉

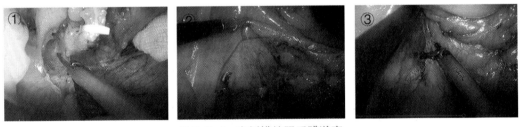

图 7-5-4　左侧横结肠系膜游离
①沿胰前切开降结肠系膜；②沿胰前切开横结肠系膜；③分离至横结肠系膜至胰尾部

（2）降结肠、结肠脾曲外侧分离。助手左钳向右提拉降结肠中部，右钳向上展开横结肠左部。主刀左钳向内侧牵拉左侧结肠旁沟腹膜，自乙状结肠中部起切开左侧结肠旁沟直达脾曲，切断脾结肠韧带，与内侧分离面完全贯通。向内侧切断大网膜至结肠中部。左侧结肠游离结束。具体如图 7-5-5 所示。

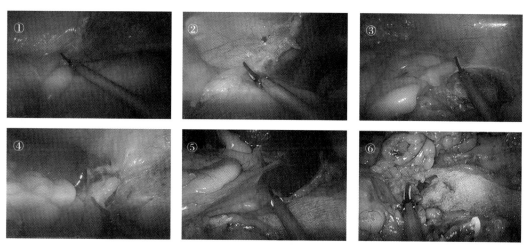

图 7-5-5 左半结肠外侧游离

①切开乙状结肠外侧腹膜；②切开降结肠外侧腹膜；③向结肠脾曲分离；④切断脾结肠韧带
⑤切开结肠与脾的粘连；⑥结肠脾曲完全游离

（3）辅助小切口完成肠切除与肠吻合。脐上正中切口长 4 ～ 5 cm 逐层进腹（根据肿瘤大小调整切口大小），置保护套，提出游离肠段，按计划切除肠段，行近远结肠侧侧吻合、端端吻合或端侧吻合（图 7-5-6）。

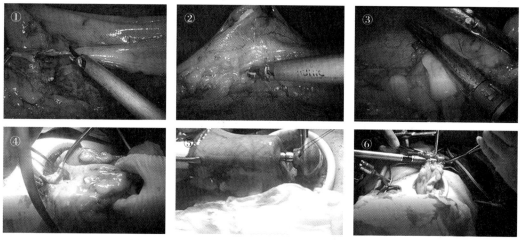

图 7-5-6 结肠系膜裁剪、小切口体外切除、肠吻合

①裁切远侧结肠系膜；②裸化远切端结肠；③切断结肠远切端；④小切口进腹提出游离结肠，裁切近心端；⑤结肠端侧吻合口；⑥结肠断端关闭

（4）腹腔内确认、引流。回纳肠管，重建气腹，冲洗腹腔，检查各血管夹，理顺小肠，置腹腔引流管。

（5）关闭切口。

（二）乙状结肠系膜中间入路保留肠系膜下动脉主干的左半结肠切除术（适用于临床分期较早的降结肠恶性肿瘤手术）

（1）中间入路乙状结肠直肠系膜内背侧分离（常规术式）。患者头低脚高右倾（头侧倾斜15°～30°，右侧倾斜10°～20°），使小肠自动坠入右上腹，显露肠系膜下动脉起始部及肠系膜下静脉。助手右钳向上提拉乙状结肠右侧系膜，左钳向上向前展开右侧直肠系膜。主刀左钳提拉后腹膜，沿右侧结直肠系膜与后腹膜融合部切开，从盆神经前层进入直肠后间隙。沿直肠血管蒂向头侧分离，于腹主动脉前方切开后腹膜，至肠系膜下动脉起始部上方，沿肠系膜下动脉行程在 Toldt 间隙分离结肠后间隙，注意保护上腹下丛神经丛，该神经丛紧贴肠系膜下动脉根部。主刀左钳挑起结肠系膜背侧，不断向左侧拓展，越过左侧输尿管，左侧生殖血管，抵达左侧结肠背侧，中间入路结肠系膜背侧分离结束。

（2）肠系膜下动脉裸化、左结肠动脉离断、直肠上静脉离断。助手左钳向左向前提拉肠系膜下动脉血管蒂，右钳向前向左提拉肠系膜下静脉，展开降结肠系膜。主刀左钳牵拉后腹膜，右手持超声刀清扫肠系膜下动脉根部淋巴结，沿肠系膜下动脉行程裸化血管，夹闭、切断左结肠动脉、乙状结肠动脉第一支、直肠上静脉，并将系膜裁切至结肠边缘血管弓，保留肠系膜下动脉主干。（图 7-5-7）

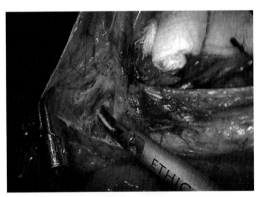
（a）清扫第 253 组淋巴结

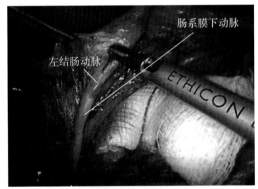
（b）裸化肠系膜下静脉

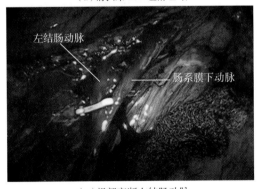
（c）根部离断左结肠动脉

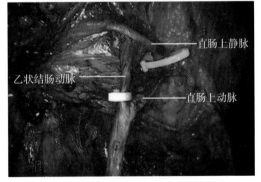
（d）离断乙状结肠动脉第 1 支与直肠上静脉

图 7-5-7　肠系膜下动脉裸化、左结肠动脉离断、直肠上静脉离断

其他操作同前述。

（三）乙状结肠系膜中间入路保留直肠乙状结肠动脉吻合口支的降结肠恶性肿瘤手术（适用于保留乙状结肠较长的降结肠恶性肿瘤手术）

（1）中间入路乙状结肠直肠系膜内背侧分离。同前述。

（2）肠系膜下血管离断与保留。助手左钳向左向前提拉肠系膜下动脉血管蒂，右钳向前向左提拉肠系膜下静脉，展开降结肠系膜。主刀左钳牵拉后腹膜，右手持超声刀清扫肠系膜下动脉根部淋巴结，裸化血管，夹闭，切断。切开直肠乙状结肠交界部血管蒂，逆向寻找乙状结肠末支动脉发出部，其上再次切断肠系膜下动脉及其伴行的直肠上静脉，沿乙状结肠动脉裁切系膜至结肠边缘血管弓。（图 7-5-8）

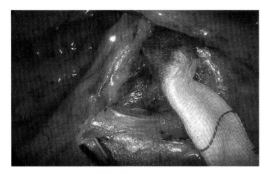
（a）清扫第 253 组淋巴结

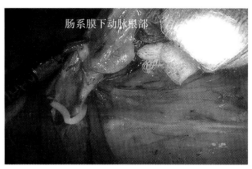
（b）根部离断肠系膜下静脉

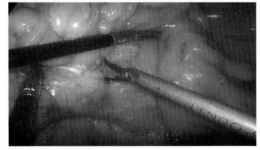
（c）裁切乙状结肠下段系膜

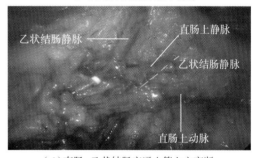
（d）直肠、乙状结肠交通血管上方离断

图 7-5-8　肠系膜下血管离断与保留

其他操作同前述。

第四节　术后处理

（1）不常规留置胃肠减压管，麻醉清醒后拔除导尿管，视引流量及引流液性状决定拔除腹腔引流管（一般在术后 72 h 内）。

（2）术后 2 h 开始饮水，12 h 开始清流汁，24 h 开始进食流质，72 h 进食无渣半流质。

（3）术后 4 h 开始床上肢体活动，24 h 后离床活动。

（4）术后 1、3、5 天行血常规、血生化检查。

（5）预防性抗生素使用一般 24 h。

（6）术后根据 VTE 风险评估和出血风险评估进行 VTE 防控。

（7）术后根据营养评估进行营养支持，不常规应用肠外营养制剂。

（8）一般情况下术后 5～6 天可出院。

（9）根据术后病理检查结果，决定是否辅助术后化疗。

第五节　手术并发症及其处理

一、穿刺损伤

腹腔镜手术在气腹建立和手术通道穿刺过程中可造成穿刺损伤，多见为腹腔内脏器穿刺损伤和血管损伤。在穿刺时应确保腹壁肌松良好，注意腹壁层次突破的手感。若穿刺经验有限或既往有腹部手术史者，建议直视下小切口进腹建立观察通道和气腹。

二、气腹相关并发症

CO_2 气腹可造成以下并发症：①皮下气肿；②气胸、纵隔气肿和心包积气；③大静脉损伤时发生气体栓塞；④ CO_2 吸收过多造成高碳酸血症。预防的关键是穿刺时孔道不宜过大，气腹压力尽可能不要超过 12 kPa，手术时间尽可能短，尽量避免大静脉损伤，一旦发生立即压迫。术中注意血气监测，及时处理酸碱失衡。

三、结直肠手术并发症

腹腔镜手术与开放手术存在同样的手术相关并发症，常见有出血、感染、吻合口漏、周围脏器损伤、淋巴漏、术后继发肠梗阻等，发生率与开放手术大致相当。防治措施也与开放手术一样。

在腹腔镜下左半结肠手术中最易发生的是脾损伤。

第六章
乙状结肠恶性肿瘤腹腔镜下手术

◎屠世良 柴 瑞 屠逸丰

乙状结肠恶性肿瘤根治性切除的标准要求与左半结肠切除相同,即肿瘤所属区域全结肠系膜切除(CME),根部离断肠系膜下动脉,清扫所属淋巴结(D3),近端游离结肠脾曲,远侧端至直肠中上部,近切端为肿瘤头侧至少 10 cm,远切端为肿瘤尾侧至少 10 cm。早期肿瘤可接受乙状结肠区段切除。

第一节 手术适应证和禁忌证

一、手术适应证

可获得局部 R0 切除的乙状结肠恶性肿瘤。

二、手术禁忌证

(1)绝对禁忌证:心肺功能不能耐受 CO_2 气腹者;术前疑有肿瘤局部侵犯周围脏器或腹腔转移者;完全性肠梗阻或肠穿孔者。

(2)相对禁忌证:肿瘤> 6 cm;既往腹部手术史;重度肥胖;不全性肠梗阻。

第二节 手术准备

一、术前评估与术前准备

术前评估同开腹手术,应包括详细的心、肺、肝、肾等重要脏器的生理功能评估、肿瘤学评估(术前临床分期)、营养状态评估和 VTE 评估。

术前准备同开腹手术，包括术前营养纠正、生理功能改善、术前宣教、康复训练、肠道准备等。手术一般需要术前晚全肠道准备。若存在不全性梗阻，应进行包含无渣饮食、应用缓泻剂、灌肠、口服抗生素等至少 3 天的肠道准备，忌全肠道灌洗法。

二、手术体位

平腿截石位，臀边抵床沿，双上肢伸直置于躯干两旁，布单包卷塞入床垫下，置胸带、肩托、下肢腿架固定。

三、术者站位与布台

主刀立于患者右侧，第一助手立于患者左侧，扶镜助手立于患者头侧，洗手护士立于患者右尾侧，器械台置于洗手护士右侧。单台显示器置于患者尾侧，双台显示器则分别置于患者尾侧和助手右侧，于合适位置放置腹腔镜主机、吸引冲洗装置、电刀主机、超声刀主机等。

第三节 手术方法与步骤

腹腔镜下乙状结肠切除术的手术入路主要有两种：一是外侧入路，先游离乙状结肠外侧；二是中间入路，从乙状结肠系膜内侧解剖。

一、手术通道建立

于脐上小切口切开腹壁皮肤，插入 10 mm Trocar 作为观察孔，建立气腹，压力 12 kPa。右侧麦氏点置入 12 mm Trocar 为主操作孔，向头侧上移 6～8 cm 于右侧锁骨中线处置入 5 mm Trocar 为副操作孔，左侧对称置入两个 5 mm Trocar 为助手操作孔（图 7-6-1）。

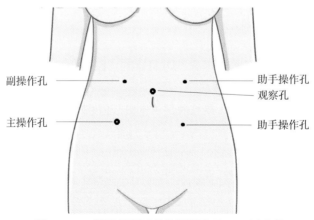

图 7-6-1 腹腔镜下乙状结肠切除 Trocar 孔布位

对于腹腔镜操作训练有素的团队，可以选择无气腹下直接穿刺建立观察孔；对于经验有限的团队，建议先在脐部穿刺建立气腹后再做观察孔穿刺，或直视下切开腹腔置入通道；对既往有腹部手术史，在穿刺区域疑有腹腔粘连时，建议先行辅助切口，直视下建立观察孔。穿刺通道的布位，应根据患者的体型和结肠解剖形态适当调整以利于手术操作。

二、腹腔探查

直视下检查盆腔底部、大网膜、前腹壁、肝脏、膈顶、肠系膜等可暴露区域是否存在肿瘤转移情况，确定肿瘤位置及局部病变情况，根据探查所见，决定拟行手术方式、切除范围。

三、手术操作

（1）中间入路乙状结肠直肠系膜内背侧分离。患者头低脚高右倾位（头侧倾斜约15°～30°，右侧倾斜约10°～20°），使小肠自动坠入右上腹，显露肠系膜下动脉起始部及肠系膜下静脉。助手右钳向上提拉乙状结肠右侧系膜，左钳向上向前展开右侧直肠系膜。主刀左钳提拉后腹膜，沿右侧结直肠系膜与后腹膜融合部切开，在盆神经前层进入直肠后间隙。沿直肠血管蒂向头侧分离，腹主动脉前方切开后腹膜，至肠系膜下动脉起始部上方，沿肠系膜下动脉行程在 Toldt 间隙分离结肠后间隙，注意保护上腹下丛神经丛，该神经丛在肠系膜下动脉根部紧贴。主刀左钳挑起结肠系膜背侧，不断向左侧拓展，越过左侧输尿管，左侧生殖血管，抵达左侧结肠背侧，中间入路结肠系膜背侧分离结束。部分患者乙状结肠系膜较短时，在游离背侧系膜前需要先切断肠系膜下动脉。

（2）肠系膜下血管离断与降结肠、横结肠系膜内侧游离（同左半结肠手术操作）。助手左钳向左向前提拉肠系膜下动脉血管蒂，右钳向前向左提拉肠系膜下静脉，展开降结肠系膜。主刀左钳紧张后腹膜，右手持超声刀清扫肠系膜下动脉根部淋巴结，裸化血管，夹闭，切断。助手右钳向上提拉横结肠左侧系膜，左钳深入结肠系膜背侧抬起。主刀持超声刀或电刀沿 Toldt 间隙向左游离降结肠中上部背侧系膜，越过胰体尾。沿十二指肠外侧缘切断肠系膜下静脉，切开胰前横结肠系膜附着处，进入小网膜囊直至胰尾部。

（3）结直肠外侧游离。主刀提起乙状结肠外侧系膜切开乙状结肠外侧附着腹膜，与内侧分离面汇合，向下延伸至直肠上部，向上切开降结肠外侧腹膜附着处，切开脾结肠韧带，切断左侧部分胃网膜。至此，结直肠游离结束。

（4）直肠上段离断辅助小切口完成肠切除与肠吻合。脐下正中切口长 4～5 cm 逐层进腹（根据肿瘤大小调整切口大小），置保护套，提出游离肠段，按计划切除肠段，确保近端结肠血供良好，近切端结肠埋入吻合器钉头，将肠管回纳入腹腔，重建气腹，冲洗术区。直肠腔内冲洗消毒，扩张肛管，将吻合器底座插入直肠，对合吻合器，确认结肠无扭曲，无张力，行结直肠端端吻合，加固直肠吻合钉切线，置肛管。盆底置引流管从腹壁引出。

（5）关闭切口。

上述是常规的乙状结肠切除，但患者乙状结肠长度个体差异较大，对于乙状结肠冗长、肿瘤位于乙状结肠中下部的患者，不需要行脾曲游离。对于早期肿瘤，或者高龄患者也可以考虑行乙状结肠区段切除。

第四节 术后处理

（1）不常规留置胃肠减压管，麻醉清醒后拔除导尿管，术后视引流量与引流液性状决定拔除腹腔引流管，一般在 72 h 内。

（2）术后 2 h 开始饮水，12 h 开始清流汁，24 h 开始进食流质，72 h 进食无渣半流质。

（3）术后 4 h 开始床上肢体活动，24 h 后离床活动。

（4）术后 1、3、5 天行血常规、血生化检查。

（5）预防性抗生素使用一般 24 h。

（6）术后根据 VTE 风险评估和出血风险评估进行 VTE 防控。

（7）术后根据营养评估进行营养支持，不常规应用肠外营养制剂。

（8）一般情况下术后 5～6 天可出院。

（9）根据术后病理检查结果，决定是否辅助术后化疗。

第五节 手术并发症及其处理

一、穿刺损伤

腹腔镜手术在气腹建立和手术通道穿刺过程中可造成穿刺损伤，多见为腹腔内脏器穿刺损伤和血管损伤。在穿刺时应确保腹壁肌松良好，注意腹壁层次突破的手感。若穿刺经验有限或既往有腹部手术史者，建议直视下小切口进腹建立观察通道和气腹。

二、气腹相关并发症

CO_2 气腹可造成以下并发症：①皮下气肿；②气胸、纵隔气肿和心包积气；③大静脉损伤时发生气体栓塞；④ CO_2 吸收过多造成高碳酸血症。预防的关键是穿刺时孔道不宜过大，气腹压力尽可能不要超过 12 kPa，手术时间尽可能短，尽量避免大静脉损伤，一旦发生立即压迫。术中注意血气监测，及时处理酸碱失衡。

三、其他并发症

腹腔镜手术与开放手术存在同样的手术相关并发症，常见有出血、感染、吻合口漏、周围脏器损伤、淋巴漏、术后继发肠梗阻等，发生率与开放手术大致相当。防治措施也与开放手术一样。

第七章
直肠恶性肿瘤腹腔镜下手术

◎胡鑫晔　屠逸丰　屠世良

腹腔镜下直肠恶性肿瘤手术，要求全直肠系膜切除（total mesorectal excision，TME），除要掌握肠系膜下动脉（inferior mesenteric artery，IMA）、肠系膜下静脉（inferior mesenteric vein，IMV）与左结肠动脉（left coronary artery，LCA）等主要血管的解剖外，还要熟练掌握直肠系膜与周围组织、器官间的游离操作，正确识别筋膜结构，如 Waldeyer 筋膜、Denonvilliers 筋膜等，术中应注意盆神经与神经血管束的保护，分离时保持直肠固有筋膜的完整性。若肿瘤位于中高位直肠，远切端应距离肿瘤 5 cm；若肿瘤位于低位直肠，要求远端直肠系膜完全清除。对于低位保肛的安全切缘，目前尚有争论，大多数学者认同远端切缘 2 cm 的安全距离。对于疑有侧方淋巴结转移的患者，需行侧方淋巴结清扫术。合并有邻近脏器侵犯的，需行联合脏器切除术。存在吻合口漏高危因素的患者，需要行横结肠或回肠末端保护性造瘘。

根据患者疾病伴随情况和肿瘤位置，直肠恶性肿瘤腹腔镜下手术与开放手术一样有以下主要手术方式：①对于腹腔内可明确定位直肠远切端的患者，行直肠前切除；②对于腹腔内无法定位直肠远切端的患者，可根据患者实际情况行外翻式拖出切除、改良 Bacon 式或经括约肌间切除（intersphincteric resection，ISR）隧道式拖出切除，ISR 可实现低位直肠癌极限保肛；③对于直肠癌伴梗阻或其他不适合结直肠吻合的患者，可行肿瘤根治、乙状结肠造瘘；④对于低位直肠癌不能保肛的患者，则进行腹会阴联合切除术，甚至进行括约肌外切除。

第一节　手术适应证和禁忌证

一、手术适应证

可获得 R0 切除的直肠恶性肿瘤。

二、手术禁忌证

（1）绝对禁忌证：心肺功能不能耐受 CO_2 气腹者；术前疑有肿瘤局部侵犯周围脏器或腹腔转移者；完全性肠梗阻或肠穿孔者。

（2）相对禁忌证：肿瘤 > 6 cm；既往腹部手术史；重度肥胖；不全性肠梗阻。

第二节　手术准备

一、术前评估与术前准备

术前评估应包括详细的心、肺、肝、肾等重要脏器的生理功能评估、肿瘤学评估（术前临床分期）、营养状态评估和 VTE 评估。

术前准备同开腹手术，包括术前营养纠正、生理功能改善、术前宣教、康复训练、肠道准备等。直肠手术需要术前晚全肠道准备。存在不全性梗阻的患者需要至少 3 天的肠道准备，包括无渣饮食、应用缓泻剂、口服抗生素、灌肠等，忌用全肠道灌洗法。

二、手术体位

平腿截石位，臀边抵床沿，双上肢伸直置于躯干两旁，布单包卷塞入床垫下，置胸带、肩托、下肢腿架固定。

三、术者站位与布台

主刀立于患者右侧，第一助手立于患者左侧，扶镜助手立于患者头侧，洗手护士立于患者右尾侧，器械台置于洗手护士右侧。单台显示器置于患者尾侧，双台显示器则分别置于患者尾侧和助手右侧，于合适位置放置腹腔镜主机、吸引冲洗装置、电刀主机、超声刀主机等。

第三节　手术方法与步骤

腹腔镜下直肠恶性肿瘤手术不论采用何种术式，其腹腔内的操作都是一样的，手术入路主要有两种：一是外侧入路，即先游离乙状结肠外侧及降结下部；二是中间入路，即从乙状结肠系膜内侧开始解剖。可根据患者解剖条件灵活起步。

一、手术通道建立

于脐上小切口切开腹壁皮肤，插入 10 mm Trocar 作为观察孔，建立气腹，压力 12 kPa。平右侧髂前上棘内移 3～4 cm 置入 12 mm Trocar 为主操作孔，向头侧上移 6～8 cm 于右锁骨中线处置入 5 mm Trocar 为副操作孔，左侧对称置入两个 5 mm Trocar 为助手操作孔，低位直肠癌时将助手左操作孔移至耻骨联合上缘 3 cm 处（图 7-7-1）。

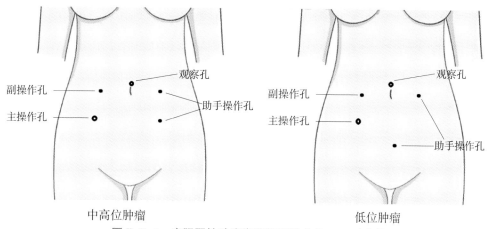

图 7-7-1　直肠恶性肿瘤腹腔镜下手术 Trocar 孔布位

对于腹腔镜操作训练有素的团队，可以选择无气腹下直接穿刺建立观察孔；对于经验有限的团队，建议先在脐部穿刺建立气腹后再做观察孔穿刺，或直视下切开腹腔置入通道；对既往有腹部手术史，在穿刺区域疑有腹腔粘连时，建议先行辅助切口，直视下建立观察孔。穿刺通道的布位，应根据患者的体型适当调整以利于手术操作。

二、腹腔探查

直视下检查盆腔底部、大网膜、前腹壁、肝脏、膈顶、肠系膜等可暴露区域是否存在肿瘤转移情况，确定肿瘤位置及局部病变情况，根据探查所见，决定拟行手术方式、切除范围。

三、手术操作

（1）乙状结肠直肠上部系膜内背侧分离。患者取头低脚高右倾位（头侧倾斜 15º ～ 30º，右侧倾斜 10º ～ 20º），使小肠自动坠入右上腹，显露肠系膜下动脉起始部及肠系膜下静脉。助手右钳向上提拉乙状结肠右侧系膜，左钳向上向前展开右侧直肠系膜。主刀左钳提拉后腹膜，沿右侧结直肠系膜与后腹膜融合部切开，在盆神经前层进入直肠后间隙。沿直肠血管蒂向头侧分离，腹主动脉前方切开后腹膜，至肠系膜下动脉起始部上方，沿肠系膜下动脉行程在 Toldt 间隙分离结肠后间隙，注意保护上腹下丛神经丛，该神经丛紧贴肠系膜下动脉根部。主刀左钳挑起结肠系膜背侧，不断向左侧拓展，越过左侧输尿管，左侧生殖血管，抵达左侧结肠背侧，结直肠系膜内背侧分离结束。部分患者乙状结肠系膜较短时，在游离背侧系膜前需要先切断肠系膜下动脉。（图 7-7-2）

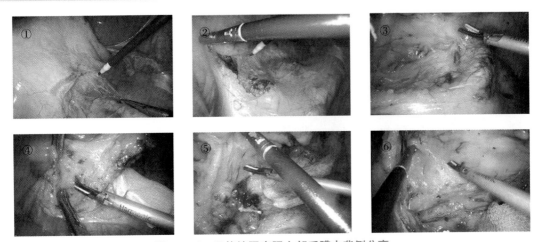

图 7-7-2　乙状结肠直肠上部系膜内背侧分离

①直肠乙状结肠交界部右侧系膜根部切开；②沿盆神经前层进入直肠后间隙；③向上拓展至乙状结肠背侧 Toldt 间隙；④肠系膜下动脉根部裸化；⑤切断肠系膜下动脉；⑥游离结肠背侧 Toldt 间隙至左生殖血管外侧

（2）肠系膜下动脉根部淋巴结清扫与主血管离断。助手左钳向左向前提拉肠系膜下动脉血管蒂，右钳向前向左提拉肠系膜下静脉，展开降结肠系膜。主刀左钳牵拉后腹膜，右手持超声刀清扫肠系膜下动脉根部淋巴结，裸化血管。主血管的离断方案有二：①肠系膜下动、静脉根部切断；②保留左结肠动脉，在肠系膜下动脉发出左结肠动脉后夹闭、切断，切断其左侧伴行静脉及左结肠动脉下行支（图 7-7-3）。保留左结肠动脉的意义是可以让吻合后的结肠远端有更好的血供，以减少吻合口漏的发生。

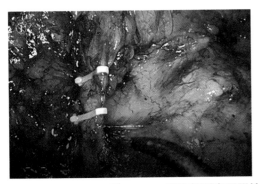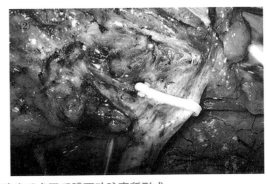

图 7-7-3　腹腔镜下直肠恶性肿瘤手术肠系膜下动脉离断形式

①肠系膜下动脉根部离断；②肠系膜下动脉发出左结肠动脉后离断

（3）直肠后间隙隧道式分离与右侧腹膜切开。助手左钳抓住直肠血管蒂向头侧腹前壁侧牵拉，右手持吸引器抬起直肠后壁。主刀左手持钳帮助三角紧张，右手持超声刀或电刀在直肠固有筋膜层与盆神经前层之间解剖，其间可见到银白色发丝样结构和粉红色盆神经，直至直肠预定切缘。同时沿直肠固有筋膜向两侧拓展至直肠侧方并切开右侧腹膜。（图 7-7-4）

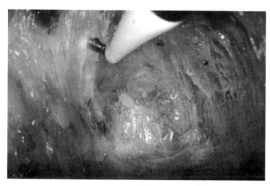
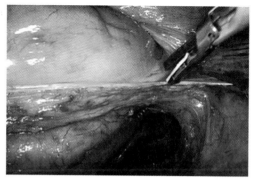

图 7-7-4　直肠后间隙隧道式分离与右侧腹膜切开

（4）乙状结肠降结肠外侧游离与直肠左侧腹膜切开。主刀提起乙状结肠外侧系膜切开乙状结肠外侧附着腹膜，与内侧分离面汇合，向下延伸至直肠左侧腹膜，向上切开降结肠外侧腹膜附着处，必要时进行结肠脾曲外侧游离。（图 7-7-5）

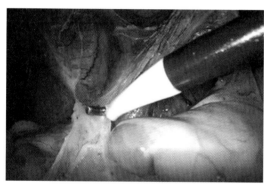
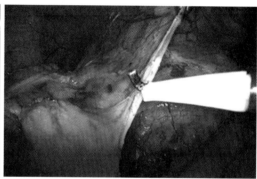

图 7-7-5　乙状结肠降结肠外侧游离与直肠左侧腹膜切开

（5）腹膜反折下方直肠游离。中低位直肠肿瘤手术需要进行腹膜反折下方直肠部分或完全游离。

首先需游离直肠后壁至肛提肌平面，甚至进入内括肌与耻骨直肠肌间隙。在进入骶前凹前会遇到骶骨直肠筋膜（Waldeyer 筋膜），要注意正确的切开方向（切开后见到疏松的间隙），过深则进入骶骨筋膜，易导致骶前静脉丛损伤，继发难以控制的骶前静脉大出血；过浅则进入直肠系膜，影响手术质量。

然后沿直肠侧方切口在腹膜反折上方约 1 cm 处切开腹膜，大多数男性患者即可暴露两侧精囊腺，女性患者即可见到阴道后壁，紧贴精囊腺或阴道后壁可以见到一层筋膜样结构（Denonvilliers 筋膜），男性较女性明显。沿着该筋膜前方分离直肠前壁，至精囊腺尾部切断，女性在难以分离时切开，即可见到直肠纵肌，需要时可分离到盆底肌平面。紧绷直肠，切断直肠侧韧带，即可显露侧方盆壁，沿盆壁分离直肠至肛提肌间隙。直肠游离完成。（图 7-7-6）

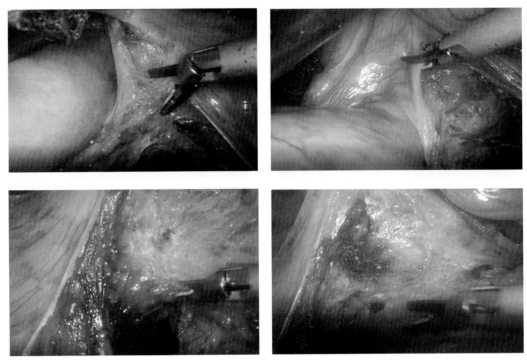

图 7-7-6　腹膜反折下方直肠游离

（6）结肠系膜裁剪。助手左、右钳扇形展开乙状结肠，主刀左手钳向右提拉动脉蒂，沿近切缘裁剪乙状结肠系膜。

（7）不同术式的下一步操作：

①直肠前切除步骤（适用于直肠远切缘可精确判断的患者）：

● 直肠远切端定位、裸化、切断（图 7-7-7）：确切定位直肠切端，裸化直肠至肠壁，在切端上方扎闭肠腔，经肛冲洗，用 PVP-I 液冲洗，用切割闭合器切断直肠远切缘。

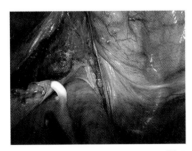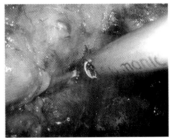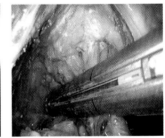

图 7-7-7　直肠远切端定位、裸化、切断

● 小切口进腹提出游离直肠，切断结肠近切缘，近侧断端埋入管状吻合器钉头，注意保证结肠切缘血供良好与吻合器口径合适（图 7-7-8）。

● 结直肠端端吻合、测漏试验、引流管放置。

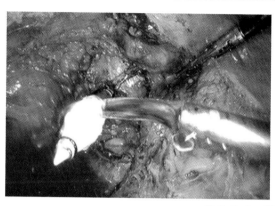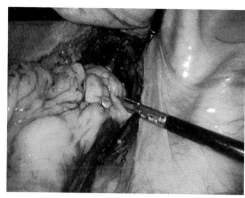

图 7-7-8　结直肠吻合

● 关闭腹部切口。

②直肠经肛门外翻式切除与吻合步骤（适用于直肠低位肿瘤，且肿瘤直径不超过直肠直径，系膜不肥厚的患者，可实现腹部无辅助切口）（图 7-7-9）：

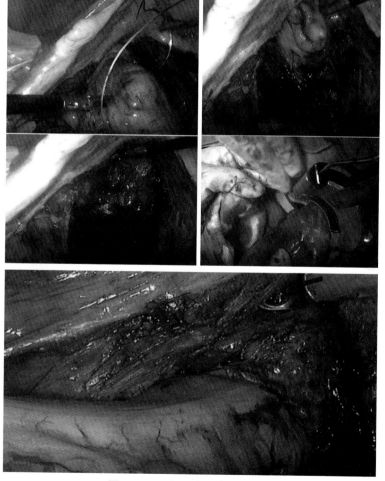

图 7-7-9　直肠外翻式切除吻合

● 接步骤（6）结肠系膜裁剪，用切割闭合器切断结肠近切端。

● 经肛直肠冲洗，充分扩肛，经肛伸入卵圆钳，插至结肠断端含住，外翻式拖出直肠，于体外用切割闭合器切断直肠远切端。

● 小切口或扩大主操作孔拖出近端结肠断端，埋入吻合器钉头，回纳腹腔。

● 重建气腹，冲洗腹腔，经肛插入吻合器底座，对合吻合器，结直肠端端吻合。测漏试验，盆腔置管引流，置肛管。

● 关闭腹部切口。

③改良 Bacon 式直肠经肛切除与吻合步骤［适用于低位直肠肿瘤、远切端无法在腹腔内精确判断的患者，该术式也可用经肛门腹腔镜操作（taTME 起始操作）］（图 7-7-10）：

● 接步骤（6）结肠系膜裁剪，充分扩肛，置肛门盘状拉钩，直肠腔内消毒。

● 在直肠肿瘤下方 1 ～ 2 cm 做双荷包缝闭肠腔。

● 在荷包缝闭端下方 0.5 ～ 1.0 cm 处环形切断直肠全层，与腹侧分离汇合。

● 经肛门拖出游离直肠，切断结肠近切端。

● 用吻合器或手工吻合，或肠外置 5 cm 固定。

● 重建气腹，冲洗腹腔，引流，置肛管，关闭切口。

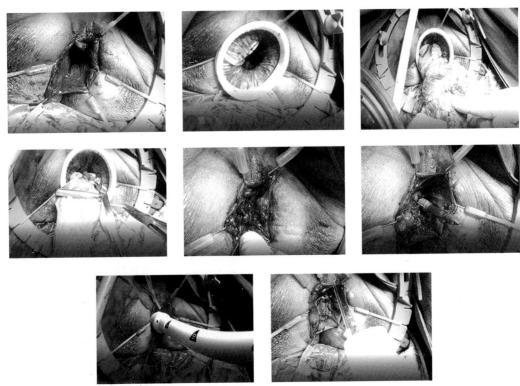

图 7-7-10　改良 Bacon 式直肠经肛切除与吻合

④ISR 式直肠经肛拖出式切除与吻合步骤（适用于行超低位直肠保肛手术、远切端无法在腹腔内精确判断的患者）（图 7-7-11）：

- 接步骤（6）结肠系膜裁剪，充分扩肛，置肛门盘状拉钩，直肠腔内消毒。
- 在直肠肿瘤下方 1～2 cm 做双荷包缝闭肠腔。
- 在荷包缝闭端下方 0.5～1.0 cm 处环形切断直肠内括约肌，在内、外括约肌之间向头侧分离，在肛提肌上界与腹侧分离面汇合。
- 经肛门拖出游离直肠，切断结肠近切端，手工间断吻合。
- 重建气腹，冲洗腹腔，引流，置肛管，关闭切口。

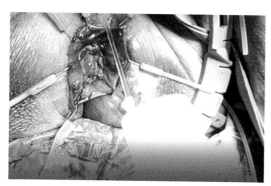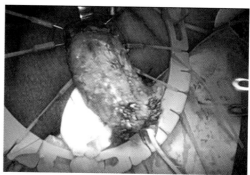

图 7-7-11　ISR 式直肠经肛脱出式切除与吻合

⑤直肠前切除 + 结肠造瘘步骤（适用于不适合行切除后结直肠吻合的患者）：
接步骤"切断不吻合"，行左下腹结肠造瘘。

⑥腹会阴联合切除或肛提肌外切除（适用于肿瘤侵犯肛门括约肌不能保肛的患者）：

- 接步骤"近切端切断"，腹组行结肠造瘘。
- 会阴组开始在肛管外括约肌平面切除肛门、肛管及尾端直肠。
- 冲洗术区，盆底引流，关闭腹部切口及闭合会阴切口。

第四节　术后处理

（1）不常规留置胃肠减压管，根据引流量和引流液性状决定腹腔引流管拔除时间（一般3～5天），根据膀胱功能恢复情况拔除导尿管（一般3～5天）。

（2）术后 2 h 开始饮水，12 h 开始清流汁，24 h 开始进食流质，72 h 进食无渣半流质。

（3）术后 4 h 开始床上肢体活动，24 h 后离床活动。腹会阴联合切除者一周后离床活动。

（4）术后 1、3、5 天行血常规、血生化检查。

（5）预防性抗生素使用一般 24 h。

（6）术后根据 VTE 风险评估和出血风险评估进行 VTE 防控。

（7）术后根据营养评估进行营养支持，不常规应用肠外营养制剂。

（8）一般情况下术后 5～6 天可出院。

（9）术后 3 周复诊，根据最后病理分期，决定后续治疗计划。

第五节　手术并发症及其处理

一、穿刺损伤

腹腔镜手术在建立气腹和手术通道穿刺过程中可造成穿刺损伤，多见为腹腔内脏器穿刺损伤和血管损伤。在穿刺时应确保腹壁肌松良好，注意腹壁层次突破的手感。若穿刺经验有限或既往有腹部手术史者，建议直视下小切口进腹建立观察通道和气腹。

二、气腹相关并发症

CO_2气腹可造成以下并发症：①皮下气肿；②气胸、纵隔气肿和心包积气；③大静脉损伤时发生气体栓塞；④ CO_2吸收过多造成高碳酸血症。预防的关键是穿刺时孔道不宜过大，气腹压力尽可能不要超过 12 kPa，手术时间尽可能短，尽量避免大静脉损伤，一旦发生立即压迫。术中注意血气监测，及时处理酸碱失衡。

三、手术并发症

腹腔镜手术与开放手术存在同样的手术相关并发症，常见有出血、感染、吻合口漏、周围脏器损伤、淋巴漏、术后继发肠梗阻等，发生率大致与开放手术相当。防治措施也与开放手术一样。

直肠手术中特有的并发症是由骶前静脉丛损伤引起的难以控制的大出血，盆腔神经损伤引起的神经源性膀胱功能障碍。其吻合口漏的发生率也较其他结肠手术要高，特别在低位直肠吻合时。术中仔细操作，确认吻合肠管血供良好、无张力是减少相关并发症的唯一途径。

第八章
机器人辅助下的结直肠肿瘤手术专家共识

◎许剑民等共识编写专家组

作为当代最先进的远程微创外科手术平台，手术机器人的问世改变了外科手术模式。经过 20 余年的发展，特别是 2001 年达芬奇手术机器人在美国获批上市以来，全世界手术机器人装机量已逾 3 000 台，完成了近 200 万例手术。我国机器人外科起步虽晚，但近年来发展迅速，并日益受到外科医师和患者的关注。目前机器人手术在学科分布上，泌尿外科和妇产科占据绝对优势。但在我国，结直肠癌的机器人手术也有着较高的比例，约占全体手术量的 10%，是普通外科领域开展最为广泛的机器人手术。

第一节　手术机器人的特点与优势

手术机器人系统由视频系统、机械臂系统和医师控制台 3 部分组成。视频系统为主刀医师提供放大 10～15 倍的高清三维图像，赋予手术视野真实的深度感，增加医师对手术的把握。机械臂系统位于床旁，安装有一条镜头臂和 3 条器械臂。器械臂所持专用器械具有独特的可转腕结构，可以 540° 旋转，突破了双手的动作限制，操作更灵活，尤为适合狭小空间内的手术。主刀医师坐于控制台前，实时同步控制床旁机械臂的全部动作，无须长时间站立，显著减少了生理疲劳。机器人计算机系统自动滤除术者动作中的不自主颤动，使操作更稳定。当然，手术机器人系统仍需改进，如缩短机器人连接安装时间、扩大机械臂活动范围、改善机械臂力反馈功能、降低设备耗材及维护费用等。

机器人直肠癌、乙状结肠癌手术技术已较为成熟。大量回顾性研究、荟萃分析和少数小样本随机对照临床试验显示，机器人直肠癌手术的优势主要在于：更为精细的手术操作，更为精确与流畅的直肠分离，更快的术后胃肠道功能恢复，更好的保护盆腔自主神经功能（排尿功能、性功能等），更少的术中出血，更低的中转开腹率，相似的术后并发症发生率与住院时间。在肿瘤根治方面，机器人手术的淋巴结检出率、远端切缘阳性率、局部复发率和长期生存率与腹腔镜手术和开放手术相似，在降低环周切缘阳性率方面具有潜在的优势。

机器人右半结肠癌手术技术尚在发展。回顾性研究和荟萃分析显示，机器人右半结肠癌手术具有更快的胃肠道功能恢复、更少的术中出血、相似的中转开腹率、相似的术后并发症发生率与住院时间。在肿瘤根治方面，机器人手术的淋巴结检出率和切缘阳性率与腹腔镜手术和开放手术相似。目前尚缺乏机器人右半结肠癌根治术后长期生存方面的报道。结肠其他部位（横结肠、左半结肠脾曲、降结肠）肠癌的机器人手术目前报道较少，优势有待进一步评估。

第二节　手术适应证和禁忌证

一、手术适应证

机器人结直肠癌手术适应证与传统腹腔镜手术类似。

二、手术禁忌证

- 不能耐受全麻下手术者，如严重的心、肺、肝等主要脏器功能不全。
- 有严重凝血功能障碍。
- 妊娠期患者。
- 腹盆腔内广泛转移，机器人系统下清扫困难。
- 结直肠癌梗阻伴有明显腹胀。
- 肿瘤穿孔合并急性腹膜炎。
- 腹腔广泛严重粘连等导致不能进行穿刺。
- 身体衰竭，大量腹水、内出血或休克。

第三节　手术准备

一、术前准备

术前准备包括术前肠道准备、麻醉诱导期预防性应用抗生素等。麻醉方式宜采用气管内插管全身麻醉，并留置导尿管，必要时放置鼻胃管。其他术前准备按常规进行。

二、器械准备

器械臂使用专门设计的配套器械，如有助手参与手术，可使用传统腹腔镜器械。

器械臂所持器械：有多种选择，如热剪（单极电剪）、电钩、超声刀、无损伤抓钳、带双极电凝的无损伤抓钳、带双极电凝的马里兰抓钳、抓持牵开器等。

助手所持器械：主要有腹腔镜无损伤肠钳、冲洗吸引器、5 mm 结扎速（LigaSure V）、Hem-o-lok 夹、施夹钳、直线切割吻合器。

开放吻合所用器械：切口保护器、管型吻合器。

另须配备机械臂专用的一次性无菌套。

三、机器人系统准备

（1）机器人系统开机自检。检查器械是否齐全、功能是否良好。应特别注意检查机械臂运动是否灵活，专用器械的可转腕有无活动受限，剪刀、抓钳等是否正常开合。

（2）机械臂安装专用的一次性无菌套。

（3）机器人专用镜头连接光源，白平衡、对焦以及三维校准确认后，应在热水（不宜超过55 ℃）中加温，防止起雾。

（4）注意调整手术台四周及上方设备，妥善固定各设备供电传输线路，避免影响机械臂运动。

第四节　手术方法与步骤

一、机器人直肠、乙状结肠癌根治术

机器人直肠、乙状结肠癌根治术用于治疗直肠及乙状结肠肿瘤，主要包括乙状结肠癌根治术、直肠前切除术、低位直肠前切除术和经腹会阴联合直肠癌根治术。

（一）体　位

行乙状结肠癌根治术、直肠前切除术和低位直肠前切除术的患者，放置剪刀位或改良截石位。对于低位直肠癌行经腹会阴联合直肠癌根治术的患者，放置截石位。患者固定后，调整手术床为头低脚高，右倾。适当降低患者左腿高度，防止与机械臂碰撞。

（二）Trocar 数量和位置

手术常用 4 ～ 5 枚 Trocar：镜头孔 C，机械臂操作孔 R_1、R_2、R_3，辅助孔 A。若需游离脾曲，则需将机械臂操作孔 R_2 更改为机械臂操作孔 R_4。具体如图 7-8-1 所示。

镜头孔 C：12 mm 口径，置于脐右上方 3 ～ 4 cm 处。

机械臂操作孔 R_1：8 mm 口径，置于右侧麦氏点，即脐与右髂前上棘连线外 1/3 处。

机械臂操作孔 R_2：8 mm 口径，置于左锁骨中线、平镜头孔处。

机械臂操作孔 R_3：8 mm 口径，置于左腋前线、平镜头孔处，多用于辅助低位直肠的分离。

机械臂操作孔 R_4（游离脾曲用）：8 mm 口径，置于剑突下方 3 ～ 4 cm、中线和右锁骨中线中间处。

辅助孔 A：5 mm/12 mm 口径，置于过机械臂操作孔 R_1 的垂线、平镜头孔处。

镜头孔的位置相对固定，其余 Trocar 位置依据肿瘤部位、患者体型及术者习惯进行调整，注意保持操作中心在肿瘤部位。相邻 Trocar 间距 8 ～ 10 cm，避免机械臂交叉磕碰。所有尺寸均应以气腹后有张力的情况为准。游离直肠和乙状结肠时使用操作孔 R_1、R_2 和（或）R_3；游离脾曲时使用操作孔 R_1、R_4 和（或）R_3。

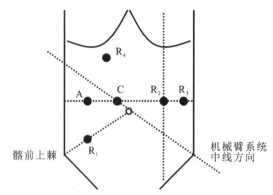

图 7-8-1 机器人直肠、乙状结肠癌根治术 Trocar 位置
A—辅助孔；R—机械臂操作孔；C—镜头孔（后同）

（三）腹腔探查

建立气腹，气腹压力 8～15 mmHg。可使用腹腔镜或机器人镜头进行腹腔探查。探查中若发现有影响 Trocar 安放的组织粘连，必须先使用腹腔镜器械进行松解，并调整体位，充分显露手术部位，明确机器人手术可行后，再连接机器人。

（四）机器人连接

机械臂系统安置于患者左侧，中线与镜头孔 C 和左髂前上棘的连线重合，具体如图 7-8-1 和图 7-8-2 所示。各机械臂采取"环抱"姿态：镜头臂居中，双侧器械臂关节外向充分伸展，以免交叉磕碰。机械臂与 Trocar 连接时注意高度调整，动作柔和，避免向上提拉 Trocar。机械臂固定后，不可再移动患者或手术床。

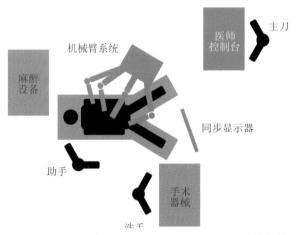

图 7-8-2 机器人直肠、乙状结肠癌根治术手术室布置

（五）手术步骤

（1）显露术区：建议采用中间入路手术。女性患者可使用机器人行子宫缝合悬吊。助手在辅助孔用无损伤肠钳将小肠、大网膜移动至右上腹。向上外侧牵拉直乙结肠与侧腹膜交界

的肠系膜,辨认腹主动脉分叉处。

（2）分离血管:以骶岬水平为始,沿脏层腹膜与壁层腹膜间隙向上剥离肠系膜,裸化肠系膜下动、静脉,清扫淋巴结。先后于根部用 Hem-o-lok 夹夹闭并切断动、静脉。

（3）游离侧腹膜:将乙状结肠向右侧牵开,在此游离脏层腹膜与壁层腹膜间隙向外侧分离,直至暴露外下方输尿管。

（4）游离脾曲:若需游离脾曲,则需要先撤离机械臂,改变机械臂系统位置,更换操作孔,重新连接机械臂,具体如图 7-8-3 所示。机械臂系统的中线过镜头位置,与左肩成 15° 角。使用操作孔 R_1、R_4 游离脾曲。

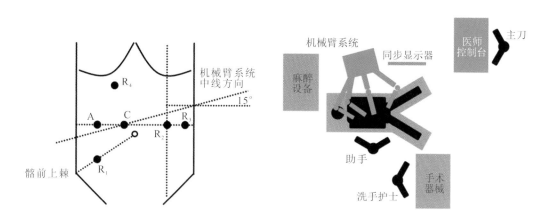

图 7-8-3 机器人直肠、乙状结肠癌根治术游离脾曲时机械臂系统位置

（5）游离降结肠和乙状结肠:沿肾前筋膜与输尿管上方水平游离降结肠及乙状结肠,注意保护神经,防止损伤。根据肿瘤部位同时可以裁剪肠系膜,确定近端切缘。

（6）游离直肠:直肠的游离从骶前开始,以椭圆形的分离模式进行 TME(全直肠系膜切除)分离,注意层次,从后壁中央开始,逐步向两侧进行分离,最后分离直肠前壁。机械臂 R_3 可辅助进行直肠的牵拉暴露。注意机械臂牵拉张力的控制,避免软组织撕脱。根据肿瘤所在位置决定是否打开腹膜反折及游离直肠的长度,必要时可分离直至肛提肌水平。

（7）游离直肠远切端:直肠远切端可使用超声刀进行肠壁的裸化,也可使用机器人的电钩或热剪进行裸化。切缘距离肿瘤下缘常规 2 cm 以上。

（8）吻合:行前切除术的患者,根据肿瘤位置及患者体型选择开放或腹腔内吻合。开放吻合:在左下腹做切口,将标本拖出,直视下进行吻合,必要时可加缝加固。腹腔内吻合:在裸化远端肠管后切断,左下腹小切口或扩大现有操作孔取出标本,于近端肠管置入吻合器头,将吻合器从肛门置入,直视下进行吻合。若肿瘤较小,可从肛门拖出肠管切断,将吻合器头固定在近端肠管,塞回至腹腔,或通过其他方法置入吻合器头后固定在肠管近端,机器人直视下吻合。充气试验或美蓝注入试验检查吻合是否满意,必要时可机器人直视下加缝加固。

（9）会阴部手术和造口:行经腹会阴联合直肠癌根治术的患者,直肠游离至肛提肌水平后,医师手工进行会阴部手术,手术方法和传统开放手术相同。肿瘤标本从会阴部取出,同时撤离机械臂,移开机械臂系统,医师手工进行造口。会阴部手术和造口完毕,关闭会阴部切口。

（10）关闭切口:必要时可重新建立气腹,连接机械臂,行机器人关闭盆底腹膜。适当冲洗,放置引流,关闭切口。

二、机器人左半结肠癌根治术

机器人左半结肠癌根治术用于治疗横结肠左半、结肠脾曲、降结肠的肿瘤。

（一）体　位

患者放置剪刀位或改良截石位。患者固定后,调整手术床为头低脚高,右倾。适当降低患者左腿高度,防止与机械臂碰撞。

（二）Trocar 数量和位置

手术常用 5 枚 Trocar:镜头孔 C,机械臂操作孔 R_1、R_2、R_3,辅助孔 A,具体如图 7-8-4 所示。

镜头孔 C:12 mm 口径,置于脐右上方 3～4 cm 处。

机械臂操作孔 R_1:8 mm 口径,置于右侧麦氏点,即脐与右髂前上棘连线外 1/3 处。

机械臂操作孔 R_2:8 mm 口径,置于剑突下方 3～4 cm、中线稍偏右侧处,必须位于横结肠上方。

机械臂操作孔 R_3:8 mm 口径,置于耻骨联合上方 3～4 cm 中线处。

辅助孔 A:5 mm/12 mm 口径,置于右锁骨中线外侧、镜头孔 C、机械臂操作孔 R_2 中间的水平位置。

镜头孔的位置相对固定,其余 Trocar 位置依据肿瘤部位、患者体型及术者习惯进行调整,注意保持操作中心在肿瘤部位。相邻 Trocar 间距 8～10 cm,避免机械臂交叉磕碰。所有尺寸均应以气腹后有张力的情况为准。

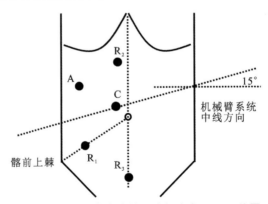

图 7-8-4　机器人左半结肠癌根治术 Trocar 位置

（三）腹腔探查

同前。

（四）机器人连接

机械臂系统安置于左侧肩部,中线过镜头孔 C 位置,与左肩成 15° 角,具体如图 7-8-4

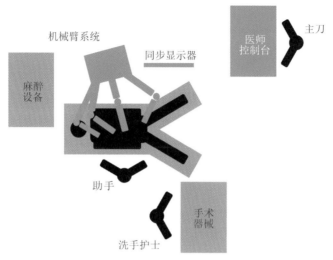

和图 7-8-5 所示。其他要点同前。

图 7-8-5 机器人左半结肠癌根治术手术室布置

（五）手术步骤

（1）显露术区：建议采用中间入路手术。助手在辅助孔用无损伤肠钳将小肠、大网膜移动至右上腹，分别向上外侧及下外侧牵拉降结肠和直乙结肠交界处的肠系膜，辨认腹主动脉分叉处。

（2）分离血管：以骶岬水平为始，沿腹主动脉向上剥离肠系膜，于肠系膜下血管左侧显露并裸化其发出的乙状结肠第 1～2 支和左结肠血管，清扫淋巴结。先后于根部用 Hem-o-lok 夹夹闭并切断动、静脉。

（3）游离降结肠：自肠系膜下静脉左侧起，沿左 Toldt 筋膜和左肾前筋膜之间的无血管间隙，在左侧精索/卵巢血管和左输尿管表面，自下向上（也可自上向下）、自内向外进行分离。

（4）游离脾曲：沿融合筋膜间隙（Toldt 间隙）向头端及内侧分离，在无血管区打开横结肠系膜，结扎结肠中动脉左支，继续向左分离，完全游离脾曲。

（5）游离乙状结肠和上段直肠：沿侧腹膜及肾前筋膜前上方完全游离降结肠、乙状结肠，必要时可游离直肠上段。确定切除肠段的距离，并游离肠系膜。

（6）吻合：做左腹直肌切口，拖出肠段，直视下裸化肠管，切断，移出标本。可用侧侧吻合器行横结肠与乙状结肠的侧侧吻合，也可用管状吻合器行横结肠与乙状结肠的端侧吻合。

（7）关闭切口：适当冲洗，放置引流，关闭切口。

三、机器人右半结肠癌根治术

机器人右半结肠癌根治术用于治疗盲肠、升结肠、结肠肝曲及横结肠右半的肿瘤。

（一）体 位

患者取仰卧位，尽量靠近手术床头侧，髂前上棘最好位于手术床中轴以上。患者固定后，调整手术床为头低脚高（15°～30°），左倾（10°～15°）。

（二）Trocar 数量和位置

手术常用 5 枚 Trocar：镜头孔 C，机械臂操作孔 R_1、R_2、R_3，辅助孔 A。具体如图 7-8-6 所示。

镜头孔 C：12 mm 口径，置于脐左下方 3～4 cm 处。

机械臂操作孔 R_1：8 mm 口径，置于左锁骨中线肋缘下 7～8 cm 处。

机械臂操作孔 R_2：8 mm 口径，置于中线耻骨联合上方 6～8 cm 处。

机械臂操作孔 R_3：8 mm 口径，置于右侧麦氏点，即脐与右髂前上棘连线外 1/3 处。

辅助孔 A：5 mm/12 mm 口径，置于机械臂操作孔 R_1 下方 6～8 cm、左锁骨中线外侧，距镜头孔 C 8 cm 以上。

镜头孔的位置相对固定，其余 Trocar 位置依据肿瘤部位、患者体型及术者习惯进行调整，注意保持操作中心在肿瘤部位。相邻 Trocar 间距 8～10 cm，避免机械臂交叉磕碰。所有尺寸均应以气腹后有张力的情况为准。

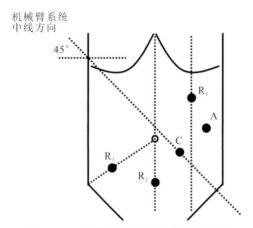

图 7-8-6　机器人右半结肠癌根治术 Trocar 位置

（三）腹腔探查

同前。

（四）机器人连接

机械臂系统安置于右侧肩部，中线过镜头孔 C 位置，与右肩成 45°角，具体如图 7-8-6 和图 7-8-7 所示。手术床在患者臀部要适当留有间隙，防止机械臂游离结肠肝曲时与患者右腿相互碰撞。其他要点同前。

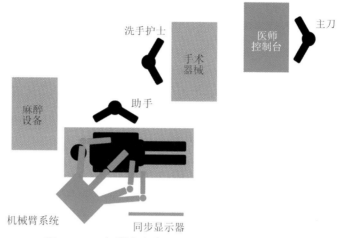

图 7-8-7　机器人右半结肠癌根治术手术室布置

（五）手术步骤

（1）显露术区：建议采用中间入路手术。助手用无损伤肠钳将小肠移到左侧腹，找到并提起右结肠系膜，显露此处的回结肠动脉与肠系膜上静脉交叉处。

（2）分离血管：沿肠系膜上血管向上分离裸化动、静脉各个属支，清扫淋巴结。分别用Hem-o-lok 夹夹闭并切断回结肠动静脉、右结肠动静脉和结肠中动静脉或结肠中动静脉右支。

（3）游离升结肠：自肠系膜上静脉右侧起，沿 Toldt 筋膜和右肾前筋膜之间的无血管间隙，在右侧精索 / 卵巢血管和右输尿管、十二指肠表面，自下向上、自内向外进行分离。

（4）游离肝曲：打开胃结肠韧带，向右分离，游离结肠肝曲。若肿瘤位于肝曲或横结肠近肝曲处，清扫胃网膜右血管淋巴结。游离大网膜到结肠切端。

（5）游离侧腹膜：从回盲部向上分离外侧腹膜，直到超过十二指肠及胰腺头端，与肝曲游离部位相汇合。

（6）吻合：根据肿瘤所在部位决定切除肠段，分别游离结肠系膜及小肠系膜直到切端。吻合方法有多种，可做辅助切口行拖出吻合，也可行腹腔内吻合——将末端回肠与结肠靠拢，置入直线切割吻合器，吻合回肠与横结肠，再用切割吻合器断离手术标本，也可用管状吻合器行回肠结肠端侧吻合。

（7）关闭切口：适当冲洗，放置引流，关闭切口。

四、机器人多脏器联合切除

结直肠癌的局部侵犯与远处转移均很常见，多脏器联合切除也是结直肠癌根治的重要手段。机器人手术同样适用于多脏器的联合切除。对于局部晚期、侵犯周围脏器的结直肠癌（多为直肠癌侵犯膀胱、卵巢、子宫），机器人可以一并切除，无须撤离及重新连接机械臂。对于出现肝转移、肺转移等远处转移的结直肠癌，同样可以行机器人同期手术：在切除一处病灶后，需要重新进行操作孔的穿刺和机器人的定位连接。尽量协调共享部分操作孔，减少患者创伤。机器人肝切除已经被证实安全有效，机器人肠肝同步切除的远期效果尚待评估。

第五节 术后处理

术后观察呼吸、体温变化、引流液量及性状、尿量及尿色、切口恢复情况等，注意有无高碳酸血症、腹腔内出血、吻合口出血、吻合口漏、感染等。

给予适当营养支持；积极翻身拍背，化痰治疗，咳痰；预防性应用抗生素；早期下床活动，预防深静脉血栓；早期锻炼排尿功能。患者通常可早期恢复排气，视具体情况逐步恢复饮食。有造口的患者出院前学习相关护理知识。

参考文献

[1]ARBYN M, AUTIER P, FERLAY J. Burden of cervical cancer in the 27 members states of the European Union: estimates for 2004. Ann Oncol, 2007, 18: 1423.

[2]ARISTIZABAL P, GRAESSLIN O, BARRANGER E, et al. A suggested modification to FIGO stage I endometrial cancer. Gynecol Oncol, 2014, 133(2): 192-196.

[3]BRAR H, HOGEN L, COVENS A. Cost-effectiveness of sentinel node biopsy and pathological ultrastaging in patients with early-stage cervical cancer. Cancer, 2017, 123(10): 1751-1759.

[4]BUESS G, THEISS R, HUTTERER F, et al. Transanal endoscopic surgery of the rectum-testing a new method in animal experiments. Leber Magen Darm, 1983, 13(2): 73-77.

[5]CHERIF A, VALENTINE R, STEPHANIE S, et al. Comparison between transperitoneal and extraperitoneal laparoscopic paraaortic lymphadenectomy in gynecologic malignancies. J Minim Invasive Gynecol, 2015, 22(2): 268-274 .

[6]CHILDERS J M, LANG J, SURWIT E A, et al. Laparoscopic surgical staging of ovarian cancer. Gynecol Oncol, 1995, 59(1): 25-33.

[7]COLOMBO N, CREUTZBERG C, AMANT F, et al. ESMO-ESGO-ESTRO consensus conference on endometrial cancer: diagnosis, treatment and follow-up. Ann Oncol, 2015, 27(1): 16-41.

[8]COLTURATO L F, SIGNORINI FILHO R C, FERNANDES R C, et al. Lymph node micrometastases in initial stage cervical cancer and tumoral recurrence. Int J Gynaecol Obstet, 2016, 133(1): 69-75.

[9]CORMIER B, ROZENHOLC A T, GOTLIEB W, et al. Sentinel lymph node procedure in endometrial cancer: a systematic review and proposal for standardization of future research. Gynecol Oncol, 2015, 138(2): 478-485.

[10]DARGENT D, ANSQUER Y, MATHEVET P. Technical development and results of left extra-peritoneal laparoscopic paraaortic lymphadenectomy for cervical cancer. Gynecol Oncol, 2000, 77(1): 87-92.

[11]DARGENT D, FRANZOSI F, ANAQUER Y, et al. Extended trachelectomy relapse: plea for patient involvement in the medical decision. Bull Cancer, 2002, 89: 1027.

[12]DIAZ J P, GEMIGNANI M L, PANDIT-TASKAR N, et al. Sentinel lymph node biopsy in the management of early-stage cervical carcinoma. Gynecol Oncol, 2011, 120(3): 347-352.

[13]DIAZ-ARRASTIA C, JURNALOV C, GOMEZ G, et al. Laparoscopic hysterectomy using a computer-enhanced surgical robot. Surg Endosc, 2002, 16(9): 1271-1273.

［14］DURSUN P，AYHAN A，KUSCU E. Nerve-sparing radical hysterectomy for cervical carcinoma. Crit Rev Oncol Hematol，2009，70（3）：195-205.

［15］FAGOTTI A，FERRANDINA G，FANFANI F，et al. Prospective validation of a laparoscopic predictive model for optimal cytoreduction in advanced ovarian carcinoma. Am J Obstet Gynecol，2008，199（6）：642.

［16］FERRANDINA G，PEDONE ANCHORA L，GALLOTTA V，et al. Can we define the risk of lymph node metastasis in early-stage cervical cancer patients? A large scale，retrospective study. Ann Surg Oncol，2017，24（8）：2311-2318.

［17］FUJII S，TAKAKURA K，MATSUMURA N，et al. Anatomic identification and functional outcomes of the nerve sparing Okabayashi radical hysterectomy. Gynecol Oncol，2007，107（1）：14-13.

［18］GAIA G，HOLLOWAY R W，SANTORO L，et al. Robotic-assisted hysterectomy for endometrial cancer compared with traditional laparoscopic and laparotomy approaches：a systematic review. Obstet Gynecol，2010，116（6）：1422-1431.

［19］GALLOTTA V，CICERO C，CONTE C. Robotic versus laparoscopic staging for early ovarian cancer：a case matched control study. J Minim Invasive Gynecol，2017，24（2）：293-298.

［20］HAGEN B，VALLA M，AUNE G，et al. Indocyanine green fluorescence imaging of lymph nodes during robotic-assisted laparoscopic operation for endometrial cancer：a prospective validation study using a sentinel lymph node surgical algorithm. Gynecol Oncol，2016，143（3）：479-483.

［21］HEITZ F，OGNJENOVIC D，HARTER P，et al. Abdominal wall metastases in patients with ovarian cancer after laparoscopic surgery：incidence，risk factors，and complications. J Gynecol Cancer，2010，20（1）：41-46.

［22］JACOBS M，VERDEJA J C，GOLDSTEIN H S. Minimally invasive colon resection（laparoscopic colectomy）. Surg Laparosc Endosc，1991，1（3）：144-150.

［23］KANG S，YOO H J，HWANG J H，et al. Sentinel lymph node biopsy in endometrial cancer：meta-analysis of 26 studies. Gynecol Oncol，2011，123：522-527

［24］KATO H，OHBA Y，YAMAZAKI H，et al. Availability of tissue rinse liquid-based cytology for the rapid diagnosis of sentinel lymph node metastasis and improved bilateral detection by photodynamic eye-camera. Jpn J Clin Oncol，2015，45（8）：727-731.

［25］KITCHENER H，SWART A M，QIAN Q，et al. Efficacy of systematic pelvic lymphadenectomy in endometrial cancer：a randomized study. Lancet，2009，373：125-136.

［26］LATERZA R M，SIEVERT K，RIDDER D D，et al. Bladder function after radical hysterectomy for cervical cancer. Neurourol Urodynam，2015，34（4）：309.

［27］LELLÉR J，HEIDENREICH W，SCHNEIDER J. 100 years radical abdominal operation of cervix carcinoma：in memory of Wertheim's predecessors. Zentralbl Gynakol，1995，117（4）：169-174.

［28］LIN H，DING Z，KOTA V G，et al. Sentinel lymph node mapping in endometrial cancer：a systematic review and meta-analysis. Oncotarget，2017，8（28）：46601-46610.

［29］LORTET-TIEULENT J. International patterns and trends in endometrial cancer incidence，1978-2013. J Natl Cancer Inst，2018，110（4）：354-361.

［30］LOWE M P，JOHNSON P R，KAMELLE S A，et al. A multiinstitutional experience with robotic-assisted hysterectomy with staging for endometrial cancer. Obstet Gynecol，2009，114：236-243.

［31］MAGRINA J F，CETTA R L，CHANG Y H，et al. Analysis of secondary cytoreduction for recurrent ovarian cancer by robotics，laparoscopy and laparotomy. Gynecol Oncol，2013，129（2）：336-340.

［32］MAGRINA J F，KHO R M，WEAVER A L，et al. Robotic radical hysterectomy：comparison with laparoscopy and laparotomy. Gynecol Oncol，2008，109（1）：86-91.

［33］MAGRINA J F，ZANAGNOLO V，NOBLE B N，et al. Robotic approach for ovarian cancer：perioperative and survival results and comparison with laparoscopy and laparotomy. Gynecol Oncol，2011，121（1）：100-105.

［34］MARTINEZ A，MERY E，FILLERON T，et al. Accuracy of intraoperative pathological exa-mination of SLN in cervical cancer. Gynecol Oncol，2013，130（3）：525-529.

［35］National Comprehensive Cancer Network. NCCN Clinical Practice Guidelines in Oncology：Uterine Neoplasms. J Natl Compr Canc Netw，2018，16（2）：170-179.

［36］NEZHAT C R，BURRELL M O，NEZHAT F R，et al. Laparoscopic radical hysterectomy with paraaortic and pelvic node dissection. Am J Obstet Gynecol，1992，166：864-865.

［37］NEZHAT F R，DATTA M S，LIU C，et al. Robotic radical hysterectomy versus total lapa-roscopic radical hysterectomy with pelvic lymphadenectomy for treatment of early cervical cancer. JSLS，2008，12（3）：227-237.

［38］NEZHAT F R，FINGER T N，VETERE P，et al. Comparison of pefioperative outcomes and complication rates between conventional versus robotic-assisted laparoscopy in the evaluation and manage-ment of early，advanced，and recurrent stage ovarian，fallopian tube，and primary peritoneal cancer. Int J Gynecol Cancer，2014，24（3）：600-607.

［39］PARK J Y，BAE J，LIM M C，et al. Laparoscopic and laparotomic staging in stage Ⅰ epithelial ovarian cancer：a comparison of feasibility and safety. Int J Gynecol Cancer，2008，18（6）：1202-1209.

［40］PARK J Y，KIM D Y，SUH D S，et al. Reproductive outcomes after laparoscopic radical tra-chelectomy for early-stage cervical cancer. J Gynecol Oncol，2014，25：9-13.

［41］PIVER M S，RUTLEDGE F，SMITH J P. Five classes of extended hysterectomy for women with cervical cancer. Obstet Gynecol，1974，44：265-272.

［42］QUERLEU D，MORROW C P. Classification of radical hysterectomy. Gynecol Oncol，2009，115（2）：314-315.

［43］QUERLEU D，MORROW C P. Classification of radical hysterectomy. Lancet Oncol，2008，9（3）：297-330.

［44］RAMIREZ P T，PAREJA R，RENDÓN G J，et al. Management of low-risk early-stage cervical cancer：should conization，simple trachelectomy，or simple hysterectomy replace radical surgery as the new standard of care?. Gynecol Oncol，2014，132：254-259.

［45］RAMIREZ P T，SCHMELER K M，WOLF J K，et al. Robotic radical parametrectomy and pel-vic lymphadenectomy in patients with invasive cervical cancer. Gynecol Oncol，2008，111（1）：18-21.

［46］REYNOLDS R K，BURKE W M，ADVINCULA A P. Preliminary experience with robot-assisted laparoscopic staging of gynecologic malignancies. JSKS，2005，9（2）：149-158.

［47］REZA M，MAESO S，BLASCO J A，et al. Meta-analysis of observational studies on the safety and effectiveness of robotic gynaeeological surgery. Br J Surg，2010，97（12）：1772-1783.

［48］ROH J W，DONG O L，DONG H S，et al. Efficacy and oncologic safety of nerve-sparing radical hysterectomy for cervical cancer：a randomized controlled trial. J Gynecol Oncol，2015，26（2）：90-99.

［49］ROSENOFF S H，YOUNG R C，ANDERSON T，et al. Peritoneoscopy：a valuable staging tool in ovarian carcinoma. Ann Intern Med，1975，83（1）：37-41.

［50］ROSSI E C，KOWALSKI L D，SCALICI J，et al. A comparison of sentinel lymph node biopsy to lymphadenectomy for endometrial cancer staging（FIRES trial）：a multicentre，prospective，cohort study. Lancet Oncol，2017，18（3）：384-392.

［51］SEAMON L G，COHN D E，RICHARDSON D L，et al. Robotic hysterectomy and pelvic-aortic lymphadenectomy for endometrial cancer. Obstet Gynecol，2008，112（6）：1207-1213.

［52］SIEGEL R L，MILLER K D，JEMAL A. Cancer statistics，2016. CA Cancer J Clin，2016，66：7-30.

［53］SIEGEL R，NAISHADHAM D，JEMAL A. Cancer statistics，2013. CA Cancer J Clin，2013，63（1）：11-30.

［54］SMITH B，BACKES F. The role of sentinel lymph nodes in endometrial and cervical cancer. J Surg Oncol，2015，112（7）：753-760.

［55］SONODA K，YAHATA H，OKUGAWA K，et al. Value of intraoperative cytological and pathological sentinel lymph node diagnosis infertility-sparing trachelectomy for early-stage cervical cancer. Oncology，2018，94（2）：92-98.

［56］TILART S A，KENTER G G，PETERS A A，et al. Nerve-sparing radical hysterectomy：local recurrence rate，feasibility，and safety in cervical cancer patients stage ⅠA to ⅡA. Int J Gyencol Cancer，2009，49（1）：39-45.

［57］TSU V，JERÓNIMO J. Saving the World's women from cervical cancer. New Engl J Med，2016，374（26）：2509.

［58］URZAL C，SOUSA R，BALTAR V，et al. Factors predictive of retroperitoneal lymph node metastasis in endometrial cancer. Acta Med Port，2014，27（1）：82-87.

［59］VERGOTE I，POUSEELE B，VAN GORP T，et al. Robotic retroperitoneal lower paraaortic lymphadenectomy in cervical carcinoma：first report on the technique used in 5 patients. Acta Obstet Gynecol Scand，2008，87（7）：783-787.

［60］WILMORE D W，KEHLET H. Management of patients in fast track surgery. BMJ，2001，322（7284）：473-476.

［61］XIONG L，GAZYAKAN E，YANG W，et al. Indocyanine green fluorescence-guided sentinel node biopsy：a meta-analysis on detection rate and diagnostic performance. EJSO，2014，40（7）：843-849.

［62］ZAAL A，ZWEEMER R P，ZIKAN M，et al. Pelvic lymphadenectomy improves survival in patients with cervical cancer with low-volume disease in the sentinel node：a retrospective multicenter cohort study. Int J Gynecol Cancer，2014，24（2）：303-311.

［63］ZAPARDIEL I，ZANAGNOLO V，MAGRINA J F，et al. Robotic radical parametrectomy in cervical cancer. Gynecol Obstet Invest，2011，72（3）：179-182.

［64］ZAYYAN K S，CHRISTIE B，NOORDEN S，et al. Rapid flow carbon dioxide laparoscopy disperses cancer cells into the peritoneal cavity but not the port sites in a new rat model. Surg Endosc，2003，

17（2）：273-277.

　　［65］ZULLO M A，MANCI N，ANGIOLI R，et al. Vesical dysfunctions after radical hysterectomy for cervical cancer：a critical review. Crit Rev Oncol Hematol，2003，48（3）：287-293.

　　［66］陈春林，李维丽，黄志霞．女性腹盆腔自主神经解剖．中国实用妇科与产科杂志，2013，29（12）：924-930.

　　［67］丁玉兰，赵卫东．机器人手术在妇科恶性肿瘤手术治疗中的应用．国际妇产科学杂志，2011，38（1）：56-59.

　　［68］冯青阳，何国栋，许剑民．机器人结直肠癌手术中国专家共识（2020版）．机器人外科学杂志（中英文），2021，2（3）：225-240.

　　［69］郝婷，李萌，熊光武，等．早期卵巢癌腹腔镜与开腹分期手术的对比分析．中国微创外科杂志，2010，10（3）：208-211.

　　［70］梁志清．子宫颈癌保留生理功能的微创手术治疗．中国微创外科杂志，2011，11：27-31.

　　［71］骆毅，于兰馥．女性泌尿科学．北京：人民卫生出版社，1987：201.

　　［72］马芮，马佳佳，宋晖，等．手术机器人系统在妇科恶性肿瘤中的应用．现代肿瘤医学，2017，25（10）：1670-1673.

　　［73］蒙家兴，邵初晓，刘应裕，等．经肛门内镜显微手术切除直肠肿瘤．中华胃肠外科杂志，2003，6（2）：96-98.

　　［74］王刚，陈扬平．腹腔镜在卵巢癌诊治中的应用．国际妇产科学杂志，2014，41（5）：500-504.

　　［75］王延洲，梁志清．前哨淋巴结检测在子宫内膜癌中的临床意义．中国实用妇科与产科杂志，2017，33（5）：451-454.

　　［76］张师前，董延磊．腹腔镜在卵巢癌诊治中需要重视的问题商榷．中华腔镜外科杂志（电子版），2018，11（2）：77-79.

　　［77］赵青川，丰帆．解剖学微创向功能学微创的转变．中华消化外科杂志，2012，11（1）：35-37.

　　［78］周琦，吴小华，刘继红，等．宫颈癌诊断与治疗指南（第四版）．中国实用妇科与产科杂志，2018，34（6）：613-622.